DICTIONNAIRE

DE MÉDECINE.

PARIS. — DE L'IMPRIMERIE DE RIGNOUX,
RUE DES FRANCS-BOURGEOIS-S.-MICHEL, N° 8.

DICTIONNAIRE
DE MÉDECINE,

PAR MM. ADELON, ANDRAL, BÉCLARD, BIETT, BRESCHET, CHOMEL, H. CLOQUET, J. CLOQUET, COUTANCEAU, DESORMEAUX, FERRUS, GEORGET, GUERSENT, LAGNEAU, LANDRÉ-BEAUVAIS, MARC, MARJOLIN, MURAT, OLLIVIER, ORFILA, PELLETIER, RAIGE-DELORME, RAYER, RICHARD, ROCHOUX, ROSTAN, ROUX ET RULLIER.

TOME VINGTIÈME.

SUB–TUT.

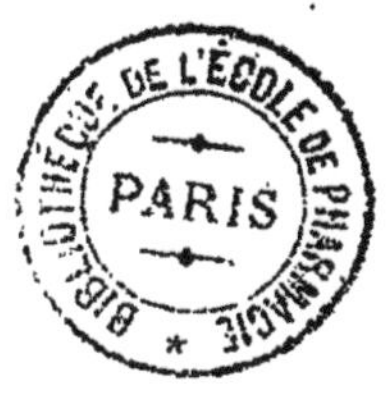

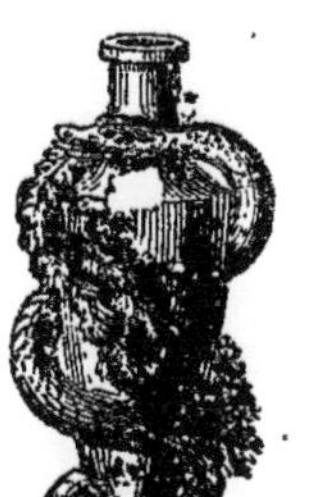

A PARIS,
CHEZ BÉCHET JEUNE, LIBRAIRE,
PLACE DE L'ÉCOLE DE MÉDECINE, N° 4.

JANVIER 1828.

DICTIONNAIRE DE MÉDECINE.

SUBÉRINE, s. f.; substance ainsi nommée par M. Chevreul qui la regarde comme un principe immédiat des végétaux, caractérisé par la propriété de fournir de l'acide *subérique* quand on le traite par l'acide nitrique. Elle constitue le tissu du liége et de l'épiderme de plusieurs végétaux. Inusitée.

SUBÉRIQUE (acide), s. m. Acide que l'on ne trouve pas dans la nature et qui est le résultat de l'action de l'acide nitrique sur le liége. Il a été découvert par Brugnatelli. Il est blanc, pulvérulent, à peine sapide, fusible comme de la graisse, volatil presque en entier, répandant l'odeur de suif lorsqu'on le met sur des charbons ardens, légèrement soluble dans l'eau, beaucoup plus soluble dans l'alcohol, formant avec les bases des sels que les acides un peu forts décomposent. Il n'a point d'usages. (ORFILA).

SUB-INFLAMMATION, s. f., expression employée par M. Broussais pour désigner l'état d'irritation, d'inflammation, dont il suppose l'existence dans les vaisseaux blancs ou lymphatiques des tissus affectés de scrofules, de cancer, de dartres, etc. *Voyez* ces divers mots et les articles IRRITATION et INFLAMMATION.

SUBINTRANT, adj., *subintrans*. Cette épithète s'applique aux fièvres intermittentes, dont les accès se rapprochent au point qu'un accès commence avant que celui qui le précède ait parcouru ses périodes. *Voyez* INTERMITTENTES (fièvres).

SUBLIME, adj., *sublimis*. Nom donné à plusieurs muscles placés plus superficiellement que leurs congénères, qu'on appelle par opposition *profonds*. *Voyez* FLÉCHISSEUR.

SUBLIMÉ, adj., pris souvent substantivement, *Sublimatus*. On désigne ainsi les produits de la sublimation. Quelques substances ont retenu, à cause de cette circonstance de leur préparation, le nom spécial de *sublimé;* tels sont le *sublimé corrosif* ou deuto-chlorure de mercure, et le *sublimé doux*, ou proto-chlorure de mercure. *Voyez* MERCURE (chlorures de).

SUBLINGUAL, ALE, adj., *sublingualis*, qui est situé sous la langue.

SUBLINGUALE (l'artère) est une branche que l'artère LINGUALE fournit au niveau du muscle génio-glosse, et dont les ramifications se distribuent spécialement à la glande sublinguale, aux muscles mylo-hyoïdien, génio-glosse, au ventre antérieur du digastrique, et à la membrane muqueuse de la bouche. Quelques anatomistes, Winslow et Murray entre autres, ont donné le nom de *sublinguale* à l'artère LINGUALE elle-même, branche de la CAROTIDE externe. *Voyez* ce mot.

SUBLINGUALE (la glande) est située derrière le milieu du corps de l'os maxillaire inférieur, au-dessous de la langue; elle est alongée d'avant en arrière, et aplatie transversalement. Sa face externe correspond à l'os maxillaire, sa face interne au muscle génio-glosse, son bord supérieur à la membrane interne de la bouche, son bord inférieur au muscle mylo-hyoïdien et au conduit excréteur de la glande sous-maxillaire. Sa structure est celle des glandes SALIVAIRES (*voyez* ce mot). Ses artères viennent de la labiale et de la linguale; ses nerfs, du rameau lingual du maxillaire inférieur : elle a dix-huit ou vingt conduits excréteurs, que l'on découvre difficilement à cause de leur petitesse, et qui s'ouvrent à la paroi inférieure de la bouche, entre la langue et les gencives; quelques-uns s'abouchent directement dans le canal excréteur de la glande sous-maxillaire.

SUBMENTAL, ALE, adj., *submentalis*, situé sous le menton.

SUBMENTALE (l'artère) est un rameau de la labiale, branche de la CAROTIDE interne. *Voyez* ce mot. (MARJOLIN.)

SUBMERSION, s. f., *submersio, in aquam depressio.* Ce mot pris dans son acception propre signifie simplement l'action de submerger un corps, de le plonger dans un liquide. Mais les médecins, restreignant à la fois et altérant sa signification, ne comprennent dans l'histoire de la submersion que l'étude des phénomènes physiologiques et pathologiques qui se manifestent lorsqu'un être animé, à respiration aérienne, est accidentellement plongé dans un milieu liquide, qui intercepte toute communication entre ses organes respiratoires et l'atmosphère, rattachant à cette étude l'examen des méthodes curatives les plus salutaires aux noyés, et la discussion medico-légale dont les submergés peuvent devenir le sujet. C'est sous ce triple point de vue que nous envisagerons la submersion. Un premier paragraphe sera consacré à l'exposition des phénomènes et de la théorie de cette asphyxie; un deuxième renfermera le traitement qui lui convient; nous agiterons dans le dernier, les questions médico-légales auxquelles peut donner lieu la rencontre d'un cadavre submergé.

§ 1er. *Phénomènes et théorie de la submersion.* — Lorsqu'un animal est plongé dans l'eau, le sentiment instinctif et impérieux de la conservation détermine chez lui des mouvemens musculaires, des efforts par lesquels il tend soit à remonter à la surface du liquide, soit à s'accrocher aux objets qui lui présentent un appui. Ces contractions volontaires se coordonnent chez un grand nombre d'animaux, même nouveau-nés, en mouvemens de natation; mais chez l'homme, s'il n'a déjà reçu une éducation préalable, les tentatives pour surnager sont presque constamment infructueuses, et ce serait à tort qu'on chercherait dans le sentiment que l'homme a du danger l'imperfection des moyens par lesquels il cherche à s'y dérober: c'est à son organisation physique qu'il faut s'en prendre. Ces mouvemens variés et volontaires sont à peu près continus, mais ils ne sont pas de longue durée si l'animal reste submergé, même chez ceux des mammifères qui résistent le plus long-temps à l'asphyxie; ils sont bientôt remplacés par des mouvemens automatiques intermittens, et qui, suivant la remarque de M. Edwards auquel nous allons emprunter les détails qui suivent, présentent une certaine régularité dans leur nature et leur retour. Toutes les parties du corps y participent : l'animal ayant perdu connaissance, la bouche s'ouvre largement, la poitrine se dilate, le tronc se fléchit en avant, les membres se rapprochent, les muscles se relâchent aussitôt, et le corps redevient immobile : ces mouvemens se reproduisent à peu près de la même manière jusque vers la fin de l'expérience, alors le tronc cesse peu à peu de se fléchir, les membres de se rapprocher, la poitrine de se dilater, mais la bouche continue de s'entr'ouvrir par intervalles, moins largement à la vérité : ce genre de mouvemens est celui qui subsiste le plus long-temps (Edwards, *Influence des agens physiques sur la vie*). Ces mouvemens alternatifs de resserrement et de dilatation de la poitrine doivent s'accompagner de la sortie d'une certaine quantité d'air contenu dans les poumons, phénomène que plusieurs observateurs ont constaté, et de l'entrée d'une certaine quantité de liquide dans les voies aériennes, fait sur lequel nous reviendrons dans le cours de cet article. Les contractions volontaires ne persistent guère au-delà de trois minutes chez les mammifères; ces animaux perdent connaissance au bout de ce temps que les meilleurs plongeurs de nos Écoles de Natation ne peuvent dépasser sous l'eau. Mais, si chez les mammifères submergés on n'observe aucune différence sensible relativement à l'époque où l'animal perd connaissance, il ne s'ensuit pas que la vie s'éteigne chez tous après le même laps de temps; on observe à ce sujet quelques variétés, suivant l'*âge*, le *genre d'animal* sur lequel on expérimente, la *température de l'eau*, et enfin suivant certaines circonstances *physiologiques* et *pathologiques*, à l'examen desquelles nous nous livrerons lorsque nous aurons dit quelques mots de l'asphyxie par submersion chez les animaux vertébrés à sang froid. Ce point presque neuf de doctrine a été singulièrement éclairé par les expériences de M. Edwards; nous allons en analyser les résultats.

Chez les reptiles, la petite quantité de sang que les mouvemens circulatoires mettent en contact avec l'air annonce un besoin moins impérieux et moins prochain de l'hématose (par le poumon au moins), et fait déjà soupçonner qu'ils doivent résister à la submersion plus long-temps que les mammifères. Mais ce serait une erreur de chercher à mesurer cette force de résistance d'une manière absolue, par une seule série d'expériences; et en plaçant toujours ces animaux dans les mêmes conditions : la respiration cutanée, en effet, supplée chez eux à la respiration pulmonaire; la mort doit donc arriver plus ou moins promptement suivant le renouvellement et la quantité de l'air contenu dans le liquide. Une grenouille plongée dans une quantité limitée d'eau non renouvelée y périt assez promptement; elle vit pendant un grand nombre de jours si on renouvelle l'eau, et pendant plus de six semaines si elle est dans de l'eau courante; mais il faut noter que les choses ne se passent ainsi qu'autant que l'eau est très-froide. La température de l'eau paraît avoir une action directe, indépendante de la différence qu'elle apporte dans la quantité d'air que l'eau tient en dissolution; la vie des grenouilles que l'on submerge va toujours en diminuant à mesure que l'on s'élève de o à + 42, terme où elles meurent presque subitement. Des grenouilles placées comparativement en hiver et en été dans la Seine, et retenues sous l'eau, y vivraient indéfiniment dans le premier cas si la température ne changeait pas, et périssent en quelques jours dans le second. Enfin, les saisons déterminent dans l'organisation de ces animaux des changemens remarquables, qui font varier les résultats des expériences, quoique toutes les autres conditions soient les mêmes : ils vivent plus long-temps sous l'eau dans l'automne que dans l'été. Nous avons dit que l'absorption de l'air par la peau remplaçait la respiration; on peut ajouter aux preuves que nous en avons données cette considération, qu'une grenouille strangulée vit plus long-temps dans l'air que dans l'eau, et que les salamandres comme les grenouilles trouvent une mort plus lente dans l'eau que dans le vide.

La nécessité prochaine de la respiration pulmonaire, chez les animaux à sang chaud, la rapidité des accidens par submersion, ne laissent presque pas de prise aux circonstances extérieures pour en faire varier la durée ou les phénomènes; nous avons cependant annoncé quelques différences, c'est ici le moment de les exposer.

Buffon, dans l'espoir de modifier les mammifères au point de leur faire supporter long-temps la privation d'air, en empêchant l'oblitération du trou de Botal, fit une découverte assez importante relativement à la faculté qu'ont quelques animaux nouveau-nés de vivre sans respirer pendant un certain temps. Ayant plongé les parties de derrière d'une chienne dans un baquet rempli d'eau chaude, elle y mit bas trois chiens qu'on plaça immédiatement dans un baquet rempli de lait tiède : on les y retint pendant plus d'une demi-heure, ils en sortirent tous trois vivans. On les laissa respirer une demi-heure, après quoi ils furent plongés une seconde fois pendant le même temps, puis retirés, et exposés à l'air pendant une heure environ. Enfin une troisième submersion d'une demi-heure encore fut tentée, et ils n'y succombèrent pas. Legallois, ignorant les expériences de Buffon, en fit d'analogues sur de jeunes lapins, dans l'intention de connaître combien de temps un fœtus a pu vivre sans respirer, à dater du moment où par une cause quelconque il a cessé de communiquer avec sa mère, et fixe le laps de temps à une demi-heure environ. Ces expériences ont été reprises par M. Edwards; et tandis qu'il s'assurait que les chiens nouveau-nés pouvaient quelquefois passer jusqu'à cinquante-quatre minutes sous l'eau avant de périr, il ne vit pas sans étonnement les jeunes cochons d'inde succomber presque aussi promptement que les mammifères adultes. Étendant ses recherches à un plus grand nombre d'espèces, M. Edwards vit que les animaux à sang chaud pouvaient être rangés en deux groupes distincts ; les uns naissent avec les yeux fermés, résistent alors pendant plus d'une demi-heure à la submersion, et soumis à une température basse, se refroidissent très-promptement. Les autres naissent les yeux ouverts, périssent promptement s'ils sont submergés, dégagent presque autant de calorique que les adultes ; mais après quelques jours d'existence les premiers se trouvent dans les mêmes conditions vitales que les seconds, alors aussi leurs paupières se sont ouvertes. On voit d'après cela que les conclusions déduites des expériences faites par Legallois sur les lapins ne peuvent être appliquées au nouveau-né humain qui naît les yeux ouverts et sans membrane pupillaire, et qu'en résumé, dans l'espèce humaine, l'âge n'a pas une grande influence sur la rapidité de la mort par submersion.

Les changemens singuliers qui surviennent dans la constitution des animaux hibernans devait faire désirer aussi quelques notions sur la manière dont ils se comportent sous l'eau. Tant que la température est élevée, ils dégagent presque autant de calorique que les autres mammifères, et succombent aussi promptement qu'eux à la submersion. M. Edwards s'est assuré que les chauve-souris, dans ce cas, ne vivaient pas beaucoup plus de quatre minutes ; mais si on plonge un animal hibernant dans l'eau pendant son état de torpeur, il résistera à la manière d'un vertébré à sang froid : telle est du moins la conclusion la plus vraisemblable qu'on peut tirer d'une expérience de Spallanzani, qui, ayant placé sous un récipient plein d'acide carbonique une marmotte profondément engourdie, la retira quatre heures après sans qu'elle ait paru incommodée de cette épreuve.

Quant à la température de l'eau, elle ne peut pas avoir une grande influence sur les mammifères adultes submergés. M. Edwards a reconnu sur de jeunes chats et de jeunes chiens, que c'est à + 20, qu'ils vivent le plus long-temps. La durée de l'existence va ensuite en diminuant de + 20 jusqu'à 0, ou jusqu'à + 40, et cela plus promptement dans l'échelle descendante que dans l'échelle ascendante.

On a écrit qu'un individu tombé dans une mare infecte y

trouvait plus promptement la mort que dans une eau pure et courante, et on a rapproché ce cas de l'empoisonnement; nous ne doutons pas que les gaz délétères en dissolution dans le liquide ne puissent exercer une influence fâcheuse sur un animal qui aurait la faculté de résister quelque temps à la submersion; mais l'homme succombe si promptement à la suspension complète de la respiration, que la terminaison funeste de cet état insolite ne peut guère être accélérée par les fluides aériformes par lesquels l'eau est corrompue; il faudrait pour cela qu'ils fussent portés dans les poumons à plusieurs reprises et dans un assez grand état de rapprochement, conditions qui ne sont pas réalisées pendant la submersion.

Enfin nous avons annoncé que quelques circonstances physiologiques et pathologiques pouvaient retarder les effets de la submersion, et nous citerons à ce sujet la syncope. Il n'est pas impossible que la crainte d'un danger imminent cause un évanouissement assez profond pour soustraire pendant quelque temps à cette espèce d'asphyxie. Probablement plusieurs des noyés qu'on a pu rappeler à la vie après plus d'une demi-heure passée sous l'eau étaient restés dans un état syncopal. La théorie nous en donnera une explication facile, mais on verra plus loin qu'on en a fait à la médecine légale des applications exagérées. Tels sont les principaux phénomènes que présentent les submergés, et les conditions qui modifient ces phénomènes. Nous terminerons ce paragraphe par quelques mots sur la théorie de la submersion.

Depuis que Bichat a, sous le nom de Recherches sur la vie et la mort, fait une espèce de traité sur l'asphyxie, on s'étonne qu'on ait pu si gravement discuter sur la cause de la mort des noyés. La plupart des opinions émises à ce sujet sont si peu judicieuses, qu'il est presque inutile de s'arrêter à les réfuter.

1° Personne ne croira aujourd'hui que la mort soit due à la déglutition du liquide et à son accumulation dans l'estomac. Nous ne voulons pas dire par là que celui qui se noie n'avale pas d'eau; nous verrons plus loin que cette déglutition arrive le plus souvent; mais la quantité en est trop peu considérable pour exercer une action nuisible.

2° Coleman, Sprengel et autres ont pensé que les poumons affaissés après avoir expulsé l'air qu'ils contenaient refusaient le passage au sang qui s'accumulait dans les cavités droites du cœur; mais on sait que les flexuosités des vaisseaux n'empêchent pas le cours du sang, que la circulation continue pendant toutes les asphyxies; les expériences de Bichat à ce sujet sont généralement connues. Enfin, nous avons vu que les animaux qui se noient dilatent leurs poumons par intervalles.

3° On a attribué, sans plus de fondement, la mort à l'entrée de l'eau dans les ramifications bronchiques. Nous n'emprunterons pas pour réfuter cette opinion les argumens donnés par Gardanne, Varnier, Goodwin, qui, après avoir introduit par une incision faite à la trachée artère de chiens, de lapins, quatre fois plus d'eau qu'on n'en rencontre après la submersion, ont vu que ces animaux, d'abord incommodés et abattus, ne tardaient pas à se rétablir; il est évident qu'ayant la faculté de rejeter l'eau, et de la remplacer par de l'air, puisque l'expérience se faisait dans l'atmosphère, ils n'étaient pas placés dans les mêmes circonstances que ceux qui sont sous l'eau. Nous pensons que le contact de ce liquide sur les ramifications bronchiques ne peut pas déterminer la mort, puisque les substances étrangères appliquées sur les membranes muqueuses ne peuvent entraîner une mort rapide qu'autant qu'elles les désorganisent subitement, ou qu'étant absorbées elles vont anéantir les fonctions des organes les plus essentiels à la vie. Or, l'eau ne possède aucune de ces propriétés malfaisantes.

4° Plusieurs auteurs distingués, tout en tenant compte des troubles de la respiration, ont pensé qu'ils avaient pour résultat de déterminer un état apoplectique; mais on peut opposer à cette idée, que la mort par apoplexie n'est peut-être jamais aussi prompte que celle par submersion, que l'ouverture des noyés ne montre pas d'*hémorrhagies cérébrales*, et qu'elle ne fait pas même toujours constater d'engorgement des vaisseaux encéphaliques; que les noyés rappelés à la vie ne restent pas paralysés comme les apoplectiques, etc.

Soit que l'eau pénètre en grande ou en petite quantité dans les ramifications des bronches, soit que par une cause quelconque elle n'y pénètre pas du tout, la mort survient, parce que le sang, traversant le poumon, n'y est mis en contact médiat qu'avec un air altéré, faute d'être renouvelé, et revient noir dans l'oreillette gauche; lancé alors par le ventricule aortique, il aborde les organes, dépourvu des propriétés nécessaires à l'entretien de leur vitalité. On conçoit, d'après cette explication, comment la suspension complète de la respiration et de la circulation pendant la syncope peut dérober l'individu submergé aux dangers de l'asphyxie.

La description de l'état des organes chez les noyés devrait trouver ici sa place; mais nous l'exposerons dans la partie médico-légale, pour éviter des répétitions.

Paragraphe II. — *Traitement de l'asphyxie par submersion.* — Les moyens curatifs par lesquels on a essayé de rappeler les noyés à la vie sont à peu près les mêmes que ceux qui ont été employés contre l'asphyxie en général. On a de plus cherché à remplir quelques indications particulières, et, sous ce dernier rapport, la Thérapeutique a éprouvé les mêmes variations que les opinions émises sur la cause de la mort des noyés. Chez l'individu *complétement* asphyxié, la respiration et la circulation sont suspendues, l'innervation, qui est sous la dépendance des deux autres fonctions, est presque anéantie par le contact du sang noir sur l'axe cérébro-spinal et les nerfs; il existe encore quelques traces d'irritabilité, les vaisseaux sanguins, les cavités du cœur contiennent un sang veineux *encore liquide*, circonstance importante, et sans laquelle il faudrait désespérer du salut des asphyxiés, puisque des concrétions fibrineuses formées dans les cavités du cœur et des gros vaisseaux rendraient absolument impossible le rétablissement régulier des mouvemens circulatoires. Enfin, le plus souvent, une certaine quantité d'eau et de mucosités écumeuses occupent les bronches et la trachée. Mais si une seule fonction enrayée a pu suspendre le jeu de tous les organes, il ne faut pas oublier que la stimulation portée sur un seul peut à son tour solliciter le réveil de tous. C'est sur cette idée qu'il faut fonder le traitement de la submersion considérée comme une simple asphyxie, tout en y ajoutant, suivant les circonstances, quelque médication spéciale. Nous allons examiner et essayer d'apprécier séparément les divers moyens proposés. Nous indiquerons plus loin dans quel ordre on doit les employer.

1° L'opinion où l'on était que la mort était occasionée par l'entrée de l'eau dans les voies digestives et aériennes a fait naître l'idée de donner aux noyés une position qui favorisât l'écoulement de ce liquide, et on s'est quelquefois avisé de les suspendre la tête en bas. Cette pratique a été justement condamnée; mais peut-être a-t-on trop négligé l'indication qu'on se proposait de remplir par ce moyen. Nous verrons plus loin que la quantité d'eau contenue dans la trachée est plus considérable, si l'animal est retiré de l'eau la tête élevée et le corps vertical, que si on le tient dans une situation opposée : il peut donc être utile de placer le noyé pendant quelques instans dans une position favorable à la sortie de l'eau qui engoue les voies aériennes.

2° Pour parvenir au même but, c'est-à-dire pour débarrasser la trachée et les bronches, on a proposé d'aspirer l'eau et les mucosités qui y sont contenues. M. Fodéré, article *Noyés* du Dictionnaire des Sciences Médicales, s'élève contre cette pratique, soutenant : 1° qu'elle est inutile ; 2° quelle ne peut être que nuisible faite avec des instrumens mécaniques. *Inutile*, parce que beaucoup de noyés qu'on rappelle à la vie ne rendent pas de mucosités ni d'eau, et parce que l'eau n'est pas la cause de la mort; mais on peut répondre que beaucoup de noyés rappelés à la vie ont d'abord rendu de l'eau et des mucosités, et que le nombre en fût-il moindre encore, il faudrait toujours agir comme s'il y avait engouement des bronches. Quant à la deuxième objection faite par M. Fodéré, elle est facile à réfuter : de ce que l'entrée de l'eau dans les bronches d'un submergé n'est pas la cause prochaine de la mort, il ne s'ensuit pas qu'elle ne puisse empêcher la respiration de se rétablir, lorsque les puissances inspiratrices sont presque anéanties; ne sont-ce pas les mucosités qui causent la mort dans le catarrhe suffocant des vieillards, et en général dans toutes les affections de la poitrine, lorsque le malade n'a plus la force d'expectorer ? N'est-ce pas à l'eau de l'amnios qu'il faut quelquefois attribuer l'asphyxie des fœtus trop faibles pour l'expulser. On peut citer encore en faveur de l'utilité de l'aspiration le fait remarquable observé par M. Roux : ce chirurgien distingué venait de pratiquer l'opération de la trachéotomie, le sang avait coulé en abondance dans les bronches, et déterminé une asphyxie complète, le péril était effrayant. M. Roux appliqua sa bouche à l'ouverture faite à la trachée, aspira le sang, et la respiration se rétablit à l'instant. M. Fodéré dit encore que cette opération peut être *nuisible*, qu'elle peut causer l'affaissement des vésicules pulmonaires, des hémorrhagies mortelles. Pour que ces accidens fussent à redouter, il faudrait que l'opération fût faite avec une force considérable, et que le tube inspirateur remplît parfaitement l'ouverture de la glotte. Une aspiration faite avec ménagement peut mettre à l'abri de ces dangers ; mais si nous insistons sur l'utilité de cette pratique, nous convenons volontiers qu'il n'est pas toujours facile de la mettre en usage. Les instrumens plus ou moins compliqués inventés dans ce but, comme la seringue aspirante de M. Desgranges, ou destinés à introduire en même temps de l'air dans les poumons, comme le soufflet apodopnique de M. Gorcy, le respirateur artificiel de M. Chaussier fils, ne sont point entre les mains des praticiens. La succion pratiquée avec la bouche, et au moyen du tube que nous décrirons plus loin est d'une exécution plus facile. On a encore essayé de faire sortir les mucosités par des pressions exercées de l'épigastre vers le haut de la poitrine. Ce moyen peut concourir avec les précédens à débarasser les voies aériennes, il peut d'ailleurs contribuer au rétablissement de la respiration.

3° L'indication principale dans l'asphyxie étant de rappeler la respiration, on s'est efforcé de la rétablir directement, soit en provoquant les contractions des muscles inspirateurs par les frictions sur le rachis, la poitrine, ou les courans électriques, moyens dont nous parlerons bientôt, soit en poussant de l'air dans la poitrine, afin de dilater les poumons. L'air introduit par ces manœuvres, et surtout par les deux premières, doit exercer aussitôt une action vivifiante sur le sang qui remplit les capillaires des poumons, pour peu que ces organes jouissent encore d'une certaine vitalité. L'ampliation artificielle qu'on leur communique peut en outre solliciter quelques mouvemens de circulation, qui, se propageant jusqu'au cœur, réveilleront ses contractions.

La théorie faisait donc entrevoir les plus grands avantages de cette méthode de traitement, et l'expérience n'avait point trompé les espérances qu'on en avait conçues, lorsque dans ces derniers temps on s'est prononcé contre l'insufflation pulmonaire. M. Leroy d'Étioles a démontré par une suite d'expériences que la distension artificielle des poumons sur les moutons causait avec la plus grande facilité la rupture des vésicules pulmonaires et un emphysème interstitiel promptement fatal. Bichat, qui avait déjà fait la même remarque, ajoute que, si l'impulsion n'est pas violente, il n'y a pas infiltration d'air. Nous pensons que ces faits commandent beaucoup de ménagemens dans la pratique de l'insufflation, mais qu'ils ne doivent pas engager à y renoncer complétement. L'insufflation est souvent employée à la maison d'accouchement, et un bon nombre de fœtus dont les poumons ont ainsi été distendus, vivent et se rétablissent parfaitement. M. Leroy d'Étioles est d'ailleurs convenu depuis qu'une insufflation modérée ne pouvait être nuisible, et que chez les chiens les poumons résistaient bien à la distension provoquée par l'air injecté. Les premières tentatives ont été faites de bouche à bouche, et l'on attribuait à ce procédé l'avantage de faire pénétrer un air chaud dans les ramifications bronchiques. On redouta ensuite le contact de l'air déjà altéré par la respiration de celui qui insuffle; crainte fondée, mais cependant un peu exagérée, puisqu'il est prouvé que trois parties au plus d'oxygène sont converties par la respiration en acide carbonique. On pouvait objecter aussi que, malgré les précautions de serrer les narines du noyé, l'air poussé de bouche à bouche se répandant dans le pharynx, les fosses nasales, et pénétrant peut-être dans l'œsophage, ne devait pas parvenir en grande quantité dans les poumons. Plusieurs procédés ont été inventés pour faire disparaître cet inconvénient. Déthardirg (*de modo subveniendi submersis per laryngotomiam*), pensant que l'épiglotte abaissée sur le larynx chez les submergés s'opposait à l'introduction de l'air dans les voies aériennes, proposa de les ouvrir afin de lever cet obstacle. Nous ferons remarquer à ce sujet que l'épiglotte ne peut être appliquée sur le larynx à moins que la langue ne soit déprimée, qu'il n'existe pas de faisceaux musculaires assez forts pour entraîner ainsi isolément l'epiglotte, qu'il ne pourrait être question que d'une constriction spasmodique de la glotte, mais que cette constriction, en supposant qu'elle existe pendant la submersion, a dû cesser lorsque l'asphyxie est complète. L'incision des voies aériennes, quoiqu'offrant un moyen commode de pousser de l'air, de faire sortir les mucosités, ne devra donc être employée que dans les cas, excessivement rares, où l'on ne pourra parvenir au même résultat par les ouvertures naturelles. Un tube conique de sept à huit pouces de long, ayant son extrémité antérieure plus large, la postérieure plus petite, un peu aplati de champ pour s'adapter à la forme du larynx, et ayant une courbure arrondie, vers laquelle est posée une lame de peau de bufle destinée à fermer l'ouverture du larynx, peut être introduit par la bouche, puis sur les côtés de l'épiglotte, et permettre, soit d'aspirer les mucosités, soit de pousser de l'air dans les poumons. On pourra adapter à ce tube un soufflet, ou à son défaut la bouche. Nous ne recommandons pas l'usage des divers instrumens dont nous avons déjà parlé; l'appareil proposé par M. Chaussier pour introduire de l'oxygène a également été abandonné. Si les mâchoires étaient serrées, il faudrait pousser une sonde de gomme élastique par le nez dans les voies aériennes, en se conformant aux règles établies pour cette opération. Enfin si cette tentative était infructueuse, il faudrait introduire le tuyau du soufflet dans une des narines, et fermer l'autre. Nous avons déjà dit qu'il serait dangereux de souffler avec force; nous ajoutons que l'insufflation doit être intermittente comme la respiration naturelle. L'élasticité du poumon suffit pour l'expulsion de l'air insufflé.

4° Plusieurs moyens ont été imaginés pour ranimer les battemens du cœur; beaucoup de médecins allemands ont une confiance sans bornes dans l'action du fluide électrique; on a essayé le choc électrique à la région du cœur, l'action de la pile, etc.: les opinions ont été et sont encore singulièrement partagées à ce sujet. Nous avons vu dans les dernières séances de l'Académie royale de médecine M. Thillaye contester l'utilité de l'électricité, d'après de nombreuses expériences faites sur les animaux; tandis que M. Leroy d'Etioles affirmait que, dans des cas en apparence désespérés, le courant pouvait être utile, surtout quand à l'aide d'une aiguille il est dirigé sur les nerfs diaphragmatiques. Nous admettons volontiers cette dernière proposition; mais nous affirmons que les connaissances anatomiques les plus exactes ne pourraient conduire qu'à introduire l'aiguille dans les environs des nerfs diaphragmatiques, et que le hasard seul pourrait les faire rencontrer. M. Leroy d'Etioles a donné dans la séance suivante des renseignemens plus satisfaisans sur sa manière d'opérer. Il enfonçait entre la huitième et la neuvième côte, sur les côtés du corps, une aiguille courte et fine; il suffisait de la faire pénétrer de quelques lignes pour qu'elle rencontrât les attaches du diaphragme, puis il établissait le courant avec une pile de vingt-cinq ou trente couples d'un pouce de diamètre; aussitôt après le diaphragme se contractait, et il se faisait une inspiration. Alors il interrompait le cercle pendant que l'expiration avait lieu, et le rétablissait ensuite pour exciter une seconde inspiration. Le galvanisme qui, lorsqu'il est continu, ne produit que des mouvemens désordonnés, appliqué de cette manière, provoquait une respiration régulière. M. Leroy d'Étioles a plusieurs fois asphyxié par submersion des animaux de même espèce et de même force; et tandis que ceux qu'il abandonnait à eux-mêmes périssaient, ceux qu'il traitait par le galvanisme étaient sauvés. Bichat s'était demandé si on ne pourrait pas solliciter les contractions du cœur, en introduisant par la veine jugulaire externe un stylet mousse jusque dans l'oreillette droite : cette opération très-simple a été faite sans succès par M. Bérard, agrégé de la Faculté de médecine de Paris, sur un jeune homme qu'on venait de tirer de la rivière, où il n'était cependant resté que quelques minutes.

5.° Les frictions ont été recommandées par tous les auteurs, et souvent employées avec succès. L'effet local de ces frictions est de déterminer le cours du sang dans les petits vaisseaux, d'augmenter la chaleur de la partie qui y est soumise; enfin, l'excitation que les nerfs cutanés reçoivent de ces frottemens répétés se transmet directement à l'encéphale, et immédiatement aux organes intérieurs dont elle peut ranimer la vitalité; on leur a aussi attribué pour effet de donner lieu à une espèce de respiration cutanée. On peut frictionner avec la main seule, avec une brosse, avec une flanelle chaude, sèche, ou imbibée d'un liquide spiritueux. C'est à tort qu'on a reproché à ces derniers de refroidir le noyé en se volatilisant; employés en frictions, ils ont une action excitante très-prononcée.

6° Le corps d'un submergé a considérablement perdu de sa chaleur par son séjour dans le liquide, de là l'indication d'y suppléer par une chaleur artificielle, qui a de plus l'avantage d'agir comme un stimulant énergique. La simple exposition au soleil a quelquefois suffi pour rappeler les noyés à la vie; les exemples des succès obtenus par la chaleur se trouvent dans une foule d'écrits; on a recommandé l'application de sachets de sable ou de sel sec et chaud; quelques noyés ont été entourés de cendre chaude; des étoffes de laine chauffées et appliquées sur diverses parties du corps nous paraissent préférables; on pourra mettre une vessie pleine d'eau chaude sur la région épigastrique. Si la submersion avait eu lieu dans une eau glaciale, il faudrait n'appliquer la chaleur que peu à peu, en ayant soin de la graduer.

7° Le canal intestinal, ayant la propriété de conserver longtemps son irritabilité, peut éprouver encore l'impression des substances stimulantes, lorsque déjà les autres organes y paroissent insensibles. L'impossibilité de la déglutition, la crainte de pousser de nouveau liquide dans la trachée, ont fait recourir à l'emploi des lavemens excitans. La fumée de tabac introduite dans l'anus a été préconisée par une foule d'auteurs, et il est certain qu'un grand nombre de noyés sont revenus à la vie pendant l'usage de cette fumigation; on lui a reproché, depuis la publication d'une observation de M. Portal, de s'opposer à l'abaissement du diaphragme, en distendant considérablement les intestins, et on a recommandé d'employer seulement la décoction de tabac. Il paraît cependant que, loin de redouter cette distension, plusieurs anciens médecins cherchaient à la provoquer par la simple injection d'air dans le canal intestinal, afin que le diaphragme relevé repoussât les mucosités accumulées dans le poumon. D'un autre côté, les expériences de M. Brodie, les miennes propres, ayant démontré les propriétés narcotiques et vénéneuses du tabac, nous avons été conduits à rejeter complétement l'usage de cette plante dans les asphyxies, sous quelque forme que ce fût. M. Fodéré (article cité) insiste de nouveau sur l'utilité des fumigations de tabac, s'appuyant sur ce qu'elles ne renferment plus, suivant lui, que des principes altérés par la combustion, sur les exemples nombreux de réussite qu'il a rassemblés, et sur cette observation assez remarquable, que la proportion des noyés échappés à la mort depuis qu'on a renoncé à ce moyen est beaucoup moins considérable qu'à l'époque où on en faisait usage. De ces réflexions, la première tombe d'elle-même, si l'on se rappelle qu'il est prouvé par l'expérience que l'huile empyreumatique résultant de la combustion du tabac, jouit de propriétés vénéneuses très-marquées. Les deux dernières mériteraient d'être prises en considération, si l'on n'eût point fait concourir avec l'usage du tabac plusieurs autres pratiques dont on ne pourrait faire la part, ainsi que celle des fumigations, qu'autant que les unes et les autres auraient été employées séparément. Néanmoins nous admettons volontiers que, sans contester au tabac des propriétés vénéneuses sur un individu sain, on peut supposer qu'il jouit de la propriété de stimuler les organes engourdis par l'abord du sang noir pendant l'asphyxie. On peut introduire la fumée de tabac par le moyen de deux pipes dont les fourneaux sont opposés l'un à l'autre par leur embouchure; un des tuyaux est introduit dans l'anus; l'opérateur souffle dans l'autre pour forcer la fumée à se porter dans le rectum; mais la machine fumigatoire est préférable, si on l'a sous la main. Quelques pressions exercées sur le bas-ventre favoriseront le passage de la fumée dans les diverses parties du canal intestinal. Si la fumée sortait par l'anus, il faudrait garnir le tuyau introduit dans le rectum; et si les matières fécales accumulées dans l'intestin s'opposaient à ce qu'on établît la fumigation, il serait convenable de les extraire avec une curette, ou d'en provoquer la sortie par un lavement: on n'oubliera pas, si on emploie les fumigations de tabac, qu'une trop grande distension du canal intestinal pourrait être nuisible. Il faudra, après les premières fumigations, ou primitivement, si on n'en fait pas usage, essayer d'exciter le gros intestin au moyen d'un lavement préparé avec de l'eau et quatre onces de sel qu'on y fait fondre, ou avec trois parties d'eau et une de vinaigre, ou enfin avec trois gros de chlorate de potasse dissous dans l'eau.

L'ingestion de quelques cuillerées d'une liqueur excitante peut contribuer à hâter le rétablissement du noyé, lorsque la déglutition est possible; on pourrait, dans le cas contraire, faire parvenir la liqueur dans l'estomac au moyen d'une sonde œsophagienne.

8° La saignée a été vantée par les médecins qui ne voyaient qu'une apoplexie dans les effets de la submersion; on a surtout recommandé la saignée de la jugulaire; les évacuations sanguines ne seraient indiquées que s'il existait des signes de congestion cérébrale, si les veines jugulaires étaient distendues, si le noyé avait frappé de la tête contre quelque corps dur avant d'arriver dans l'eau, ou en y parvenant: on doit s'en abstenir dans les autres cas.

9° Enfin divers autres excitans ont été portés soit sur la peau, soit sur les membranes buccale et nasale; on a appliqué des ventouses, chatouillé le voile du palais avec une plume, irrité la membrane pituitaire avec des sternutatoires, l'acide sulfureux obtenu en faisant brûler des allumettes sous le nez du noyé, l'ammoniaque liquide. Tous ces moyens sont bons, surtout les fumigations sulfureuses faites comme il vient d'être dit; l'ammoniaque pourrait causer un empoisonnement, ou une violente bronchite, si on la faisait respirer en trop grande quantité: il ne faut approcher le flacon du nez que pendant quelques secondes, et le retirer aussitôt.

Tels sont les principaux moyens par lesquels on peut espérer de rétablir un noyé. On doit, avant tout, donner pendant une minute ou deux une position qui contribue à débarrasser les voies aériennes des liquides et des mucosités qu'elles contiennent; on aura soin de passer dans la bouche une plume ou les doigts, pour en extraire les matières muqueuses qui peuvent s'y rencontrer; il faut ensuite chercher un lieu convenable pour administrer les secours : on peut agir sur le rivage même, si la température le permet; dans le cas contraire, il faut choisir le lieu le moins éloigné possible pour ne pas perdre de temps; peu importe le moyen de transport, pourvu qu'il soit rapide : nous ne pensons pas que les secousses d'une voiture puissent être très-nuisibles. Le noyé sera ensuite promptement déshabillé, essuyé, puis placé sur le côté droit, la tête légèrement élevée, dans un lit bien sec et modérément échauffé; on pourra alors employer presque simultanément les différens secours dont nous avons fait l'énumération; il est surtout important de ne pas se lasser trop tôt de les administrer : certains noyés n'ont donné de signes de vie qu'après plusieurs heures d'insensibilité aux divers excitans. Il ne faut pas non plus désespérer de sauver un submergé, parce qu'il a passé trop de temps sous l'eau; beaucoup d'individus ont été ramenés à la vie après une demi-heure de submersion, quelques-uns après trois quarts d'heure, d'autres après trois heures, si on en croit Frank; enfin Boërhaave et Tissot ont affirmé qu'on a fait revivre des noyés après six heures de submersion. Morgagni cite une lettre de Langhans, publiée à Gottingue, l'an 1748, dans laquelle il est dit qu'un homme submergé pendant environ une demi-journée recouvra bientôt la vie par le seul secours de l'esprit de sel ammoniac qu'on approcha de ses narines.

§ III. — *Questions médico-légales relatives à la submersion.* — L'histoire médico-légale de la submersion comprend les deux questions suivantes : 1° L'individu qu'on trouve submergé était-il vivant au moment de son immersion dans l'eau? 2° S'il était vivant, est-il tombé dans l'eau par accident, s'y est-il précipité volontairement, ou y a-t-il été poussé par violence?

Première question. — L'individu était-il vivant au moment de son immersion dans l'eau? Il est à peine nécessaire de dire que le médecin est appelé à résoudre cette question sans le secours des preuves testimoniales; car si ces dernières existaient, son intervention deviendrait inutile : c'est donc dans un examen attentif du cadavre qu'il faut chercher les documens qui doivent éclaircir cette question difficile. On aura *à priori* une idée de l'incertitude qui existe encore dans cette partie de la médecine légale, si on réfléchit que pour résoudre complétement le problème proposé, il faudrait que la mort par submersion entraînât toujours certains états anatomiques bien tranchans, et qu'aucun autre genre de mort ne pût déterminer, en admettant même cette condition réalisée. Il serait de plus nécessaire que le séjour prolongé du cadavre dans l'eau ou dans l'air ne changeât en rien les caractères primitifs de cette asphyxie. Or, la dissection des cadavres d'individus récemment noyés ne montre pas toujours les mêmes effets de la submersion, et, comme nous le verrons bientôt, *tous les signes sur lesquels on a voulu s'appuyer disparaissent plus ou moins complétement par l'immersion prolongée du cadavre dans l'eau, et par son exposition à l'air.* C'est ce dont nous avons pu nous convaincre par des ouvertures multipliées de noyés ayant passé depuis un jour jusqu'à cinq mois dans la Seine. Nous indiquerons, à propos de chaque appareil d'organes, les modifications principales qu'ils éprouvent par cette décomposition dans l'eau : ce sera une espèce de supplément à notre article *Putréfaction.*

Quoique parmi les signes indiqués par les auteurs comme propres à faire connaître si un individu a été submergé vivant, il y en ait peu qui méritent de fixer l'attention, nous allons cependant les examiner sommairement, afin de les apprécier à leur juste valeur.

1° *État de la face.* La face est, dit-on, bouffie, rouge ou livide, les paupières sont entr'ouvertes, la pupille est très-dilatée, la bouche close, la langue avancée vers les bords internes des lèvres qui sont recouvertes d'une bave écumeuse, ainsi que les narines. Nous avons vu tous ces caractères manquer, et ils peuvent exister dans beaucoup d'autres genres de mort. La dilatation de la pupille est assez constante; mais elle ne peut servir à caractériser le genre de mort qui nous occupe. Lorsque le cadavre est resté trois ou quatre mois dans l'eau, c'est par la face que commence la saponification : cette partie devient excessivement dure, état que les employés de la Morgue ont coutume de désigner sous le nom de *pétrification.* Plus tard, les lèvres corrodées et détruites laissent à nu les arcades dentaires, les paupières disparaissent également, le péricrâne se décolle, les os sont dénudés, l'aspect de la face est horrible.

2° *État de la peau.* — On a donné comme signe de mort par

submersion la pâleur extrême des cadavres et des membranes muqueuses intérieures. Faisons remarquer d'abord que la peau est décolorée dans le plus grand nombre des cadavres après les causes de mort les plus variées. On peut ajouter que cette décoloration de la peau, qu'on observe en effet chez presque tous les submergés au moment où on les retire de l'eau, est plutôt un effet du séjour dans le liquide que de la mort par submersion, et qu'on la verrait également sur tout autre individu qu'un noyé, pour peu qu'il eût été plongé dans l'eau immédiatement après sa mort. Après quatre mois environ de séjour dans l'eau, la peau des jambes revêt presque toujours une couleur d'indigo très-foncée. Cette nuance assez singulière disparaît en partie lorsque le corps du noyé est exposé à l'air, et alors la couleur devient brunâtre. L'action de ce fluide colore aussi très-rapidement la peau des submergés qui sont restés au moins quelques heures dans l'eau; lorsqu'ils viennent à en être retirés, cette membrane prend une teinte brune qui, dans les temps chauds, passe promptement au vert foncé; il est à noter que cela se manifeste plus rapidement à la poitrine qu'au bas-ventre, ce qui est le contraire de ce qu'on observe sur les cadavres qui n'ont point été submergés : nous avons remarqué aussi que les parties qui sont préservées de l'action de l'air, comme le creux des aisselles et les régions du tronc qui ont été en contact avec les bras, perdent bien plus lentement les teintes blanches qu'elles offraient dans l'eau. Enfin, le séjour prolongé dans l'eau donne lieu à la formation d'ulcérations, ou mieux de corrosions partielles du derme, que nous avons déjà signalées dans notre médecine légale (*voyez* PUTRÉFACTION), et qu'il ne faudrait pas confondre avec des lésions survenues du vivant de l'individu.

3° *État des doigts*. — Les doigts sont, dit-on, écorchés : on trouve entre les ongles et la peau, du sable, de la boue, etc.; on a partout cité à ce sujet le passage suivant d'Ambroise Paré : « Si un homme a été noyé vif, il aura l'extrémité des doigts et le front écorché, en raison qu'en mourant il gratte le sable au fond de l'eau, pensant prendre quelque chose pour se sauver, et qu'il meurt comme en furie et rage. » Ce que nous avons dit des phénomènes de cette asphyxie permet de douter qu'on meurt en effet, comme en *furie et rage*; mais on peut de plus objecter, que ce caractère manque nécessairement chez ceux qui meurent avant de parvenir au fond de l'eau; qu'il peut exister chez ceux qui, pendant leur chute, essaient de s'accrocher ou de se retenir aux objets voisins; que les cadavres entraînés par les courans d'un fleuve, peuvent heurter des corps solides qui excorient la peau, et qu'enfin l'épiderme et les ongles ont abandonné les doigts de ceux qui ont séjourné long-temps dans l'eau.

4° *Intérieur du crâne.* — On conçoit à peine que l'on ait pu donner comme caractère de la submersion l'engorgement sanguin des vaisseaux de la pie-mère, et la présence d'une petite quantité de sérosité dans les ventricules latéraux. On trouve de la sérosité dans presque tous les cadavres des hôpitaux; on voit les veines méningiennes remplies de sang dans le plus grand nombre, et la position déclive de la tête du cadavre a beaucoup d'influence sur cette congestion, lorsque le sang a conservé la fluidité. Enfin, nous avons rencontré quelques noyés qui offraient un état de vacuité de ces vaisseaux. Lorsqu'un cadavre est resté plusieurs mois dans l'eau, la dure-mère présente une couleur ou verte ou violette par plaques; la substance cérébrale ramollie a laissé dégager une quantité considérable de gaz solides, qui soulèvent la méninge; la couleur des substances médullaires et corticales est aussi constamment altérée, mais on les distingue l'une de l'autre, tant que le cerveau n'est pas devenu complétement diffluent.

5° *État des voies aériennes.* — On devrait espérer de rencontrer dans les organes dont les fonctions suspendues ont entraîné la mort, des traces évidentes de la lésion à laquelle ils ont été soumis. C'est ici le point le plus important et le plus débattu de l'histoire médico-légale de la submersion; aussi nous nous y arrêterons quelques instans.

L'*épiglotte* n'est jamais abaissée de manière à fermer le larynx, quoi qu'en ait dit Détharding. *Voyez* page 280, t. II de ma *Méd. légale.*

Trachée-artère. « L'existence d'une écume aqueuse et sanguinolente dans la trachée-artère, dit M. Marc, doit être regardée comme une marque des plus certaines de la submersion, les liquides ne pouvant pas s'introduire dans ce canal après la mort. » Nous rechercherons, à l'occasion de cette proposition, 1° quelles sont les conditions de la formation de l'écume dans les voies aériennes; 2° s'il s'en produit dans tous les cas de submersion, et s'il entre constamment de l'eau dans les ramifications bronchiques; 3° si l'eau peut ou non pénétrer dans la trachée-artère et dans les bronches après la mort; 4° quelle valeur on doit attacher à la présence ou à l'absence de l'écume, pour déterminer si on a été noyé vivant.

Conditions de la formation de l'écume dans les voies aériennes. — La formation de l'écume dans les voies aériennes exige qu'un liquide un peu plus visqueux que l'eau soit agité avec une certaine quantité d'air dans la trachée-artère ou dans les ramifications bronchiques. Il n'est pas absolument indispensable qu'il y ait introduction d'eau dans les voies aériennes : on voit, en effet, dans plusieurs genres de mort, l'écume se former aux dépens des mucosités de la membrane muqueuse laryngo-trachéale, et sans le secours d'aucune autre addition de liquide. Ainsi, la trachée-artère des pendus en contient presque toujours; on en retrouve aussi après les violens accès d'épilepsie qui se sont terminés par la mort. Mais il paraît nécessaire, pendant la submersion, qu'il y ait de l'air inspiré à plusieurs reprises; celui qui est expulsé du poumon pendant que l'animal est sous l'eau ne suffit pas pour la production des matières écumeuses : c'est ce que je démontrerai plus bas. On peut présumer aussi que l'entrée et la sortie facile et répétée de l'eau dans les voies aériennes pendant la submersion, loin de favoriser la formation de l'écume, diminueraient notablement la quantité qu'on en rencontrerait chez les submergés, parce que l'eau entraînerait celle qui s'est déjà formée, et parce qu'elle diminuerait la viscosité du liquide qui occupe la trachée-artère et les bronches. Du reste, cette assertion paraît confirmée par l'expérience suivante : qu'on plonge dans l'eau deux chiens vivans, et qu'après la mort on en retire un la tête en haut et l'autre la tête en bas, il s'écoulera par la bouche de ce dernier une grande quantité de liquide, et à l'ouverture des cadavres on verra qu'il y a beaucoup moins d'écume et d'eau dans la trachée-artère de l'animal qui a été retiré du liquide la tête en bas que dans l'autre : ce qui prouve que l'eau, en sortant des voies aériennes, a entraîné de l'écume. Nous croyions avoir imaginé le premier cette expérience, mais nous l'avons retrouvée depuis dans Morgagni. M. Piorry l'avait également tentée comme nous sur des chiens.

Y a-t-il production d'écume dans tous les cas de submersion, et l'eau entre-t-elle constamment dans les ramifications bronchiques? — Les auteurs ont émis à cet égard des opinions différentes. Louis Goodwyn, le docteur Berger, etc., affirment que l'on trouve toujours dans les poumons des animaux que l'on a submergés vivans une certaine quantité du liquide dans lequel ils ont été plongés. Waldschmidt, Becker, Détharding, etc., soutiennent l'opinion contraire. Morgagni assure n'avoir jamais vu d'écume chez les cochons d'Inde; il est vrai qu'on lit dans ses écrits qu'il la cherchait dans les poumons. Evers dit ne pas avoir trouvé de liquide dans les bronches de deux ivrognes qui s'étaient noyés. M. Desgranges de Lyon ne put apercevoir aucune trace d'eau écumeuse chez un épileptique submergé vivant. M. Piollet a constamment vu l'eau pénétrer dans les poumons des animaux qu'il noyait vivans. Enfin, dans ces derniers temps, M. Piorry a annoncé que si l'animal qui se noie était maintenu au-dessous de la surface du liquide jusqu'à sa mort, il n'y aurait pas d'écume. Des assertions aussi contradictoires nous ont engagé à faire de nouvelles recherches sur les animaux et sur l'homme. Nous avons plongé dans de l'eau colorée par de l'encre, de la boue, du noir de fumée, etc., plusieurs chiens vivans, et nous n'avons pas tardé à reconnaître, comme un fait *constant* et *certain*, qu'il entre de l'eau dans les poumons de ces animaux; qu'elle s'y trouve en plus grande quantité lorsque le chien est retiré du liquide la tête en haut; que dans tous les cas où l'animal est venu respirer à la surface de l'eau, il existe dans la trachée-artère et dans les bronches une matière écumeuse qu'on distingue quelquefois à l'œil nu sous la plèvre, et qu'on peut faire sortir par les bronches dans le canal de la trachée-artère, en pressant un peu les poumons lorsqu'elle ne sort pas spontanément; et qu'il est vrai, comme l'a annoncé M. Piorry, qu'on ne rencontre pas d'écume lorsque l'animal a été maintenu au fond de l'eau jusqu'à sa mort, quoiqu'on trouve une plus ou moins grande quantité de liquide dans le canal aérien. Le docteur Edward Jenner Cox pense que le liquide dont il s'agit ne pénètre dans les poumons que pendant les derniers efforts de la respiration (*The North-American medical and surgical Journal*, *october* 1826): en effet, dit-il, que l'on plonge des chats dans de l'eau colorée pendant deux minutes environ, qu'on les laisse ensuite à l'air jusqu'à ce qu'ils soient parfaitement rétablis, puis qu'on les fasse périr par strangulation, on verra que les poumons ne contiendront aucune trace du liquide coloré. Ces résultats, en admettant qu'ils soient constans, ne nous semblent point prouver d'une manière rigoureuse l'assertion émise par le docteur Cox; car, pendant leur séjour dans l'air, les animaux toussent à plusieurs reprises et avec effort, et ils peuvent expulser la portion de liquide qui s'était introduite dans les poumons au commencement de la submersion. Ce qui vient à l'appui de cette manière de voir, c'est qu'on trouve *beaucoup d'eau colorée* dans la trachée-artère, les bronches et les dernières ramifications bronchiques des chiens qui ne sont restés dans l'eau qu'*une minute*, et même une *demi-minute*, si au bout de ce temps on a lié, sous l'eau, la trachée-artère, que l'on avait eu soin de mettre à nu et d'isoler des parties voisines avant le commencement de l'expérience.

Ce que nous venons d'établir s'applique à des chiens submergés vivans, et dont l'examen cadavérique a été fait peu de temps ou quelques jours après la mort; car, si on laissait ces animaux pendant vingt ou vingt-cinq jours dans le liquide où ils ont péri, et qu'on les exposât ensuite à l'air pendant deux ou trois jours avant de les ouvrir, on ne découvrirait *aucune trace d'écume ni de liquide écumeux dans la trachée-artère*.

Voyons maintenant ce que l'observation démontre relativement à l'homme. J'ai ouvert, à la Morgue, plusieurs cadavres de noyés qui n'étaient restés dans l'eau que quelques heures, et j'ai souvent trouvé de l'écume ou un liquide écumeux dans la trachée-artère et dans les bronches; dans un petit nombre de cas seulement nous n'avons rien observé de pareil; mais il faut noter que les garçons ont l'habitude de retirer les cadavres la tête en bas de la charrette dans laquelle on les a transportés. Sur quelques submergés retirés de l'eau pendant l'hiver et peu de temps après la submersion, nous avons vu de petits glaçons dans le larynx et pas d'écume. Jamais nous n'avons trouvé d'écume ni de liquide écumeux chez les noyés qui étaient restés douze à quinze jours, un, deux, quatre ou six mois dans l'eau, et qui n'avaient été ouverts qu'après un, deux ou trois jours d'exposition à la Morgue. Il résulte évidemment de ces faits, qu'il est des cas où l'on ne découvre aucune trace d'écume ni de liquide écumeux chez l'homme submergé vivant. *Voyez* plus haut les causes de ce phénomène.

Parmi les auteurs qui ont signalé l'absence d'un liquide écumeux, ceux qui ont désigné cet état sous le nom d'*asphyxie sans matière* ont entendu parler d'un évanouissement rapide, d'une mort subite occasionée par la crainte du péril, ou d'un empoisonnement déterminé par les qualités délétères du liquide dans lequel a lieu la submersion. Les médecins qui ont admis cette distinction, en tiraient en médecine légale la conclusion que chez les gens pusillanimes, ou chez ceux qu'on a retirés d'une mare infecte, l'absence de liquide et d'écume ne prouverait pas qu'il n'y a pas eu submersion du vivant de l'individu, tandis que ce signe aurait assez de valeur dans les circonstances opposées. Mais sans s'arrêter à faire ressortir combien l'expression *asphyxie sans matière* est impropre, puisqu'il s'agit dans le premier cas d'une syncope et dans le second d'un empoisonnement, je ferai remarquer : 1° que les cas de mort subite par affection vive ou terreur sont bien plus nombreux, si on les compare à ceux dans lesquels la trachée des noyés ne renferme aucune trace d'écume ; 2° qu'un simple évanouissement se terminerait au milieu du liquide, comme dans l'atmosphère, par le rétablissement de la respiration et des mouvemens respiratoires qui, sous l'eau, seraient suivis de l'asphyxie, de l'entrée de l'eau dans les bronches, et peut-être même de la formation d'écume si l'individu reparaissait un instant à la surface du liquide ; 3° que, si l'eau infecte d'une mare déterminait l'empoisonnement rapide dont on parle, elle n'agirait le plus souvent qu'après avoir été portée dans les voies aériennes, et qu'on ne voit pas alors pourquoi on n'en retrouverait pas. Ces considérations nous portent à croire que l'absence d'un liquide écumeux, qui dans certaines circonstances peut dépendre d'un état de syncope, tient aussi à ce qu'il y a quelquefois asphyxie sans que le noyé reparaisse à la surface de l'eau, à ce que le noyé remplissant et vidant alternativement sa poitrine d'eau, l'écume est entraînée à mesure qu'elle se produit, à ce que le cadavre ayant été retiré du liquide la tête en bas et laissé dans cette situation, l'écume se sera écoulée avec l'eau, à ce qu'enfin l'ouverture du corps n'aura été faite qu'après qu'il aura séjourné long-temps dans l'eau et dans l'air.

L'eau peut-elle pénétrer dans la trachée-artère, dans les bronches et dans les poumons après la mort? — Ce point, l'un des plus importans de l'histoire médico-légale de la submersion, a été l'objet de nombreuses recherches. Quelques médecins n'ont pas hésité à affirmer qu'il n'entrait jamais de liquide dans les poumons des individus que l'on plongeait dans l'eau après la mort ; d'autres ont soutenu l'opinion contraire. Le docteur Edward Jenner Cox, se rangeant de l'avis des premiers, a publié dans ces derniers temps des expériences qui l'ont conduit à cette conséquence : qu'on ne trouve jamais d'eau dans les poumons des chats que l'on a fait périr par strangulation, et dont les cadavres ont été laissés dans l'eau pendant douze ou quatorze minutes, à moins toutefois que le ventre n'ait été comprimé, car alors l'air et les mucosités qui sont expulsés des poumons permettent au liquide de s'y introduire (*loc. cit.*). Nous ne chercherons pas à expliquer ce qui a pu induire le docteur Cox en erreur : nous nous bornerons à *affirmer*, d'après quelques expériences déjà fort anciennes, mais surtout d'après celles qui ont été faites en 1820 et en 1827 par nous, et en 1826 par le docteur Piorry, qu'il entre constamment de l'eau dans le canal aérien des chiens que l'on a fait périr par strangulation, et que l'on a plongés dans l'eau peu de temps après la mort; qu'il suffit pour cela de les laisser pendant quelques minutes dans le liquide, et que celui-ci pénètre plus ou moins loin suivant la position du cadavre : ainsi il pourra n'occuper que la trachée-artère et les premières divisions des bronches, si le corps a été placé horizontalement; tandis que, s'il a été tenu dans une position verticale, la tête en haut, il pourra s'introduire jusque dans les dernières ramifications bronchiques, *aussi loin que si l'animal eût péri submergé.* On peut aisément prouver ces faits en agissant sur de l'eau colorée par de l'encre, du bleu de Prusse, du noir de fumée, etc.

Quelle valeur doit-on attacher à la présence ou à l'absence de l'écume et d'une certaine quantité de liquide dans le canal aérien, pour déterminer si on a été noyé vivant? La présence de l'écume dans le larynx, dans la trachée-artère et dans les bronches, ne suffit pas pour prouver que l'individu a été submergé vivant, puisqu'on en trouve dans le canal aérien des pendus, des épileptiques, d'individus atteints de quelques autres affections; il faudra donc, pour que ce signe ait quelque valeur, rechercher soigneusement sur le cadavre, ou dans les circonstances commémoratives, s'il n'existe aucune trace de strangulation, de suspension, d'épilepsie, etc. La *présence d'une certaine quantité de liquide* dans ces mêmes parties ne prouverait pas davantage que la submersion a eu lieu du vivant de l'individu, puisque je viens d'établir que les liquides peuvent pénétrer beaucoup plus loin même que l'origine des bronches, lorsqu'on plonge des cadavres dans l'eau. Je puis en dire autant de la présence d'une *eau écumeuse*, car il serait possible, à la rigueur, qu'on en trouvât chez un individu qui aurait été plongé dans l'eau après la mort : qu'on imagine, par exemple, un pendu dans la trachée-artère duquel il y a de l'écume, et que l'on jette à l'eau après la mort pour faire prendre le change : si, comme il est probable, l'eau s'introduit dans la trachée-artère, on trouvera sur le cadavre de *l'eau écumeuse. La présence du liquide même dans la substance des poumons* prouve d'une manière incontestable la submersion pendant la vie, pourvu qu'il soit établi : 1° que ce liquide est de même nature que celui dans lequel l'individu a été trouvé : aussi la présence dans les poumons de gravier, de boue ou d'autres corps étrangers qui étaient en suspension dans l'eau, facilite-t-elle beaucoup la solution du problème ; 2° qu'il n'a pas été injecté après la mort ; 3° que le cadavre n'est pas resté sous l'eau dans une position verticale, la tête en haut, car, dans ce cas, le liquide aurait pu, à raison de son poids seulement, pénétrer jusqu'aux dernières ramifications bronchiques.

Malheureusement on ne peut guère vérifier le passage de l'eau dans les cellules pulmonaires si elle n'est pas colorée. Quant à l'existence de la boue, du gravier, etc., c'est un phénomène excessivement rare : sur les cinquante cadavres dont nous avons fait l'ouverture avec soin on ne l'a remarqué qu'une fois. Quoi qu'il en soit, il faut se garder de prendre pour des graviers ou du sable, etc., des parcelles d'aliment provenant de l'estomac et entrées dans le larynx et la trachée ; parce que les cadavres se sont pourris, que l'estomac s'est distendu, le diaphragme a été refoulé en haut, et les matières alimentaires se sont trouvées poussées jusqu'à la bouche. Presque tous les cadavres des noyés qui avaient séjourné quelque temps dans l'eau nous ont présenté de ces parcelles alimentaires semblables à celles que l'on retrouvait dans l'estomac, et ; ce qui paraîtra plus extraordinaire, quelquefois cela a été observé des individus récemment noyés ; et certes on ne pouvait alors attribuer leur passage dans les bronches ni à la putréfaction ni au ballonnement du ventre !

Quant à l'*absence de l'écume* et *de l'eau dans les voies aériennes*, dès qu'il est prouvé que l'on n'en a pas trouvé chez certains individus noyés vivans (*Voyez* page 23), il faut nécessairement conclure qu'elle est loin de suffire pour établir qu'il n'y a pas eu mort par submersion.

Nous ne terminerons pas ce sujet sans dire un mot des changemens qu'éprouvent le larynx, la trachée-artère, et les bronches par le séjour prolongé du cadavre dans l'eau. A cela près des parcelles alimentaires dont nous venons de parler, nous avons rencontré ces parties complètement vides; la membrane interne, la membrane fibreuse et les cerceaux cartilagineux avaient revêtu une couleur violette ou brune très-foncée; enfin sur un cadavre qui avait séjourné pendant cinq mois sous l'eau, les cerceaux cartilagineux, entièrement ramollis et privés de leur élasticité, permettaient à la trachée de s'affaisser sous la moindre pression.

6° *Etat des organes de la circulation.* — Les cavités droites du cœur, les veines-caves, la veine et l'artère pulmonaires, sont distendues par une grande quantité de sang noir; il y en a beaucoup moins dans les cavités et dans les vaisseaux aortiques, qui pourtant ne sont jamais vides dans les *asphyxies récentes*, comme le prétendait Curry. Le ventricule droit est d'un brun noirâtre, tandis que l'autre est d'un rose clair. Les ventricules et l'oreillette pulmonaires se contractent presque toujours d'une manière spontanée : ces contractions sont beaucoup plus rares dans le ventricule gauche, et beaucoup plus encore dans l'oreillette du même côté; on observe quelquefois des mouvemens analogues dans la portion des veines-caves voisines du cœur. Les contractions des cavités aortiques cessent long-temps avant celles des cavités pulmonaires; mais on peut exciter de nouveau les unes et les autres, en irritant l'organe ou en insufflant de l'air dans les poumons peu après qu'elles ont cessé. Quoique ces caractères se présentent souvent, ils ne peuvent cependant suffire pour établir que la mort a eu lieu par submersion; en effet, 1° on les observe dans beaucoup de morts subites; 2° la couleur des parois des cavités du cœur s'altère promptement par le contact du sang, surtout pendant les temps chauds, et alors elles brunissent considérablement; 3° l'irritabilité des cavités droites ne peut être constatée que peu de temps après la mort, et alors il serait du devoir du médecin de s'attacher à administrer des secours convenables au noyé, au lieu de s'empresser de faire l'ouverture; 4° sur l'ouverture des cadavres qui avaient long-temps séjourné dans l'eau, nous avons toujours vu les cavités du cœur et celles des gros vaisseaux entièrement ou presque entièrement vides.

7° *Fluidité du sang.* — « Le sang reste fluide pendant plusieurs heures, même dans les vaisseaux qui pénètrent la substance des os. » Ce signe, l'un de ceux auxquels les médecins ont attaché le plus d'importance, manque rarement chez l'homme; cependant il ne suffit pas pour indiquer le genre de mort auquel a succombé l'individu dont on examine le cadavre; en effet, 1° Lafosse a trouvé le sang polypeux et concret chez quelques noyés. Nous avons rencontré à la vérité, une fois seulement, quelques caillots fibrineux dans le sang d'un submergé; et M. Avisard (*Nouv. Biblioth. méd.*, août 1827) dit l'avoir vu coagulé ou demi-coagulé dans les oreillettes et les ventricules droits de deux individus noyés vivans; 2° la liquidité du sang se remarque dans le scorbut, dans quelques fièvres graves, etc.; 3° le sang pourrait avoir été concrété d'abord, et se liquéfier ensuite par les progrès de la putréfaction.

8° *État du diaphragme.*— « La mort des noyés, dit-on, arrivant au milieu de l'inspiration, le diaphragme doit être refoulé vers l'abdomen, et la poitrine élevée. » Cette assertion ne s'accorde ni avec le raisonnement ni avec les faits. Quel que soit le genre de mort, si le tissu du poumon n'est pas altéré, il tend sans cesse à se resserrer; et comme il ne peut se former de vide entre lui et les parois de la cavité qui le recèle, et que d'une autre part les côtes ne peuvent s'affaisser au-delà d'une certaine limite, il faut que le diaphragme remonte dans la poitrine, pressé par les viscères digestifs et par les parois abdominales qui soutiennent la pression atmosphérique. Ceux qui ont souvent disséqué le diaphragme par sa surface inférieure, savent bien qu'il est toujours tendu et poussé vers la poitrine, tant qu'on n'a pratiqué aucune ouverture ni à ce muscle ni aux parois thoraciques, et que cette tension ainsi que la facilité de le disséquer cessent aussitôt si on a la maladresse de le percer. Nous n'avons pas vu que la mort par submersion change en rien cette disposition du diaphragme : ajoutons que le développement de gaz dans le canal intestinal des cadavres restés long-temps submergés fait souvent remonter le diaphragme jusque vers la sixième ou cinquième côte sternale. Ce que nous venons d'établir réduit à sa juste valeur ce qu'on a dit de la *dilatation des poumons des submergés*.

9° *État de l'estomac et des intestins.*—L'estomac des noyés contient presque toujours de l'eau, tandis qu'on n'en trouve pas dans l'estomac des individus que l'on a plongés dans l'eau après la mort. Ce liquide pénètre même dans ce viscère dès les premiers instans de la submersion, comme le prouvent nos expériences, celles du docteur Piorry, et du docteur J. Edward Jenner Cox; mais ce signe ne peut avoir d'importance pour prouver que la submersion a eu lieu du vivant de l'individu, qu'autant qu'il est reconnu que le liquide trouvé dans l'estomac est entièrement semblable à celui qui entoure le corps, qu'il n'a pas été avalé avant la submersion, ni injecté dans l'estomac après la mort. Le canal digestif est quelquefois décoloré chez les noyés. Dans certains cas, lorsque l'individu tombe dans l'eau pendant le travail de la digestion, la membrane muqueuse de l'estomac est rose, rouge ou violacée. Si les cadavres sont restés fort long-temps submergés, la tunique interne du canal digestif, notamment celle de l'estomac, offre une teinte brune ou violette très-foncée, circonstance importante à noter lorsqu'il y a présomption d'empoisonnement. On ne peut tirer aucun indice de la persistance plus ou moins prolongée du mouvement péristaltique dans les intestins.

10° *Coloration des viscères de l'abdomen.*—La couleur des divers organes de l'abdomen est en général plus foncée que lorsque l'individu ne succombe pas à l'asphyxie. Ce fait tend à établir tout au plus qu'il y a eu asphyxie, sans jeter le moindre jour sur la cause qui l'a déterminée.

11° *État des organes urinaires.*—M. Piorry a essayé de tirer parti, pour la question qui nous occupe, de l'examen de l'appareil urinaire. Il résulte de ses expériences que, dans presque tous les cas de mort violente chez les chiens, il y a expulsion de l'urine; mais que, si la mort est due à la submersion, l'absorption de l'eau dans les bronches donne lieu pendant les derniers temps de l'asphyxie à une nouvelle sécrétion d'urine qui remplit la vessie jusqu'au moment de la rigidité cadavérique, époque à laquelle elle est expulsée. L'absence de l'urine dans la vessie avant la rigidité cadavérique, dans un cas de mort violente, serait donc un indice qu'il n'y a pas eu submersion pendant la vie, tandis que sa présence annoncerait que l'animal a péri sous l'eau. Les expériences qui ont conduit M. Piorry à ce résultat offrent de l'intérêt; mais malheureusement on ne peut guère, dans ce cas, conclure du chien à l'homme, dont la vessie est moins charnue et moins contractile. Nous avons vu, dans certains cas fort rares à la vérité, cet organe renfermer une quantité notable d'urine chez des submergés, long-temps après que la rigidité cadavérique avait disparu; presque toujours nous avons rencontré dans la vessie environ une cuillerée d'urine seulement; mais les cadavres n'étaient ouverts qu'un ou plusieurs jours après la submersion. On conçoit aussi que, quand bien même les choses se passeraient dans l'espèce humaine comme sur les chiens, l'examen de la vessie n'aurait de valeur qu'autant qu'il serait fait avant la rigidité cadavérique; or cette rigidité apparaît de bonne heure chez les noyés, puisque leur corps se refroidit rapidement.

Conclusion.—On voit, en se résumant sur cette question, 1° que, parmi les signes indiqués par les auteurs pour la résoudre, les seuls qui permettent d'affirmer que la submersion a eu lieu pendant la vie se tirent de la présence dans l'*estomac* et dans les *vésicules pulmonaires*, d'un liquide semblable à celui dans lequel le corps a été submergé, pourvu toutefois, pour ce qui concerne l'estomac, qu'il soit avéré que ce liquide n'a pas été avalé avant la submersion, ni injecté après la mort, et pour ce qui se rapporte aux vésicules pulmonaires, pourvu que le liquide dont il s'agit ait pénétré jusqu'aux *dernières ramifications bronchiques*, qu'il n'ait pas été injecté après la mort, et que le cadavre ne soit pas resté pendant un certain temps sous l'eau dans une position verticale, la tête en haut; 2° que la valeur de ces signes, déja diminuée par les restrictions dont nous venons de parler, l'est encore davantage par la difficulté que l'on éprouve dans beaucoup de cas, surtout lorsque les cadavres n'ont pas été promptement retirés de l'eau, à reconnaître une suffisante quantité de liquide, particulièrement dans le tissu des poumons, à moins qu'il ne soit coloré ou sali par de la boue, etc., ce qui arrive fort rarement; 3° que la présence de l'écume dans la trachée-artère et dans les bronches est loin de suffire pour prononcer que la mort a eu lieu par submersion, et qu'elle ne peut servir qu'à établir des présomptions, même lorsqu'on trouve dans les poumons un liquide ayant toutes les apparences de celui dans lequel le corps a été plongé; 4° que ces présomptions seraient encore plus fondées si, outre l'existence de l'écume dans les parties que nous venons de désigner, il y avait une *grande quantité* de liquide aqueux dans les poumons, l'expérience prouvant que celui-ci ne pénètre jamais jusqu'aux dernières ramifications bronchiques *aussi abondamment* après la mort que pendant la vie; 5° que l'absence d'écume dans la trachée-artère et dans les bronches n'établit point que l'individu n'a pas été submergé vivant, puisque dans les nombreuses ouvertures de cadavres que nous avons faites, nous n'en avons jamais rencontré lorsque le corps était resté plusieurs jours dans l'eau, et qu'il n'y en avait pas non plus dans quelques-uns des cas où l'on avait procédé à l'autopsie peu de temps après la submersion; 6° enfin, que les autres signes indiqués par les auteurs sont insuffisans s'ils sont pris isolément, et qu'il est tout au plus permis d'établir quelques probabilités d'après leur ensemble.

Mais le médecin ne doit point borner là ses recherches; il examinera avec le plus grand soin si l'individu n'aurait pas été assassiné avant de tomber dans l'eau, et si les meurtriers n'auraient pas eu recours à la submersion pour faire prendre le change; il déterminera en conséquence s'il ne découvre point des traces d'empoisonnement, d'étranglement, d'asphyxie par les gaz délétères, de blessures, etc. : souvent il trouvera sur le front, aux tempes et sur quelques autres parties du corps, des contusions, des plaies contuses, des ecchymoses; il s'attachera alors à décider si elles ont été faites avant ou après la mort. Si tout porte à croire que l'individu ait été blessé avant la mort, on recherchera, d'après la forme des blessures, celle de l'instrument qui les a produites, en se rappelant toutefois que des lésions de ce genre peuvent être le résultat de la violence avec laquelle l'individu qui s'est jeté à l'eau a heurté contre des corps durs qui se trouvaient au fond du liquide, ou de la chute d'un lieu élevé, pendant laquelle le corps aurait frappé contre des pierres, des rochers; en un mot, il aura égard à toutes les circonstances dont nous parlerons à l'occasion *des blessures*.

Les nombreuses ouvertures de submergés que nous avons faites à la Morgue nous ont présenté quelques altérations cadavériques autres que celles dont nous venons de parler, et que nous allons brièvement exposer, quoiqu'elles ne puissent en rien éclairer les questions médico-légales relatives à la submersion.

Développement de gaz. — On sait que c'est au développement de gaz que les cadavres des noyés doivent la tuméfaction considérable qui survient pendant les saisons chaudes, et qui les fait surnager au bout d'un temps variable. Outre les fluides aériformes qui remplissent les interstices et le tissu même des muscles, outre ceux qu'on rencontre dans le canal intestinal, dans les vaisseaux et principalement dans les veines, nous en avons vu distendre la dure-mère comme un ballon, enfler le scrotum, et causer l'érection du pénis, occuper la cavité des membranes séreuses, former au-dessous de ces membranes des bulles arrondies et multipliées, donner lieu aussi à un emphysème sous-muqueux, soit dans le canal intestinal, soit dans la vessie. Ce dernier phénomène n'est pas sans importance; il prouve qu'on a trop exclusivement considéré l'emphysème sous-muqueux comme le résultat d'un travail inflammatoire.

Desséchement de certaines parties. — Nous n'avons pas vu sans étonnement quelques membranes desséchées et endurcies comme du parchemin sur des cadavres qui avaient séjourné de trois à cinq mois dans l'eau : c'étaient en général les portions des membranes séreuses qui avaient été en contact avec les gaz ; la petite quantité de ces derniers ne permet cependant pas de supposer qu'ils aient absorbé l'humidité des membranes qui les contenaient. Nous avons observé cette dessiccation dans les plèvres, le péricarde, le péritoine.

État du foie. — Plusieurs fois nous avons remarqué à la surface et dans les vaisseaux du foie des cadavres qui étaient restés pendant trois, quatre ou cinq mois dans l'eau, une quantité prodigieuse de petits grains blanchâtres, brillans, comme cristallins, et dont la nature ainsi que le mode de formation nous *sont* encore inconnus.

Seconde question. — Lorsqu'un individu vivant a été submergé, est-il tombé dans l'eau par accident, s'y est-il précipité ? ou bien a-t-il été noyé par une main *homicide* ?

On a dit que dans l'asphyxie par *accident* et dans celle par *homicide*, l'individu étant surpris, il y avait asphyxie spasmodique sans traces évidentes dans les voies aériennes, et que ces traces existaient dans le cas de suicide, soit que l'individu, cédant à la frayeur, fît des efforts impuissans pour lutter contre la mort, soit qu'il cherchât à l'accélérer en *avalant l'eau à longs traits.* Ce que nous avons dit dans le paragraphe 1er des phénomènes et de la théorie de la mort des noyés, et dans le 3e paragraphe, à l'article de l'action des voies aériennes, nous dispense de réfuter ces assertions : avouons franchement que dans beaucoup de circonstances l'art ne possède aucun moyen de résoudre le problème. Comment reconnaître, par exemple, si le cadavre submergé est celui d'un individu qui s'est jeté volontairement à l'eau, ou qui s'est noyé en nageant, ou bien d'un autre individu qui aurait été poussé dans la rivière ou dans la mer, étant sur le bord de l'eau ? Confions aux magistrats le soin de déterminer jusqu'à quel point la nature du lieu, qui peut être désert ou habité, l'élévation des bords du précipice, l'existence d'un poids attaché au corps, d'un lien qui unit les mains, le désordre des vêtemens, etc., peuvent éclaîrer la question; et bornons-nous à rechercher si l'individu dont il s'agit ne devait pas être naturellement porté à se suicider, s'il n'éprouvait pas de vertiges, s'il n'était point sujet à des accès d'épilepsie, d'hystérie, si une attaque d'apoplexie n'a pas été la cause de sa chute dans l'eau, s'il n'offrait point de blessures ou d'autres lésions qui annonceraient qu'on lui a fait violence, ou qu'il a voulu lui-même se détruire. Les cadavres des noyés par suicide offrent souvent des lésions très-variées qu'on pourrait attribuer à tort à des violences exercées avant la submersion, et qui ne sont que le résultat de la chute : nous en avons reconnu un très-grand nombre sur le corps d'un homme qui s'était volontairement précipité dans l'eau. (ORFILA.)

SUC, s. m., *succus*; nom donné, en anatomie et en physiologie, à divers liquides sécrétés qui existent réellement dans l'économie, ou dont on a supposé l'existence : *suc pancréatique*, *suc gastrique*, *suc nourricier*, *suc osseux*.

En pharmacologie, le mot *suc* sert à désigner les divers liquides contenus dans le parenchyme des plantes; on les obtient de différentes manières : les uns sont retirés à l'aide d'incisions faites au tronc, à la racine ou au collet des végétaux qui les renferment; tels sont les résines, les gommes, les gommes-résines et les baumes. Il en a été traité à chacun des mots sous lesquels ces substances sont connues; d'autres sucs des végétaux sont obtenus par une opération pharmaceutique, par l'*expression*; c'est-à-dire qu'on soumet à l'action d'une force mécanique la substance végétale dont on veut extraire le suc. On divise en deux séries bien distinctes les sucs végétaux obtenus par expression : on distingue les sucs *huileux*, ou les *huiles*, et les sucs *aqueux*. Comme il a été traité des premiers au mot HUILE, nous ne nous occuperons ici que des sucs *aqueux*.

Ces sucs, dans lesquels l'eau prédomine, sont formés de l'eau de végétation et des principes solubles de la plante dont ils sont retirés. Ils diffèrent entre eux non seulement par les caractères physiques et la composition chimique, mais encore par les procédés divers qu'il faut employer pour les extraire en raison de la partie du végétal qui les fournit, de la proportion plus ou moins abondante dans laquelle ils se trouvent avec le parenchyme, et de la facilité plus ou moins grande avec laquelle ils en sont retirés. Les sucs aqueux sont des préparations officinales ou magistrales. En général, ceux qui proviennent des fruits peuvent être conservés dans les officines à l'aide de procédés particuliers; ceux, au contraire, qui sont extraits des diverses autres parties des plantes ne sont préparés qu'extemporanément sur la prescription du médecin. Il n'entre pas dans notre plan de tracer avec détail les règles suivant lesquelles les différens sucs doivent être extraits; nous n'indiquerons donc que d'une manière générale les procédés à suivre pour la préparation de ces médicamens, d'après l'excellent *Précis de Pharmacie* de MM. Chevalier et Idt.

Si les plantes sont très-succulentes, il suffit de les monder, de les inciser, de les piler dans un mortier de marbre, et de les soumettre ensuite à la presse. Le mortier doit être de bois pour l'oseille et les autres sucs dont l'acide attaquerait le sous-carbonate calcaire. — Si la plante est peu succulente ou mucilagineuse, il faut la piler avec un peu d'eau. Dans le premier cas, l'eau sert à laver la fibre végétale et à dissoudre le suc qu'elle retient; dans le second, elle délaie le mucilage et facilite la sortie du suc. — Si ce sont des racines ou des fruits charnus, comme la rave, la carotte, le coing, on doit employer la râpe, qui déchire leurs cellules plus exactement que le pilon. — Certains sucs, tels que ceux de nerprun et de groseilles, ont besoin d'être soumis à la fermentation avant d'être exprimés. D'autres, tels que ceux de citron et d'orange, ne doivent fermenter qu'après leur expression. — L'expression ne se fait pas toujours de la même manière. Les plantes sont soumises à la presse dans des sacs, ou mieux, dans des toiles fortes et d'un tissu serré; les fruits, écrasés ou réduits en pulpe, s'expriment entre des lits de paille préalablement lavée. Dans tous les cas, on ne doit serrer la presse que graduellement.

Le plus souvent, avant d'employer les sucs tels qu'ils ont été exprimés, ou de les mettre dans les vases propres à les conserver, il faut les débarrasser de l'albumine qui tend à les détériorer, et de la chlorophyle et des débris de fibre végétale qui y sont suspendus et qui les troublent et les colorent; c'est-à-dire il faut les clarifier. Pour cela, on les filtre jusqu'à ce qu'ils soient parfaitement limpides; mais ce procédé, qui est le seul à suivre lorsque le suc contient des principes volatiles qu'on désire conserver, ne suffit pas pour séparer l'albumine, qui passe à travers le filtre et forme au bout de quelque temps dans le liquide un dépôt qui s'altère. Il faut employer la chaleur, qui coagule l'albumine et entraîne avec elle les parties étrangères; on se sert aussi quelquefois du blanc d'œuf, qui agit de la même manière que l'albumine contenue dans le suc exprimé. Enfin, pour clarifier les sucs, on les soumet quelquefois à la fermentation, qui les débarrasse des matières étrangères en les détruisant; mais cette action change les propriétés chimiques, et par conséquent médicales, des liquides qui l'éprouvent. Ce mode de clarification s'emploie surtout pour les sucs de fruits dont on veut augmenter la limpidité par la destruction du mucilage, comme pour le suc de citron, ou auxquels on désire donner une vertu plus prononcée, comme pour celui de nerprun.

On introduit alors les sucs qu'on veut conserver dans des bouteilles dont on chasse l'air au moyen de la chaleur, et dont on goudronne le bouchon avant qu'elles soient refroidies. Par ce procédé, qui est celui d'Appert, il ne reste plus et il ne s'introduit pas d'air, et par conséquent d'oxygène, dont la présence produit ordinairement l'altération du suc. Ce moyen est préférable à l'emploi de l'huile par la superposition de laquelle on cherchait à préserver le suc du contact de l'air atmosphérique, et au dégagement du gaz sulfureux qui s'empare de l'oxygène de l'air renfermé dans la bouteille.

Les sucs retirés par expression peuvent être divisés, d'après la nature des principes qu'ils contiennent, en sucs acides, sucs sucrés, sucs aromatiques, et sucs inodores. Les premiers proviennent particulièrement des fruits, et ont une saveur acide qui est due à la présence d'acides libres ou de sels avec excès d'acide; tels sont les sucs d'oseille, de groseilles, de citron, de berberis, de verjus, etc. Les sucs sucrés sont ceux qui, comme le suc de baies de nerprun, de sureau, etc., renferment du sucre ou une matière analogue susceptible par la fermentation de se décomposer en alcohol et en acide carbonique. — Les sucs aromatiques, comme leur nom l'indique, contiennent un arome particulier; ce sont ceux dont les propriétés médicales sont les plus prononcées. Tels sont les sucs retirés des labiées et des crucifères. — Enfin les sucs inodores sont ceux qui n'ont aucun des caractères des précédens; ils sont ou presque aqueux, ou visqueux en raison du mucilage qu'ils contiennent en abondance. Quelques-uns sont un peu amers; leurs propriétés médicales sont très-faibles. Tels sont les sucs de chicorée, de pissenlit, de cerfeuil, de laitue, de bourrache, de buglosse, de bardane, de patience, etc. Nous n'insisterons pas davantage sur les propriétés médicales de ces sucs, parce qu'il en est question à chacun des articles des plantes dont ils sont tirés.

Souvent on réunit plusieurs plantes pour en extraire le suc et l'administrer soit seul, soit mêlé à quelques médicamens qui en augmentent les propriétés. C'est ce que l'on désigne communément sous le nom de *jus d'herbes*. Ainsi l'on réunit à parties égales les feuilles de cresson de fontaine, celles de cochléaria et de trèfle d'eau, pour en former un suc dit *antiscorbutique.*—Les feuilles de laitue, d'oseille, de cerfeuil et de bourrache, donnent un suc qu'on emploie comme diurétique et tempérant.—La fumeterre, la chicorée sauvage, le trèfle d'eau, la saponaire, fournissent un suc légèrement tonique, qu'on a qualifié, ainsi que les précédens, de *dépuratif*, d'*apéritif*, *etc.*, et qu'on emploie à ce titre dans le traitement des engorgemens chroniques des viscères abdominaux et dans celui d'affections cutanées. Il est presque inutile de dire que ces remèdes sont loin d'avoir les propriétés qu'on leur a jadis attribuées, et que leur usage est singulièrement restreint.

SUCCÉDANÉ, adj., *succedaneus*, de *succedere*, prendre la place. On donne ce nom aux médicamens qui ont des propriétés analogues à un autre médicament, et qui peuvent par conséquent être substitués à ce dernier. C'est ainsi qu'on a prétendu que le marronnier d'Inde, la gentiane, étaient des succédanés de quinquina.

SUCCENTURIAUX, adj. pl., *succenturiati*, remplaçans, sur-ajoutés.—Les capsules surrénales ont été nommées *reins succenturiaux* (*voyez* SURRÉNAL). On a aussi nommé le *duodenum*, *estomac succenturier*, parce qu'on le considérait comme un second estomac. (MARJOLIN.)

SUCCIN ou KARABÉ, *succinum*, *electrum*, *ambarum citrinum*. On appelle ainsi, et encore *ambre jaune*, une substance de nature bitumineuse, ou plutôt résineuse, formée d'un acide spécial, l'*acide succinique*, d'un principe particulier, la *succinite*, d'une huile volatile propre, de fer et de charbon.

Le succin se présente sous plusieurs aspects; le plus communément, il a une apparence résineuse, jaune, ou d'un blanc jaunâtre; mais, pouvant offrir aussi la teinte de la cire, du suif, du miel, de l'huile, et même le jaune roussâtre de l'hyacinthe, le vert glauque du béril, le violet de la fleur de pêcher; il est tantôt tout-à-fait transparent, et tantôt presque opaque, assez dur et fragile; sa cassure est conchoïde, ou plutôt vitreuse; presque inodore, il a une saveur âcre, bitumineuse, désagréable; sa pesanteur spécifique est de 1,078; il est susceptible de prendre un beau poli.

Exposé au feu, il brûle avec flamme, en se boursoufflant et en répandant une fumée épaisse et d'une odeur suave. La flamme follette à laquelle il donne naissance en pareille occurrence est blanche et nuancée de vert. Le charbon que l'on obtient par suite est d'un noir luisant.

Pour peu qu'on le frotte, il s'électrise sensiblement. C'est aussi sur lui qu'on a observé pour la première fois les phénomènes de l'électricité.

Il pourrait être facile de confondre le succin avec le mellite et avec la résine copale. On le distinguera du premier par sa fusibilité, et de la seconde par une expérience indiquée par Haüy, et pouvant conduire seule à un résultat certain. Cette expérience consiste à faire brûler au bout d'une lame de couteau un fragment de la matière à reconnaître; si en tombant goutte par goutte sur une table, chaque goutte bondit en brûlant avec un petit bruit, on a affaire à du véritable succin; si, au contraire, les gouttes ne font aucun mouvement et s'aplatissent de suite, on expérimente sur du copal.

On rencontre le succin presque exclusivement dans les terrains de dernière formation, en petites couches irrégulières et plus souvent en rognons épars, au sein des grands amas de lignites. Quelquefois il flotte à la surface de la mer, ou est rejeté sur ses rives.

C'est surtout en Prusse, et particulièrement dans la Poméranie, que l'on trouve le plus de succin. Sa principale exploitation se fait sur les bords de la Baltique, entre Kœnigsberg et Memel. On en fait aussi une extraction suivie dans quelques contrées de la Pologne, et même assez loin de la mer; en Saxe, dans le voisinage de Pretsch; dans le golfe de Kara, sur les rivages de la Mer glaciale, comme on peut le conclure des observations de Pallas, de Guettard, d'Al. Sapieha, de Hartmann, etc.

On a aussi trouvé du succin sur les côtes de la Provence, près des montagnes de Sisteron et du village de Salignac; dans la Marche d'Ancône; dans le duché de Spolette; dans les territoires de Catane et d'Agrigente, en Sicile; dans la province des Asturies, en Espagne; en Suède; dans la Ligurie; à Wisholt, en Suisse; et moi-même j'en ai rencontré des fragmens assez volumineux dans quelques parties du Soissonnais, où, du reste, il avait été découvert et indiqué avant moi.

On dit aussi qu'il existe du succin au Groënland, au Kamtschatka, et à Oslavan en Moravie, ainsi que dans quelques lieux de l'Asie et de l'Amérique, au Japon spécialement.

Le succin renferme quelquefois des insectes fort bien conservés, et en particulier des fourmis et des diptères de plusieurs espèces.

C'est là ce qui a fait penser qu'il pouvait être d'origine végétale, et qu'il n'était qu'une résine qui, après avoir découlé des arbres verts si abondans dans les forêts du nord, avait été concrétée et modifiée par son séjour dans les eaux de la mer. C'est une opinion qui remonte au temps de Pline, mais qui est combattue par quelques naturalistes qui regardent le succin comme un bitume, qui, en coulant de la terre dans l'Océan, s'y solidifie, ou qui croient, avec Girtanner, qu'il n'est qu'une huile végétale rendue concrète par l'acide formique.

Quoi qu'il en soit, l'origine du succin est encore presque aussi obscure que du temps des Grecs, où l'on croyait qu'il était formé des larmes des sœurs de Phaéton tombées dans les eaux de l'Éridan.

Les chimistes se sont beaucoup occupés de l'analyse de cette matière combustible, et l'on doit, à cet égard, des travaux estimables à Bourdelin, à Richter, à Rouelle, à MM. Thénard, Vogel de Bayreuth, Robiquet, Collin, Thomson, John, et autres.

Outre les résultats que nous avons indiqués au commencement de cet article, l'analyse du succin fait connaître que cette substance n'est altérée ni par l'air, ni par l'eau, ni par l'alcohol, à la température ordinaire; qu'à l'aide de la chaleur elle se délaie et se dissout dans les huiles fixes et essentielles. *Voyez* SUCCINATES, SUCCINIQUE.

Anciennement le succin était fort employé par les médecins; aujourd'hui, il est d'un usage beaucoup moins fréquent.

Nous nous garderons bien de rappeler ici qu'on a conseillé de fabriquer avec lui des colliers propres à favoriser l'odontrophie chez les jeunes enfans, et à les préserver des convulsions qui les attaquent si souvent.

Nous ne ferons aussi que signaler, en passant, l'administration de quelques grains de succin porphyrisé, comme aphrodisiaque, diurétique et astringent.

Actuellement, on en dirige quelquefois la vapeur en fumigations sur les parties douloureuses ou débilitées, et on la préconise, unie à celle d'opium, contre le tétanos.

Avec lui et l'alcohol tartarisé, on prépare une teinture employée, à la dose d'un demi-gros, dans l'hystérie et les autres névroses.

L'acide succinique a été donné à la dose de quelques grains dans les fièvres adynamiques, dans les catarrhes chroniques, dans l'épuisement, dans la débilité sénile, etc.

Le succin entre aussi dans la composition du *sirop de karabé*, de la *liqueur de corne de cerf succinée*, de l'*eau de Luce*, du *baume de soufre succiné*, des *trochiques de succin*, des *pilules de Craton*, de l'*emplâtre diaphorétique*, *etc.*; tous médicamens, du reste, réputés antiseptiques, diurétiques, stimulans, nervins, expectorans, cordiaux, etc., et peu connus, pour la plupart, au moins, des sages praticiens, qui attendent des expérimentateurs modernes, une connaissance plus approfondie et mieux déterminée des propriétés thérapeutiques de cette substance. (H. CLOQUET.)

SUCCINATES, combinaisons de l'acide succinique avec les bases salifiables. *Voyez* ACIDE SUCCINIQUE.

SUCCINIQUE (acide). En distillant le succin, on obtient, entre autres produits, une matière cristalline qui se sublime et s'attache au col de la cornue : c'est le sel d'ambre d'Agricola, reconnu par Boyle pour un acide auquel il donna le nom de *succinique*. L'acide succinique ainsi obtenu est souillé par une matière huileuse et a besoin d'être purifié; à cet effet on le combine à la soude. On passe ce succinate au noir animal, et on le décompose par l'acétate de plomb, d'où résulte un succinate de plomb insoluble. Ce succinate de plomb, délayé dans de l'eau distillée, est traité par un courant d'hydrogène sulfuré. L'acide succinique, mis à nu et retenu en dissolution dans l'eau, peut être obtenu par évaporation et cristallisation. L'acide succinique est blanc, sa forme paraît être celle d'un prisme triangulaire, sa structure est feuilletée, sa saveur est peu acide, sensiblement âcre; au-dessus de 100 degrés centig. il se fond et se sublime; mais dans cette opération une partie se décompose. Il se dissout dans 96 parties d'eau froide; à chaud, il est beaucoup plus soluble et cristallise par le refroidissement; ses combinaisons avec les bases salifiables ou *succinates* sont peu connues. Les succinates alcalins sont employés en chimie dans l'analyse des mines de fer, ces sels précipitant la plupart des métaux avec lesquels le fer peut être uni, et ne précipitant point ce métal. L'acide succinique pur ne paraît pas être employé en médecine. Le sel de succin, jadis très en usage, est l'acide succinique encore imprégné d'huile volatile, à laquelle il paraît devoir ses propriétés médicales: en effet, le docteur Reuss, dans son excellent *Dispensaire universel*, après avoir fixé de 5 à 15 grains les doses auxquelles on peut l'administrer, dit que, purifié, on peut élever la dose à 20 grains. Le sel de succin est stimulant, antispasmodique, diaphorétique; on l'emploie dans les affections nerveuses, catarrhales, arthritiques.

On vend dans le commerce, sous le nom d'*acide succinique*, du sulfate acide de potasse imprégné d'huile de succin; cette fraude, malheureusement trop commune, est aisée à reconnaître. Le sel de succin chauffé dans un creuset se volatilise en laissant tout au plus un léger résidu charbonneux. Le sulfate acide de potasse imprégné d'huile de succin laisse un résidu blanc abondant de sulfate de potasse. (J. PELLETIER.)

SUCCUBE, s. m. *Voyez* CAUCHEMAR.

SUCCUSSION, s. f., *succussio*. Avant la découverte de la percussion, on employait assez fréquemment, pour reconnaître plusieurs maladies des organes thoraciques, une autre méthode, qui, depuis Hippocrate, dans les ouvrages duquel on la trouve décrite, est connue sous le nom de méthode de *succussion*. Elle consiste à imprimer brusquement une secousse plus ou moins forte au tronc du malade, et à écouter en même temps les bruits qui se font entendre dans l'intérieur du thorax, au moment où la succussion a lieu. Il n'y a qu'un seul cas où cette méthode puisse être de quelque utilité pour le diagnostic : c'est celui où une cavité quelconque de l'intérieur du thorax renferme à la fois un gaz et un liquide; au moment même où on pratique la succussion, ces deux corps se mêlent, et de ce mélange résulte un bruit analogue à celui qui se fait entendre lorsque, dans l'air libre, on agite fortement un liquide. Ce bruit se remarque surtout dans les cas où il y a à la fois pneumothorax et épanchement de sérosité, de pus ou de sang dans l'une des plèvres. On pourrait aussi le produire chez quelques individus dont le poumon est creusé par une vaste excavation tuberculeuse.

On a encore employé la succussion dans quelques maladies des viscères abdominaux. Ainsi, il est des cas de rétrécissemens du pylore, où les liquides s'accumulent en très-grande quantité dans l'estomac; alors le gargouillement que l'on produit à l'épigastre, en imprimant une brusque secousse au tronc du malade, est un des signes qui servent à diagnostiquer une obstruction vers le pylore. (ANDRAL fils.)

SUCRE, s. m., principe immédiat des végétaux, caractérisé par sa saveur agréable généralement connue; par la propriété qu'il a de se convertir en alcohol et en acide carbonique par la *fermentation* (*voyez* ce mot); de se convertir en acide oxalique sans fournir d'acide mucique lorsqu'on le traite par l'acide nitrique; et enfin, de ne pas être précipité par le sous-acétate de plomb. Il existe au moins quatre espèces de sucre, qui présentent toutes les caractères que nous venons d'indiquer comme *génériques*, mais qui diffèrent par d'autres propriétés chimiques, par leur aspect et leurs propriétés physiques, savoir : le sucre ordinaire de la canne, le sucre irrégulièrement cristallisable que l'on trouve dans presque tous les fruits, le sucre des champignons, et celui enfin qu'on rencontre dans l'urine de ceux qui sont affectés de la maladie qu'on désigne sous le nom de *diabètès sucré*. Nous pourrions encore ajouter le sucre incristallisable de la canne, celui produit par l'action des acides sur certaines substances organiques. Mais, selon quelques chimistes, ces espèces sont le résultat d'altérations ou de modifications dans les quatre premières, et cette opinion a du moins l'avantage de simplifier l'histoire déjà trop compliquée de ce corps.

Nous allons successivement passer en revue les quatre espèces que nous avons établies, en commençant par celui de canne, sur lequel nous nous arrêterons davantage, en raison de son emploi en médecine et dans l'économie domestique.

Du sucre ordinaire ou de canne. — Le sucre de la canne (*saccharum officinale*) n'est pas particulier à la tige de cette graminée; on le rencontre dans plusieurs autres végétaux : la sève de l'érable à sucre (*acer saccarenum*), les racines d'un grand nombre de plantes potagères, le navet, la carotte, et particulièrement la betterave. Les graines céréales à l'état de maturité encore imparfaite ou germées, en contiennent des quantités plus ou moins considérables ; mais jusqu'à ces derniers temps, et même encore à présent, la canne à sucre fournit la plus grande quantité des sucres répandus dans le commerce. Toutefois le sucre de ces divers végétaux, malgré quelques préjugés contraires, est identique lorsqu'il a été ramené à son plus grand degré de pureté : il jouit alors des propriétés suivantes : Il est blanc, translucide et à cassure grenue, lorsque sa cristallisation a été troublée ou trop rapide ; incolore, transparent. Lorsqu'il a pu cristalliser régulièrement, sa forme est le prisme à six pans terminé par des pyramides dièdres ou trièdres ; deux des faces du prisme sont ordinairement plus larges et parallèles entre elles. La forme primitive est le prisme tétraèdre à base rhombe. Le sucre cristallisé contient environ cinq pour cent d'eau de cristallisation, et sa pesanteur spécifique est de 1,606. Le sucre est phosphorescent par frottement dans l'obscurité, inaltérable à l'air sec, se dissout dans son poids d'eau froide, et pour ainsi dire, en toutes proportions dans l'eau bouillante. Cette solution, nommée *sirop*, se conserve long-temps sans éprouver d'altération, lorsqu'elle est formée de deux parties de sucre contre une d'eau, elle porte alors 32 degrés à l'aréomètre de Baumé : plus concentrée, elle cristallise ; plus étendue, elle se moisit, à moins que mêlée à une matière azotée et à l'aide d'une température de 12 à 20 degrés elle ne passe à la fermentation alcoholique.

Exposé à l'action du calorique et au-dessus de 100 degrés de température, il se fond, se colore, brunit, et se convertit en caramel : distillé à feu nu, il fournit les produits que donnent alors toutes les matières végétales non azotées.

Les acides végétaux et les acides minéraux affaiblis s'unissent au sucre et forment avec lui des espèces de combinaisons dans lesquelles l'acidité est en partie détruite, et qui ne peuvent plus cristalliser régulièrement. L'acide sulfurique concentré charbonne le sucre, et l'acide nitrique le convertit en acide oxalique. Les alcalis forment avec le sucre des combinaisons très-solubles qui, évaporées, se prennent en masses d'apparence gommeuse sans pouvoir cristalliser ; on n'y retrouve plus la saveur sucrée. Le sucre s'unit aussi à quelques oxides métalliques, et particulièrement à l'oxide de plomb.

Le sucre est peu soluble dans l'alcohol, qui en dissout d'autant moins qu'il est plus rectifié. Il y est plus soluble à chaud qu'à froid, et cristallise par refroidissement. Il ne se dissout pas dans les huiles fixes ou volatiles; cependant, à l'aide d'un peu d'eau, il contracte une sorte d'union avec elles et les rend sinon, solubles, du moins miscibles à l'eau; c'est ce qu'on nomme en pharmacie *oleo-saccharum*. Le sucre pur a peu de propriétés médicales; on l'a indiqué comme contre-poison des sels de cuivre; les expériences de M. Orfila n'ont point confirmé cette assertion.

Le sucre est nutritif; cependant comme il ne contient pas d'azote, il ne peut être employé long-temps seul comme aliment, ainsi que les expériences de M. Magendie l'ont démontré. Son usage principal dans l'économie domestique consiste à communiquer aux substances alimentaires sa saveur particulière; il sert aussi pour *conserver* plusieurs substances végétales : propriété qui paraît dépendre de son affinité pour l'eau. Il entre aussi comme excipient dans un grand nombre de préparations pharmaceutiques dont nous avons parlé aux articles CONSERVE, PASTILLE, SIROP, etc.

Le sucre considéré dans ses élémens est formé, d'après l'analyse de Berzelius et les calculs de Thomson, de :

5 atomes d'oxygène.	49 4
6 atomes de carbone.	44 5
1 atome d'hydrogène.	6 1
	100, 0

Il ne nous resterait pour terminer l'histoire du sucre qu'à indiquer les divers procédés qu'on suit pour son extraction de la canne à sucre, de la betterave, etc.; mais ici, pour présenter avec quelque exactitude l'ensemble des opérations auxquelles il faut se livrer, nous serions obligés d'entrer dans des détails qui, par leur étendue, ne peuvent être consignés dans ce Dictionnaire; nous nous contenterons donc de donner une idée très-sommaire du travail relatif à l'extraction du suc de canne, renvoyant pour les détails à l'ouvrage de M. Duthrone, et à celui de M. le comte Chaptal pour le sucre de betterave.

Le sucre cristallisable dans le suc exprimé de la canne à sucre est uni à une matière sucrée incristallisable (mélasse); ce suc contient de plus en solution ou en suspension de la fécule, de l'albumine, de la gomme, du ferment, un acide libre, de la matière colorante, etc. Toutes les opérations que l'on fait subir au suc de canne ont pour but de séparer le sucre de ces matières, et peuvent se réduire à quatre, qui se répètent plusieurs fois avec quelques modifications dans le cours du travail; ce sont la défécation, l'évaporation, la cristallisation, et le terrage.

Le suc de canne exprimé ne tarderait pas à fermenter; il faut donc se hâter de le mettre en travail; on commence par le dépurer en élevant sa température jusqu'à l'ébullition; l'albumine se coagule et entraîne la fécule. On favorise cet effet en ajoutant avant l'ébullition une certaine quantité de lait de chaux : la chaux rend les écumes plus solides, elle sature aussi l'acide libre du vesou : la défécation effectuée, on procède à l'*évaporation* en concentrant le sirop jusqu'à 26 degrés de l'aréomètre. Alors on le porte dans des rafraîchissoirs, où on le fait cristalliser en rendant par l'agitation la cristallisation confuse. Celle-ci effectuée, on laisse égoutter le sucre liquide ou mélasse, et l'on obtient ainsi la cassonade ou moscouade; celle-ci, redissoute dans une petite quantité d'eau, est mise à cristalliser dans des vases de terre ayant la forme de cônes renversés. Une ouverture est pratiquée à la pointe; on la tient bouchée jusqu'à ce que le sucre soit pris en masse solide; alors on la débouche pour laisser écouler le sirop de sucre incristallisable, puis on procède au terrage. A cet effet, on place sur la base du pain, la pointe restant en bas, une couche de sucre blanc, et on y verse une couche d'argile blanche délayée. L'eau s'infiltre dans le sucre, chasse devant elle le sirop coloré, et blanchit ainsi le sucre sans en dissoudre sensiblement, se trouvant déjà saturé par le sucre blanc placé entre le pain de sucre et la couche d'argile détrempée.

Le sucre terré, séché à l'étuve, est envoyé en Europe, où on le raffine par des opérations analogues à celles qu'en Amérique on pratique sur la moscouade, pour la convertir en sucre terré. Toutefois, dans le raffinage on clarifie le sucre à l'aide de la partie albumineuse du sang qu'on y introduit, et on le décolore entièrement par le charbon animal; cette substance agit en raison de son affinité extrême pour les matières colorantes, et de plus, selon M. Payen, enlève le peu de chaux qui reste presque toujours dans le sucre terré d'Amérique.

Sucre de canne incristallisable ou mélasse. — Ce sucre, dont nous avons parlé en traitant de l'extraction du sucre cristallisable, est, selon quelques chimistes, une espèce particulière; selon d'autres, c'est une altération du sucre cristallisable. Le produit de la fermentation alcoholique de ce sucre est le rum.

Sucre de raisin. — Le sucre désigné sous ce nom est propre à tous les fruits sucrés; il diffère de celui de canne par ses caractères physiques, plus peut-être que par ses propriétés chimiques. Il jouit d'une grande tendance à cristalliser; mais sa cristallisation n'offre jamais de forme régulière comme celle du sucre de canne; ses molécules cristallines se rassemblent en petites masses, dont la réunion imite une tête de choufleur. Sa saveur est moins franche que celle du sucre de canne, et laisse une sensation de fraîcheur; il peut en quelque sorte remplacer le sucre de canne, lorsque, à plus haute dose, on le joint à des substances végétales, alcoholiques ou acides; mais il ne convient point pour sucrer le laitage, le café, les boissons aqueuses, auxquels il communique une saveur particulière qui n'est généralement pas agréable. On a tenté beaucoup d'essais pour obtenir avec avantage le sucre de raisin à une époque où celui de canne était monté à un prix exorbitant par suite de nos guerres maritimes : ces fâcheuses circonstances viendraient à se renouveler, que la fabrication du sucre de raisin ne se relèverait pas; on se rejetterait avec raison sur le sucre de betterave. Mais il y a de l'avantage dans certains lieux de préparer sinon du sucre, du moins du sirop de raisin, pour expédier en d'autres contrées, où il est employé avec succès pour rétablir la qualité des vins auxquels on en ajoute lorsque le principe sucré n'y existe pas naturellement en quantité désirable. Cette addition doit se faire au moment de la fermentation, et a pour but d'augmenter ultérieurement la quantité d'alcohol que la fermentation développe.

On pourra consulter avec avantage, pour avoir plus de détails sur l'extraction du sucre et la préparation du sirop de raisin, les Mémoires de Proust et le Traité de Parmentier.

Le sucre artificiel que l'on obtient en traitant l'amidon et plusieurs autres substances végétales par l'acide sulfurique étendu, a beaucoup d'analogie avec le sucre de raisin.

Ce sucre est formé, selon Th. de Saussure, de carbone 36,71, oxygène 56,51, hydrogène 6,78.

Sucre des champignons. — La plupart des champignons contiennent, suivant M. Braconnot, une espèce particulière de sucre. En effet, il suffit de traiter par l'alcohol fort le suc épaissi de la plupart des champignons pour obtenir cette matière sucrée, qui cristallise à mesure que l'alcohol s'évapore.

Le sucre des champignons se présente toujours sous forme d'aiguilles alongées qui partent d'un centre commun; sa saveur sucrée est très-faible. Les chimistes ont placé cette matière dans le *genre sucre* en raison surtout de sa propriété de se convertir en acide carbonique et en alcohol par la fermentation, et de la manière dont il se comporte avec l'acide nitrique, qui le convertit en acide oxalique sans former d'acide mucique ni de matière amère.

Sucre de diabétès. — Le sucre que l'on retrouve dans l'urine des diabétiques paraît avoir beaucoup d'analogie avec celui de raisin; cependant il n'est pas toujours identique, et souvent il n'a point de saveur et semble se rapprocher de la gomme; mais toujours il peut, par la fermentation, se convertir en acide carbonique et en alcohol. Lorsqu'il a été bien purifié, et en cela il se rapproche du sucre de canne et de celui de raisin, il ne peut subir la fermentation alcoholique que par la réunion de plusieurs circonstances et par son contact avec une substance azotée.

Pour l'obtenir, on concentre l'urine des diabétiques; on y verse du sous-acétate de plomb qui précipite le peu de matière animale que ces urines contiennent; on sépare l'excès de plomb par l'hydrogène sulfuré; on concentre les liqueurs jusqu'au point où le sucre peut cristalliser; enfin on le purifie en le redissolvant dans l'alcohol et par des cristallisations répétées.

Les détails dans lesquels on est déjà entré à l'article DIABÉTÈS nous permettent de nous borner à ce peu de mots sur cette singulière espèce de sucre. (J. PELLETIER.)

SUDATOIRE, adj., *sudatorius*; on a désigné quelquefois la suette sous le nom de *fièvre sudatoire* (*sudatoria febris*). *Voyez* SUETTE.

SUDORIFIQUE, adj., *sudorificus*, pris quelquefois substantivement; moyen propre à provoquer la sueur. Ces moyens sont ou hygiéniques ou médicamenteux : les premiers peuvent agir en augmentant la quantité des liquides introduits dans l'économie animale, ou en rendant la peau plus facilement perspirable. Il ne suffit pas d'introduire par le canal alimentaire une très-abondante quantité d'un liquide quelconque pour déterminer un accroissement notable de la transpiration cutanée; ainsi, les liqueurs alcoholiques, tels que le vin, le cidre, l'eau-de-vie, ne provoquent pas les sueurs comme l'eau pure, et surtout comme l'eau chaude. Les ivrognes ne transpirent d'une manière remarquable que lorsqu'ils boivent de grandes quantités de vin ou de cidre; ceux qui s'enivrent avec de l'eau-de-vie ou des liqueurs transpirent peu. Il faut pour exciter la sueur, au moins dans l'état de santé, un liquide qui ne contienne rien de nutritif, ni même de très-excitant, car pour peu qu'on ajoute du sucre ou de l'alcohol à l'eau, elle ne détermine plus un effet diaphorétique aussi prononcé, probablement parce qu'elle est moins facilement absorbée. L'ingestion d'une grande proportion d'eau chaude est certainement le plus puissant moyen sudorifique. Tous les individus qui ont eu le courage de boire les quarante verres d'eau chaude conseillés par M. Cadet de Vaux ont été pris ensuite d'une transpiration excessive; l'eau chaude ruisselait, pour ainsi dire, de tous leurs pores. Le même effet a lieu, lorsqu'au lieu d'introduire l'eau chaude par la bouche, on l'injecte dans les veines. Les malades sur lesquels M. Magendie a pratiqué cette opération ont tous éprouvé une sueur plus ou moins abondante.

Tous les moyens qui ont pour but de nettoyer la surface de la peau, de la rendre plus souple et d'ouvrir les pores, tendent à favoriser les sueurs; c'est par cette raison que les bains d'eau, les bains de sable, les bains de vapeurs sèches ou humides, les frictions sèches à la peau avec des brosses, des flanelles chaudes imprégnées de vapeurs aromatiques, des vêtemens de laine, etc., peuvent être considérés comme des moyens sudorifiques. Mais de tous les *applicata*, le moyen le plus efficace pour provoquer la sueur est sans contredit la chaleur. Aussi est-il indispensable, pour obtenir cet effet, de tenir constamment les malades dans une température très-élevée et dans un lit chaud; tous les autres moyens hygiéniques seraient presque insignifians sans celui-ci.

Parmi les moyens médicamenteux, la plupart d'entre eux, dont les propriétés immédiates sont souvent très-opposées, peuvent, suivant les circonstances différentes dans lesquelles les malades sont placés, favoriser la sueur. Ainsi, de quelque nature que soit la maladie, lorsque les forces vitales sont très-exaltées, et que la réaction fébrile est très-considérable et s'accompagne d'une peau sèche et brûlante, les boissons rafraîchissantes, les acidules, les émolliens, les relâchans à l'intérieur, et même à l'extérieur, suivant les cas, seront de vrais sudorifiques. Au contraire, dans un état de prostration extrême avec refroidissement et sécheresse de la peau sans phlegmasie notable, les potions excitantes ou cordiales, les diffusibles, tels que le vin, les teintures aromatiques, les plus puissans toniques, comme le quinquina, sont les moyens efficaces à employer pour rappeler le malade à la vie, et déterminer une douce diaphorèse qui sera ici, comme dans le cas précédent, le signe le plus certain du retour à un état meilleur.

Tous ces effets sudorifiques secondaires dépendant de plusieurs médications différentes, et souvent opposées, sont reconnues et constatées par les praticiens de tous les âges; mais existe-t-il quelques substances médicamenteuses qui jouissent de la propriété immédiate et directe d'augmenter la perspiration cutanée, et de provoquer la sueur? Les médecins sur ce point ne sont plus d'accord : les uns, frappés de l'inconcevable facilité avec laquelle les anciens admettaient pour chaque médicament des propriétés spécifiques fondées sur des observations superficielles ou inexactes, et des inconvéniens attachés à toutes ces propriétés occultes, ont entièrement rejeté l'action sudorifique immédiate dans toutes les substances médicamenteuses, et ont rayé les sudorifiques de la classe des médicamens; les autres, plus confians dans les observations des anciens, accordent la propriété sudorifique à un grand nombre de substances médicamenteuses. Ces deux manières de voir nous paraissent également éloignées de la vérité. Il est impossible, en effet, si on ne consulte que l'expérience, de ne pas admettre une propriété sudorifique immédiate, inhérente à certaines substances, et indépendante des autres propriétés relâchantes ou excitantes qu'elles peuvent avoir d'ailleurs. La bourrache, par exemple, qui ne contient qu'un mucilage presque insipide, et quelques atomes de nitrate de potasse, administrée en infusion dans l'eau, détermine certainement une perspiration cutanée très-prononcée, indépendante de la chaleur du véhicule dans lequel on la fait macérer. J'ai plusieurs fois comparativement donné aux mêmes individus de l'eau de mauve édulcorée seulement avec du sirop, ou une forte infusion de bourrache également édulcorée, l'une et l'autre à la même température; et dans le second cas, l'effet sudorifique m'a paru évident. La bourrache, cependant, sous le rapport de ses principes, paraît devoir plutôt appartenir à la classe des relâchans qu'à celle des stimulans. Quant aux fleurs de sureau, qui jouissent de la même propriété immédiate, leur odeur légèrement nauséeuse et très-peu aromatique semble devoir les éloigner également et des relâchans et des vrais stimulans. L'opium, indépendamment de sa propriété narcotique, agit évidemment en provoquant la sueur, et ces deux propriétés immédiates sont inhérentes à toutes les préparations opiacées, comme les propriétés purgatives et diurétiques appartiennent à la scille. C'est principalement à la présence de l'opium dans la poudre de Dower que ce médicament doit ses propriétés sudorifiques.

Quant à la salsepareille, au gaïac, et à la squine, qu'on désignait autrefois sous le nom de *bois sudorifiques*, les effets diaphorétiques qu'ils produisent souvent dépendent ordinairement de causes toutes secondaires. J'ai souvent donné de fortes décoctions chaudes de salsepareille à des malades qui, par suite de la longueur de leurs maladies et de la faiblesse dans laquelle ils étaient tombés, se trouvaient presque habituellement dans un état de diaphorèse; et cependant la sueur, loin d'augmenter sous l'influence du prétendu sudorifique, cessait complétement à mesure que les malades reprenaient des forces et avançaient vers la guérison. Le plus souvent, en effet, les décoctions rapprochées de salsepareille, de gaïac, de squine, agissent sans provoquer la sueur, à moins qu'on ne tienne les malades très-chaudement, et qu'on ne leur fasse boire une très-grande quantité de ces tisanes très-chaudes; mais dans ces cas, l'effet diaphorétique dépend évidemment des circonstances dans lesquelles sont placés les malades. Quoique ces prétendus sudorifiques guérissent très-bien seuls la syphilis confirmée, comme le prouvent un assez grand nombre d'observations, ce n'est donc point à leurs effets diaphorétiques incertains, et qui souvent n'ont pas lieu, qu'il faut attribuer le mérite de la guérison. Ils ont certainement une autre manière d'agir qui n'est pas encore bien connue; peut-être doit-on attribuer une grande partie de l'avantage du traitement de la syphilis par les sudorifiques au régime sévère que faisaient suivre Huttin, Massa, Mathiole, Brassavole, et la plupart des partisans de cette méthode. Les malades ne prenaient qu'une petite quantité d'alimens solides, et tous les liquides dont ils faisaient usage étaient médicamenteux. On conçoit que ce genre d'alimentation doit puissamment modifier toute l'économie : cette méthode altérante, que j'ai employée dans plusieurs maladies chroniques, m'a paru en effet très-utile.

Quelques substances minérales jouissent d'une propriété sudorifique évidente. Elle ne peut être contestée pour l'antimoine et ses diverses préparations, pour l'ammoniaque, l'acétate, et même le carbonate d'ammoniaque, quoique à un degré moins prononcé. Ces substances, pures ou associées à l'opium, provoquent évidemment la perspiration insensible et la sueur, même lorsqu'elles ne déterminent pas de nausées et de vomissemens.

Les sudorifiques, en excitant la sueur, diminuent la sécrétion des mucosités intestinales, et amènent consécutivement une constipation d'autant plus opiniâtre, que la perspiration cutanée est plus abondante; ils provoquent, en général, la soif, et quelquefois donnent lieu à un développement remarquable du pouls, qui devient large, souple et plein, comme on l'observe souvent dans les diaphorèses spontanées. Ces effets immédiats semblent rapprocher les sudorifiques des stimulans, mais ils en diffèrent surtout en ce qu'ils ne produisent aucune impression notable et prompte sur le système nerveux.

Ces agens thérapeutiques conviennent au début de presque toutes les maladies éruptives quand les malades sont affaiblis par des maladies antécédentes, ou offrent peu de réaction, et particulièrement quand la sécheresse de la peau et son peu de vitalité semblent s'opposer à l'éruption. Ils sont également convenables dans les rhumatismes peu aigus et sans fièvre, et dans plusieurs maladies chroniques du poumon et même des intestins, lorsque la peau fait mal ses fonctions. Ils seraient nuisibles dans toutes les inflammations aiguës, et même dans les inflammations chroniques, s'il y avait beaucoup de réaction. Aussi, dans tous les cas douteux, ne doit-on mettre en usage que les sudorifiques les moins stimulans, tels que la bourrache, les fleurs de sureau, l'opium, etc. (GUERSENT.)

SUETTE MILIAIRE, s. f., *miliaris sudatoria ;* maladie fébrile, presque toujours épidémique, habituellement caractérisée par des sueurs abondantes et prolongées, et par une éruption miliaire.

Emprunté aux deux symptômes les plus saillans de la maladie, et, à cause de cela, bien préférable à la dénomination de *fièvre miliaire*, ou de *suette des Picards*, qui tendent à faire considérer l'affection dont il s'agit comme une maladie éruptive, ou bien s'attachant exclusivement à certains sujets; le nom de *suette miliaire* sert encore à la distinguer de la suette proprement dite, espèce de peste qui sera traitée au mot TYPHUS.

On n'a pas de description bien exacte de la suette miliaire, antérieure à l'épidémie de Leipsick de 1652, décrite et observée par G. Welsch (*Hist. med., novum morbum puerperarum continens, etc.*). Il ne faudrait cependant pas en conclure que cette maladie est d'origine tout-à-fait moderne. En effet, outre plusieurs passages d'Hippocrate, de Celse, de Galien, d'Aëtius, d'Avicène, etc., où il est parlé d'éruptions plus ou moins analogues à celles que l'on voit dans la suette miliaire, nous verrons, par l'étude de ses causes, qu'ayant existé autrefois, comme de nos jours, elles n'ont pas pu attendre jusqu'à présent pour agir. Il n'en est pas moins vrai que leurs effets n'ont été signalés que dans des temps assez rapprochés de nous. Ce sont les nombreuses épidémies observées dans différens points de l'Europe, dont M. Rayer a donné une liste fort étendue, et parmi lesquelles je me bornerai à mentionner, pour la France, l'épidémie d'Abbeville de 1718, décrite par Bellot en 1733; l'épidémie d'Hardivilliers, de 1773, observée par Teissier; les épidémies que nous ont fait connaître Boyer, Andry, Poissonnier, Jean Roi; et enfin l'épidémie de 1821, sur laquelle M. Rayer a publié une monographie fort détaillée (*Hist. de la Suette miliaire, etc.*). Dans cet ouvrage, où il s'écarte à quelques égards des opinions de ses prédécesseurs, il est néanmoins d'accord avec eux quant aux points principaux de l'histoire de la maladie. Je vais maintenant chercher à la faire connaître avec quelques détails, en commençant par ses causes.

Les plus actives, suivant Boyer, sont l'usage d'alimens de mauvaise qualité, et la respiration d'un air chargé d'émanations malsaines. Si on y ajoute l'influence de certaines constitutions atmosphériques et celle des dispositions individuelles qui nous montrent la suette affectant les femmes de préférence aux hommes, et les adultes bien plus que les vieillards ou les enfans, nous aurons la réunion des véritables causes de cette affection. Toutefois il en est une parmi elles qui mérite une attention particulière; c'est l'air vicié, dont M. Rayer a mis les effets hors de toute espèce de doute, en constatant que l'épidémie de 1821 a commencé par des villages entourés d'eaux putrides et stagnantes (pag. 271), qu'elle s'est répandue suivant l'inclinaison du sol et la direction des vents (pag. 356), et qu'elle a régné uniquement dans des vallées à fonds formés par des terrains tourbeux (pag. 460). D'après l'aveu de pareils faits, on doit être surpris de le voir chercher à établir le caractère contagieux de la maladie, surtout lorsqu'en même temps il rapporte qu'aucun des vingt médecins employés à voir des malades durant l'épidémie n'en a été affecté, et qu'un deux, M. Legrand, s'est quatre fois inoculé impunément le pus des boutons miliaires, comme l'a fait depuis, sans plus de résultat, M. Paulmier de Bayeux (*Considérations sur l'éruption miliaire*).

Dans un tel état de choses, peut-on considérer comme un cas évident de contagion la maladie de ce paysan qui fut atteint de la suette miliaire, après avoir assisté à l'ouverture du cadavre d'un sujet mort de cette maladie? Assurément non, car cet homme était soumis depuis long-temps aux véritables causes du mal, les effluves d'une vallée tourbeuse. Aussi M. Rayer se borne-t-il à raconter simplement le fait, sans l'attribuer à la contagion. Il n'en reconnaît pas moins ensuite que les épidémies de suette miliaire commencent toujours par infection; ajoutons que durant leurs cours, c'est encore là leur principale cause, à laquelle la contagion reste toujours étrangère, comme l'assurent Boyer, Andry, Poissonnier, Jean Roi; comme l'affirme M. Chomel (art. MILIAIRE), et enfin comme me l'a dit plusieurs fois Mazet, qui, avait aussi observé l'épidémie de 1821. Que si les lecteurs pouvaient encore rester incertains sur la véritable étiologie du mal dont il s'agit, il suffirait de leur rappeler qu'on trouve des causes d'infection fort actives partout où il règne épidémiquement, à Saint-Pierre, à Bayeux, à Castelnaudary, à Neuville, à Montargis, etc.

Ordinairement son invasion n'est annoncée par aucun symptôme précurseur, et il atteint des individus dont la santé ne paraissait jusque-là dérangée en rien. Cependant on le voit encore assez souvent être précédé, pendant deux ou trois jours, par des malaises, des douleurs vagues, de l'anorexie, etc. Quelle que soit au reste la manière dont se déclare la suette, elle commence constamment par une sueur abondante, bornée d'abord, dans certains cas, à quelques parties du corps, mais ne tardant pas à devenir générale, ce qu'elle est le plus souvent dès le début. Elle dure ensuite avec abondance, pendant tout le cours de la maladie, quelle qu'en soit l'issue, se fesant remarquer par une odeur fétide particulière, analogue à celle de la paille pourrie.

Avec la sueur, ou même avant son apparition, les malades éprouvent un sentiment de chaleur assez vif à la peau, accompagné assez rarement d'un léger mouvement de fièvre, et toujours d'un serrement pénible à l'épigastre, joint à une sorte d'oppression. Ils ont la bouche pâteuse, la langue d'un blanc sale, rarement jaunâtre, et quelquefois, vers le septième jour, d'un rouge très-vif. La soif est peu intense, l'urine n'offre rien de remarquable; il y a habituellement constipation. Deux ou trois jours se passent ordinairement sans changement notable, la respiration continuant à offrir une gêne semblable à celle qu'on éprouve dans un air chaud et renfermé, les malades ne cessant de se montrer inquiets, tristes et abattus. Du deuxième au troisième jour, il se manifeste à la peau un picotement incommode, la fièvre augmente, ou se développe pour la première fois, le pouls acquiert de la fréquence et de l'ampleur, et on voit paraître sur tout le corps, une éruption ordinairement discrète, rarement confluente, laquelle ne manque que chez un petit nombre de sujets, qui en sont quittes pour le picotement de la peau. Elle se compose de boutons miliaires, d'abord rouges, durs et assez saillans, blanchissant ensuite à leur sommet, lequel ne tarde pas à s'affaiser, puis à laisser sortir la sérosité blanchâtre qui s'y était formée, et à présenter une croûte légère qu'emporte une sorte de desquammation. Quelquefois, entre ces boutons paraissent des *sudamina* faciles à en être distingués, et même de petites phlyctènes, dont l'apparition est sans influence appréciable sur la marche des symptômes.

L'éruption se fait ordinairement d'un seul trait; elle commence par la nuque, les côtés du cou, les aisselles, le dessous des seins, puis gagne bientôt les autres parties du corps. Cependant elle n'offre pas toujours cette régularité de développement, car elle s'opère quelquefois à diverses reprises successives, signalées chacune par une notable recrudescence des symptômes, se montrant d'abord sur un point, puis sur un autre; mais dans tous les cas, elle se développe sans être excitée ni produite par les toniques, les couvertures trop chaudes ou l'âcreté de la sueur, quoique M. François prétende le contraire pour ce dernier fait (*Bib. méd.*, fév. 1822, p. 228). Sa durée, quand elle se montre régulièrement, n'est guère que de deux ou trois jours; et quand il ne survient, dans le cours de la maladie, que les accidens dont j'ai parlé jusqu'à présent, on les voit diminuer peu à peu, cesser entièrement du septième au neuvième ou dixième jour de l'invasion, sans crise marquée, et être suivis d'un rétablissement assez prompt.

Le mal ne marche pas toujours avec cette bénignité; loin de là, on le voit encore trop souvent prendre un caractère des plus fâcheux; alors les symptômes ordinaires de la maladie, la gêne de la respiration, la douleur précordiale, s'accroissent de façon à rendre la suffocation imminente. L'abattement, la crainte, le découragement qui existent d'une manière plus ou moins marquée, même dans les cas légers, se trouvent portés à un degré effrayant : des taches pourprée se répandent sur tout le corps, quelquefois il survient des signes d'affection cérébrale, tels que délire furieux, coma, etc.; mais bien plus souvent il se manifeste des symptômes de péripneumonie grave, et pour peu qu'ils persistent, la mort arrive ordinairement du quatrième au cinquième jour, et même beaucoup plus tôt. Quant au contraire la guérison a lieu, malgré de pareils accidens, la maladie se prolonge quelquefois jusqu'au vingtième jour, et même au delà; la convalescence est ensuite lente, pénible, long-temps incertaine, et l'on voit certains sujets frappés d'une sorte d'aliénation mentale, plus ou moins longue à se dissiper.

Ces cas, qui forment la suette miliaire *grave* ou *maligne* des auteurs, me sembleraient bien plus convenablement désignés par le nom de la complication principale survenue à la maladie régnante. Cette circonstance est en effet la véritable cause de la mort dans une affection qui, toujours bénigne quand elle est simple, ne devient mortelle que par des complications accidentelles, et on peut dire étrangères à son caractère essentiel. Les ouvertures de cadavres, quoiqu'en petit nombre jusqu'à présent, ne laissent pourtant aucun doute à cet égard. Elles nous font voir, tantôt une gastro-entérite très-prononcée (Rayer), tantôt une pneumonie intense (Gastellier), tantôt une injection ou plutôt une inflammation des méninges. Le seul cas dans lequel la mort n'a paru déterminée par aucune lésion appréciable est rapporté par M. Paulmier; mais on doit, je pense, le considérer comme une exception rare et fort éloignée du cours ordinaire des choses. Au reste, ces complications, toujours plus ou moins nombreuses dans les épidémies de suette, se remarquent surtout à leur début et à leur état. Elles diminuent ensuite de fréquence quand le mal approche de sa fin, époque où l'on ne rencontre presque plus que des cas légers. La suette se comporte donc, sous le rapport de sa gravité, dans ses différentes phases, absolument comme les autres épidémies. J'ajouterai qu'elle atteint tantôt la moitié des habitans des lieux où elle règne, d'autres fois beaucoup moins d'un centième, et qu'il succombe environ un trente-troisième des malades (Rayer, p. 241 et 335).

S'il est absolument indispensable de tenir compte des complications de cette maladie, quand il s'agit d'apprécier son degré de gravité, il faut les mettre de côté, et prendre le mal à son état de plus grande simplicité, quand on veut prononcer sur sa nature. Alors on le voit, quelle que soit sa bénignité, présenter dans l'ensemble de ses symptômes une physionomie particulière, qui en fait une affection vraiment à part. Ce résultat était facile à prévoir, d'après la connaissance de la cause spéciale dont nous avons vu qu'il dépend principalement, c'est-à-dire, l'action de l'air vicié des vallées tourbeuses. Il s'ensuit que la suette appartient à la classe des maladies produites par empoisonnement miasmatique. L'éruption qu'elle offre a beau lui donner des rapports avec la rougeole, la varicelle ou même la variole; l'absence de toute propriété contagieuse établit une différence des plus tranchées entre elle et ces maladies, qui d'ailleurs dépendent en grande partie de causes que les progrès de l'âge développent presque seuls, tandis qu'elle est presque entièrement soumise à l'influence d'agens extérieurs.

Ces faits posés touchant la nature et les causes de la suette miliaire, il devient facile de fixer les bases sur lesquelles doit reposer son traitement, au moins quant à la partie prophylactique. Ainsi, nous rejetterons au loin l'idée d'établir des cordons autour des villages atteints par l'épidémie, d'abord parce qu'elle n'est pas contagieuse, ensuite, parce que ces prétendues mesures sanitaires portent la terreur dans l'ame, et par là, nuisent souvent beaucoup plus qu'elles ne sont utiles, lors même qu'on les emploie contre la propagation de maladies vraiment contagieuses. C'est pour cela qu'en 1814, on s'est bien donné de garde de recourir aux cordons pour arrêter les progrès du typhus que la grande armée traînait à sa suite. S'il en est ainsi, combien ne seraient-ils pas déplacés contre la suette miliaire, dont M. Rayer les a cru susceptibles de pouvoir, dans certaines circonstances, arrêter les progrès (*Hist. de la Suette, etc.*, pag. 385)? Mais autant nous les désapprouvons, comme moyens préservatifs de cette maladie, autant nous croyons qu'il y aurait d'avantages à leur substituer l'assainissement des lieux où elle règne habituellement; l'édification de maisons vastes, bien percées, et par conséquent bien aérées, sans pour cela mettre moins d'empressement à seconder l'effet de ces améliorations, par l'usage d'une nourriture saine, de vêtemens convenables, etc.

Pour ce qui est du traitement curatif, je n'en vois pas de préférable, à quelques légères modifications près, à celui qu'avait adopté Boyer. Ce médecin, comme on sait, avait d'abord recours aux antiphlogistiques, puis administrait ensuite les émétiques et les purgatifs, sans doute avec trop peu de réserve. S'il en est ainsi, on devra, toutes les fois que la maladie simple et bénigne se présente avec des symptômes modérés, s'en tenir à l'usage des boissons délayantes, telles qu'une tisane d'orge, de chiendent ou de guimauve; l'eau panée, l'eau de veau, etc. En même temps on combattra la constipation par des lavemens d'abord émolliens, puis laxatifs et même purgatifs, si les premiers restaient sans effet : les malades garderont en outre le repos, et seront soumis à une diète convenable.

Cette médication, toujours suffisante pour amener une guérison prompte, dans les cas simples, ne l'est plus quand le mal se montre avec un caractère de gravité alarmant. L'anxiété précordiale, la douleur épigastrique, l'oppression, sont-elles portées à un haut dégré? Il faut recourir aux saignées générales plus ou moins abondantes et rapprochées, et aux applications de sangsues sur les parties où elles seront indiquées. Mais c'est surtout quand il survient des symptômes d'affection cérébrale ou d'inflammation de poitrine, que l'on doit agir avec promptitude et énergie, et ne pas craindre de verser du sang. On suivra des principes analogues pour les autres complications possibles de la suette miliaire, c'est-à-dire que, suivant leur nature adynamique ou ataxique, elles seront combattues par les toniques, les nervins, les antispasmodiques, les dérivatifs, les vésicatoires, les sinapismes, etc., comme si elles existaient seules, et abstraction faite de la maladie régnante, qui dès lors est vraiment d'un intérêt secondaire.

Hors cela, je le répète, le traitement délayant antiphlogistique est à peu près le seul à employer : c'est tout au plus s'il peut quelquefois être utile d'y joindre l'administration d'un émétique ou de quelques purgatifs légers, lorsqu'il existe des signes bien évidens de surcharge gastro-intestinale. Mais ces cas, il faut le dire, sont en général rares, comparativement aux autres, car bien que la couleur blanchâtre de la langue, au début de la maladie, semble indiquer un état saburral des premières voies, ce symptôme est presque toujours illusoire, puisqu'il se dissipe ordinairement sans l'emploi des remèdes dont il paraissait devoir commander l'usage. Il y a encore moins d'avantage à provoquer les sueurs. Nonobstant le préjugé populaire qui les fait considérer comme critiques, et emportant le venin morbide avec elles, il est toujours dangereux de chercher à les exciter par l'emploi des sudorifiques actifs, comme l'a très-bien établi Bellot (*an febri putridæ picardis* suette *dictæ, sudorifera?*), et comme l'a depuis constaté Boyer, qui assure avoir vu périr la plupart des malades auxquels on avait donné du vin chaud sucré avec de la cannelle, pour les faire suer, ajoutant que ceux qui échappaient à un pareil traitement étaient souvent encore au bout de six mois dans un état de santé fort équivoque. (ROCHOUX.)

SUEUR, s. f., *sudor*. On désigne sous le nom de *sueur* le liquide exhalé par la peau en assez grande abondance pour y former des gouttelettes, qui peuvent se réunir en gouttes plus volumineuses et ruisseler sur un ou plusieurs points de la surface de cette membrane; lorsque le liquide exhalé est en plus petite quantité, et qu'il ne fait qu'humecter la peau, on donne à ce phénomène le nom de *moiteur*.

La sueur présente de nombreuses variétés relativement à son siége, à son abondance, à sa densité, à son odeur, à sa couleur, à sa température, au type suivant lequel elle se présente, aux conditions diverses dans lesquelles elle a lieu, à l'influence qu'elle peut avoir sur la santé et sur la maladie.

Relativement à son siége, la sueur offre deux variétés très-importantes, selon qu'elle a lieu sur toute la surface de la peau à la fois, ou qu'elle est bornée à une région plus ou moins circonscrite de cette membrane. Dans ce dernier cas on la nomme *partielle;* on l'appelle *sueur générale* dans le premier. Celle-ci peut être égale dans tous les points, ou plus abondante dans quelques-uns, à la face, au cou, à la poitrine, par exemple. Ces sueurs inégales ont en séméiotique à peu près la même valeur que les sueurs partielles; c'est spécialement dans les suppurations chroniques qu'on les observe, et surtout dans celle qui est due à la fonte des tubercules pulmonaires.—Sous le rapport de son abondance, la sueur peut consister seulement en une simple humidité de la peau; elle peut être assez copieuse pour que plusieurs couvertures, plusieurs matelas même en soient traversés. C'est en général dans les fièvres intermittentes qu'on observe les sueurs les plus abondantes; elles peuvent aller, comme dans la *fièvre diaphorétique*, jusqu'à épuiser les malades en quelques accès.—La sueur est le plus souvent ténue et aqueuse; rarement elle devient visqueuse et collante, et ce dernier phénomène n'a guère lieu que dans des maladies très-graves.—La sueur a ordinairement une odeur légèrement acide; quelquefois elle est fétide et repoussante; elle prend souvent l'odeur du lait aigri chez les femmes récemment accouchées ou nourrices, et celle de l'urine chez les individus qui ne peuvent pas excréter ce liquide. Quelquefois la sueur prend l'odeur des alimens dont l'individu fait usage, de l'atmosphère dans laquelle il vit : on retrouve l'odeur de l'ail, de l'ognon dans la sueur de ceux qui mangent beaucoup de ces alimens; j'ai vu à la Charité un palefrenier qui pendant tout son séjour à l'hôpital exhala une forte odeur d'écurie; je m'assurai qu'il n'avait conservé aucun de ses vêtemens, et que c'était de lui-même que sortait cette odeur.—La sueur est presque toujours incolore; cependant on cite quelques cas dans lesquels elle a été jaune, rougeâtre, bleue ou noire; mais ces faits, les derniers surtout, sont si rares, qu'ils sortent du domaine de l'art.—La sueur est le plus souvent chaude au moment où elle est exhalée; ce n'est guère que dans l'agonie ou dans des maladies accompagnées d'un très-prochain danger, que le corps se couvre de sueurs froides.—Quant au type suivant lequel elles se montrent, les sueurs peuvent être continues ou périodiques; on les observe sous le dernier type dans les accès des affections intermittentes, dans les paroxysmes des maladies dont la marche est continue; elles peuvent se montrer dans ces dernières, sous la première forme.—La sueur peut avoir lieu dans l'état de santé comme dans l'état de maladie; mais dans le premier elle est toujours produite par des causes extérieures; dans le second, des causes analogues peuvent encore la produire, mais le plus souvent elle survient sans leur concours.—Quant à l'influence que peut exercer la sueur, elle est différente chez l'homme sain et chez l'homme malade; chez le premier, des sueurs abondantes et répétées produisent un amaigrissement notable et quelquefois un affaiblissement marqué. La suppression brusque d'une sueur passagère peut devenir l'occasion du développement d'une maladie aiguë; la suppression d'une sueur habituelle, telle que celle que quelques individus ont aux aisselles, aux mains, aux pieds, devient presque nécessairement la cause d'un trouble de la santé, qui ordinairement ne cessera qu'avec le retour de cette sueur accoutumée. —Chez l'homme malade, la sueur exerce, selon les cas, une influence très-variable; celle qui survient dans le début et l'accroissement d'une affection aiguë, n'est en général ni actuellement utile, ni favorable à la marche ultérieure de la maladie; celle, au contraire, qui apparaît à une période plus avancée, est souvent suivie d'une amélioration rapide; c'est la sueur *critique*. Elle est ordinairement générale, continue, aqueuse, abondante, chaude; tandis que les sueurs symptomatiques sont le plus souvent partielles, passagères, visqueuses, et quelquefois même froides; lorsque ces sueurs symptomatiques se répètent toutes les nuits, qu'elles sont accompagnées de la fonte rapide des sujets, on les nomme *colliquatives* Quelques auteurs appellent *sueurs d'expression* celles qui accompagnent les grandes douleurs, parce qu'elles se reproduisent sous l'influence des contractions spasmodiques de tous les muscles que ces douleurs déterminent. (CHOMEL.)

SUFFOCANT, adj., *suffocans;* qui produit la suffocation. On désigne sous le nom de *catarrhe suffocant* une variété du catarrhe pulmonaire qui est accompagné d'accès de suffocation. *Voyez* CATARRHE PULMONAIRE.

SUFFOCATION, s. f., *suffocatio;* état d'un individu qui ne peut plus respirer; dernier degré de la dyspnée (*voyez* RESPIRATION) (séméiotique).—Quelques auteurs ont désigné sous le nom de *suffocation hystérique* (*suffocatio hysterica*) la suffocation particulière qui a lieu dans un accès d'*hystérie* et l'*hystérie* elle-même. *Voyez* ce dernier mot.

SUFFUSION, s. f. Quelques auteurs ont donné à la cataracte le nom de *suffusion*, *suffusio oculi*. Voyez CATARACTE.

SUGILLATION, s. f., *sugillatio*; de *suggo*, sucer, parce que les taches qu'on a appelées *sugillations* peuvent être produites par l'action de sucer. Ce terme est synonyme d'*ecchymose*, et est particulièrement employé dans les rapports faits en justice par les chirurgiens. Il est opposé à l'expression *lividités cadavériques*, et indique qu'il y a extravasation de sang, tandis que dans celles-ci le sang accumulé est encore contenu dans ses vaisseaux. Le mot sugillation qui entraîne avec lui l'idée de meurtrissure, de violence extérieure, doit être rejeté, puisqu'il existe une dénomination qui exprime la lésion qu'on veut indiquer sans caractériser exclusivement une des causes qui la produisent. *Voyez* ECCHYMOSE.

SUICIDE (médecine légale.) s. m. Le médecin-légiste est souvent appelé à décider la question de savoir si un individu a été tué, ou bien s'il s'est lui-même ôté la vie. Les auteurs des articles BLESSURE, EMPOISONNEMENT, STRANGULATION, SUBMERSION, ont exposé les *faits physiques* propres à faire distinguer, souvent avec certitude, l'auteur de la mort. Ces faits résultent de l'état des lieux où se trouve le cadavre, de l'existence ou de l'absence de témoins, ou d'écrits contenant les dernières volontés du défunt, de la nature et de la situation des blessures, de l'aspect des organes, etc.

Il nous reste à parler ici de quelques *faits moraux* qui peuvent, dans certains cas, concourir à la solution d'une question aussi importante.

M. Foderé pense (*médecine légale*, t. III, page 12) que l'on peut établir une présomption de suicide sur la connaissance que l'on a de l'état de mélancolie auquel la personne avait été réduite, sur les causes de désespoir qui ont pu la porter à se détruire, et *principalement* sur l'examen attentif du cerveau et des organes biliaires. Si donc, ajoute-t-il, on observait la dureté cérébrale observée par Morgagni chez les mélancoliques et les maniaques, ou une mauvaise conformation dans la structure du crâne, des squirrhes, l'ossification des méninges, une sérosité âcre répandue dans les anfractuosités du cerveau, etc., conjointement avec des duretés au foie et des calculs biliaires dans la vésicule, observés par Durande et Fourcroy sur les cadavres de mélancoliques-suicides, ou sans ces altérations, et si le sujet avait été porté à des actes déréglés pendant sa vie, on pourrait induire de ces circonstances, à défaut de preuves contraires, une très-forte présomption de suicide, sinon une preuve infaillible. M. Foderé cite, à l'appui de ces principes, un rapport fait par le docteur Elvert, auteur d'un traité sur le suicide, qui conclut ainsi : « L'état cadavérique prouve que la défunte est morte par submersion; plusieurs éminences extrêmement tranchantes existant à l'intérieur du crâne, ainsi que l'état maladif de plusieurs viscères du bas-ventre, notamment du foie et de l'utérus, avaient dû troubler les facultés intellectuelles de cette femme, et la porter, selon toute apparence, à se suicider. » (Pag. 123.) Enfin M. Foderé assure que « celui qui s'est tué dans son désespoir conserve encore quelque temps l'attitude convulsive que ses membres avaient prise pour le seconder dans son projet; qu'il a l'œil hagard, les muscles du visage tendus, les sourcils froncés, jusqu'à ce que les derniers rayons de chaleur vitale se soient entièrement retirés; tandis que celui qui est victime d'un assassinat porte sur sa physionomie, à moins qu'il ne se soit défendu, l'empreinte de l'épouvante, la pâleur de la mort, le relâchement parfait. » (Pag. 187.)

Les recherches d'anatomie pathologique sont loin de mériter la confiance que paraît leur accorder M. Foderé. Les signes fournis par l'expression des traits du visage ont probablement encore moins de valeur. Les plus fortes présomptions seront fournies par l'existence ou par l'absence des causes ordinaires du suicide, et quelquefois par le genre de mort auquel a succombé l'individu.

Les causes les plus ordinaires du suicide sont l'aliénation mentale, particulièrement la mélancolie; les pertes d'emplois ou de fortune, la misère succédant à l'aisance, l'amour malheureux, le désespoir, la jalousie, les chagrins, la crainte du déshonneur, la certitude de périr sur un échafaud, et généralement toutes les passions pénibles; l'indifférence pour la vie, le mépris de l'existence. Tantôt le suicide est aigu, il est presque aussitôt exécuté que projeté; mais souvent ceux qui veulent s'ôter la vie hésitent pendant long-temps, disent qu'ils s'ennuient de vivre, qu'ils ne peuvent plus supporter le poids du malheur, et qu'ils finiront par se tuer. Quelques personnes ont l'art de dissimuler leurs peines, leurs souffrances morales, et il ne faudrait pas toujours conclure qu'un individu ne doit pas être l'auteur de sa mort, parce qu'on ne lui connaissait pas de motifs pour détester la vie, ou parce qu'il se trouvait dans une position heureuse.

Ceux qui veulent se défaire choisissent en général un moyen à la fois simple et sûr pour arriver à leur but; ils ont recours à la submersion, à la strangulation, à la vapeur du charbon, au poison, et s'ils se font des blessures, c'est lorsqu'ils espèrent en finir du premier coup. Cependant des aliénés parviennent à se faire des blessures compliquées et d'horribles mutilations qui pourraient faire croire, au premier abord, à l'existence d'un assassinat. L'espèce d'insensibilité physique qui accompagne une violente exaltation mentale permet souvent à ces malheureux de multiplier les coups en quelque sorte sans qu'ils s'en aperçoivent. Ainsi, on en a vu qui se sont emporté les parties génitales, puis se sont coupé le cou, ou se sont plongé le fer homicide dans le ventre ou dans la poitrine; d'autres se sont porté un grand nombre de coups de couteau ou de rasoir au col, à la poitrine, dans le ventre, se sont ouvert cette dernière cavité, en ont fait sortir les intestins et les ont mutilés. Les journaux quotidiens du mois de juin 1827 ont rapporté le fait d'une fille qui, par suite de fanatisme religieux ou plutôt de folie religieuse, s'est placée sur un bûcher et y a péri dans les flammes. Ceci s'est passé à Lyon. Un boucher, dans la Haute-Silésie, mélancolique et livré au désespoir, se frappe plusieurs fois la tête contre les murs, puis il saisit un couperet, et du tranchant de cet instrument se frappe le front avec tant de force et d'opiniâtreté, qu'il tombe mort. Le milieu du front est percé d'un trou longitudinal de haut en bas, d'un pouce de haut et d'un demi-pouce de large en dedans, un peu plus étendu en dehors, à bords inégaux et hachés; autour de ce trou existent une vingtaine de solutions un peu plus petites, provenant de coups de couperet plus faibles et en partie mal appliqués. On a calculé que ce malheureux avait dû se porter au moins une centaine de coups avant de succomber à sa fureur. Cet homme venait de surprendre sa femme en flagrant délit d'adultère avec un de ses ouvriers, et c'est ce qui l'avait mis hors de lui. Si le cadavre ainsi mutilé avait été trouvé, sans que des témoins eussent été témoins du genre de mort, n'aurait-on pas été porté à penser qu'il y avait eu assassinat, et que le garçon boucher, déjà coupable d'adultère, en était l'auteur? (*Hecker's annalen*, 1826, et *Revue médicale*, avril 1827.) Enfin, nous pouvons encore citer comme exemple d'une mutilation extraordinaire le fait de ce cordonnier de Venise, qui, en proie à un délire religieux et pour obéir à la voix de Dieu, parvint à imiter exactement le supplice du Christ : après s'être coupé les parties génitales, il se couronne d'épines, dont plusieurs pénètrent dans la peau du front; il s'assied sur une croix qu'il a faite, se traverse les deux pieds d'un grand clou qu'il fait pénétrer à coups de marteau, s'enfonce des clous dans les mains, porte la droite sur le bras correspondant de la croix où se trouve un trou pour recevoir le clou, se fait à l'aide de la main gauche armée d'un tranchet une large plaie au côté gauche de la poitrine, et fixe ensuite cette main sur la croix de la même manière que la droite. Par le moyen de cordages préparés et par quelques mouvemens du corps, cet individu parvint à sortir par une croisée, et resta suspendu sur la croix à la façade de la maison pendant toute une nuit. Transporté à l'hôpital des insensés, il y guérit de ses blessures, mais non de son délire. (Ce fait si curieux, publié par Ruggieri, pharmacien à Venise, a été rapporté par M. Marc dans la *Bibliothèque médicale*, septembre 1811).

Ainsi le médecin-légiste ne doit pas prononcer trop légèrement que de grandes mutilations ne peuvent être que le résultat d'un assassinat, à moins qu'elles n'existent dans des endroits qui ne soient accessibles qu'aux coups portés par une main étrangère.

(GEORGET.)

SUINTEMENT, s. m.; écoulement imperceptible d'une humeur par une plaie ou par un émonctoire quelconque.

SULFATE, s. m.; genre de sels composés d'acide sulfurique et d'une base et dont les caractères sont, 1° lorsqu'ils sont dissous, de précipiter en blanc par un sel soluble de baryte; le précipité est du sulfate de baryte insoluble dans l'eau et dans l'acide nitrique; 2° de n'être décomposés *à la température ordinaire* par aucun acide; il faut toutefois en excepter le sulfate d'argent, que l'acide hydrochlorique décompose. L'action de l'eau sur les sulfates est très-variable; il en est qui se dissolvent facilement dans ce liquide, tels sont ceux de magnésie, de soude, d'ammoniaque, de potasse, de fer, de cuivre, de zinc, etc.; d'autres sont moins solubles, tels sont ceux de strontiane, de chaux, d'yttria, de cerium et d'argent; il en est enfin sur lesquels l'eau agit à peine et que l'on regarde comme insolubles, tels sont ceux de baryte, d'étain, d'antimoine, de plomb, de mercure et de bismuth. Soumis à l'action de la chaleur, les sulfates se comportent différemment; il en est qui n'éprouvent aucune altération; d'autres se décomposent et fournissent de l'oxygène, de l'acide sulfureux ou de l'acide sulfurique, et l'oxyde, le métal ou un oxyde plus oxydé. Le carbone enlève l'oxygène à l'acide de tous les sulfates à une température suffisamment élevée; il s'empare en outre de l'oxygène des oxydes des sulfates des cinq dernières classes; le soufre résultant de la décomposition de l'acide s'unit quelquefois au métal mis à nu, comme par exemple dans les sulfates des cinq dernières classes, tandis qu'il reste mêlé avec l'oxyde des sulfates de la première. Les principaux sulfates employés en médecine sont ceux de MAGNÉSIE, de POTASSE, de SOUDE, de ZINC, de FER et de CUIVRE. *Voyez* ces mots. (ORFILA.)

SULFITE, s. m.; genre de sels composés d'une base et d'acide sulfureux; exposés à l'air les sulfites en attirent l'oxygène et se transforment en sulfates. Excepté ceux de potasse, de soude et d'ammoniaque, ils sont insolubles ou peu solubles dans l'eau. Plusieurs d'entre eux jouissent de la propriété de dissoudre du soufre très-divisé et de former des sulfites sulfurés (*Voyez* HYPOSULFITES). Mais ce qui distingue particulièrement les sulfites, c'est qu'ils sont décomposés avec effervescence par un très-grand nombre d'acides, tels que les acides sulfurique, hydrochlorique, etc., et qu'il se dégage du gaz acide sulfureux dont l'odeur est caractéristique. Aucun sulfite simple n'est employé en médecine. (ORFILA.)

SULFOVINEUX (acide) : nom donné à l'acide hyposulfurique combiné avec une matière végétale qui se produit dans la préparation de l'éther sulfurique. (ORFILA).

SULFURE, s. m.; nom donné aux produits composés de soufre et d'un autre corps simple. Il existe des sulfures non métalliques, tels sont les sulfures d'hydrogène (acide hydrosulfurique) de carbone, de phosphore, d'iode, de brome et de chlore. Les sulfures métalliques sont bien plus nombreux puisqu'à l'exception de quelques métaux, ils peuvent tous se combiner avec le soufre. On a cru jusque dans ces derniers temps que plusieurs sulfures métalliques étaient des sulfures d'oxydes; aussi on regardait les sulfures de potassium, de sodium, de calcium, de baryum, de strontium et de magnésium, comme des composés de soufre et de l'oxyde de ces métaux, mais les expériences de Berzélius et de Berthier ne permettent plus de considérer ces corps autrement que comme des sulfures de métaux.

Les sulfures métalliques sont solides, cassans, inodores, plus ou moins susceptibles d'absorber le gaz oxygène ou l'air atmosphérique à une température élevée et de se décomposer en donnant naissance à différens produits. La plupart sont insolubles dans l'eau; ceux qui se dissolvent dans ce liquide se décomposent et passent à l'état d'hydro-sulfate d'oxyde; d'où il suit que l'oxygène de l'eau se porte sur le métal, tandis que l'hydrogène s'unit au soufre. On les obtient tantôt en chauffant le métal et le soufre dans un creuset, tantôt en traitant les oxydes métalliques par le soufre à une température élevée, tantôt enfin en décomposant par l'acide hydro-sulfurique ou par un hydrosulfate soluble une dissolution saline. Les sulfures employés en médecine sont ceux de potassium, d'arsenic et d'antimoine. *Voyez* POTASSE, ARSENIC et ANTIMOINE. (ORFILA.)

SULFUREUX (acide), s. m.; acide composé d'un atome de soufre et de deux atomes d'oxygène ou de 100 parties de soufre et de 100 parties d'oxygène. Il est presque toujours le produit de l'art; on ne le rencontre guère qu'aux environs des volcans, là où le soufre brûle. Il est gazeux ou liquide. *Propriétés de l'acide sulfureux gazeux.* Il est incolore, doué d'une odeur suffocante qui le caractérise, la même que celle du soufre enflammé, d'une saveur forte, désagréable; son poids spécifique est de 2,222 d'après Thomson; il rougit d'abord, puis jaunit le tournesol. Le calorique, le gaz oxygène et l'air sec ne lui font éprouver aucune altération : si les gaz sont humides, ils le font passer à l'état d'acide sulfurique. Une mesure de charbon de buis absorbe 65 mesures de ce gaz à froid. L'eau à la température de 20°, et sous la pression de 76 centimètres, peut en dissoudre 37 fois son volume; aussi un fragment de glace ne tarde-t-il pas à se liquéfier, quand on l'introduit dans une cloche remplie de ce gaz.

Acide sulfureux liquide. — Il existe sous deux états : tantôt il est le résultat de la dissolution du gaz acide sulfureux dans l'eau; tantôt c'est le gaz parfaitement sec réduit à l'état d'un *liquide anhydre*. *Propriétés de l'acide sulfureux, hydraté.* C'est le gaz dissous dans l'eau. Il a la même saveur et la même odeur que le gaz, s'il est concentré; chauffé, il s'affaiblit parce qu'il perd une partie de ce gaz. Exposé à l'air, il en absorbe l'oxygène et se change en acide sulfurique. L'*iode* et le *chlore* le font passer également à l'état d'acide sulfurique et il se forme de l'acide hydriodique ou de l'acide hydrochlorique; d'où il suit que l'eau a été décomposée. Il enlève l'oxygène aux acides *iodique* et *chlorique*, et met à nu l'iode ou le chlore. Mêlé avec l'acide hydrosulfurique et un peu d'eau il se decompose, cède son oxygène à l'hydrogène de l'acide hydrosulfurique pour former de l'eau, et il se précipite du soufre appartenant aux deux acides. Mis en contact avec du gaz *deutoxyde d'azote*, de *l'oxygène* et un atome d'eau, il se produit du gaz acide nitreux aux dépens des gaz deutoxyde d'azote et oxygène : cet acide est en partie décomposé par l'acide sulfureux qui lui enlève une portion de son oxygène pour passer à l'état d'acide sulfurique; la partie d'acide nitreux non décomposée se combine avec l'acide sulfurique formé en donnant naissance à une multitude de flocons blancs qui s'attachent aux parois du ballon sous la forme d'aiguilles cristallines. *Préparation.* On obtient l'acide sulfureux gazeux en faisant chauffer dans une fiole, de l'acide sulfurique et du cuivre ou du mercure; aussitôt que l'ébullition a lieu, il se dégage du gaz acide sulfureux provenant d'une portion d'acide sulfurique qui a été décomposée en acide sulfureux et en oxygène; il ne s'agit plus que de conduire le gaz à l'aide d'un tube recourbé, sous des cloches pleines de mercure et disposées sur la cuve hydrargiro-pneumatique. Lorsqu'on prépare le gaz acide sulfureux dans les hôpitaux, pour donner des fumigations sulfureuses, on se borne à faire brûler le soufre avec le contact de l'air; on obtient par ce moyen un mélange de gaz et d'air. La préparation de l'acide sulfureux liquide consiste à faire arriver le gaz acide sulfureux dans de l'eau distillée préalablement disposée dans les flacons qui composent l'appareil de Woulf : toutefois il est d'usage en pareil cas de substituer au cuivre ou au mercure, du charbon, de la paille, des allumettes ou toute autre matière capable de se charbonner par l'action de l'acide sulfurique et d'enlever l'oxygène à l'acide sulfurique. *Usages.* L'acide sulfureux gazeux est employé à la désinfection des vêtemens, de l'air, des lettres qui viennent des endroits pestiférés, au blanchiment de la soie, de la colle de poisson, etc. La vapeur sulfureuse qui se dégage lorsqu'on approche une allumette soufrée en combustion des malades atteints de syncope, d'asphyxie, etc. n'est autre chose qu'un mélange d'air et d'acide sulfureux gazeux : c'est encore le même médicament qui agit dans les fumigations sulfureuses, tant recommandées dans les maladies cutanées chroniques, comme les dartres, la gale, la teigne, les pustules syphilitiques, le prurigo etc., dans les douleurs sciatiques, arthritiques et rhumatismales chroniques, dans les paralysies locales, dans certains engorgemens scrofuleux, etc. Introduit dans les poumons à l'état de gaz, et dans l'estomac à l'état liquide, l'acide sulfureux agit à la manière des poisons énergiques. *Voyez* ASPHYXIE et POISON.

Acide sulfureux liquide anhydre. — C'est le gaz pur desséché et soumis à un refroidissement assez considérable pour le liquéfier. Il est incolore, transparent, d'une odeur très-fade. Son poids spécifique est de 1,45, il bout à 10°—0°; cependant il est facile de le conserver à la température ordinaire, parce que la portion qui se volatilise produit un froid assez considérable pour abaisser la température du reste, au-dessous du point d'ébullition. Il suffit d'en verser quelques gouttes sur de l'eau pour la congeler instantanément. Le mercure peut également être solidifié, si après l'avoir placé dans un petit verre à montre avec l'acide dont nous parlons, on l'introduit sous le récipient de la machine pneumatique et qu'on fasse le vide; dans l'un et l'autre cas, il se volatilise une assez grande quantité d'acide sulfureux pour déterminer un refroidissement considérable de l'eau et du mercure et pour les faire passer à l'état solide. On obtient l'acide sulfureux anhydre en faisant passer le gaz acide sulfureux à travers du chlorure de calcium pour le dessécher et en le condensant dans un matras entouré d'un mélange réfrigérant composé de 2 parties de glace et d'une partie de sel marin. Il n'a été employé jusqu'à présent que pour liquéfier plusieurs fluides élastiques, tels que le chlore, le cyanogène, etc. (ORFILA.)

SULFURIQUE (acide), s. m., *acidum sulfuricum. Acide vitriolique, huile de vitriol*, etc. Acide composé de 100 parties de soufre et de 150 parties d'oxygène, ou d'un atome de soufre et de trois d'oxygène, lorsqu'il est *anhydre* ou privé d'eau; mais le plus souvent il est *hydraté* et contient environ le quart de son poids d'eau. On le trouve dans plusieurs grottes, dans les environs de certains volcans et dans quelques eaux minérales, mais surtout combiné avec la chaux, la potasse, la soude, etc. Nous allons l'examiner successivement sous les deux états que nous venons d'indiquer.

Acide sulfurique hydraté. Il est liquide à la température ordinaire de l'atmosphère, incolore, inodore, d'une consistance oléagineuse et d'une saveur acide très-forte; sa pesanteur spécifique est de 1,85 lorsqu'il est aussi concentré que possible; il rougit avec la plus grande énergie la teinture du tournesol. Il entre en ébullition à 300° th. centigr. et se décompose en gaz acide sulfureux et en oxygène si on le fait passer à travers un tube de porcelaine incandescent. Il peut être congelé si on le refroidit jusqu'a zéro, et même seulement jusqu'un peu au-dessus de zéro, s'il est étendu d'un peu d'eau; du reste, il doit à ce dernier liquide la propriété de cristalliser. Soumis à l'action de la pile électrique, il est transformé en soufre qui se rend au pôle résineux, et en oxygène qui va au pôle vitré. Plusieurs corps simples non métalliques le décomposent à chaud; l'*hydrogène* lui enlève une portion d'oxygène à une température rouge, et il se forme de l'eau et du gaz acide sulfureux; le *charbon* le change aussi en acide sulfureux en passant à l'état d'acide carbonique, pourvu que la température ne soit pas très-élevée, car dans ce dernier cas il se produirait du soufre et du gaz oxyde de carbone; le *phosphore* ramène aussi l'acide sulfurique à l'état d'acide sulfureux à 100° ou à 150° th. centigr., et il se forme de l'acide phosphoreux ou de l'acide phosphorique. A 200° le *soufre* pulvérisé le fait passer et passe lui-même à l'état de gaz acide sulfureux. L'*iode*, le *chlore* et l'*azote* n'agissent point sur lui.

Parmi les métaux il en est qui n'exercent *aucune action* sur lui, tels sont l'or, le platine, le palladium, le rhodium et l'iridium; d'autres le *décomposent en partie* lorsqu'il est concentré, pourvu qu'on élève un peu la température, car il n'agirait pas sur eux à froid, tels sont le mercure, l'argent, le nickel, le cuivre, le plomb, le bismuth, l'antimoine, le fer, l'étain, le zinc, etc. : dans ces cas le métal s'oxyde aux dépens d'une portion de l'oxygène de l'acide qui se trouve transformé en gaz acide sulfureux : l'oxyde produit se combine avec l'acide non décomposé et donne naissance à un sulfate. Si au lieu d'être concentré, l'acide sulfurique est étendu d'eau, il agit même à froid sur plusieurs métaux dont l'affinité pour l'oxygène est assez grande pour décomposer l'eau ; ainsi le potassium, le sodium, le calcium, le baryum, le strontium, le manganèse, le fer et le zinc, mis en contact avec cet acide affaibli, s'oxydent aux dépens de l'oxygène de l'eau, et l'hydrogène se dégage; l'oxyde produit se combine à mesure avec l'acide sulfurique. Quelques-uns de ces métaux opèrent même la décomposition dont nous parlons à froid *lorsque l'acide est concentré* ; tels sont le potassium, le sodium, etc.

Lorsque l'acide sulfurique concentré et pur est exposé à l'*air*, il attire l'humidité et s'affaiblit; en outre il se colore, jaunit, et finit par brunir, ce qui tient à ce qu'il absorbe les molécules végétales et animales suspendues dans l'atmosphère, et qu'il les charbonne en les décomposant. Mêlé avec l'*eau* liquide il s'affaiblit et la température s'élève notablement : ainsi le thermomètre centigr. monte à 105° lorsqu'on mêle 4 parties d'acide à une partie d'eau, tandis qu'il marque seulement 84° si on emploie parties égales d'acide concentré et d'eau ; on peut s'assurer par une expérience directe que dans l'un et l'autre cas le volume du mélange diminue très-sensiblement. Si au lieu d'eau liquide on se sert de glace, le thermomètre descend à 20°—0° quand on mêle 4 parties de glace et une d'acide, tandis qu'il s'élève de quelques degrés au-dessus de zéro si on agit avec 4 parties d'acide et une de glace.

L'action de l'acide sulfurique sur les autres *acides* présente quelque intérêt. Il peut se combiner avec l'acide *borique* et former un composé brillant, nacré, sous forme de larges écailles, qui, étant chauffé dans un creuset, répand des vapeurs blanches d'acide sulfurique : c'est ce composé que l'on obtient lorsqu'on prépare l'acide borique en traitant le sous-borate de soude par l'acide sulfurique concentré. Les acides *carbonique* et *phosphorique* n'agissent point sur l'acide sulfurique. Il peut former avec de l'acide iodique et de l'eau un composé solide d'un jaune pâle, cristallisé. Uni à l'acide *nitreux* anhydre, liquide, à une température peu élevée, il fournit des prismes quadrilatères alongés, composés des deux acides. Chauffé à cent et quelques degrés avec de l'*acide nitrique* liquide, il s'empare de l'eau de celui-ci, qui, ne pouvant pas rester seul, se transforme en gaz acide nitreux et en gaz oxygène : l'expérience peut être faite en mêlant quatre parties d'acide sulfurique et une d'acide nitrique. Si on verse de l'acide sulfurique très-concentré sur de l'acide *hydrochlorique* également très-concentré, celui-ci cède l'eau à l'acide sulfurique, la température s'élève et il se dégage une très-grande quantité de gaz acide hydrochlorique. L'acide *hydriodique* est décomposé par l'acide sulfurique concentré qu'il décompose aussi; il se forme de l'eau, du gaz acide sulfureux, et il se précipite de l'iode. L'acide *hydrosulfurique* décompose l'acide sulfurique concentré à toutes les températures; son hydrogène s'unit à une portion de l'oxygène de l'acide sulfurique pour former de l'eau, et il y a dégagement d'acide sulfureux et précipitation de soufre : ces phénomènes n'ont lieu qu'au bout d'un certain temps.

L'acide sulfurique se combine avec la plupart des *oxydes métalliques* et donne naissance à des sels, il s'unit aussi à l'ammoniaque. Il décompose en totalité ou en partie tous les *sels* connus, excepté les sulfates, ce qui le rend d'un usage précieux pour distinguer les divers genres de sels; dans la plupart des cas il se borne alors à s'emparer de la base, et l'acide du sel est mis à nu; dans certaines circonstances il décompose en outre l'acide séparé de la base, c'est ce qui arrive, par exemple, lorsqu'on le verse sur un hydriodate, surtout si on élève un peu la température.

L'action qu'il exerce lorsqu'il est concentré sur les principes immédiats des végétaux est trop variée pour pouvoir être rapportée ici; souvent il les noircit et les charbonne en s'emparant de l'oxygène et de l'hydrogène qu'ils renferment pour former de l'eau avec laquelle il se combine; tantôt il les dissout, les colore sans les charbonner, ou les change de nature. (*Voyez* SUCRE D'AMIDON, DE CHIFFON); il en est avec lesquels il forme des sels, tels sont ceux que l'on appelle *bases salifiables alcalines végétales*. Mêlé avec parties égales d'alcohol à 36 degrés, il constitue l'eau de Rabel (*Voyez* ce mot); un pareil mélange chauffé dans des vaisseaux fermés fournit l'*éther sulfurique*. (*Voyez* ÉTHER.) Il agit sur les matières animales d'une manière analogue; en général, il les décompose, les noircit en s'emparant de leur oxygène et de leur hydrogène, et les transforme en plusieurs produits, parmi lesquels on remarque la *leucine*. *Voyez* ce mot.

Il a des usages nombreux; il sert à préparer la plupart des acides, l'alun, la soude, l'éther, le sublimé corrosif, etc.; à dissoudre l'indigo, ce qui constitue le *bleu de composition*; les tanneurs l'emploient pour gonfler les peaux; enfin il est d'un usage journalier comme réactif. Étendu de beaucoup d'eau, il est le plus astringent de tous les acides, et prescrit souvent par les médecins lorsque les acidules sont indiqués (*Voyez* ACIDULE); il forme alors ce que l'on nomme la *limonade minérale*; indépendamment de ce mode d'administration, il est employé mêlé avec de l'alcohol (eau de Rabel), il entre pour un dixième dans une pommade résolutive dont on se sert avec succès dans le cas d'ecchymose et dans les gales chroniques. On pourrait à la rigueur s'en servir comme caustique, mais il n'est guère usité parce qu'on lui préfère le fer rouge, le beurre d'antimoine, le proto-nitrate acide de mercure et même l'acide nitrique. Il est rangé parmi les poisons corrosifs les plus irritans. *Voyez* POISON et EMPOISONNEMENT.

Caractères distinctifs de l'acide sulfurique. — On peut reconnaître facilement cet acide concentré aux propriétés suivantes: il est incolore, inodore, d'une consistance oléagineuse, assez pesant, susceptible de s'échauffer lorsqu'on le mêle avec de l'eau, de fournir du gaz acide sulfureux lorsqu'on le fait chauffer avec du charbon, du cuivre, du mercure, etc., et de précipiter en blanc l'eau et les sels solubles de baryte; le précipité est du sulfate de baryte insoluble dans l'eau et dans l'acide nitrique.

Préparation. — On fait arriver dans un ballon rempli d'air et communiquant, à l'aide de tubes, avec deux fioles, du gaz acide sulfureux et du gaz deutoxyde d'azote humides: aussitôt que ces deux gaz arrivent dans le ballon, l'air atmosphérique cède son oxygène au deutoxyde d'azote et le fait passer à l'état de gaz acide nitreux orangé; l'intérieur de l'appareil est donc coloré; le gaz acide sulfureux décompose alors *une partie* de ce gaz acide nitreux, s'empare de la quantité d'oxygène nécessaire pour former de l'acide sulfurique qui se combine avec l'humidité et l'acide nitreux non décomposé, et constitue des cristaux blancs que l'on voit se déposer sur les parois du ballon. En versant un peu d'eau sur ces cristaux ils sont décomposés, l'eau se combine avec l'acide sulfurique et l'acide nitreux est mis à nu à l'état de gaz : aussi l'intérieur du ballon est-il de nouveau jaune orangé. Lorsqu'on veut préparer cet acide en grand, on chauffe sur une plaque en fonte un mélange de 8 à 9 parties de soufre et d'une de nitrate de potasse, la majeure partie du soufre se change en gaz acide sulfureux aux dépens de l'oxygène de l'air, l'autre portion décompose l'acide nitrique du nitrate, absorbe une partie de son oxygène, le change en gaz deutoxyde d'azote, et passe à l'état d'acide sulfurique, qui forme du sulfate avec la potasse du nitre. Les deux gaz deutoxyde d'azote et sulfureux se rendent dans une vaste chambre de plomb remplie d'*air*, et dont le sol légèrement incliné est couvert d'eau; d'où il suit qu'il doit y avoir formation d'acide sulfurique. Lorsque cet acide marque 40 degrés à l'aréomètre de Baumé, on le retire de la chambre et on le fait évaporer dans des chaudières en plomb. Arrivé à 55 degrés du même aréomètre, on achève de le concentrer dans des chaudières de platine; il est propre aux diverses opérations du commerce quand il marque 66 degrés. Mais il est loin d'être pur, car il renferme un peu de sulfate de potasse, du sulfate de plomb, du persulfate de fer anhydre provenant de ce que le soufre employé contient du sulfure de fer. On ne peut le débarrasser de ces sels qu'en le distillant, puisqu'ils sont fixes : alors il est excessivement pur.

Acide sulfurique anhydre. — Il n'existe pas dans la nature. Il est liquide ou solide. Lorsqu'il est *solide*, il est blanc, opaque, très-déliquescent et répand des vapeurs très-abondantes à l'air; il dissout le soufre et forme des composés bruns, verts ou bleus. Il dissout aussi l'indigo, et la dissolution est rouge. L'acide *anhydre liquide* cristallise au-dessus de 25°+0°, il est plus fluide que l'acide sulfurique ordinaire. On obtient l'acide sulfurique *anhydre* en chauffant dans des vaisseaux clos l'acide sulfurique de Nordhausen, qui n'est autre chose que de l'acide sulfurique ordinaire tenant en dissolution une certaine quantité d'acide anhydre. Il n'a point d'usages. (ORFILA.)

SUMAC, s. m., *rhus*. C'est un genre de plantes de la famille des térébinthacées et de la diæcie pentandrie. Une seule espèce nous occupera ici, c'est le sumac vénéneux, *rhus toxicodendron*, L., Rich., *Bot. méd.*, t. II, p. 592. Arbrisseau dioïque, originaire de l'Amérique septentrionale, mais que l'on cultive facilement en pleine terre sous le climat de Paris. Ses racines sont traçantes horizontalement, ses rameaux sont faibles et s'accrochent aux corps environnans par le moyen de petits suçoirs. Les feuilles sont alternes, pétiolées, composées de trois folioles, ovales, entières, acuminées; les deux latérales, sessiles, celle du milieu pétiolée. Ces folioles sont ordinairement pubescentes; dans une variété de cette espèce, dont Linné avait fait une espèce distincte sous le nom de *rhus radicans*, les folioles sont tout-à-fait glabres; mais cette seule différence ne doit être considérée que comme une simple variété. Les fleurs, petites, verdâtres, et dioïques, sont disposées en grappes axillaires et dressées. Les fruits sont de petites drupes contenant un noyau uniloculaire et monosperme.

Toutes les parties herbacées de cet arbrisseau sont pleines d'un suc blanchâtre, résineux, d'une excessive âcreté. Il suffit de toucher à ses feuilles pour que les mains et souvent les diverses parties du visage se gonflent et se couvrent de pustules ou de phlyctènes plus ou moins nombreuses et plus ou moins volumineuses. Le contact immédiat ne paraît même pas nécessaire, car on a vu les mêmes accidens survenir chez des individus qui étaient simplement restés exposés aux émanations malfaisantes de ce végétal. M. Van Mons, qui a fait un grand nombre d'expériences sur ce végétal, pense que les effets délétères du *rhus toxicodendron* sont principalement dus à un gaz qui s'en dégage quand il n'est pas frappé par les rayons du soleil, et qu'il croit être de l'hydrogène carboné, tenant en dissolution un miasme délétère; plus récemment M. Lavini de Turin s'est également occupé de l'action et de la nature du principe vénéneux du sumac; et il a reconnu que pendant le jour il ne s'en dégage que de l'azote et une eau insipide; mais qu'après le coucher du soleil il en sort, comme Van Mons l'avait déjà reconnu, du gaz hydrogène carboné, mêlé à un principe âcre et volatil, qui paraît être la seule partie vraiment vénéneuse de la plante. M. le professeur Orfila a également fait un grand nombre d'expériences avec les feuilles et l'extrait de *rhus toxicodendron*, et il a reconnu qu'ils agissaient à la manière des poisons âcres. *Voyez* POISONS.

Malgré son action délétère sur l'économie animale, le *rhus toxicodendron*, et particulièrement sa variété connue sous le nom de *rhus radicans*, L., a été introduit dans la matière médicale. M. Dufresnois de Valenciennes dit avoir employé avec beaucoup de succès l'extrait des feuilles fraîches et contuses à la dose de quinze à vingt grains répétée plusieurs fois dans la journée. Cette dose était ensuite graduellement augmentée et portée même à un ou deux gros pour chaque fois. C'est principalement contre l'épilepsie, la paralysie, les affections herpétiques chroniques, que ce médecin recommandable en faisait usage, et il dit l'avoir employé presque constamment avec succès. Cependant M. le professeur Fouquier a tenté à l'hôpital de la Charité de Paris plusieurs essais avec l'extrait de cette plante, surtout contre la paralysie, sans en retirer aucun avantage. Chez quelques malades, la dose en a été portée jusqu'à deux cent cinquante grains par jour, sans que leur état se fût amélioré, et le plus souvent sans qu'ils en aient ressenti le moindre dérangement. Il paraîtrait donc constant que la partie la plus active du *rhus toxicodendron* est volatile, comme les expériences de MM. Van Mons et Lavini l'avaient déjà fait soupçonner. (A. RICHARD.)

SUPERFÉTATION, s. f., *superfœtatio*. On désigne ainsi la conception d'un nouveau fœtus pendant le cours de la grossesse. La réalité de ce phénomène a été admise dans les temps les plus reculés, puisqu'il en est question comme d'un fait avéré dans les écrits d'Aristote (lib. IV, *de Generat. animant.*, cap. 5) et dans l'ouvrage hippocratique *de superfœtatione*, quel qu'en soit l'auteur. La dissection des animaux, qui fournissait seule alors les connaissances anatomiques, fit croire à ces auteurs que la superfétation chez la femme pouvait avoir lieu, parce qu'ils supposaient l'utérus de celle-ci conformé comme celui de certaines femelles d'animaux, qui est composé de deux cavités plus ou moins distinctes. Les progrès de l'anatomie ont rectifié cette opinion sur la conformation de l'utérus chez la femme, et ont montré que cet organe était constitué le plus souvent par une cavité unique. Cependant la plupart des auteurs modernes n'ont admis la possibilité de la superfétation dans l'espèce humaine que dans le cas où l'utérus est double, c'est-à-dire formé de deux cavités indépendantes l'une de l'autre. Plusieurs d'entre eux, pour rejeter la superfétation dans le cas d'utérus simple, se sont appuyés sur des raisonnemens et des idées hypothétiques plutôt que sur l'examen rigoureux des faits. Nous donnerons un précis de ceux-ci; dans l'état actuel de la science, c'est la seule manière de tracer l'histoire de la superfétation, de discuter la réalité de ce phénomène, et d'apprécier les conditions organiques dans lesquelles il se rencontre.

On a souvent cité, pour démontrer la possibilité de la surconception, l'exemple rapporté par Buffon, d'une femme de Charles-Town, qui accoucha en 1714 de deux jumeaux, l'un mulâtre et l'autre blanc, ce qui, ajoute-t-on, surprit beaucoup les assistans. Cette femme avoua avoir eu commerce avec un nègre immédiatement après avoir été quittée par son mari. On peut contester l'exactitude de cette observation. En effet, on sait que la couleur des enfans des nègres même ne se manifeste d'une manière évidente que vers le troisième jour; et la surprise des assistans peut bien avoir été produite uniquement dans ce cas par l'injection de la face du premier enfant qui aura présenté cette région au passage, ou y sera resté long-temps. On rapporte encore l'observation d'une négresse de la Guadeloupe qui, ayant reçu dans la même soirée les embrassemens d'un noir et d'un blanc, mit au monde deux enfans mâles à terme, l'un nègre et l'autre mulâtre (*Bullet. de la Soc. de Méd.*, 1821). Une autre négresse accoucha de trois enfans, dont un mulâtre, le second noir, le troisième cabre (*même recueil*). Un auteur américain, P. Dewees, dit avoir eu occasion de voir deux enfans, une fille blanche et un garçon nègre, qui étaient nés de la même couche. La mère, servante chez une dame qui avait assisté à l'accouchement et qui garantissait toute erreur, paraissait avoir eu rapport en même temps avec un nègre et un domestique blanc (Cassan, *Recherches anat. et physiol. sur les cas d'utérus double et de superfétation*). Enfin, on a donné comme exemple analogue de superfétation le fait suivant, qui a été recueilli récemment et est consigné dans les *Archives*, t. IX, p. 118. En 1823, une négresse, âgée de 24 ans, accoucha naturellement d'un enfant *complétement noir*, dont le développement annonçait huit mois de conception, et qui ne vécut que deux heures. Six heures après, la délivrance n'ayant pu être opérée à cause de la contraction de l'orifice utérin, on administra le seigle ergoté, qui détermina l'expulsion d'une grande quantité d'eau et d'un fœtus de quatre mois, *entièrement blanc*, dont le cordon était séparé, et qui donna quelques légers signes de vie. Le *placenta* fut extrait peu de temps après, etc. Quelque foi qu'on ajoute aux observations précédentes de superfétation, on ne peut réellement voir dans celle-ci qu'une grossesse double, surtout si l'on considère qu'il n'y est fait mention que d'un seul placenta; et la différence de couleur des fœtus ne prouve pas qu'ils aient été engendrés par deux pères différens. Nous aurons occasion de revenir plus tard sur ces sortes d'erreurs. On peut rapprocher de ces observations les exemples bien avérés de superfétation chez des femelles d'animaux. C'est ainsi qu'on en cite plusieurs de jumens qui, ayant été saillies successivement par un cheval et un âne, mirent bas à la fois un cheval et un mulet.

Les faits qui suivent ont été rapportés par la plupart des auteurs, et nous devons les faire connaître parce qu'ils ont servi particulièrement de base à des discussions sur la superfétation Marie Bigaud, âgée de 37 ans, accoucha, le 30 avril 1748, d'un garçon vivant et à terme; elle ne perdit qu'au moment de l'accouchement, ce qui l'étonna d'autant plus, que dans deux premières couches, les lochies avaient été abondantes. Un quart d'heure après cet accouchement, elle sentit un mouvement dans la matrice, mouvement qui continua, comme lorsque cet organe contient un fœtus vivant. Les mamelles, quoique naturellement volumineuses, ne se tuméfièrent pas, en sorte que Marie Bigaud fut obligée, au bout de quinze jours, de donner une nourrice à son enfant. Cette femme acoucha le 16 septembre de la même année, quatre mois et demi après la première couche, d'une fille vivante reconnue être bien à terme. Cette fois elle perdit beaucoup à la suite de sa couche, et ses mamelles se remplirent assez pour nourrir amplement son enfant; ce second enfant vécut un an et deux jours, tandis que le premier mourut deux mois et demi après sa naissance. Celui-ci n'était pas si grand si fort que l'autre; en outre il fut mal nourri; la fille, au contraire, allaitée par sa mère, devint forte et grasse, et mourut au milieu du travail de la dentition. Marie Bigaud, qui eut encore deux couches ordinaires, mourut en 1755. A l'autopsie, on trouva l'utérus simple, conformé comme il l'est ordinairement chez les autres femmes (Eisenmann, *de Utero duplici, etc.*, Argentor., 1752). M. Desgranges, de Lyon, a fourni un exemple presque semblable. Benoîte Villard accouche précipitamment le 20 janvier 1780, d'un enfant de sept mois; il ne se fait aucun écoulement par le vagin. On n'observe ni fièvre, ni secrétion de lait, ni diminution sensible du volume du ventre; au bout de trois semaines, cette femme éprouve des mouvemens qui paraissent indiquer la présence d'un autre enfant, et le 6 juillet, cinq mois seize jours par conséquent après le premier accouchement, elle donne naissance à un second enfant bien portant. L'écoulement des lochies a lieu, ainsi que la sécrétion laiteuse, et la mère peut nourrir ce second enfant. Les deux enfans vivaient encore en 1782. Benoîte n'avait eu de rapports avec son mari que vingt jours après le premier accouchement. La seconde grossesse, si elle eût daté de cette époque, n'aurait donc duré que cinq mois tout au plus, et un fœtus n'est point viable à ce terme. (Foderé, Orfila, *Traités de méd. légale*, et *Traités de l'art des accouch.*). Une femme habitant la ville d'Arles a présenté absolument les mêmes phénomènes que celle de Lyon; celle-là, cinq mois après l'accouchement d'un enfant qui parut avoir les caractères de la maturité et qui vécut, accoucha d'un second enfant. Les lochies s'étaient supprimées le quatrième jour des premières couches; la sécrétion laiteuse ne s'était pas opérée. Ces sécrétions survinrent après les secondes, et la mère put nourrir ses deux enfans; mais l'aîné, qui avait beaucoup souffert du défaut d'allaitement, mourut quelques mois après. Cette femme avait eu commerce avec son mari le quatrième jour de ses premières couches. (*Recueil périod. de la Soc. de Méd.*, t. 11, p. 324.)

Les auteurs ont rapporté un assez grand nombre d'exemples de superfétation, dont les détails sont d'ailleurs presque toujours incomplets; mais si on les examine attentivement, on pourra douter de la réalité de la surconception, et se convaincre qu'elle a été le plus souvent confondue avec une grossesse double. En effet, l'inégalité de développement de deux jumeaux qui naissent en même temps, l'un présentant tous les caractères de la maturité, l'autre ayant les apparences d'un fœtus de quatre, cinq, six mois, ne prouve pas qu'il y ait eu superfétation.

Mauriceau a rapporté dans son ouvrage sur la grossesse et l'accouchement plusieurs observations qui prouvent cette assertion (*Obs.* 528.—1re et 123e *obs. dernières*). Le placenta, qui était unique, montrait que les deux fœtus, quoique d'inégale apparence, avaient été conçus en même temps. Il peut encore se faire, contre l'opinion de Mauriceau, que dans le cas de grossesse double, lorsqu'il existe deux placentas distincts, il y ait avortement de l'un des fœtus, tandis que l'autre reste dans l'utérus jusqu'au terme ordinaire de la gestation. Tel était probablement le cas qui fait le sujet d'une consultation médico-légale de Zacchias : Jean-Nicolas Sobreis meurt dans une rixe, laissant sa femme Laurette enceinte; celle-ci, huit mois après la mort de son mari, accouche d'un enfant mâle, mal conformé, et qui meurt en naissant. Le ventre restant toujours gros, la sage-femme reconnaît qu'il contient un second enfant, et fait de vains efforts pour l'extraire : un mois et un ou deux jours après, Laurette éprouve de nouvelles douleurs d'enfantement, et accouche d'un second enfant très-bien portant et qui vit. Les collatéraux de Jean Nicolas objectèrent que ce dernier enfant était un fruit de la superfétation, qu'il n'était pas légitime, et qu'ainsi il ne devait pas succéder. Zacchias, au contraire, fit admettre la légitimité de cet enfant, en cherchant à prouver qu'il y avait en effet superfétation, mais que l'enfant né le premier en était le produit, qu'il n'avait pas parcouru toutes les périodes de la grossesse, ce qui était la cause de l'imperfection et de la faiblesse qu'il présenta à sa naissance (Zacchias, *Quæst. med. legal.*, t. III, *consil.* 76). Madame Boivin, dans son *Mémorial de l'Art des Accouchemens* (note au 136e aphorisme de Mauriceau), rapporte un fait plus concluant : Une dame âgée de 39 ans, enceinte de quatre mois et demi, fit subitement une fausse couche; les règles ne reparaissant pas, et son ventre augmentant de volume, elle pensa qu'un second enfant était resté dans son sein; et en effet, elle accoucha, quatre mois et demi après son avortement, d'un garçon bien portant. Mais, il faut l'avouer, les exemples de cette nature sont rares.

Il s'agit maintenant d'examiner dans quelles circonstances et dans quelle disposition organique de l'utérus la superfétation peut s'effectuer. La plupart des auteurs, comme nous l'avons dit, ont pensé qu'elle ne pouvait avoir lieu que lorsque l'utérus, par une anomalie observée quelquefois, paraît double, parce que sa cavité est séparée par une cloison médiane (utérus bilobé, bicorne) (*voyez* UTÉRUS). Un certain nombre de faits recueillis dans les auteurs prouve l'existence de la superfétation dans cette disposition de l'utérus. Marquet (*Traité prat. de l'Hydropisie et de la Jaunisse*) rapporte qu'à l'examen du cadavre d'une femme de 48 ans, morte de consomption pulmonaire, on trouva une double matrice, ressemblant à deux poires renversées, réunies par leur col, se terminant à un orifice interne commun. Cette femme avait eu quatorze enfans; aucun n'était venu à terme; toutes ses couches avaient été précédées d'une perte de sang et suivies d'accidens fâcheux. Après avoir mis au monde deux jumeaux au terme de quatre mois et demi, lesquels n'avaient qu'un placenta, elle accoucha un mois après d'un fœtus de six semaines. Dans d'autres cas, on a trouvé les deux cavités d'un utérus bilobé occupées l'une par un embryon, l'autre par une production organique dégénérée. Plusieurs exemples démontrent que des grossesses ont pu avoir un terme heureux, quoiqu'un seul lobe de l'utérus contribuât à la formation de la cavité qui renferme le fœtus. Le comte de Tressan (*Mém. de l'Acad. des Sciences*, ann. 1705) envoya à l'Académie des Sciences l'observation suivante : Une femme de 40 ans, ayant eu plusieurs enfans, ayant été ouverte après sa mort, on trouva une matrice dont la figure se rapprochait de celle sous laquelle on représente communément le cœur. Il existait, en effet, deux matrices bien complètes et bien organisées, munies chacune d'un orifice distinct; l'inspection fit voir qu'elles avaient été occupées toutes deux, sans pouvoir décider laquelle l'avait été le plus souvent. On ne dit pas que cette femme ait eu des grossesses doubles. Mais il n'est pas absurde d'admettre que les deux cavités de l'utérus eussent pu être occupées simultanément. Un fait observé par Mme Boivin donne du poids à cette conjecture : Une femme de 40 ans, déjà mère d'un premier enfant, accoucha le 15 mars 1810 d'une petite fille estimée du poids de quatre livres. L'abdomen conservant un volume assez considérable après la délivrance, Mme Boivin, qui soupçonnait quelque corps étranger resté dans la matrice, en parcourut la cavité, déjà très-resserrée, sans y rien rencontrer. En agitant doucement cette tumeur, qui se prononçait à droite, et qui était plus élevée que celle formée par l'utérus, le col de cet organe suivait les mouvemens qui lui étaient imprimés. Pendant deux mois, cette femme éprouva dans cette tumeur des mouvemens que Mme Boivin put apprécier; et elle accoucha, le 12 mai, d'une fille du poids présumé de trois livres, faible, décolorée et respirant à peine. Elle assura n'avoir eu de rapports avec le père de ses enfans que les 15 et 20 juillet 1809 et le 16 septembre suivant (Cassan, *Dissert. citée*).

On a objecté contre la superfétation, dans le cas d'utérus simple, qu'aussitôt après l'imprégnation, le col se resserrait et empêchait le fluide fécondant de parvenir dans l'utérus et jusqu'aux ovaires; mais rien n'indique qu'il en soit ainsi. L'obstacle à une nouvelle fécondation provient plutôt de la présence de la membrane caduque, qui se forme presque aussitôt après la conception, tapisse les parois de la cavité utérine, et en obstrue les ouvertures, de manière à interrompre toute communication entre le vagin et les ovaires, et empêcher l'influence directe du sperme sur ces organes; condition qui, d'après les expériences des physiologistes, est nécessaire à la fécondation. Toutefois, comme cette membrane ne s'organise pas immédiatement après toute copulation fécondante, et que l'ovule ne descend que quelques jours après dans l'utérus, on peut croire à la possibilité d'une surconception très-rapprochée de l'époque de la première conception : ce serait ainsi que s'expliqueraient les cas d'accouchement d'enfans de races différentes que nous avons rapportés, si les observations n'en sont pas inexactes, et les exemples plus avérés de jumens qui ont mis bas un cheval et un mulet. Au reste, il faut avouer que dans ces cas on ne s'est pas assuré que l'utérus ne fût pas bilobé. La preuve n'est donc pas complète; mais cette probabilité se convertit presque en certitude lorsqu'on considère que des grossesses extra-utérines n'ont pas exclu de véritables grossesses utérines. Les auteurs en offrent plusieurs exemples; Thomas Bartholin rapporte qu'une femme, arrivée au terme d'une grossesse, ressentit les douleurs d'un véritable enfantement pendant trois jours, sans accoucher. L'année suivante, elle mit au monde un enfant assez gros; puis trois ans après, gravement malade, elle rendit pendant plusieurs mois par le vagin, et au péril de sa vie, les plus petits, puis les grands os d'un fœtus. Dans des cas analogues, on pratiqua la gastrotomie pour délivrer les femmes de fœtus qui étaient restés dans l'abdomen pendant plusieurs années, dans le cours desquelles ces femmes avaient accouché d'enfans bien constitués. Le docteur L. Éliet, de Lyon, faisant l'ouverture d'une femme de 30 ans, qui était morte subitement, trouva un fœtus extra-utérin, du sexe masculin, dont l'âge fut évalué à cinq mois, dans la fosse iliaque droite et l'excavation du bassin; l'utérus contenait un deuxième fœtus, du sexe mâle, d'environ trois mois (*Nouveau Journ. de Méd.*, déc. 1818). Cependant on sait que même dans le cas de grossesse extra-utérine, il se forme dans l'utérus, par le fait même de l'imprégnation, une membrane semblable à la membrane caduque; et il est nécessaire d'admettre ou que cette membrane ne persiste pas tout le temps de la grossesse, ou qu'elle n'interrompt pas toute communication avec les ovaires. La même objection pourrait s'appliquer aux cas d'utérus bilobé, chacun des lobes participant au travail organique qui se fait dans l'un d'eux.

Mais la superfétation peut-elle s'effectuer dans un utérus simple, lorsque déjà l'ovule en remplit la cavité, et plus ou moins long-temps après la première conception? Le raisonnement ferait pencher à répondre négativement à cette question, et c'est en effet l'opinion de Lamotte, Smellie, Baudelocque, etc. Des trois observations que nous avons rapportées, de la femme Bigaud, de la femme Benoîte et de celle d'Arles, dont les détails authentiques et assez complets frappent par leur analogie, une seule fait mention de l'examen de l'utérus après la mort, et cet organe a été trouvé formé par une cavité unique. M. Cassan, dans l'excellente dissertation que nous avons citée et qui nous a fourni plusieurs documens, a cherché à démontrer qu'il n'y avait pas eu réellement superfétation dans ce cas. Suivant ce médecin, il n'y aurait eu que grossesse double et simultanée : le premier accouchement aurait été prématuré, l'enfant serait né à sept mois : les détails de l'observation ne repoussent pas en effet cette supposition; tandis qu'il y aurait eu naissance tardive pour le second enfant, qui n'aurait vu le jour qu'après onze mois de gestation. La grossesse aurait duré douze et treize mois dans les deux autres exemples, s'ils étaient en tout semblables à celui de la femme Bigaud, ce qui serait plus difficile à admettre; mais l'examen de l'utérus n'ayant pas été fait, on n'en peut rien inférer. Il faudrait donc, pour résoudre la question de la superfétation, dans un utérus simple, résoudre celle des naissances tardives. Une seule observation d'ailleurs n'est pas suffisante; ce ne serait qu'en en recueillant plusieurs dont les détails ne laisseraient aucune prise à l'erreur et à la discussion qu'on pourrait espérer d'y parvenir.

D'après l'incertitude où nous laissent les observations recueillies sur la superfétation; nous ne pouvons donc admettre rigoureusement la réalité de ce phénomène que lorsque la grossesse est très-récente, dans le cas de grossesse extra-utérine, et dans celui où l'utérus est bilobé. Du reste, dans ces trois circonstances, dont l'une se confond avec la génération de jumeaux, il nous serait difficile d'établir des règles générales. Nous ne pouvions faire connaître ce sujet que par les observations variées qui y ont rapport.

Dans l'état actuel de notre législation, il n'est guère de question qui se rattache à ce point de physiologie; en effet, la loi française ne parlant pas du cas supposé de superfétation est censée l'admettre, en ce sens que la naissance de l'enfant a lieu dans l'intervalle de temps qu'elle a reconnu pour la durée de la gestation (*voy.* GROSSESSE) (médecine légale). Nous croyons inutile de rapporter les principes que quelques médecins légistes ont émis pour décider à quelle époque la superfétation peut avoir lieu de manière à ce que les deux enfans contenus dans l'utérus ne se nuisent pas l'un à l'autre et naissent viables; comment on pourrait distinguer un enfant provenant de la superfétation, d'un jumeau qui serait resté dans l'utérus jusqu'au terme de la grossesse, tandis que l'autre jumeau, quoique viable, en aurait été expulsé avant terme; enfin, comment on reconnaîtrait qu'un enfant est le produit de la superfétation, quoiqu'il soit expulsé de l'utérus en même temps que l'enfant qui aurait été conçu auparavant, et comment on les distinguerait de deux jumeaux conçus en même temps. Nous croyons qu'il existe trop peu d'observations précises pour répondre à ces questions, qui d'ailleurs ne pourraient se présenter que très-rarement, et que les magistrats seraient obligés de résoudre sans l'intervention des médecins. (RAIGE DELORME.)

SUPERPURGATION, s. f., purgation excessive. Effet des purgatifs drastiques, et même des simples purgatifs, lorsque les organes digestifs sont dans un état d'irritation préexistant. *Voyez* PURGATIF.

SUPINATEUR, adj. pris subst., *supinator*, de *supinus*, couché à la renverse, qui produit la supination. On donne ce nom à deux muscles de l'avant-bras.

Le muscle *grand ou long supinateur*, situé dans la région radiale de l'avant-bras, s'étend du quart inférieur du bord externe de l'humérus, au bord antérieur du radius près de la base de son apophyse styloïde, fixé dans cette dernière partie de son étendue par de courtes fibres aponévrotiques, et implanté sur une aponévrose qui le sépare du muscle triceps brachial. De leur insertion à l'humérus, les fibres charnues se portent de haut en bas, et parvenues au milieu de l'avant-bras, elles s'implantent sur un tendon qui longe le côté externe du radius, et s'insère au-dessus de l'apophyse styloïde.

Ce muscle correspond en avant à la peau et à l'aponévrose anti-brachiale; en arrière au brachial antérieur, au court supinateur, au rond pronateur, au premier radial externe, au long fléchisseur du pouce, à l'artère radiale, et au nerf radial. Le long supinateur, tournant le radius en arrière et en dehors, porte la main dans la supination, et fléchit l'avant-bras sur le bras.

Le muscle *court ou petit supinateur* occupe la même région que le précédent; il est triangulaire, attaché à la tubérosité externe de l'humérus, au ligament latéral externe de l'articulation, au ligament annulaire du radius et à une crête longitudinale située sur la face postérieure du cubitus. De ces différentes insertions, les fibres charnues de ce muscle se dirigent en bas, se contournent sur la partie supérieure du radius, et s'y fixent en avant, en dehors et en arrière, par l'intermédiaire de fibres aponévrotiques.

Ce muscle correspond antérieurement, postérieurement et en dehors au rond pronateur, au long supinateur, au nerf radial et à l'artère du même nom, aux muscles radiaux, à l'extenseur des doigts, à celui du petit doigt, au cubital postérieur, et à l'anconé; en dedans il répond à l'articulation huméro-cubitale, au cubitus, au ligament interosseux et au radius. Ce muscle produit aussi la supination puisqu'il fait tourner le radius et la main sur leur axe d'avant en arrière et de dedans en dehors.

SUPINATION, s. f., *supinatio*, mouvement dans lequel le bras et l'avant-bras sont portés en dehors, de sorte que la face palmaire de la main est antérieure dans la situation verticale du corps.

(MARJOLIN.)

SUPPOSITION DE PART (méd. légale). On entend par cette expression : 1° la supposition d'un enfant à une femme qui n'est pas accouchée; 2° la substitution d'un enfant à un autre.

Lorsqu'il s'agit de la supposition d'un enfant à une femme qui n'est pas accouchée, la grossesse ainsi que l'accouchement ont dû nécessairement être simulés. On ne pourra en conséquence donner de décision affirmative ou négative sur la réalité de la supposition de part qu'autant qu'on aura examiné la femme qui prétend être accouchée, et qu'on aura constaté si les signes d'un accouchement récent existent chez elle. *Voyez* ACCOUCHEMENT (méd. lég.).

Cependant il ne suffira pas d'examiner seulement la mère, dans le cas où elle présenterait des traces d'accouchement; il faudra aussi constater si les caractères physiques de l'enfant s'accordent avec l'époque de sa naissance. Ici l'examen du cordon ombilical sera surtout d'une haute importance, lorsque les recherches pourront être faites immédiatement après l'accouchement, ou du moins très-peu de jours après.

De ce qui vient d'être dit, résulte que les recherches sur la supposition de part deviennent d'autant plus incertaines qu'elles ont lieu à une époque plus éloignée de l'accouchement vrai ou faux.

Il peut arriver qu'une femme étant accouchée d'un enfant mort pendant ou immédiatement après la naissance, ou bien d'un enfant dont le sexe s'oppose à des vues d'intérêt ou d'ambition, on le remplace adroitement par un autre né à peu près à la même époque. Quoique l'exécution d'une semblable fraude soit en général très-difficile, elle n'est pas tout-à-fait impossible, et, il faut l'avouer, la médecine légale n'offre guère de moyens de la découvrir. La ressemblance entre les parens et l'enfant, ressemblance qui d'ailleurs ne s'exprime bien qu'à une époque quelquefois très-éloignée de la naissance, ne peut tout au plus devenir, selon Haller, un moyen de certitude, que lorsque l'enfant est présumé avoir été engendré par deux individus de race différente, comme par un noir et une blanche, ou par une négresse et un blanc. Quelques médecins légistes, Paul Zaulìens entre autres, attachent une importance trop absolue à l'existence de certains vices corporels héréditaires; car ces vices pouvant aussi se produire sans transmission et sautant très-souvent une génération, ne constituent en matière de supposition de part qu'une probabilité tout au plus, et jamais une certitude.

Il est enfin une circonstance que dans cette exposition succincte nous ne pouvons nous dispenser de mentionner; elle est relative à l'âge de la mère. Alors qu'il dépasse même de beaucoup le terme ordinaire de la fécondité, il ne peut devenir une preuve négative de la maternité qu'autant que d'autres preuves excluraient celle-ci, attendu que quelques exemples, rares à vérité, mais bien constatés, établissent que des femmes ayant passé la cinquantaine sont devenues mères. Il en est de même des inductions qu'on voudrait tirer d'une longue stérilité. Nous donnons nos soins à une dame qui n'ayant jamais conçu depuis vingt et un ans qu'elle est mariée est arrivée aujourd'hui au septième mois de sa grossesse. (MARC.)

SUPPRESSION DE PART (méd. légale). C'est, dans l'acception la plus étendue, l'acte qui a pour but de se défaire du produit de la conception. Ainsi, l'*avortement*, l'*exposition de part*, et l'*infanticide* seraient une suppression de part.

Toutefois les dispositions de notre Code pénal (art. 345 et suivans) restreignent la suppression de part à l'action de céler la naissance d'un enfant sans que pour cela on ait attenté à son existence.

Quel que soit, au surplus, le sens qu'on veuille attacher à l'expression dont il s'agit, il est évident que toute la doctrine médico-légale de la suppression de part réside dans les moyens qui tendent à établir qu'une femme a été enceinte et qu'elle est accouchée (*voyez* GROSSESSE, ACCOUCHEMENT, méd. lég.). Si l'enfant qui forme le corps de délit est vivant, les fonctions du médecin légiste se bornent à déterminer si l'état physique de cet enfant répond à l'époque de sa naissance présumée. S'il n'est pas vivant, les recherches qui alors ont pour but de constater si la mort a été naturelle ou violente se rattachent à la doctrine de l'infanticide. S'il s'agit d'un fœtus expulsé avant terme et non viable, elles appartiennent à la doctrine de l'avortement. *Voyez* ces deux mots. (MARC.)

SUPPURATIF, adj., pris quelquefois subst., *suppurans*, *suppurativus*; qui provoque, qui favorise la suppuration : tel est le nom donné aux médicamens qui ont cet effet; mais ce terme ne peut pas s'appliquer d'une manière absolue à un genre de médication, puisque les moyens propres à exciter la sécrétion du pus doivent varier suivant l'état de la partie dans laquelle on veut provoquer cette sécrétion. C'est ainsi que pour produire cet effet, il faut tantôt apaiser, tantôt activer l'inflammation. Cependant on a coutume de désigner sous le nom de *suppuratif* des médicamens excitans. Tels sont les *cataplasmes*, les *onguens* suppuratifs, le basilicum, l'onguent de la mère, etc.

SUPPURATION, s. f., *suppuratio*; sécrétion de *pus* (*voyez* ce mot). Souvent par un abus de langage, on confond les acceptions des mots *suppuration* et *pus* : c'est ainsi que l'on dit qu'une plaie fournit une bonne ou une mauvaise suppuration.

SURCILIER. *Voyez* SOURCILIER.

SUR-COSTAL, ALE, adj., *supra-costalis*, qui est situé au-dessus des côtes.

SURDI-MUTITÉ, s. f. Toutes les fois qu'un enfant naît privé du sens de l'ouïe, ou qu'une maladie le rend sourd pendant les premiers temps de sa vie, un mutisme complet est la suite nécessaire de cette absence d'audition. Ce n'est donc pas, comme on l'a cru long-temps, parce que la langue des sourds-muets est mal conformée, qu'ils n'ont pas l'usage de la parole; c'est parce que la nature leur a refusé la faculté d'entendre. Les lésions qui, dans l'organe de l'ouïe, produisent la surdité de naissance sont encore bien peu connues. Il est des cas où l'examen le plus attentif ne fait découvrir dans l'organisation de l'oreille aucune altération appréciable; affirmer alors que la surdité est due à une paralysie du nerf acoustique, ce n'est, en définitive, qu'émettre une hypothèse. Quelquefois on a rencontré des lésions qui ne sont pas différentes de celles qui causent les surdités accidentelles; ainsi, chez des sourds-muets, M. Itard a trouvé, dans la caisse, des végétations, des concrétions comme crayeuses, enfin une sorte de matière gélatineuse qui existait aussi dans le labyrinthe; il a constaté la destruction de la caisse du tympan et des osselets, l'absence complète du méat auditif; il a vu des polypes obstruer ce méat; il a vu le nerf acoustique mou comme du mucus. On a cité un cas dans lequel un prolongement cutané, tendu au devant de la membrane tympanique, opposait un obstacle à la propagation de l'onde sonore.

La surdité congéniale présente plusieurs degrés qui ont été réduits à cinq par M. Itard, dont les travaux sont à peu près les seuls qui puissent être invoqués lorsqu'il s'agit des maladies de l'oreille : dans un premier degré, la surdité n'est pas assez intense pour empêcher l'audition de la parole; mais, pour être entendue, la parole doit être plus lente, plus élevée, plus directe que de coutume; alors il y a quelquefois possibilité de percevoir les sons euphoniques. Ce premier degré n'entraîne pas un mutisme absolu; mais l'enfant parle aussi incomplétement qu'il entend, et son intelligence reste imparfaite comme sa parole. Chose remarquable! dans la cas même où un enfant n'est devenu sourd qu'à l'âge de quatre ou cinq ans, on voit la perfection de son langage se perdre peu à peu, et en même temps aussi son intelligence décroît.

Dans les quatre autres degrés de surdité, la parole n'est plus perçue, ou ne l'est qu'à peine; mais d'importantes nuances distinguent chacun de ces degrés. Ainsi, dans un deuxième degré, il y a simple audition de la voix, avec possibilité de percevoir encore un petit nombre de sons vocaux articulés. Dans un troisième degré, la voix inarticulée est seule perçue : prononce-t-on de suite plusieurs mots, le malade ne saisit que les sons simples appelés voyelles. « Si, par exemple, dit M. Itard, vous prononcez derrière la tête d'un enfant sourd à ce degré le mot *chapeau*, il répétera au hasard les mots *râteau*, *hameau*, *château*, *rabot*, et il résultera de cette épreuve qu'il n'aura saisi de ce mot que les deux sons simples *a*, *o*. »

Dans un quatrième degré de surdité congéniale, les bruits violens sont seuls entendus. Enfin, dans le cinquième et dernier degré, l'abolition de l'ouïe est complète; les bruits les plus intenses ne sont pas perçus. Cette dernière classe comprend, d'après les calculs de M. Itard, un peu plus de la moitié des sourds-muets reçus dans l'institution de Paris.

A mesure que dans ces diverses classes le sens de l'ouïe devient de plus en plus obtus, à mesure aussi le mutisme devient de plus en plus complet. Le sourd-muet présente dans son intelligence, dans son caractère, dans le développement de ses passions, certaines modifications qui dépendent de son état d'isolement au milieu de la société. On le voit rester le plus habituellement dans une sorte de demi-enfance; il a une grande crédulité; en revanche, il est, de même que l'homme sauvage, exempt de plus d'un préjugé que nous devons à notre éducation sociale. Chez lui, les sentimens tendres sont peu profonds : il ne paraît susceptible ni d'un attachement durable, ni d'une vive reconnaissance; la pitié ne l'émeut que faiblement; il reste étranger à tout sentiment d'émulation; il a peu de jouissances, comme peu de désirs; les idées tristes ne font sur lui qu'une impression bien fugitive. Voilà ce qu'on observe le plus communément chez les sourds-muets; mais il s'en faut de beaucoup que ce tableau convienne à tous : il en est quelques-uns qui, plus heureusement doués, sont remarquables par le grand développement de leur intelligence et de leur nature morale; il en est d'autres, au contraire, qui restent dans un état complet d'idiotisme. Chez tous ces sourds-muets cependant les conditions organiques sont les mêmes, et l'éducation est semblable; preuve manifeste que la différence de la nature intellectuelle et morale des hommes est souvent primitive, et indépendante de toute influence extérieure. D'ailleurs, il ne faut pas oublier que, bien qu'inférieur aux autres hommes, le sourd-muet est perfectible comme eux. Il ne se développe pas, parce qu'il reste isolé; mettez-le d'une manière quelconque en relation avec ses semblables, et il deviendra leur égal. Il serait possible, dit à ce sujet M. Itard, de concevoir une société de sourds-muets, parcourant ainsi tous les degrés de la civilisation; c'est ce qu'on peut observer à l'institution de Paris, où chaque année, en quelque sorte, il y a un progrès dans les facultés intellectuelles, dans les qualités morales des sourds-muets. Là, comme dans la succession des siècles, les derniers venus ne se montrent plus avancés que parce qu'ils peuvent s'approprier le perfectionnement de leurs devanciers.

Beaucoup de moyens thérapeutiques ont été employés pour guérir la surdité de naissance, et par suite le mutisme qui en résulte. Presque tous les essais tentés jusqu'à présent ont été infructueux; ainsi l'on a souvent tenté l'électricité ou le galvanisme, et toujours sans succès. L'on a eu recours à des purgations répétées et énergiques, à la vésication des tégumens de la tête, à l'ustion de l'apophyse mastoïde, l'on a appliqué des sétons, des moxas, des cautères; l'on a injecté des substances irritantes dans le conduit auditif : les cas où l'emploi de ces divers moyens a été suivi de quelque diminution de la surdité doivent être regardés comme des exceptions. La perforation de la membrane du tympan n'a pas eu plus de succès : une fois, entre les mains de M. Itard, la surdité est devenue moindre à la suite d'injections poussées dans la caisse, à travers la cloison tympanique préliminairement perforée. Enfin, l'on a essayé de faire pénétrer dans la caisse, par la trompe d'Eustachi, diverses substances liquides ou gazeuses. M. Itard, qui, à l'aide d'un instrument de son invention (*voyez* SURDITÉ et INJECTION), avait plusieurs fois pratiqué de semblables injections dans les cas de surdité accidentelle, avait regardé comme inutile d'y avoir recours contre les surdités congéniales. Il se fondait sur ce que ces injections ne pouvaient être utiles que dans le simple cas de surdité par engouement de la caisse, et telle ne lui semblait pas pouvoir être la cause du plus grand nombre des surdités de naissance. Cependant, dans ces derniers temps, M. le docteur Deleau a essayé plusieurs fois, chez des sourds-muets, des injections de substances liquides ou gazeuses par la trompe d'Eustachi, et la surdité a diminué au point que ces enfans sont devenus susceptibles d'une sorte d'éducation du sens de l'ouïe. De tels résultats étaient bien dignes d'exciter l'attention; aussi M. Itard s'est-il empressé de répéter les expériences de M. Deleau; quelquefois cependant elle a semblé diminuer, mais cette amélioration n'a été que passagère; elle n'était due qu'à cette excitation momentanée qui résultait de l'injection. Penserons-nous avec M. Itard, qui vient de publier un intéressant travail sur ce sujet, que les sourds-muets traités par M. Deleau ne doivent pas aux injections la faculté qu'ils ont acquise d'entendre et de parler, mais que cette faculté ne s'est développée en eux que par l'exercice même auquel l'ouïe et la parole ont été soumises. M. Deleau a reconnu lui-même que les sourds-muets, auxquels *les injections par la trompe d'Eustachi peuvent rendre l'ouïe, ne sont pas nombreux* (*Lettre à l'Académie de Médecine*, septembre 1827); mais ses essais n'en doivent pas moins être encouragés et continués.

Si M. Itard a vu des individus chez lesquels les injections déterminaient une diminution *passagère* de la surdité, pourquoi ne rencontrerait-on pas des sujets chez lesquels cette diminution plus durable rendrait au moins plus facile l'éducation du sens de l'ouïe? Je ne vois pas seulement dans les injections un moyen de désobstruer la caisse; les liquides, les gaz qu'on porte dans la cavité du tympan peuvent encore être propres à exciter, à modifier la sensibilité de l'organe de l'ouïe. Aujourd'hui il serait donc également prématuré d'adopter ou de rejeter d'une manière absolue la méthode des injections, et il est facile de s'apercevoir que de nouvelles expériences sont encore nécessaires pour fixer l'opinion à cet égard.

Plusieurs années se sont écoulées depuis que M. Itard a essayé de faire *entendre* et *parler* les sourds-muets, en donnant à l'organe de l'ouïe une éducation spéciale, dont il a exposé tous les détails dans son *Traité des maladies de l'oreille*. Peu de pages se lisent avec un plus vif intérêt que celles où M. Itard trace l'histoire de quelques sourds-muets auxquels il est parvenu à apprendre 1° à percevoir les sons eux-mêmes; 2° à distinguer tour à tour leurs degrés d'intensité, leur direction, leur rhythme; 3° à arriver de la simple perception du son à celle de la voix articulée; 4° à entendre et à répéter les innombrables articulations du langage. Pour obtenir ces résultats, M. Itard n'emploie d'autre artifice que d'exercer fortement l'organe de l'ouïe, d'en vaincre en quelque sorte la paresse chez ceux des sourds-muets qui peuvent entendre quelques sons. Comme point de départ, il commence par produire des sons très-forts, dont il diminue peu à peu l'intensité; puis il cherche à rendre peu à peu perceptible dans les sons autre chose que des variétés d'intensité. Mais pour parvenir à de tels résultats, il faut des efforts si prodigieux, si soutenus, soit de la part du maître, soit de celle de l'élève, qu'une semblable éducation ne saurait être donnée qu'à un très-petit nombre d'individus. La plupart du temps, elle reste tellement incomplète, qu'elle ne saurait être d'aucune utilité. Aussi, jusqu'à présent du moins, la langue des signes, inventée par l'abbé de l'Épée, et perfectionnée par ses successeurs, est-elle celle qui présente aux sourds-muets les moyens de communication les plus prompts, les plus faciles, et les plus étendus. (ANDRAL fils.)

SURDITÉ, s. f., *surditas, cophosis;* abolition ou affaiblissement du sens de l'ouïe. Cette infirmité, connue aussi sous le nom de *cophose*, est acquise ou congéniale. Il a été question de celle-ci à l'article *surdi-mutité*. La surdité acquise peut être divisée en plusieurs espèces relativement à ses causes, et, par suite, au traitement qu'elle exige. Bien que les importans travaux du docteur Itard aient jeté dans ces derniers temps une vive lumière sur plus d'un point de l'étiologie de la surdité, il faut avouer que dans un grand nombre de cas l'étiologie de la cophose est restée aussi obscure que sa thérapeutique.

La cause de la surdité peut résider: 1° dans le conduit auditif externe; 2° dans la caisse du tympan et ses dépendances; 3° dans l'oreille interne; 4° dans les nerfs qui transmettent les sons au cerveau, ou dans le cerveau lui-même. Souvent la nécroscopie n'a démontré dans ces diverses parties aucune sorte de lésion appréciable.

I. Surdité par lésions du conduit auditif externe. La plus fréquente de ces lésions est un écoulement muqueux ou purulent de ce conduit; l'observation démontre que toutes les fois qu'existe un pareil écoulement, l'ouïe est plus ou moins notablement affaiblie. Après s'être assuré, autant qu'on le peut, que cet écoulement n'est pas symptomatique d'une lésion plus profonde, on doit chercher à le guérir par l'emploi des moyens qui ont été indiqués à l'article OTORRHÉE. L'inflammation chronique qui produit l'écoulement peut aussi déterminer soit la carie des parois du conduit auditif, soit l'ulcération de la peau qui revêt ces parois, soit la formation d'excroissances diverses dans son intérieur; et dans ces différens cas l'ouïe s'affaiblit ou se perd. Le traitement qu'exige alors la surdité ne diffère pas de celui qui doit être dirigé contre les lésions dont cette surdité n'est qu'un symptôme (*voyez* OTITE et OTORRHÉE). L'extraction des excroissances polypeuses qui obstruent le conduit auditif ne suffit pas le plus souvent pour rétablir le sens de l'ouïe. Pratiquée dix fois par M. Itard, cette extraction n'a été que deux fois suivie du rétablissement complet et permanent de l'audition; le plus souvent, après l'extraction du polype, persistent d'autres altérations qui n'opposent pas un moindre obstacle à l'exercice de l'ouïe. Des concrétions cérumineuses accumulées dans le conduit auditif, des corps étrangers qui y ont été introduits, sont encore une cause fréquente de surdité; lorsque l'extraction en a été faite, on observe l'un des cinq cas suivans : 1° le rétablissement de l'audition est subit et complet; 2° ce rétablissement n'a lieu qu'imparfaitement; 3° l'ouïe ne reprend ses fonctions que graduellement, deux ou trois jours après que le conduit est redevenu libre; 4° recouvrée pendant les premiers instans qui suivent l'ablation de l'obstacle, l'ouïe se perd ensuite de nouveau; 5° enfin, dans certains cas, on n'observe aucune espèce d'amélioration, soit passagère, soit durable. Le rétrécissement du conduit auditif par le rapprochement de ses parois semblerait devoir produire une surdité plus ou moins complète. Cependant M. Itard a vu ce canal réduit à moins d'une ligne de diamètre, il a vu même ses parois s'entre-toucher, sans qu'il en résultât un affaiblissement très-marqué de l'audition. Ce rétrécissement a pour effet plus commun une sorte de bourdonnement continuel. Quant à l'oblitération du conduit auditif, elle cause toujours divers degrés de surdité : l'ouïe n'est qu'affaiblie s'il n'y a d'oblitéré que l'orifice du conduit qu'une membrane vient alors à fermer; l'ouïe est au contraire tout-à-fait perdue s'il y a oblitération du conduit lui-même, soit dans sa totalité, soit seulement dans une partie de son étendue. Ces variétés d'oblitération peuvent être accidentelles ou congéniales : tantôt elles doivent être considérées comme au-dessus des ressources de l'art; tantôt elles cèdent au traitement de l'otite chronique qui en a été le point de départ; tantôt enfin il est nécessaire d'avoir recours à une opération chirurgicale. Les préceptes qui alors doivent guider l'opérateur sont les mêmes que ceux qu'il suit dans le traitement de toute imperforation. M. Itard a rencontré quelquefois une lésion opposée à la précédente : il a vu le conduit auditif tellement élargi, que le doigt auriculaire ou annulaire pouvait facilement pénétrer jusqu'à son fond. Toujours, en pareil cas, la surdité avait été accidentelle, et l'ouïe ne s'était perdue qu'en même temps que s'était ainsi dilaté le conduit auditif.

II. *Surdité par lésions de la caisse du tympan et de ses dépendances.* — Il n'est presque aucune altération des différentes parties dont l'ensemble constitue l'oreille moyenne qu'on n'ait vu coïncider avec un affaiblissement ou une perte de l'ouïe. Mais comme presque toujours plusieurs altérations existent ensemble, il est bien difficile de faire la part exercée par chacune d'elles sur la production de la surdité.

La mucosité ordinairement sécrétée dans la caisse du tympan peut augmenter de quantité, remplacer dans la caisse l'air qui y est habituellement contenu, et devenir par sa présence seule une cause de surdité. Ce vice de sécrétion, et la cophose qui en est la suite, se rencontrent surtout chez les jeunes sujets d'une constitution lymphatique, chez ceux en qui prédominent les sécrétions muqueuses. La surdité qui reconnaît une pareille cause s'établit sans douleur et sans écoulement; le conduit auditif reste alors exempt de toute lésion appréciable. Cette espèce de surdité varie beaucoup dans son intensité; elle est en général plus considérable chaque matin, et paraît souvent augmenter sous l'influence d'une température froide et humide. Établir un point de fluxion vers quelque partie plus ou moins éloignée de l'oreille, telle est l'indication qui se présente d'abord à remplir : pour cela, on prescrit divers irritans du tube digestif; on stimule la membrane muqueuse des fosses nasales; on cherche à activer la sécrétion des glandes salivaires; on applique à la nuque des vésicatoires, des cautères, des sétons; on frictionne la tête préliminairement rasée avec une flanelle imprégnée de vapeurs aromatiques; on prescrit le régime convenable aux individus lymphatiques. Si ces moyens sont sans efficacité, on peut essayer de porter des médicamens dans l'intérieur même de la caisse, à l'aide d'injections qui ont été pratiquées, 1° par une ouverture faite à l'apophyse mastoïde; 2° par la membrane tympanique perforée; 3° par la trompe d'Eustachi. On a renoncé à la première de ces opérations comme inutile et dangereuse. La seconde a été plus d'une fois pratiquée avec succès par M. Itard; la membrane étant préliminairement perforée dans le lieu d'élection, on peut faire dans la caisse des injections d'eau tiède répétées jusqu'à dix ou douze fois par jour, de manière à consommer deux pintes de liquide en vingt-quatre heures. Dans tous les cas, d'ailleurs, ces injections ne doivent être faites qu'avec de certaines précautions; car, constamment, dans les premiers jours de leur emploi, elles donnent lieu à de la douleur, à des vertiges, etc.; quelquefois elles produisent une otite interne assez grave pour qu'on soit obligé d'y renoncer. Les injections par la trompe d'Eustachi, pratiquées, dit-on, pour la première fois, dans le cours du siècle dernier par un maître de poste de Versailles qui en fit l'essai sur lui-même, ont été tentées avec succès, et à l'aide de divers procédés, par plusieurs chirurgiens. Plus d'une fois M. Itard y a eu recours (*voyez* l'article INJECTION); on a ainsi introduit dans la caisse, suivant l'exigence des cas, tantôt de l'eau pure, tantôt de l'eau chargée de substances médicamenteuses émollientes ou excitantes, tantôt des vapeurs exhalées de diverses décoctions végétales. Dans ces derniers temps M. le docteur Deleau a employé avec un avantage marqué des injections d'air dans la caisse, à travers la trompe. A l'aide de ces *douches d'air*, comme il les appelle, des individus qui, depuis plusieurs mois ou plusieurs années, n'entendaient le battement d'une montre qu'à quelques lignes ou tout au plus à quelques pouces de distance, ont pu l'entendre à plusieurs pieds: tantôt quelques douches ont suffi; tantôt il a fallu les continuer chaque jour pendant deux ou trois mois.

La surdité peut encore être causée par une accumulation de sang dans la cavité du tympan; on est porté à présumer qu'il en est ainsi lorsque la surdité a lieu immédiatement à la suite d'un coup, d'une chute, de tout effort qui détermine une stase du sang veineux vers la tête. Le sang peut d'ailleurs être résorbé dans la cavité même où il s'est amassé, s'écouler au dehors à travers la trompe d'Eustachi ou la membrane tympanique perforée. Il faudrait pratiquer à cette membrane une ouverture artificielle, si, ayant quelque certitude de l'existence d'un épanchement sanguin dans l'oreille moyenne, on observait des accidens qui pourraient faire craindre le développement d'une otite avec réaction sur le cerveau.

La perte des osselets entraîne-t-elle la surdité? Il est impossible de répondre à cette question, parce que jamais les osselets ne se disjoignent et ne sont chassés au dehors que lorsqu'il y a coïncidence d'autres lésions. Tout ce qu'on sait, c'est que des individus dont les osselets ont été entraînés au dehors ont recouvré une faible faculté de percevoir les sons, après la cessation d'une ancienne et abondante otorrhée.

La surdité résulte-t-elle de l'épaississement de la cloison membraneuse interposée entre le conduit auditif externe et l'oreille moyenne? Beaucoup de cophoses, a dit avec raison M. Itard, existent *avec épaississement de la membrane tympanique; il y en a bien peu par épaississement*, et ici encore les diverses lésions qui coïncident toujours avec cet épaississement, et qui sont, comme lui, l'effet d'un ancien travail de phlegmasie, concourent toutes plus ou moins à la production de la surdité. Aussi, l'on n'a fait que bien rarement disparaître celle-ci, lorsque, pour annuler les effets de l'épaississement de la membrane du tympan, on en a opéré la perforation et la dilacération. Sur sept opérations de ce genre pratiquées par M. Itard, une seule a été suivie de succès. L'épaississement de la membrane du tympan peut se reconnaître en éclairant d'une manière artificielle le conduit auditif externe; lorsque surtout celui-ci est un peu plus ouvert, et un peu moins coudé que de coutume, on aperçoit vers son fond la membrane du tympan jaune et sans transparence. M. Itard a vu cette membrane égaler au moins, vers sa circonférence, l'épaisseur de la sclérotique; cet épaississement semblait surtout avoir été produit par la superposition de plusieurs couches membraneuses appliquées à la face externe.

La perforation accidentelle de la membrane du tympan ne paraît jamais déterminer par elle-même la surdité. Mais elle peut la produire, 1° en endommageant la chaîne des osselets; 2° en enflammant les parties molles de la caisse par suite du contact direct de l'air extérieur. Souvent, en pareil cas, la surdité persiste après que la solution de continuité de la membrane s'est cicatrisée; souvent aussi l'audition ne diminue et ne se perd que long-temps après que la perforation de la membrane a eu lieu.

Une des conditions de l'accomplissement de l'audition est la libre entrée de l'air dans la caisse tympanique à travers la trompe d'Eustachi. La surdité doit donc résulter de l'oblitération de ce conduit; c'est effectivement ce que démontre l'expérience. On s'assure facilement que cette oblitération a lieu, en recommandant au malade de faire une forte et brusque expiration, après qu'il a préliminairement fermé la bouche et les narines. Si la trompe d'Eustachi est libre, il doit sentir à chaque expiration l'air pénétrer dans la caisse, où, repoussant en dehors la membrane tympanique, il produit, par son entrée brusque, une sensation particulière : on peut encore remplir d'eau le conduit auditif externe, faire coucher le malade sur le côté opposé de la tête, et lui faire produire une expiration comme il vient d'être indiqué. Si la trompe est libre, l'eau doit éprouver un mouvement à chaque expiration. Les causes qui déterminent l'obstruction de la trompe sont : 1° une accumulation de mucosités dans son intérieur; 2° un épaississement de la membrane qui en tapisse les parois; 3° des adhérences entre les différens points de sa surface interne, d'où résulte un effacement complet de sa cavité. Ces diverses lésions peuvent être primitives; elles peuvent aussi être liées à des phlegmasies aiguës ou chroniques des parties environnantes. Souvent en guérissant celles-ci, en enlevant des amygdales tuméfiées, on fait aussi disparaître l'obstruction de la trompe; d'autres fois cette obstruction persiste, et, pour détruire la surdité qu'elle cause, il ne reste plus qu'un moyen : la perforation de la membrane du tympan, que l'on pratique à sa partie antérieure et inférieure, pour éviter le manche du marteau. S'il y a lieu, on pousse des injections dans la caisse, pour entraîner les matières qui peuvent y être accumulées; on a soin d'empêcher la cicatrisation de la plaie, en y introduisant tous les deux jours, pendant les deux premières semaines, l'extrémité d'une sonde cannelée, enduite d'un corps gras; on prend toutes les précautions convenables pour qu'une otite interne ne se déclare pas. Indiquée dans les cas où-ils est évident que la surdité dépend d'une obstruction des trompes, la perforation de la membrane du tympan n'a eu que rarement les effets qu'elle paraissait promettre.

III. *Surdité par lésions de l'oreille interne et de ses dépendances.* — Ces lésions sont encore fort obscures; presque toujours l'existence en a été plutôt supposée que démontrée; on a attribué à une lésion des rameaux nerveux qui parcourent l'oreille interne un certain nombre de surdités survenues à la suite de fortes commotions, de convulsions, d'attaques d'apoplexie, de méningites; on a rapporté à la même cause la surdité qui se manifeste peu à peu chez les vieillards. Dans ces différens cas, la surdité dépend soit d'un état d'inflammation chronique des parties, soit d'une diminution de plus en plus grande de l'influx nerveux. Un traitement antiphlogistique peut enlever ou au moins diminuer la première de ces surdités; contre la seconde des moyens stimulans doivent être mis en usage : on a eu recours à différens excitans de la peau et des muqueuses, à l'électricité; mais malheureusement de telles affections sont le plus souvent au-dessus des ressources de l'art. Il faut également regarder comme incurable toute cophose liée à un état de désorganisation des parties de l'encéphale qui avoisinent le nerf acoustique; quel remède pourra-t-on trouver contre cette autre surdité qui reconnaît pour cause la compression exercée par une tumeur sur le nerf de la septième paire? Les recherches récemment entreprises sur le nerf de la cinquième paire portent à penser que quelques lésions de ce nerf doivent nuire au libre accomplissement de l'audition.

A quelle classe de lésions rapporterons-nous ces surdités passagères qui surviennent soit pendant le cours de certaines maladies graves, soit pendant le travail de la dentition, soit à l'époque de la puberté, soit pendant la grossesse chez quelques femmes? Elles semblent devoir être rapportées ou à une pléthore locale, ou à une modification de l'influx nerveux. On a aussi admis des surdités par métastase, qui ne paraissent être autre chose que le résultat d'une irritation du cerveau ou de l'oreille, qui a remplacé l'irritation d'une autre partie : ainsi on a cité des exemples de cophoses survenues après la disparition d'accès de goutte, de diverses éruptions cutanées, etc. Il faut enfin reconnaître qu'il est plus d'un cas de surdité dont la cause aussi bien que le siége nous sont entièrement inconnus. Le traitement ne saurait alors reposer sur aucune base constante; il doit varier avec les symptômes; il est nécessaire d'en essayer plusieurs, et d'en observer les effets : ainsi des sourds ont été guéris par l'emploi répété de purgatifs énergiques; d'autres, par l'usage des sialagogues et des sternutatoires. Selon M. Itard, la provocation des sueurs par les bains de vapeurs est constamment nuisible. Plus d'une fois une irritation artificielle portée sur le conduit auditif lui-même a fait disparaître des surdités anciennes ou récentes : les exutoires ont été généralement trop vantés; cependant ce n'est pas sans avantage qu'on a opposé à quelques surdités des cautères placés sur les apophyses mastoïdes, des sétons à la nuque, des moxas sur les régions mastoïdienne et temporale. L'électricité, dont on avait singulièrement préconisé l'efficacité dans les cas de cophose, n'a pas dans ces derniers temps produit les effets qu'elle semblait promettre. Des saignées ont souvent triomphé de surdités contre lesquelles avaient échoué les autres moyens. On a aussi dirigé vers le conduit auditif soit des douches, soit diverses fumigations stimulantes, des vapeurs d'éther ou d'acide sulfureux, etc. Quelques individus atteints de surdité en ont été délivrés à la suite d'un bruit éclatant, tel que celui auquel donne lieu une décharge d'artillerie, ou la chute de la foudre. Parlerai-je ici de ces cas rares dans lesquels on a vu des personnes ne devenir capables de percevoir les sons que lorsqu'autour d'elles on faisait naître un bruit insolite, comme le roulement du tambour, ou le tintement d'une cloche d'église?

Pour suppléer à l'imperfection de l'organe de l'ouïe, on a imaginé différens instrumens propres à rendre les sons plus intenses et plus distincts. Les cornets acoustiques sont généralement connus, depuis le plus simple qui consiste en une sorte d'entonnoir dont l'extrémité évasée s'applique sur le pavillon auriculaire, jusqu'au plus compliqué qui imite d'une manière plus ou moins parfaite la configuration de l'organe de l'ouïe. Ces instrumens doivent être plutôt en métal qu'en bois; ils ne sauraient avoir moins de sept à huit pouces de dimension; il faut d'ailleurs les varier en raison des divers degrés et des diverses sortes de surdités. Utiles à quelques individus, ils sont sans aucun avantage pour d'autres; souvent ils rendent les sons plus forts, mais tellement confus qu'on est obligé de renoncer à s'en servir. Dans certains cas où la cophose dépend d'un engouement catarrhal du conduit auditif, on la fait disparaître par l'emploi d'une conque en argent ou en or qui s'adapte exactement au pavillon même de l'oreille et à son conduit. Cette conque ne produit souvent son effet que lorsqu'on l'a humectée par un liquide. Enfin des faits physiologiques bien connus ont conduit à essayer de rendre l'ouïe en transmettant les sons par l'intermédiaire des dents. Pour parvenir à ce but, M. Itard a employé une sorte de porte-voix en bois, de forme pyramidale, terminé, du côté destiné à être saisi par les dents du sourd, par une ouverture aplatie en forme de sifflet, à la manière d'une anche de clarinette. L'autre extrémité est terminée par un pavillon dans lequel la personne qui parle place seulement sa bouche, sans y toucher. M. Itard a encore imaginé un autre instrument dont le but est de produire une double propagation du son, et par le conduit auditif, et par l'ébranlement des os du crâne. C'est, dit ce savant, un réceptacle du son, formé par deux calottes métalliques, réunies par leurs bords et écartées par leurs faces correspondantes : l'une s'applique exactement sur la voûte du crâne, et la touche dans tous les points ; l'autre, beaucoup plus saillante, et par conséquent plus concave que la première, s'en trouve écartée vers son centre de près de trois pouces. La cavité qui résulte de cet écartement présente du côté du front une ouverture oblongue, garnie d'un pavillon demi-circulaire, et du côté des tempes un conduit qui va gagner le méat auditif. M. Itard a vu deux personnes fort âgées, qui ne pouvaient plus converser à l'aide des cornets, se servir avec avantage de cet appareil. (ANDRAL fils.)

SUREAU, s. m., *sambucus nigra*, L., Rich., *Bot. méd.*, t. I, p. 447. C'est un arbre de moyenne grandeur, ou souvent un simple arbrisseau, qui fait partie de la famille des caprifoliacées et de la pentandrie trigynie. Ses feuilles grandes, opposées et imparipinnées, d'un vert foncé; ses fleurs, blanches, et nombreuses, disposées en cimes à l'extrémité des rameaux, et ses petits fruits charnus, noirâtres, pisiformes, couronnés par les dents du calice, et contenant trois petits noyaux, le font facilement distinguer des autres arbres que nous cultivons dans nos jardins.

Les feuilles du sureau répandent une odeur désagréable et presque vireuse, et leur saveur est amère; on retrouve à peu près les mêmes qualités dans l'écorce moyenne des jeunes branches, qui est d'une très-belle couleur verte. Ces parties agissent comme toniques lorsqu'on les administre à faible dose, comme un gros, par exemple, en infusion dans huit onces d'eau. Mais quand la dose est portée beaucoup plus haut, par leur action sur l'estomac ou les intestins, elles donnent lieu tantôt au vomissement, tantôt à des déjections alvines plus ou moins abondantes. Aussi trouve-t-on l'écorce moyenne du sureau prescrite comme un purgatif très-énergique dans les ouvrages de Boerrhaave et de Sydenham. C'est principalement contre les diverses sortes d'hydropisies chroniques que ces médecins célèbres recommandent l'usage de ce médicament. On peut alors l'administrer en décoction, que l'on prépare en faisant bouillir de deux à six gros de l'écorce dans une pinte d'eau.

On retrouve des qualités analogues dans les fruits ou baies de sureau. Leur pulpe est d'une couleur rouge, vineuse, très-intense, et leur saveur est légèrement aigrelette. On en prépare un extrait ou rob, qui agit tantôt comme purgatif et tantôt comme sudorifique. On l'administre à des doses différentes, suivant les effets que l'on veut produire; à celle d'un à deux gros, il porte son action sur le système exhalant, et on l'emploie souvent dans la syphilis, le rhumatisme chronique; à une dose de quatre à six gros on obtient les effets de la médication purgative.

Enfin, les fleurs du sureau sont peut-être la partie dont on fait le plus fréquent usage : quand elles sont fraîches, elles répandent une odeur forte et peu agréable, et on prétend que dans cet état elles possèdent, comme toutes les autres parties de la plante, des propriétés évacuantes; mais lorsqu'elles sont desséchées, et c'est dans ce dernier état qu'on les emploie communément, leur odeur est moins forte, moins désagréable, et leur action paraît se porter plus spécialement sur la peau. Aussi, en fait-on très-souvent usage comme diaphorétiques et sudorifiques, soit à l'extérieur, soit intérieurement. Leur infusion est en quelque sorte un remède bannal dans le début des catarrhes pulmonaires, de l'angine, et en général, de toutes les inflammations qui ont eu pour cause déterminante la suppression de la transpiration. On les prescrit également dans les diverses éruptions cutanées, surtout pour celles qui ne sont pas accompagnées d'une forte réaction. Comme topique on en fait usage contre les engorgemens indolens des articulations, les tumeurs froides, l'œdème des membres, etc. (A. RICHARD.)

SUR-ÉPINEUX. *Voyez* SUS-ÉPINEUX.

SUR-EXCITATION, SUR-IRRITATION, s. f., excitation, irritation excessives. *Voyez* ces mots.

SURRÉNAL, ALE, adj., *supra-renalis*, qui est situé au-dessus des reins.

SURRÉNALES (les capsules), qu'on a nommées encore *reins succenturiés, capsules atrabilaires*, sont deux organes placés à la partie supérieure des reins, recouvrant l'extrémité correspondante de chacun d'eux, de forme triangulaire, aplatis d'avant en arrière, et appliqués immédiatement sur les reins, auxquels ils sont unis par un tissu cellulaire peu extensible. Les capsules surrénales sont généralement plus longues que larges, c'est-à-dire plus étendues de haut en bas que transversalement : celle du côté gauche est un peu plus petite que celle du côté droit; elles n'ont guère qu'une ligne d'épaisseur environ. Leur face externe est traversée par des sillons irréguliers dans lesquels pénètrent des vaisseaux, et desquels aussi plusieurs sortent. La capsule surrénale gauche offre habituellement en avant un sillon longitudinal, et celle du côté droit en présente deux, un antérieur, et l'autre postérieur. Leur couleur est d'un brun jaunâtre à l'extérieur, et d'un brun rouge foncé à l'intérieur.

Le tissu de ces organes est assez dense et résistant, et paraît composé de deux substances : l'une extérieure, jaunâtre, plus consistante; l'autre interne, molle et d'un rouge brun. On trouve dans la première des fibres perpendiculaires, dirigées de dehors en dedans, et susceptibles de se diviser en lobes et en lobules. Elle est recouverte d'une membrane celluleuse, dense, comme séreuse. Cette couche externe, entremêlée diversement avec l'interne, donne à la surface de chaque capsule l'aspect maculé qui est propre à ces organes. Les anatomistes s'accordent assez généralement à considérer les capsules surrénales comme deux cavités à parois contiguës, et cette disposition est, en effet, quelquefois facile à reconnaître; suivant Meckel, il n'existe rien de semblable dans l'état normal, et cette apparence de cavité résulte soit de la décomposition spontanée de la couche interne dont nous venons de parler, laquelle a très-peu de consistance, soit de la destruction de cette même couche qu'on opère en les disséquant. Des deux substances qui composent les capsules surrénales, l'interne a des connexions très-intimes et immédiates avec les veines, car l'injection des liquides ou de l'air pénètre facilement dans son épaisseur, et l'air insufflé y forme souvent des vacuoles assez larges.

Quoique dépourvues de conduits excréteurs, les corps surrénaux peuvent être considérés comme des glandes imparfaites dont les usages sont peut-être analogues à ceux des reins, car, en les examinant dans les animaux, on reconnaît que leur forme est souvent la même que celle de ces derniers organes; que chez différens animaux dont les reins sont lobulés, les capsules surrénales sont également divisées en lobes et en lobules; que leur tissu est très-analogue à celui des reins, étant comme lui formé de deux substances : seulement, celle qui peut être comparée à la substance tubulée constitue la couche extérieure ou corticale, tandis que celle dont l'organisation est peu distincte et dont la couleur est plus foncée se trouve enveloppée par la première, et offre plus de ressemblance avec la substance corticale des reins; enfin, que les deux substances cessent d'être distinctes, et se confondent en une seule chez les animaux dont les reins ne sont composés non plus que d'une seule substance. Les capsules surrénales existent chez les mammifères et les oiseaux; mais on n'en trouve pas chez les poissons, et il est douteux que les reptiles en soient pourvus.

Ces corps sont déjà très-apparens chez l'embryon de deux mois, mais leur volume proportionnel diminue peu à peu à dater de leur première apparition, et il n'est pas rare de voir une diminution analogue dans leur volume absolu après la naissance. Avec l'âge ils deviennent plus minces, moins imbibés de sucs; dans la vieillesse ils se flétrissent, et leur atrophie peut être portée au point de les faire disparaître presque entièrement. Quant aux lobules qui composent ces organes, ils sont plus distincts et plus nombreux dans l'origine que chez l'adulte.

Les artères de ces organes naissent des diaphragmatiques, des rénales et de l'aorte, sous les noms de *capsulaires supérieure*, *moyenne* et *inférieure*; ils n'ont qu'un gros tronc veineux, résultant de la réunion des veinules qui naissent dans leur intérieur, et qui se rend dans les rénales ou dans la veine cave, comme cela s'observe surtout du côté droit. Les nerfs sont fournis par le grand sympathique, et se rendent au ganglion semi-lunaire et au plexus rénal.

Malgré l'obscurité qui couvre encore les fonctions des capsules surrénales, leur développement, d'autant plus considérable qu'on les observe à une époque plus rapprochée du commencement de la vie intra-utérine, porte à penser que leurs usages sont spécialement relatifs à la vie embryonnaire; peut-être sont-ils, comme les autres ganglions sanguins, tels que le foie, la rate, le corps thyroïde et le thymus, destinés à perfectionner l'hématose, opinion que rendent probables, ainsi que le fait remarquer Meckel, leur libre communication avec le système veineux, et leur voisinage de la veine cave inférieure. D'un autre côté, on pourrait croire aussi que ces corps sont en rapport immédiat avec les organes génitaux, quand on considère la simultanéité du développement des uns et des autres dans plusieurs ordres de la classe des mammifères, et la coïncidence d'anomalies qu'on rencontre dans les capsules surrénales et les organes de la génération. Quoi qu'il en soit, aucune de ces opinions ne peut être envisagée que comme simple hypothèse dans l'état actuel de nos connaissances sur ce sujet.

Ces organes présentent très-rarement des vices de conformation, et celui qu'on observe le plus communément consiste dans leur petitesse extrême, ou même dans leur absence complète, coïncidant avec un développement incomplet de l'encéphale et de la moitié supérieure du corps; l'imperfection de leur développement accompagne assez souvent l'hydrocéphalie congénitale. Il paraît que le nombre des capsules surrénales peut varier en plus, ainsi que l'attestent les observations rapportées par Duvernoy, Morgagni et Otto; mais ne serait-il pas probable que l'on ait considéré comme tel le résultat de scissions accidentelles dans ces organes qui sont primitivement lobulés? On ne connaît que très-peu d'exemples de leur hypertrophie; et quant à leurs altérations morbides, la science ne possède aucuns faits propres à fournir quelques lumières sur ce point de la pathologie du fœtus.

(C. P. OLLIVIER.)

SURTOUT LIGAMENTEUX DU RACHIS; expression impropre employée pour désigner les ligamens vertébraux antérieur et postérieur.

SURVIE, s. f., état, condition d'un individu qui survit à un autre, qui ne meurt qu'après un autre. Il arrive quelquefois que des membres d'une même famille, ou que des personnes liées par des dispositions testamentaires, périssent à la fois dans un même désastre sans qu'aucun témoignage puisse indiquer lequel a survécu à l'autre ou à tous les autres. Il est cependant important de connaître ce fait, pour fixer la transmission des héritages. C'est là ce qu'en médecine légale on appelle *questions de survie*. Pendant long-temps les médecins-légistes ont agité ces questions, dont la solution était basée le plus souvent sur des raisonnemens hypothétiques plutôt que sur des faits exactement observés. Pour parvenir à un résultat satisfaisant, il faudrait d'abord un plus grand nombre d'observations que celui qu'on possède. De plus, si l'on considère la foule de circonstances qui peuvent faire varier le moment de la mort chez plusieurs individus qui périssent dans un accident commun, on devra croire que les principes tirés de ces observations, fussent-elles recueillies avec exactitude, ne seraient pas toujours légitimes, qu'ils seraient sujets à contestation, et prêteraient par conséquent à l'arbitraire. Notre législation actuelle a mis fin à toutes discussions de cette nature, qui avaient été souvent élevées dans nos anciens tribunaux, en adoptant les dispositions suivantes :

Si plusieurs personnes respectivement appelées à la succession l'une de l'autre périssent dans un même événement, sans qu'on puisse reconnaître laquelle est décédée la première, la présomption de survie est déterminée par les circonstances du fait, et à leur défaut par la force de l'âge et du sexe.

Si ceux qui ont péri ensemble avaient moins de quinze ans, le plus âgé sera présumé avoir survécu; s'ils étaient tous au-dessus de soixante ans, le moins âgé sera présumé avoir survécu. Si les uns avaient moins de quinze ans, et les autres plus de soixante, les premiers seront présumés avoir survécu.

Si ceux qui ont péri ensemble avaient quinze ans accomplis, et moins de soixante, le mâle est toujours présumé avoir survécu lorsqu'il y a égalité d'âge, ou si la différence qui existe n'excède pas une année. — S'ils étaient du même sexe, la présomption de survie qui donne ouverture à la succession dans l'ordre de la nature, doit être admise; ainsi, le plus jeune est présumé avoir survécu au plus âgé (*Code civil*, art. 720, 721 et 722).

Chabot (de l'Allier) remarque, à l'occasion de ces articles, que la loi n'a point prévu le cas où l'une des personnes qui ont péri dans le même événement avait moins de quinze ans, et l'autre plus de quinze, mais moins de soixante. Il est évident, dit-il, que celle-ci doit être présumée avoir survécu, parce qu'elle avait plus de force : cela résulte nécessairement et de la disposition de l'article 720, qui porte que la présomption de survie doit être déterminée par la force de l'âge, et par les motifs qui ont fait admettre les distinctions établies dans les articles 721 et 722.

Il serait certainement possible de contredire, par quelques faits, les principes un peu absolus énoncés dans les dispositions légales que nous venons de transcrire. En effet, si l'on consulte les observations éparses dans les auteurs, des personnes qui ont péri par suite d'abstinence d'alimens, par la submersion, par l'asphyxie que produisent des gaz délétères, etc., l'on voit que les choses se sont passées dans quelques-uns de ces cas d'une manière tout opposée à celle que suppose le législateur. Mais celui-ci ne pouvait avoir égard à toutes les exceptions qui se seraient présentées : pour éviter les discussions et l'arbitraire que de semblables dispositions eussent fait naître, il a dû admettre des principes fixes et des limites précises, quoique la nature des phénomènes organiques soit l'inconstance et la variabilité. C'est pourquoi nous n'imiterons pas quelques médecins légistes qui ont cru devoir agiter des questions que la loi a soustraites à leur juridiction. (RAIGE DELORME.)

SUS-CARPIEN, NNE, adj. et s., *supra-carpianus*, qui appartient à la face dorsale du CARPE.

SUSCEPTIBILITÉ, s. f., état particulier du cerveau dans lequel cet organe perçoit plus activement et même avec peine les impressions physiques et morales qui ne l'affectent ordinairement pas d'une manière désagréable. On caractérise souvent cette susceptibilité de nerveuse, et elle s'observe dans les affections de ce nom, particulièrement dans l'hystérie et l'hypocondrie.

SUS-CLAVICULAIRE, adj., *supra-clavicularis*, qui est placé au-dessus de la clavicule.

SUS-CLAVICULAIRE (la région) forme la partie latérale et inférieure du cou : elle est située immédiatement au-dessus de la clavicule entre le sterno-mastoïdien d'une part, le trapèze et le splénius de l'autre; sa forme est triangulaire; son étendue est toujours proportionnée à celle de la clavicule, et facile à apprécier par la dépression qu'elle offre pendant l'élévation de l'épaule, et qui est surtout très-prononcée chez les vieillards et les personnes maigres. Les parties constituantes de cette région ayant été indiquées dans la description du cou (*voyez* ce mot), nous n'y reviendrons pas ici; seulement nous rappellerons qu'elle est spécialement formée par tous les organes que l'on trouve dans la dépression sus-claviculaire, et que les plaies profondes de cette région sont toujours très-graves.

SUS-COSTAUX (les muscles) sont au nombre de douze de chaque côté, et situés dans la région dorsale, sur les articulations costo-vertébrales; leur forme est triangulaire : attachées supérieurement sur le sommet de toutes les apophyses transverses dorsales, leurs fibres se terminent inférieurement sur le bord supérieur de la côte qui est au-dessous, entre l'angle de celle-ci et sa tubérosité.

Ces muscles correspondent en arrière avec la masse commune des muscles du dos, en avant avec les intercostaux externes et les ligamens costo-transversaires postérieurs; on peut les ranger dans la classe des muscles inspirateurs. Spigel, Cowper, MM. Boyer et Chaussier, les considèrent comme faisant partie des muscles intercostaux externes. (MARJOLIN.)

SUS-ÉPINEUX, EUSE, adj. et s., *supra-spinosus*, ou *supra-spinatus*, qui est situé au-dessus de l'épine.

SUS-ÉPINEUSE (la fosse) est située au-dessus de l'épine de l'omoplate; cet enfoncement se trouve entièrement rempli par le muscle sus-épineux. *Voyez* OMOPLATE.

SUS-ÉPINEUX (les ligamens) sont au nombre de deux; l'un, qu'on peut nommer *dorso-lombaire*, est étendu sur le sommet des apophyses épineuses des vertèbres dorsales et lombaires, depuis la septième vertèbre cervicale jusqu'à la crête moyenne du sacrum. Il est plus épais dans la région lombaire que dans la région dorsale. L'autre ligament sous-épineux est *cervical*, se fixe à la septième vertèbre cervicale, se porte de là de bas en haut entre les muscles trapèzes, splénius, grands complexus, et se termine à la protubérance occipitale externe, où il s'insère : en avant il donne naissance à un prolongement celluleux qui s'étend de la crête occipitale aux intervalles des tubercules des vertèbres cervicales jusqu'à la dernière.

SUS-ÉPINEUX (le muscle) est épais, alongé, triangulaire, fixé par une aponévrose mince à l'épine de l'omoplate, au bord coracoïdien de cet os, à la partie supérieure de son bord spinal, et aux deux tiers internes de la surface de la fosse sus-épineuse par des fibres aponévrotiques. De ces diverses insertions, les fibres charnues se rendent sur un tendon qui se confond en partie avec la capsule de l'articulation huméro-scapulaire, et vient s'attacher à la facette supérieure de la grosse tubérosité de l'humérus.

Ce muscle correspond en arrière au trapèze, au ligament coraco-acromien et au deltoïde; en avant il recouvre la fosse sus-épineuse et une partie de la capsule articulaire. Ses usages sont d'élever le bras et de le porter en dehors.

SUS-HYOIDIEN, NNE, *supra-hyoïdeus*, qui est situé au-dessus de l'os hyoïde.

On désigne collectivement sous le nom de *muscles sus-hyoïdiens* le digastrique, le stylo-hyoïdien, le mylo-hyoïdien et le génio-hyoïdien, parce qu'ils se trouvent tous au-dessus de l'os hyoïde.

SUS-HYOÏDIENNE (la région), subdivision de la grande région du cou (*voyez* ce mot), est circonscrite en haut par le bord inférieur de l'os maxillaire, en bas par l'os hyoïde, et latéralement par une ligne qui s'étendrait à droite et à gauche de l'angle maxillaire à la grande corne de l'os hyoïde. Cette région est symétrique, située sur la ligne médiane, et comprend dans son épaisseur toute la paroi inférieure de la cavité buccale et une partie de la paroi antérieure du pharynx. Elle se trouve ainsi dirigée, de telle sorte que sa partie antérieure forme avec la postérieure un angle arrondi et ouvert en bas.

Sur la ligne médiane on trouve successivement au-dessous de la peau une couche cellulo-adipeuse, les muscles peauciers réunis par l'aponévrose cervicale, des filets nerveux du plexus cervical superficiel, des ramifications de l'artère submentale, une couche musculaire épaisse, résultant de l'adossement du ventre antérieur de l'un et l'autre digastriques, l'aponévrose qui les unit inférieurement, des ramifications profondes de l'artère submentale qui recouvrent un autre plan charnu formé par les muscles mylo-hyoïdiens derrière lesquels on trouve les deux génio-hyoïdiens, au-dessous les génio-glosses, plus profondément en haut et en avant la membrane muqueuse de la cavité buccale, un prolongement de la glande sublinguale et du conduit de Warthon, tandis qu'en bas et en arrière cette région est terminée par la langue, dont l'épaisseur la sépare du pharynx et de la bouche. Sur les côtés de la ligne médiane, on trouve successivement derrière les muscles peauciers, une lame fibro-celluleuse fixée au bord et à l'angle de l'os maxillaire, un réseau vasculaire formé par le tronc et les branches de la veine et de l'artère faciales, quelques vaisseaux lymphatiques, le nerf mylo-hyoïdien du dentaire inférieur, les filets inférieurs du facial et ceux du plexus cervical superficiel, la glande sous-maxillaire et beaucoup de ganglions lymphatiques. Au-dessous de ces différentes parties, on rencontre le muscle mylo-hyoïdien qui recouvre en haut et en avant un prolongement de la glande sous-maxillaire, la glande sublinguale, le conduit de Warthon, le nerf lingual et l'artère sublinguale; en bas et en arrière le même muscle mylo-hyoïdien est au devant des muscles stylo-glosse et hyo-glosse entre lesquels on voit une partie de l'artère linguale, et le nerf grand hypo-glosse; en dehors du muscle hyo-glosse on trouve ce même nerf et la veine linguale.

Les dimensions et la direction de la région sus-hyoïdienne sont très-sujets à varier par suite des mouvemens imprimés à l'os hyoïde, qui en restreint les limites quand il s'élève, et qui au contraire l'agrandit quand il s'abaisse.

SUS-ORBITAIRE, adj., *supra-orbitalis* ou *orbitarius*, qui est situé au-dessus de l'orbite.

SUS-ORBITAIRE (l'artère), nommée aussi *sourcilière*, est une branche de l'artère OPHTHALMIQUE. *Voyez* ce mot.

SUS-ORBITAIRE (le trou), ou *orbitaire supérieur*, est situé à la réunion du tiers interne avec les deux tiers externes de l'arcade orbitaire; quelquefois il n'y a qu'une échancrure au lieu d'un trou. *Voyez* FRONTAL (os).

SUSPENSEUR, adj., *suspensor*, qui suspend, qui soutient.

SUSPENSEUR (le ligament) du foie est un repli triangulaire que forme le péritoine entre la face inférieure du diaphragme et la face convexe du foie, et qui s'étend des environs de l'ombilic jusque dans la scissure du foie, renfermant dans son épaisseur la veine ombilicale. Il peut arriver qu'une tumeur graisseuse de la ligne blanche se continue avec le tissu adipeux qui existe quelquefois dans l'écartement des lames de ce repli séreux, en sorte que la tumeur graisseuse venant à augmenter de volume en dehors, exerce sur le ligament une traction assez forte pour que le foie soit entraîné en bas. Cette disposition, signalée par M. Ollivier (*Supplém. au Traité des hernies de Scarpa*) peut concourir à expliquer les douleurs de tiraillement analogues à celles qui résultent d'un étranglement interne, et accusées par certains malades affectés de ces tumeurs improprement appelées *hernies graisseuses de la ligne blanche*, pour lesquelles il a fallu quelquefois recourir à l'opération.

SUSPENSEUR (le ligament) du pénis est un faisceau fibro-celluleux, triangulaire, qui s'étend de la partie antérieure de la symphyse du pubis au corps caverneux qu'il soutient. *Voyez* PÉNIS.

SUSPENSEUR (le ligament) du testicule, qu'on désigne assez communément sous le nom de *gubernaculum testis*, est un cordon triangulaire, fibro-celluleux, qui se porte, chez le fœtus, de la branche de l'ischion et de la peau du scrotum à la partie postérieure du testicule, avant la sortie de cet organe hors de l'abdomen Il se continue évidemment avec le *fascia superficialis*, et en se rétractant pour tirer le testicule hors du ventre, il alonge les fibres du muscle petit oblique, forme le cremaster, et s'épanouit ensuite pour constituer le dartos. On trouve chez l'adulte une grande partie de cè cordon fibro-celluleux, qui forme un large faisceau, très-résistant, triangulaire, et qui fixe le testicule au scrotum. *Voyez* TESTICULE.

SUSPENSEUR (muscle) ou élévateur du testicule; nom donné au CRÉMASTER. *Voyez* ce mot. (MARJOLIN.)

SUSPENSOIRE, s. m. et adj. Ce mot, qui est employé quelquefois comme synonyme de *suspenseur*, vient de *suspendo*, je suspends. Les anatomistes donnent le nom de *suspensoire* à plusieurs ligamens destinés à soutenir certains organes.

Le mot *suspensoire* ou *suspensoir* s'emploie le plus ordinairement pour désigner un bandage qui sert à soutenir le scrotum, ou à maintenir les topiques et les pièces d'appareil qu'il est quelquefois nécessaire d'appliquer sur cette partie. Ce bandage, qui a en quelque sorte la forme d'une poche, doit avoir une largeur proportionnée au volume des bourses. Pour faire un suspensoire on prend un morceau de toile, de futaine, de tricot ou de peau, qui ait de six à huit pouces en carré : après l'avoir plié en deux parties égales, on le coupe d'un côté depuis le milieu jusqu'à la réunion de cette extrémité, en observant de suivre une ligne courbe. On coud ensuite l'endroit coupé, et on pratique au milieu de la partie supérieure de cette espèce de poche un trou destiné au passage du pénis. Pour terminer ce bandage, on doit fixer à ses quatre angles un bout de bande qu'il faut avoir soin de garnir de quelques œillets. Les deux chefs supérieurs, dont l'un a trois quarts d'aune de longueur, et l'autre un demi-pied seulement, s'attachent autour du corps comme une ceinture; les chefs que l'on attache aux angles inférieurs, et qui ont chacun une demi-aune de long, après avoir croisé chaque cuisse, passent au-dessous de la fesse pour venir se fixer sur les côtés de la ceinture, l'un à droite et l'autre à gauche.

L'hydrocèle, les hernies volumineuses qui ne sauraient être réduites, réclament l'usage du suspensoire. Ce bandage ne doit jamais être négligé dans les maladies des testicules, dans le varicocèle, qu'il guérit quelquefois. Je dois rappeler aussi que les personnes affectées de blénorrhagie préviennent souvent le phlegmon des testicules en ayant le soin de porter un suspensoire.

(MURAT.)

SUSPIRIEUX, adj., *suspiriosus;* on désigne ainsi la respiration lorsque son rhythme habituel est interrompu fréquemment par les mouvemens particuliers d'inspiration et d'expiration qui constituent le soupir. *Voyez* RESPIRATION.

SUS-PUBIEN, NNE, adj., *supra-pubianus*, qui est situé au-dessus du pubis.

On appelle, d'après M. Chaussier, *sus-pubienne* l'artère ÉPIGASTRIQUE, et cordons *sus-pubiens* les ligamens ronds de l'UTÉRUS. On nomme aussi *sus-pubien* le rameau interne de la branche antérieure du premier nerf LOMBAIRE. *Voyez* ce mot.

SUS-SCAPULAIRE, adj. pris subst., *sus-scapularis*, qui est situé sur l'omoplate. On emploie cette expression comme synonime de SUS-ÉPINEUX.

SUTURE, s. f., *sutura.* On donne ce nom, en anatomie, aux articulations immobiles qui réunissent les os du crâne et de la face. (MARJOLIN.)

SUTURE, s. f., *de suo*, je couds. On donne ce nom en chirurgie aux moyens que l'on emploie pour réunir les bords d'une plaie et les maintenir en contact avec des points d'aiguilles. Lorsque les parties ont été divisées par un instrument tranchant, et qu'on peut rapprocher les bords de la plaie et les maintenir en contact pendant un temps suffisant, elles se réunissent *par* première intention, comme il a été dit à l'article PLAIE. Pour maintenir en contact ces bords pendant le temps nécessaire à leur cicatrisation, on a imaginé plusieurs espèces de sutures; les anciens en pratiquaient un grand nombre dont plusieurs ont été entièrement abandonnées. On n'emploie plus guère dans la pratique que la suture entrecoupée et la suture entortillée, que nous allons d'abord faire connaître.

Suture entrecoupée ou à points séparés. — On a nommé ainsi cette suture, parce que les points qui la forment sont entièrement séparés les uns des autres, et ont chacun un fil propre. Voici comment on la pratique : la plaie ayant été nettoyée et débarrassée de tous les caillots de sang, et ses lèvres ayant été mises en contact, on prend une forte ligature armée d'une aiguille courbe à chaque extrémité; on porte l'une des aiguilles de dedans en dehors, du fond de la plaie vers la peau, et on la fait sortir à une certaine distance de la division. On porte de la même manière la seconde aiguille dans l'autre lèvre de la plaie, et on lui fait parcourir un trajet correspondant à celui de la première. On doit avoir soin d'enfoncer les aiguilles assez loin des bords de la plaie pour que la ligature ne déchire ni les muscles ni la peau; cette distance doit être proportionnée à l'étendue de la plaie et à la tendance que ses bords ont à se rétracter; les autres points ne sont que la répétition du premier. Lorsque tous les fils sont passés, on fait rapprocher par les mains d'un aide les lèvres de la plaie, et on fixe les points de suture les uns après les autres, au moyen d'un double nœud, ou encore mieux d'une simple rosette qui permet de les relâcher plus tard, s'ils devenaient trop serrés par le gonflement inflammatoire qui doit survenir. Il est peu important de commençer à lier les fils sur le milieu de la plaie ou par ses extrémités. Il faut placer les nœuds sur le bord de la plaie le moins déclive, et les graisser avec un peu de cérat, afin que les humeurs qui doivent suinter de la plaie ne les collent pas, et ne s'opposent pas ainsi à ce qu'on puisse les relâcher avec facilité, si plus tard la chose était jugée convenable. Le nombre des points de suture doit être proportionné à l'étendue de la plaie; les chirurgiens anglais établissent qu'il suffit en général d'un point de suture pour chaque pouce, mais que dans quelques cas il faut rapprocher davantage ces points, surtout lorsqu'une plaie offre une grande étendue transversale, et que les muscles ont été divisés dans le même sens. Lorsque la suture a été ainsi pratiquée, on applique sur la plaie un plumasseau enduit de cérat, et on garnit ses bords avec des compresses longues, étroites, et suffisamment épaisses. On doit favoriser son action par l'application d'un bandage unissant et de bandelettes agglutinatives; et ce n'est que lorsqu'on s'est assuré que les bords de la plaie sont agglutinés qu'on retire les fils, c'est-à-dire dans le plus grand nombre des cas, vers le troisième ou le quatrième jour. Pour cela, on coupe les fils près des nœuds, et on les retire avec précaution, de manière à n'opérer aucun tiraillement sur les bords de la plaie. Lorsque les fils ont été enlevés, il s'écoule ordinairement un peu de pus par les ouvertures qui leur livraient passage; mais cette suppuration ne tarde point à se tarir. Il faut également avoir soin, lorsqu'on a retiré les ligatures, de soutenir les bords de la division jusqu'à ce que leur cicatrisation soit assez solide pour qu'on n'ait pas à craindre leur écartement. — La suture entrecoupée est celle dont on se sert pour réunir le plus grand nombre des plaies; c'est à elle qu'on a également recours pour remédier à la division congéniale du voile du palais. *Voyez* STAPHYLORAPHIE.

Suture entortillée. — On donne ce nom à la suture que l'on pratique avec des aiguilles droites que l'on laisse à demeure dans les bords de la plaie, et sur lesquelles on retient ces mêmes bords jusqu'à leur cicatrisation, au moyen d'une ligature que l'on passe et que l'on entortille sur les extrémités des aiguilles. Cette opération est spécialement usitée pour le bec-de-lièvre, et a été décrite à cette occasion. *Voyez* BEC-DE-LIÈVRE.

Suture enchevillée.—Cette suture, à laquelle on n'a que rarement recours, ne diffère de la suture entrecoupée qu'en ce qu'au lieu d'arrêter et de nouer ensemble les extrémités des fils, on les fixe sur deux bougies ou deux rouleaux de taffetas ciré de médiocre grosseur, et dont la longueur est proportionnée à celle de la plaie. Chaque fil doit former une anse à l'une de ses extrémités, et cette anse doit répondre au bord de la plaie le plus déclive. Lorsqu'ils sont placés, on engage un des rouleaux dans les anses, et après avoir écarté de l'autre côté les brins de fil dont les cordons sont composés, on place le second rouleau dans leur intervalle, et on l'assujétit par un nœud simple, suivi d'une rosette; le pansement est le même qu'après la suture entrecoupée. Je pense que la suture enchevillée est préférable à la suture entrecoupée, dans les larges plaies pénétrantes des parois abdominales, parce que les bords de la plaie sont parfaitement soutenus dans leur partie profonde, et ne tendent point à se renverser en dedans, comme cela arrive lorsqu'on a employé la seconde espèce de suture chez les individus, dont les parois abdominales sont maigres ou très-molles.

Suture fausse ou sèche.—La plupart des chirurgiens modernes ont confondu cette suture des anciens avec la simple réunion des plaies par les emplâtres agglutinatifs. Pour pratiquer cette suture, on étendait l'emplâtre agglutinatif sur un morceau de toile, en laissant un rebord non couvert de la substance emplastique, et on appliquait un morceau de cet emplâtre de chaque côté de la plaie, en ayant soin d'opposer les bords non enduits l'un à l'autre; on les tirait ensuite l'un vers l'autre afin de les coudre avec une aiguille ordinaire. De là l'expression de suture sèche (*sutura sicca*), par opposition à la suture ensanglantée (*sutura cruenta*) dans laquelle on passe les aiguilles à travers les parties molles. On se servait de la suture sèche dans toutes les plaies de la face, afin d'éviter les cicatrices; elle est aujourd'hui généralement abandonnée, et remplacée avec raison par des bandelettes agglutinatives.

Sutures du canal intestinal.—Le traitement des plaies du canal intestinal doit varier suivant une foule de circonstances; et la suture, qui, dans la plupart des cas, est le seul moyen rationnel que l'on puisse employer, serait cependant quelquefois inutile, ou même dangereuse.

Quelques jours se sont écoulés depuis l'accident, et la nature, par une inflammation adhésive, a déjà suppléé aux secours de l'art, ou bien la plaie est récente.

Dans ce dernier cas, l'intestin lésé peut rester renfermé dans la cavité de l'abdomen, et toute recherche tendant à le découvrir et à le ramener au dehors serait imprudente et pourrait exposer aux plus graves dangers. L'intestin, au contraire, peut faire saillie à l'extérieur.

Si la plaie ne dépasse pas quatre ou cinq lignes, il peut être réduit, et l'on n'a pas besoin de pratiquer de suture; Ambroise Paré et Scarpa en ont donné l'exemple. Dans un cas analogue, où la plaie, quoique petite, laissait cependant échapper des matières fécales, Astley Cooper, dans une opération de hernie, saisit l'ouverture avec une pince au-dessous de laquelle il fit passer une ligature qu'il serra fortement. Les extrémités des fils furent coupées au ras de l'intestin; celui-ci fut réduit, et le malade guérit parfaitement.

L'intestin est-il ouvert plus largement, il n'y a point à hésiter; il faut pratiquer la suture, malgré l'opinion de Scarpa et de Travers; des succès assez nombreux en recommandent l'usage.

Mais s'il ne peut y avoir aucun doute sur l'efficacité de ce moyen, doit-il en exister pour le choix des procédés?

La *suture de Pelletier*, qui est la plus ancienne, consiste à percer obliquement, à l'aide d'une aiguille droite et ronde, armée d'un fil simple et ciré, les deux bords de la plaie rapprochés l'un de l'autre; puis, partant de l'un des angles, à arriver jusqu'auprès de l'autre, en traversant toujours obliquement d'un côté à l'autre des bords de la plaie, et en passant le fil pardessus, de manière à former une série de spirales, comme dans la couture en surjet. Les deux extrémités du fil sont maintenues au dehors : pour le retirer, on coupe un côté tout près du ventre, et l'on tire doucement de l'autre.

Une autre plus récente, dite *suture à anse*, est celle de Ledran. Pour la pratiquer, il faut avoir autant d'aiguilles droites, rondes, armées chacune d'un fil non ciré, que l'on veut faire de points de suture; on passe directement ces fils à travers les lèvres de la plaie, en laissant un intervalle entre chaque. On retire les aiguilles; puis, après avoir réuni entre eux tous les fils d'un même côté, on unit les deux cordons, que l'on tortille pour n'en plus faire qu'un seul.

Enfin, depuis long-temps on emploie de préférence celle de Bertrand, ou la *suture à points passés*. Elle consiste à passer un fil d'un point à l'autre de la plaie, à le repasser ainsi jusqu'à l'extrémité de la division, et à maintenir les deux bouts du fil à l'extérieur.

Ces procédés, indépendamment des inconvéniens graves qui appartiennent à chacun d'eux, manquent tout-à-fait le but que l'on doit se proposer dans le traitement des plaies du canal intestinal : ils s'opposent tous trois à une réunion immédiate. Ceux de Pelletier et de Ledran, ne permettant pas même de réunion médiate, doivent encore laisser craindre un épanchement; enfin, le dernier, qui paraît le moins défectueux de tous, expose à l'inflammation, et quand même il aurait pu favoriser le développement d'adhérences, on ne saurait peut-être retirer les fils sans les détruire.

Tout insuffisans, tout dangereux même que sont ces moyens, ils étaient cependant les seuls que la chirurgie eût en son pouvoir pour remédier aux divisions des intestins, quand M. Jobert, un de mes élèves, imagina une méthode exacte et sûre, laquelle doit désormais remplacer avec avantage ces procédés défectueux, qui sont aussi à craindre que le mal auquel ils sont chargés de porter remède.

Frappé des dangers attachés à ces méthodes, et se fondant sur les mêmes principes qui déjà avaient servi de base à son invagination (*voyez* INVAGINATION), M. Jobert pensa qu'en renversant les bords de la plaie, de manière à mettre les séreuses en contact, et en maintenant le tout à l'aide d'une suture qu'il propose, et que je décrirai plus bas, il atteindrait le véritable but en évitant tous les inconvéniens. Il commença dès lors sur les animaux une série d'expériences, auxquelles j'assistai, tant au moment de l'opération qu'à celui des autopsies, et qui toutes furent couronnées de succès.

Il incisait une portion d'intestin quelquefois dans une étendue de deux pouces; à l'aide de l'aiguille, il renversait les bords en dedans, de manière à adosser la membrane séreuse à elle-même, et il les maintenait en contact. Plusieurs plaies furent pratiquées sur l'intestin grêle, tant suivant sa longueur que suivant son diamètre transversal : dans toutes il obtint, par ce procédé, une cicatrisation et une guérison complète.

Quatre opérations furent tentées sur le gros intestin, dont

une sur le colon descendant d'un jeune chien; toutes quatre furent couronnées du même succès.

Une expérience qui se rapproche tout-à-fait des précédentes pour les conséquences que l'on peut en tirer, fut pratiquée aussi par ce jeune chirurgien, en ma présence, sur l'estomac d'un gros chien. Après avoir incisé l'épigastre, et mis l'estomac à découvert, il le divisa dans une étendue de deux pouces à l'aide d'un bistouri; les bords furent renversés et maintenus comme dans les expériences sur les intestins; il n'y eut aucune espèce d'accidens : au bout de cinq jours, les fils furent retirés, et le douzième, l'animal fut tué par l'ouverture des carotides; l'estomac était parfaitement cicatrisé.

Les autopsies ont laissé voir l'épiploon très-légèrement adhérent à l'ouverture extérieure. Les portions d'intestin et de l'estomac sur lesquelles on avait pratiqué la division présentaient *au dehors* une trace linéaire plus blanche que dans l'état naturel; il y avait continuité parfaite; à l'intérieur une saillie tout-à-fait semblable à l'envers d'une couture; la membrane muqueuse reproduite existait partout sans interruption.

Ces faits prouvent la facile adhésion des séreuses, et leur cicatrisation prompte, par la formation d'une lymphe plastique, semblable à celle qui produirait le tissu cellulaire accidentel; ce qui n'arrive jamais pour les membranes muqueuses entre elles, puisque dans les expériences que M. Jobert a tentées à ce sujet, il a vu les parois de l'intestin être coupées, les deux bouts s'éloigner, et l'épanchement se faire dans le ventre.

Guidé par ces expériences, et enhardi par ses succès, M. Jobert proposa pour la chirurgie humaine l'application des procédés suivans, dont il s'était servi sur les animaux, et bientôt j'eus l'occasion de les employer chez l'homme avec le même succès.

Les bords de la plaie étant lavés, les corps étrangers enlevés, on procède au renversement des bords en dedans, ce qui se fait à l'aide d'une aiguille moyenne en longueur et en épaisseur, armée d'un fil ciré; introduite d'un côté à deux lignes de la plaie pour ressortir à une ligne toujours du même côté, elle passe par-dessus la division, pour gagner l'autre bord, dans lequel elle pénètre à une ligne pour en ressortir à deux. De cette manière on opère en même temps le renversement et l'adossement.

Tantôt on ne prend que deux tuniques à la fois, comme

M. Jobert l'a fait sur des animaux, et comme je l'ai indiqué moi-même; tantôt, quand les parois de l'intestin sont minces, on les traverse en totalité.

Une fois le renversement opéré, s'il y a inflammation, les extrémités du fil sont tortillées entre elles, ce qui suffit très bien pour les maintenir en contact, et ces fils sont retenus au dehors à l'aide d'un morceau de diachylum gommé; si, au contraire, il n'y a pas d'inflammation, on noue les fils sur les bords mêmes de la division, et on les coupe au ras de l'intestin que l'on réduit dans le ventre.

Le nombre des points de suture ne saurait être limité *à priori;* on en met autant qu'il est nécessaire pour que les intervalles ne laissent pas échapper de matières fécales, et pour que la membrane muqueuse ne fasse pas hernie.

Enfin, dans une section presque complète de l'intestin, M. Jobert a encore interposé entre les bords de la plaie une lame mince d'épiploon, sans être détachée du reste de cette frange membraneuse, et le tout a été maintenu par quelques points de suture à angle. J'ai vu plusieurs de ces expériences pratiquées sur des chiens qui tous ont guéri; et aux autopsies, nous avons trouvé, à l'extérieur, l'adhérence de l'épiploon qui se continuait avec l'intestin; à l'intérieur, une partie flottante en forme de petit tampon libre et non adhérente à la muqueuse. D'ailleurs cicatrisation parfaite; le calibre de l'intestin n'était pas rétréci; pas d'inflammation. Tels sont les procédés, et les seuls, par lesquels il convient de remédier aux plaies des intestins. Leur efficacité me semble mise hors de doute par les nombreuses expériences de M. Jobert, et parce que le premier les ayant appliqués à l'homme, j'en ai obtenu tout le succès que je pouvais en attendre. C'était dans un cas de hernie inguinale congénitale étranglée, et pendant le débridement de laquelle une anse d'intestin échappée des mains de l'aide, se présenta au devant de l'instrument, et fut ouverte dans l'étendue d'un pouce et demi. J'eus recours à la suture d'après le procédé de M. Jobert : je renversai les bords de la plaie, et je mis les membranes séreuses en contact. Deux points de suture suffirent pour maintenir les bords ainsi rapprochés, et le tout fut réduit dans la cavité abdominale.

Le malade, sans avoir éprouvé d'accident grave, fut guéri en moins d'un mois, époque à laquelle il sortit de l'hôpital Saint-Louis, la plaie entièrement cicatrisée.

Depuis cette époque, j'ai revu le malade à différentes époques, il continuait de jouir de la meilleure santé.

Les anciens faisaient bien plus fréquemment usage des sutures que les modernes, ainsi que nous l'avons déjà dit : on n'emploie plus en effet cette méthode de réunir les parties molles divisées que dans les cas où les autres moyens seraient insuffisans. On doit toujours s'en abstenir dans les plaies envenimées, dans les plaies contuses dont les bords déchirés ne pourraient se réunir par première intention, dans celles qui sont compliquées d'une inflammation violente et qui doivent nécessairement suppurer.

Pibrac, dans un mémoire inséré parmi ceux de l'Académie de chirurgie, s'éleva fortement contre l'abus des sutures, signala leurs inconvéniens, et en restreignit l'usage aux cas où il est impossible de maintenir en contact les bords d'une plaie au moyen de la position et des bandages unissans ordinaires. Ce chirurgien pense que les sutures sont en général plus nuisibles que favorables à la réunion des plaies. Il rapporte un grand nombre d'observations de plaies fort étendues de l'abdomen, du cou, pour la guérison desquelles les bandages unissans ont fort bien réussi, et cela même dans plusieurs cas où les sutures avaient échoué, parce que les fils avaient coupé les parties molles qu'ils comprenaient.

Après la publication du mémoire de Pibrac, on voulut en quelque sorte bannir les sutures de la chirurgie : on voulut même les exclure dans les cas où leur usage est préférable à tout autre moyen contentif, comme après l'opération du bec-de-lièvre.

Aujourd'hui on emploie les sutures dans les cas où les bords d'une plaie ne pourraient être maintenus en contact par les moyens ordinaires dont il a été fait mention à l'article PLAIE. Ainsi, c'est aux sutures qu'il faut avoir recours après l'opération du bec-de-lièvre ; pour la staphyloraphie; après l'ablation des tumeurs cancéreuses des lèvres, lorsqu'il est possible de mettre en contact les bords de la plaie qui résulte de l'opération; après les larges plaies de l'abdomen; les plaies de la trachée-artère, du scrotum, et surtout celles des intestins. Beaucoup de chirurgiens anglais se servent encore des sutures dans des cas où nous les avons abandonnées avec raison, comme après l'extirpation des tumeurs, après les opérations du cancer au sein, de la castration, de la hernie étranglée.

Quant aux sutures du canal intestinal, ce que nous en avons dit suffira pour faire distinguer les cas où on doit les employer et ceux où il faut les rejeter. (J. CLOQUET.)

SYMÉTRIE, s. f., *symetria.* Ce mot désigne une proportion de grandeur et de figure des parties d'un corps entre elles et avec leur tout. En anatomie, cette expression indique dans les animaux une forme régulière qui permet de rapporter toutes les parties qui les constituent à un point ou à un plan. La symétrie que présente l'ensemble du corps de l'animal existe aussi dans beaucoup d'organes considérés isolément, et situés sur la ligne médiane. Envisagée dans la série animale, on retrouve la forme symétrique dans le plus grand nombre des animaux invertébrés; chez les vertébrés, à l'exception d'un genre, la conformation extérieure est exactement symétrique, c'est-à-dire que leurs organes des sensations et des mouvemens sont disposés par paires aux deux côtés d'un axe ou d'un plan médian. Cependant cette similitude entre l'un et l'autre côtés du corps n'est pas telle qu'on doive considérer leurs proportions comme offrant une régularité mathématique. La ressemblance n'est jamais complétement exacte : ainsi, le côté droit est un peu plus développé, plus fort, et même assez souvent un peu plus antérieur que le côté gauche, de sorte qu'il est toujours le premier en action. D'après cette remarque, il est probable que l'habitude que nous avons de nous servir de préférence des membres du côté droit résulte plutôt de cette disposition organique, que de l'éducation et des conditions sociales dans lesquelles nous nous trouvons placés : il n'est pas question ici de la prédominance de volume due à l'exercice plus répété d'un côté du corps, et Bichat, qui a fait cette observation physiologique, ajoute plus loin qu'il croit bien que quelques circonstances naturelles influent sur le choix de la direction des mouvemens généraux du corps.

La physiologie comparative montre également qu'il existe une propension naturelle chez les animaux pour employer plus fréquemment le membre droit : le singe, le chien, le cheval, les oiseaux, etc., etc., en offrent des exemples. Ce n'est pas seulement dans les organes et dans les appareils des animaux pairs, ainsi que le fait remarquer M. de Blainville, que s'observe une disproportion plus ou moins évidente, soit dans le développement, soit même dans la position plus avancée entre ceux du côté droit et ceux du côté gauche; il paraît en être de même des deux côtés du tronc proprement dit, ce qui semblerait être la cause pour laquelle certaines espèces de mollusques céphalés, quand elles s'enroulent en spirale, le font constamment à droite, à moins qu'il y ait anomalie, comme les animaux qui se meuvent avec le tronc même sans appendices libres, le font aussi en commençant la première inflexion par la droite.

La similitude dans les organes des deux côtés d'un même appareil est d'autant plus exacte que cet appareil est plus extérieur, et d'autant moins que cet appareil est plus intérieur. Cette disposition, qui n'avait pas échappé à Bichat, lui avait fourni un des caractères distinctifs d'après lesquels il divisait les organes en ceux de la *vie animale* et ceux de la *vie organique* ou *nutritive*; suivant lui, la symétrie est le caractère essentiel des organes du premier genre chez l'homme, tandis que l'irrégularité dans les formes extérieures est l'attribut spécial des organes de la vie nutritive; mais cette proposition, qui n'est plus applicable aux animaux inférieurs, est loin d'être généralement vraie dans ceux des classes supérieures, car beaucoup d'organes intérieurs offrent tous les caractères d'une symétrie parfaite : tels sont ceux qui constituent l'appareil génito-urinaire, que Bichat assimilait par cette raison aux organes de la vie animale ou de relation.

Les auteurs ont admis dans le corps humain plusieurs sortes de symétrie : l'une, qu'on nomme *latérale*, a pour objet l'étude comparative de deux organes placés à une égale distance de la ligne médiane, et assez habituellement identiques sous le rapport de la forme, du volume et des fonctions; cette symétrie est surtout très-exacte dans la forme extérieure et à la surface du corps. Une autre sorte de symétrie, qu'on pourrait appeler *symétrie d'équilibre*, n'admet sur les deux côtés de la ligne médiane que des organes égaux en masse et en poids. Meckel établit encore une symétrie des moitiés supérieure et inférieure du corps, mais elle est bien moins marquée que la symétrie latérale; il s'appuie de l'analogie qu'il trouve entre les parties constituantes des régions crânienne et pelvienne, et l'arrangement des systèmes d'organes qui existent au-dessus et au-dessous du diaphragme qu'il compare au plan vertical qui suit le trajet de la ligne médiane. Mais il est aisé de voir, dès le premier abord, que ces analogies d'organes ne sont point assez grandes pour qu'on puisse y trouver, comme le veut cet anatomiste, des répétitions des mêmes formes organiques dans le même individu.

SYMÉTRIQUE, adj., *symetricus;* on donne ce nom aux organes qui offrent de la symétrie dans leur conformation. *Voyez* SYMÉTRIE. (C. P. OLLIVIER.)

SYMPATHIE, s. f., de σὺν, *avec,* et πάθος, *passion, affection.* On appelle ainsi, en physiologie et en pathologie, ce genre particulier d'association entre les organes, en vertu duquel quelques-uns sont plus ou moins promptement modifiés, consécutivement à une action normale ou morbide de quelques autres, mais sans que cette modification soit partagée par les organes intermédiaires, et sans qu'elle puisse être rapportée aux connexions mécaniques des parties, ni à l'enchaînement naturel des fonctions. Du reste, pour bien fixer le sens à attacher au mot *sympathie*, il est nécessaire de donner une idée des divers genres d'association qui existent entre les divers organes du corps.

On sait qu'il existe entre toutes les parties d'un corps vivant des associations telles, que ces parties sont plus ou moins dans une dépendance mutuelle les unes des autres, et que la modification imprimée à l'une se propage plus ou moins à toutes les autres. On sait encore que ces associations sont dans tout être vivant d'autant plus nombreuses, que l'organisation et la vie sont dans cet être plus compliquées, et qu'à ce titre elles ne sont chez aucun être plus multipliées que dans l'homme. Or, ces associations sont de diverses sortes; et dans notre *Traité de physiologie* nous les avons ramenées à trois classes que nous avons appelées les *rapports mécaniques*, les *rapports fonctionnels* et les *rapports sympathiques.* 1° Les premiers consistent dans les influences physiques que les divers organes du corps exercent les uns sur les autres. Par cela seul que ces organes sont, ou continus, ou contigus, ou situés très-près les uns des autres, ou réunis sous une même enveloppe commune, ils ne peuvent agir sans s'influencer respectivement d'une manière mécanique, sans que l'exercice des uns n'imprime quelques modifications physiques aux autres, par exemple, ne change leur situation, n'exerce sur eux quelque pression, quelque traction, ne devienne pour eux l'occasion de quelque choc, de quelque secousse. C'est ce qui est surtout des organes de la locomotion, de la respiration, de la circulation, de la digestion, de tout organe exécutant un mouvement appréciable quelconque, ou chargé de conserver en dépôt et d'excréter quelques matières solides ou liquides. Ainsi, la locomotion ne peut s'accomplir sans que les muscles qui agissent ne modifient mécaniquement la situation de beaucoup de parties, n'exercent quelque traction sur les unes, quelque pression sur les autres, n'impriment une secousse à presque toutes. Ainsi, les mouvemens d'inspiration et d'expiration influent mécaniquement sur le cours du sang, impriment à l'estomac un ballottement favorable aux fonctions de ce viscère, aident aux excrétions de la défécation, du vomissement. Le cœur, en projetant le sang dans les artères, imprime à toutes les parties que pénètrent ces vaisseaux, ou qui sont en contact avec eux, une succussion qui est souvent appréciable et qui est pour elles une stimulation vitale. Enfin, il est évident que les organes des ingestions et ceux des excrétions ne peuvent se remplir ni se vider sans faire varier l'espace qu'occupent les organes circonvoisins; et c'est ainsi qu'il n'est pas indifférent pour beaucoup d'organes et de fonctions que l'estomac soit plein ou vide d'alimens, que l'utérus soit ou ne soit pas en état de grossesse, etc. Voilà quelques exemples de ce que nous appelons les rapports mécaniques, rapports ainsi nommés, parce qu'ils reposent sur une application des lois mécaniques ordinaires. 2° Les *rapports fonctionnels*, au contraire, tiennent à l'enchaînement obligé des fonctions; ils sont dus, à ce que c'est par un concours d'organes et de fonctions que se maintient la vie, et que s'accomplit chaque faculté. Il est certain, en effet, que, dans tout être vivant dont l'organisation est complexe et le mécanisme de la vie compliqué, chaque partie n'a pas en elle seule les élémens de sa vitalité, et ne remplit pas à elle seule une fonction; c'est par le concours d'organes divers, et souvent fort distans les uns des autres, que cette vitalité est entretenue, que s'accomplit chaque faculté; et de là de nombreux liens entre les organes, une cause de la dépendance dans laquelle quelques-uns tiennent tous les autres. Par exemple, dans l'homme, la vie dans toute partie est subordonnée à deux conditions, la présence du sang artériel, et une influence nerveuse; mais chacune de ces conditions nécessite, pour être établie, le concours de plusieurs organes; et par conséquent, il est inévitable que toute partie soit plus ou moins dépendante de ceux des organes qui concourent à l'établissement de ces conditions. Ainsi, en ce qui concerne la première, la présence du sang artériel, il faut que les organes de la respiration fassent préalablement ce liquide, que ceux de la circulation le distribuent à tout le corps, que ceux de la digestion élaborent les matériaux destinés à en renouveler la substance, et que ceux de la sécrétion urinaire en effectuent la dépuration. Conséquemment tous ces organes sont liés entre eux et à l'économie entière, comme coopérant à ce même résultat, la présence du sang artériel. On peut dire qu'il en est de même des organes des nutritions, calorifications et sécrétions, pour lesquels le sang paraît être fait, parce que la mesure dans laquelle ces organes emploient et consument ce liquide influe nécessairement sur sa crase, sa constitution, sa quantité. C'est ainsi qu'apparaît entre toutes les parties ce *consensus* signalé depuis Hippocrate, et qui forme le caractère spécifique de toute organisation. Il se montre également à l'égard de la seconde condition de vie, l'influence nerveuse; cette condition ne dépend pas exclusivement, dans les animaux supérieurs, des nerfs propres à chaque partie, et qui paraissaient être les canaux qui l'y apportent; elle dépend encore des centres nerveux, encéphale, moelle spinale, où ceux-ci semblent aller la puiser; du moins, l'intégrité de ces centres, et leur libre communication avec toutes les parties au moyen des nerfs, deviennent des conditions indispensables pour l'existence de cette influence nerveuse. Enfin, ce n'est pas seulement pour l'entretien de la vie en général qu'existent entre les organes des rapports fonctionnels, il en existe de même pour l'accomplissement de nos diverses facultés; presque toutes, en effet, nécessitent la coopération de plusieurs organes; et ceux-ci, conséquemment, doivent être associés sous ce rapport aussi irrésistiblement que sous le précédent. Par exemple, en ce qui concerne la faculté de nutrition, ne voit-on pas des rapports entre les ingestions qui font le sang et les actions diverses qui mettent en œuvre ce liquide? selon que les premières sont augmentées ou diminuées, les secondes se montrent plus ou moins énergiques; l'homme qui use d'une alimentation abondante et d'une bonne qualité développe bien plus d'activité dans toutes ses fonctions, est capable de plus d'efforts physiques et moraux que celui qui est mal nourri. La chose inverse a lieu de même; c'est-à-dire que selon qu'augmentent ou diminuent les pertes que l'on fait, les emplois que l'on fait du sang, augmentent ou diminuent aussi les ingestions destinées à réparer ces pertes, à subvenir à ces emplois ; l'homme qui mène une vie active et laborieuse a besoin de plus d'alimens, d'être mieux nourri que celui qui vit dans l'inaction, dans le repos. On voit également se balancer, se suppléer entre elles et les ingestions et les excrétions ; de sorte que, sous le rapport de la nutrition, beaucoup d'organes non seulement associent leur service de manière à ce que leurs fonctions soient enchaînées et se suivent irrésistiblement les unes les autres, mais encore se transmettent respectivement des influences et se modifient les uns les autres. Tout ceci s'applique à la faculté de se reproduire, à celle de sentir, de se mouvoir, d'exprimer ses sentimens et ses pensées. Les divers actes qui accomplissent la reproduction sont aussi nécessairement enchaînés entre eux que le sont ceux qui effectuent la nutrition ; il y a de même une corrélation entre les uns et les autres. Relativement à la sensibilité, ne sait-on pas que pour la production de toute sensation, soit externe, soit interne, il faut l'intervention de l'encéphale, c'est-à-dire de cet organe qui est en même tems l'agent de toutes les facultés intellectuelles et affectives, et le point de départ de tous les mouvemens volontaires ? Qui ne sait qu'eu égard à cette merveilleuse faculté, la vie de l'homme se partage en deux temps, le sommeil et la veille, entre lesquels il y a les mêmes rapports que ceux qui, dans la faculté de nutrition, existent entre les actes qui font le sang et ceux qui mettent ce liquide en œuvre ? N'observe-t-on pas dans cette faculté de sensibilité, entre les sensations, les sentimens et les idées d'une part, et les mouvemens et les expressions de l'autre, les mêmes corrélations qu'entre les ingestions et les excrétions ? Enfin, ne signale-t-on pas entre tous les actes qui s'y rattachent la même loi de balancement qu'entre les diverses sécrétions et nutritions ; de sorte qu'aussi, si l'un de ces actes est prédominant, toujours par contre un autre est plus faible ? C'est ainsi que les rapports fonctionnels, qui sont d'autant plus nombreux et d'autant plus importans que le mécanisme de la vie est plus compliqué, nous montrent non seulement la vie centralisée, dépendante de l'intégrité de quelques organes centraux, mais encore toutes les parties du corps humain se subordonnant respectivement les unes les autres, et exerçant les unes sur les autres des influences qui tiennent à l'enchaînement naturel des fonctions. De là le nom de *rapports fonctionnels* donné à ce genre d'association des organes. 3° Enfin, outre ces deux premiers genres de rapports, *mécaniques* et *fonctionnels*, il est entre les organes des liens d'un troisième ordre, en vertu desquels aussi une modification survient dans un ou plusieurs organes éloignés à l'occasion de l'impression reçue par un autre; mais sans que cette modification puisse être rapportée aux connexions mécaniques des parties, ou à l'enchaînement naturel des fonctions, et dérive par conséquent d'un rapport mécanique ou fonctionnel; sans qu'elle soit non plus partagée par les organes intermédiaires, ce qui exclut l'idée qu'elle soit due à la continuité des parties; mais qui paraît due à ce que ces organes, qui ainsi se modifient au loin, sont organisés intrinsèquement de manière à vibrer ensemble, si l'on peut parler ainsi, à s'irradier les impressions qu'ils reçoivent ou qu'ils développent. Or, ce sont les associations de ce dernier ordre qu'on appelle *sympathies*, et dont nous avons à traiter particulièrement dans cet article. On remarquera peut-être que la définition que nous donnons de ce genre de connexions, porte moins sur leur nature propre que sur leurs différences d'avec les autres genres d'association des organes; nous y disons des sympathies, moins ce qu'elles sont que ce qu'elles ne sont pas; c'est qu'en effet on n'a pas encore pénétré le mécanisme organique par lequel elles sont établies; dès lors on ne les a spécifiées que par voie d'exclusion en quelque sorte, et c'est ce qui nous a obligé à commencer par des détails aussi étendus sur les divers genres de connexions qui existent entre nos parties. Barthez a défini les sympathies : l'affection d'un organe éloigné à l'occasion d'une impression reçue par un autre organe, mais sans que cette succession puisse être attribuée au hasard, au mécanisme des organes, ni à leur concours d'action dans une forme générique de fonction ou d'affection du corps vivant; n'est-ce pas là une définition établie, ainsi que la nôtre, uniquement d'après des caractères d'exclusion?

L'histoire des sympathies a été jusqu'ici un des points les plus obscurs de la science; l'ignorance où l'on est de leur nature en a été sans doute une des principales causes; mais deux autres circonstances y ont aussi concouru. D'une part, des auteurs ont compris sous le nom de *sympathie* toutes les connexions quelconques qui existent entre les organes. Barthez, par exemple, méconnaissant la définition qu'il avait lui-même donnée, rattachait à ce genre de rapports jusqu'à la gangrène qui survient dans une partie dont on a lié les vaisseaux, confondant ainsi les rapports fonctionnels avec les sympathies. De même, Haller, en assignant six causes aux sympathies, la communication des vaisseaux, celle des nerfs, la continuité des membranes, celle du tissu cellulaire, l'intervention de la partie centrale du système nerveux, c'est-à-dire du cerveau, et enfin une certaine analogie de structure et de fonctions entre les organes, confondait aussi évidemment tous les rapports quelconques qu'on observe entre les parties. Qui ne sent quelle obscurité une telle confusion devait répandre sur toute la question? D'autre part, on sait que pendant long-temps on admit, pour expliquer les phénomènes de la vie, des forces occultes indépendantes de l'organisation, dites *vitales;* or, beaucoup d'auteurs ont attribué les sympathies à l'influence de ces forces, déclarant conséquemment ces sympathies indépendantes de l'organisation, et négligeant ainsi la recherche des conditions matérielles qui les établissent. Telle était, par exemple, l'opinion de Whitt. Nous avons déjà échappé à la première faute, en faisant la distinction des rapports mécaniques, fonctionnels et sympathiques; et nous éviterons de même la seconde, en reconnaissant qu'il n'y a rien dans l'économie qui ne soit dépendant de l'organisation, et en professant que celle-ci contient en elle la raison des sympathies comme celle de tout autre phénomène de vie. L'histoire des sympathies se réduit pour nous à énumérer celles que présente l'économie de l'homme, et à rechercher quel système organique en est l'agent, et par quel mécanisme ce système les établit.

Les rapports sympathiques sont fort nombreux dans le corps humain; et tantôt, ils ont pour but évident d'associer le jeu de plusieurs organes pour l'accomplissement d'une même fonction; tantôt ils n'ont pas cette unité de but, et sont de simples modifications de fonctions, ou même de véritables perturbations, consécutivement à l'action de quelques organes éloignés. Barthez, d'après cela, les avait partagés en deux ordres, les *synergies*, et les *sympathies* proprement dites: il nommait *synergie* le concours d'actions simultanées ou successives de divers organes pour l'accomplissement d'une même fonction, et constituant par leur concert cette fonction; et il appelait *sympathie* la modification survenant, soit en santé, soit en maladie, dans une partie, consécutivement à l'impression reçue par une autre, mais sans qu'il y ait dans l'action de ces parties unité de but.

Par exemple, la puissance qu'a le rectum, lors de la défécation, de déterminer la contraction du diaphragme, était une synergie, et non une sympathie, parce que ces deux actes concourent à une même fonction et la constituent; et au contraire, les envies de vomir qui surviennent dans les premiers mois de la grossesse étaient des phénomènes sympathiques, parce qu'ils ne font pas partie de la fonction de la grossesse. Nous croyons cette distinction sans importance; l'association dans les deux cas est du même genre; il n'y a que des différences du plus au moins; et tout ce qu'on peut en conclure, c'est que souvent les rapports sympathiques sont établis pour l'exercice régulier des fonctions. Souvent, en effet, c'est à l'aide de rapports sympathiques que des organes divers et assez distans les uns des autres associent leur action pour l'accomplissement de la fonction commune à laquelle ils sont destinés; nous allons en citer de nombreux exemples, qui tous prouveront combien Bichat avait erré en définissant les sympathies une aberration, un développement irrégulier des propriétés vitales; loin que ces sympathies soient des phénomènes anormaux, elles sont des phénomènes constans qui entrent dans le plan de l'économie; et cela est vrai des sympathies morbides elles-mêmes : ces sympathies ne sont que des résultats des connexions sympathiques primitivement établies entre les diverses parties du corps humain. Mais, quoi qu'il en soit de cette distinction de la synergie et de la sympathie, venons à l'énumération des phénomènes sympathiques.

Il n'existe aucune classification philosophique des sympathies; on les a énumérées, tantôt d'après l'ordre des fonctions dans lesquelles on les observe, tantôt d'après les propriétés vitales auxquelles se rattachent les phénomènes qui les constituent. C'est d'après cette dernière vue, par exemple, que Bichat traitait successivement des sympathies, selon qu'elles étaient des sympathies de sensibilité et de contractilité animale, ou des sympathies de sensibilité et de contractilité organique. Dans notre *Traité de Physiologie*, nous avons suivi de même un ordre arbitraire, exposant successivement les sympathies, selon qu'elles existent entre des parties d'un même organe, entre diverses parties d'une membrane continue, entre des parties immédiatement contiguës, entre divers organes d'un même appareil, entre les organes d'ingestion et d'excrétion et les appareils musculaires qui leur sont annexés, entre des organes pairs, des organes dont la structure et les fonctions sont analogues, entre divers appareils qui peuvent s'aider dans l'exercice de leurs fonctions, enfin entre organes qui n'ont aucun rapport dans leurs fonctions. Il importe en effet fort peu de suivre dans cette énumération tel ordre plutôt que tel autre, pourvu que l'énumération soit complète, et que le phénomène d'association qu'on y comprend soit évidemment sympathique, et non fonctionnel, non plus que mécanique. Toutefois, pour satisfaire à la brièveté que nous impose l'ouvrage pour lequel nous écrivons, nous réduisons toutes les sympathies aux dix classes suivantes:

1° Dans les organes des sens, il existe des liens sympathiques entre la partie nerveuse de ces organes et les parties qui doivent diriger sur elle l'excitant extérieur qui doit l'impressionner. Par exemple, une association sympathique existe dans l'œil entre l'iris et la rétine, afin que, selon l'impression que fait la lumière sur celle-ci, l'iris règle la dimension de la pupille, et par suite la quantité de lumière qui pénètre dans l'œil. Ce rapport est si évidemment sympathique, que le contact direct de la lumière sur l'iris n'a pas sur le jeu de cette membrane une influence égale à celle que détermine l'impression reçue par la rétine. Un semblable rapport existe, dans l'organe de l'ouïe, entre le nerf acoustique et l'appareil qui fait mouvoir les osselets et varier la tension des membranes du tympan et de la fenêtre ovale; et dans tous les autres sens, entre la partie nerveuse et l'appareil mécanique destiné à conduire à son contact l'excitant extérieur qui doit l'impressionner. Ajoutez que cette association s'étend à toutes les parties qui influent sur la conduite de cet excitant extérieur, et, par exemple, dans l'œil, ne se borne pas à la pupille, mais s'étend à l'appareil des paupières. Et en effet, n'était-il pas nécessaire que la partie qui doit recevoir l'impression se subordonnât celles destinées à diriger sur elle l'excitant qui doit produire cette impression?

2° Au même titre, de semblables associations existent entre les organes des ingestions et les appareils musculaires qui introduisent dans la cavité de ces organes les substances ingérées. Ainsi, selon que l'estomac est vide ou plein d'alimens, selon que ce viscère reçoit des alimens qui lui arrivent une impression favorable ou défavorable, les organes de la déglutition sont plus ou moins excités à accomplir bien ou mal leur office. Il en est de même du poumon, relativement aux actes de l'inspiration et de l'expiration. Bien plus, tandis que dans les sens la sympathie se bornait à faire varier le mouvement par suite duquel l'excitant extérieur était appliqué à la partie nerveuse du sens, ici elle modifie tous les actes organiques qui entrent dans la généralité de la fonction; par exemple, selon que l'estomac appète ou non des alimens, ce ne sont pas seulement les mouvemens musculaires de la déglutition qui s'exécutent avec plus ou moins de facilité et de plaisir, les phénomènes de la gustation et des sécrétions buccales sont aussi modifiés; le goût est vif ou émoussé, la salive remplit la bouche ou se tarit, etc.

3° Pour la même cause encore, existe un semblable lien entre les organes des excrétions, et les muscles destinés à comprimer ces organes et à exprimer de leur cavité les matières excrémentitielles. Dès que le besoin de la défécation se fait sentir, par exemple, sympathiquement se contractent les muscles de l'abdomen. On dira peut-être que cette coïncidence est un effet de la volonté; sans doute cela est ainsi, quand l'excrétion se fait doucement; mais dans le cas contraire, la contraction musculaire est si bien sympathique, qu'elle est irrésistible et qu'on ne peut s'empêcher de l'effectuer. Dans les cas, d'ailleurs, où ces excrétions sont convulsives, involontaires, ces sympathies sont évidentes. Dans le *vomissement*, par exemple, n'est-ce pas involontairement et sympathiquement qu'à la suite de l'impression développée par la membrane muqueuse de l'estomac, le diaphragme et les muscles abdominaux se contractent? N'en est-il pas de même dans la *toux*, l'*éternuement*, le *baillement*? Et de ces cas où la sympathie éclate avec toute évidence, ne peut-on pas conclure à ceux où elle est moins manifeste? Notons ici que la sympathie n'existe pas seulement entre les organes des ingestions et des excrétions proprement dits, et les muscles qui leur sont annexés, mais entre les membranes muqueuses qui tapissent ces organes et les couches musculeuses qui recouvrent celles-ci; aussitôt que la sensation de nausée, par exemple, est développée par la membrane muqueuse de l'estomac, la membrane musculeuse de ce viscère se livre au mouvement antipéristaltique qui doit amener le vomissement; et de même, dès que la membrane muqueuse de la vessie a développé le besoin de l'excrétion urinaire, la membrane musculeuse de ce viscère entre en contraction pour effectuer cette excrétion. On dira peut-être que ces rapports sont fonctionnels, tiennent à ce que les deux couches sont pénétrées par les mêmes nerfs, et reçoivent en même temps la stimulation : mais ce qui prouve que ces rapports sont sympathiques, c'est que jamais les couches musculeuses ne se contractent aussi fortement par une stimulation directe que par la stimulation de la couche muqueuse qui les tapisse. C'est là toutefois ce qui détermine dans le tube digestif dans quel sens se fait le mouvement péristaltique, si l'estomac gardera les alimens, ou les rejettera, etc.; et c'est ainsi que les membranes muqueuses dans tous les organes creux régissent d'après les impressions qu'elles éprouvent le jeu des membranes musculeuses qui les recouvrent.

4° On peut encore rapprocher de ces premières classes de sympathie celles qu'on observe entre la membrane interne du cœur et le tissu musculeux de cet organe, entre la peau et le pannicule charnu quand il existe. A peine le sang a-t-il touché la membrane interne du cœur, que le tissu musculeux de cet organe se contracte; et semblable association se remarque entre la peau et la couche musculeuse qui est subjacente. Les raisons de cette association sont les mêmes que celles qui unissent dans les organes creux les membranes muqueuses aux membranes musculeuses; et cette association est bien aussi évidemment sympathique, puisqu'une irritation directe du tissu musculeux du cœur n'en provoque jamais autant les contractions que l'irritation de la membrane qui le tapisse. Ce sont là ce que Hunter appelait des *sympathies de contiguité*.

5° Ce physiologiste appelait au contraire *sympathies de continuité* celles qu'on observe entre divers points d'une même membrane. Par exemple, l'impression que lors de la déglutition l'aliment fait sur la luette retentit jusque dans l'estomac, et dispose ce viscère à bien recevoir ou à rejeter cet aliment; et ce que fait ici la luette, toute partie d'intestin le fait également, si elle est accidentellement le siége d'une irritation quelconque : qui ne sait que le pincement d'une portion d'intestin dans une hernie étranglée détermine le hoquet, des envies de vomir, des vomissemens, etc.? Semblable association s'observe en d'autres membranes : par exemple, une irritation de la membrane muqueuse de la vessie par la présence d'un calcul, ou par toute autre cause, détermine une douleur, un sentiment de prurit au gland. On conçoit encore les nécessités de cette association; soit parce que dans les organes des ingestions et des excrétions certaines parties placées aux origines de ces organes doivent remplir en quelque sorte l'office de sentinelle, une fonction d'exploration, comme la luette; soit parceque ces parties formant un tube continu, il fallait qu'elles pussent s'influencer ainsi réciproquement pour l'accomplissement de la fonction commune à laquelle elles sont destinées. Du reste, l'association est sans aucun doute sympathique, puisque la modification suscitée n'est pas partagée par la portion de la membrane qui est intermédiaire à celle qui est le point de départ de la sympathie, et à celle qui en est le terme.

6° Non seulement des sympathies unissent entre elles les diverses parties d'un même organe, comme le prouvent plusieurs des exemples que nous venons de citer; mais encore de semblables sympathies associent les organes divers et souvent fort éloignés d'un même appareil, pour les faire coopérer à l'accomplissement d'une même fonction. Observez sous ce rapport les organes digestifs, respiratoires, génitaux. Dans l'appareil génital, par exemple, quelle évidente connexion sympathique entre l'utérus et les mamelles! Voyez à l'âge de la puberté, à l'âge critique, lors de l'excrétion menstruelle, de la grossesse, de l'accouchement, l'état des mamelles se modifier toujours corrélativement à celui de l'utérus; et à la différence de ce qui est dans plusieurs autres phénomènes sympathiques, le rapport ici est réciproque, une impression irradie des mamelles à l'utérus, comme de l'utérus aux mamelles.

7° Est-ce à un rapport sympathique que doivent être attribués l'harmonie qu'on observe dans les mouvemens des yeux, le balancement en sens inverse l'un de l'autre que présentent les membres supérieurs lors de la progression? Et faut-il admettre en règle générale une connexion sympathique entre ceux de nos organes qui sont pairs? L'exemple pris des yeux est insuffisant; car, pour la netteté de la vision, il est nécessaire que les rayons lumineux aboutissent à des points correspondans des deux rétines, et conséquemment il faut une correspondance constante dans les mouvemens des yeux. L'exemple pris des membres supérieurs ne prouve pas davantage; leur balancement peut être l'effet ou de l'impulsion que chacun reçoit du membre inférieur qui est de son côté, ou de la tendance qu'ils ont à se mouvoir pour maintenir en guise de balancier la ligne de gravité dans la base de sustentation. Quelques faits pathologiques manifestent mieux ce genre de sympathie : une dent est-elle cariée, souvent la dent analogue de l'autre côté se carie aussi : y a-t-il engorgement d'une parotide à droite, souvent la parotide gauche s'engorge aussi : il est fréquent de voir dans les organes pairs la maladie qui a affecté celui d'un côté envahir celui de l'autre côté. Mais cette sympathie peut tenir à l'analogie de texture et de fonction des deux organes, et par conséquent rentrer dans la suivante.

8° Une sympathie en effet qui est signalée par tous les auteurs est celle qui unit les organes dont la structure et les fonctions sont analogues. Une dartre survient à une région de la peau, et d'autres régions de cette membrane ont tendance à en développer aussi. Une phlegmasie rhumatismale ou goutteuse saisit une partie du système musculaire ou fibreux, et par suite elle se repète successivement dans toutes les autres parties de ce système. Un malade a le bras droit paralysé, on applique sur ce bras un vésicatoire qui n'agit que sur le lieu correspondant de l'autre bras; le bras gauche s'étant à son tour paralysé, on y applique aussi un vésicatoire, mais qui n'agit encore que sur le point correspondant du premier bras (Barthez, Theden). Avec quelle facilité les phlegmasies des membranes muqueuses se propagent d'une de ces membranes à une autre! C'est sur ce genre de sympathie que M. Broussais a fondé cet axiome pathologique, que, lorsqu'une irritation existe depuis long-temps dans un organe, les tissus analogues à celui qui souffre sont disposés à contracter les mêmes affections.

9° De même que des liens sympathiques avaient associé les diverses parties d'un même organe, les divers organes d'un même appareil, pour les faire concourir à l'accomplissement d'une même fonction; de même des sympathies unissent les divers appareils qui peuvent s'aider dans l'exercice de leur fonction, par exemple, remplir les uns par rapport aux autres des offices explorateurs. Ainsi, le goût, l'odorat, selon l'impression agréable ou désagréable qu'ils reçoivent d'un mets, modifient corrélativement tous les actes de la digestion; et *vice versâ*, selon que l'estomac appète ou non des alimens, le goût, l'odorat, la vue, trouvent ou non dans ceux-ci le caractère d'agrément qui leur est propre. Il en est de même du seul souvenir; et ce que nous disons ici de la digestion est applicable aux autres fonctions qui exigent un rapport avec l'extérieur et par conséquent l'emploi des sens, à la génération, par exemple ; dès que les sens sont impressionnés par des objets qui ont trait à l'exercice de cette fonction, ou que l'imagination s'arrête sur des idées qui s'y rattachent, le désir est éveillé, et les organes génitaux éprouvent l'orgasme vénérien; la fonction, au contraire, est-elle accomplie, les sens et l'esprit cessent de trouver du charme aux objets qui avaient d'abord séduit.

10° Enfin, indépendamment de toutes ces sympathies dans lesquelles la connexion a paru faire partie de l'ordonnance même des fonctions, il en est d'un dernier ordre qui n'offrent plus cette unité de but, mais dans lesquelles certains organes, consécutivement à l'impression qu'ils reçoivent, à l'action à laquelle ils se livrent, en modifient certains autres, irradient sur eux une stimulation ou favorable ou perturbatrice. L'estomac, par exemple, en offre de ce genre; il ne peut souffrir ou agir sans être un point de départ d'irradiations diverses sur toute l'économie : souffre-t-il la faim, toutes les fonctions sont languissantes; au contraire, des alimens, ou même un pur cordial, un verre de vin, par exemple, lui sont-ils fournis, aussitôt tous les organes décèlent une énergie nouvelle. Plusieurs organes autres que l'estomac sont dans le même cas, et ne peuvent agir sans envoyer plus ou moins loin, dans tous les organes du corps, des irradiations qui sont en raison du caractère et de la mesure de leur action; l'utérus, par exemple. On a même dit que cela était de tous les organes du corps, mais dans une mesure proportionnelle à l'importance de la fonction à laquelle ils se livrent; d'où il résulterait que l'activité de toute fonction tiendrait d'abord à la vitalité intrinsèque de l'organe propre de cette fonction, ensuite à la stimulation que produiraient en cet organe les irradiations qu'il recevrait de toutes les autres parties du corps à l'occasion de leur travail. Peut-être cette proposition est-elle un peu hasardée; mais au moins il est certain que beaucoup d'organes en santé, et tous en certains cas de maladie, exercent des influences sympathiques du genre de celles dont nous parlons ici. Du reste, quatre circonstances mettent en évidence les rapports sympathiques de cet ordre; l'examen comparatif des âges, la comparaison de l'état d'action avec l'état d'inaction des organes dont les fonctions sont intermittentes, celle des divers degrés d'activité des fonctions, et l'examen de l'état de maladie. Entrons ici dans quelques détails.

Souvent, dans la succession des âges, des organes jusqu'alors peu développés et inactifs tout à coup se développent et entrent en action; et si ces organes sont le point de départ d'irradiations sympathiques générales ou spéciales, les parties qui sont le terme de ces irradiations prennent plus de développement elles-mêmes, ou décèlent plus d'activité; et comme alors un état nouveau succède à celui qui précédait, les rapports sympathiques sont manifestes. C'est ainsi qu'à l'âge de la puberté le développement soudain de l'appareil génital retentit plus ou moins dans toute l'économie, imprime à toutes les parties plus de vigueur, fait croître sympathiquement le larynx surtout, et certaines dépendances du système pileux. C'est encore ainsi qu'à l'âge dit *critique*, lorsque les organes génitaux se flétrissent et tombent pour jamais dans l'inaction, il survient dans l'économie des modifications générales, inverses des premières, mais qui tiennent au même principe. Sans doute, la puissance sympathique des organes génitaux est assez prouvée d'autre part, à cause de l'intermittence de leur fonction, dont nous allons parler tout à l'heure; elle éclate avec évidence lors des fonctions de la menstruation, de la grossesse, de l'accouchement, par exemple: mais si cela n'était pas, cette puissance serait démontrée par la seule considération de ces organes dans les deux âges que nous venons de citer. Cette considération seule devrait faire admettre que ces organes sont, pendant toute la période de la vie dans laquelle ils sont actifs, le point de départ d'irradiations sympathiques nombreuses. Ceci, du reste, est mis hors de doute par l'expérience de la castration: s'il est vrai que l'homme fait eunuque dans sa première enfance n'éprouve pas à la puberté les changemens que cet âge doit amener; s'il est vrai que l'homme castré après l'âge de la puberté perd souvent graduellement quelques-uns des traits physiques et moraux qu'il avait acquis, et cela d'autant plus promptement et plus complétement qu'il a souffert la mutilation à une époque de la vie où l'appareil génital était plus actif; il faut bien admettre que non seulement le premier éveil des organes génitaux est la source de nombreuses irradiations sympathiques, mais encore que continuellement cet appareil en fournit de semblables qui entretiennent les formes et l'activité que les premières avaient suscitées. Les organes génitaux sont malheureusement les seuls qui, relativement à ce point de vue si propre à déceler les sympathies, se trouvent dans une condition aussi heureuse. Tous les autres, en effet, ont, dès avant la naissance, commencé la série de leurs développemens, et la continuent désormais jusqu'à la mort. A la vérité, dans les divers âges, l'activité de leur accroissement et de leur décroissement ne reste pas la même; en quelques-uns elle est plus grande, en d'autres elle est moindre, et cela doit faire varier les effets sympathiques qui en dépendent. Mais ces différences sont trop peu tranchées pour être facilement saisies; et comme d'ailleurs les organes qui sont le terme de l'irradiation sympathique, et qui en développent les effets, changent eux-mêmes, on est toujours incertain de savoir si l'on doit rapporter ces effets à l'évolution propre de ces organes, ou à l'irradiation sympathique qui leur arrive d'autre part.

Une seconde circonstance qui rend manifestes les rapports sympathiques est la particularité qu'offrent certaines fonctions de n'être exercées que d'intervalles en intervalles. En effet, si lors de l'exercice de ces fonctions apparaissent tout à coup dans des organes éloignés, et sans aucuns changemens directs survenus dans ces organes, des modifications qui n'existaient pas lors de l'intermittence de ces fonctions, il sera évident que ces modifications seront survenues sympathiquement à leur occasion. Or, plusieurs fonctions de l'économie sont évidemment intermittentes, les actions sensoriales, la digestion, la génération; et l'examen comparatif de leur tems d'activité et de repos fournit un moyen de reconnaître la puissance sympathique de leurs organes. Nous avons déjà signalé d'après ce point de vue les nombreuses sympathies de l'appareil génital et de l'estomac; quelles modifications générales amènent dans toute l'économie la menstruation, la grossesse, l'accouchement! et de même, quand on voit l'économie paraître toute accablée, ou déceler une nouvelle énergie, selon que l'estomac souffre la faim ou est plein d'alimens, qui pourrait méconnaître que ce viscère est un point de départ d'irradiations sympathiques continuelles? Nous en dirons autant du cerveau comme agent des facultés intellectuelles et affectives : il émane de ce viscère, quand l'esprit est en travail, une irradiation sympathique, qui quelquefois est une stimulation favorable à la vie, qui, dans d'autres cas, est perturbatrice et imprime aux organes un éréthisme particulier; et cette irradiation est encore bien plus intense lors des facultés affectives, car toutes les expressions qui accompagnent les passions, les affections de l'ame, n'en sont que des effets.

Ce que nous venons de dire des alternatives d'exercice et d'inaction des organes dont la fonction est forcément intermittente est applicable aussi à l'augmentation ou à la diminution d'activité de toute fonction quelconque. Il est évident que si les organes qui exercent naturellement des influences sympathiques voient augmenter ou diminuer leur action, leurs phénomènes sympathiques augmenteront ou diminueront aussi, souvent même seront autres, et dès lors deviendront manifestes.

Enfin, ce qui sans contredit met le plus en évidence les sympathies de l'ordre dont nous parlons, c'est l'état de maladie. Tout organe malade est dans une condition de structure et d'action autre que celle qui lui est ordinaire; et souvent alors, ou il a acquis une puissance sympathique qu'il ne manifestait pas dans l'état de santé, ou il détermine des effets sympathiques plus forts ou autres que ceux qu'il produisait dans l'état normal; de sorte que dans les deux cas, les sympathies sont manifestées. Voyez la maladie d'un des solides du corps; pour peu que cette maladie soit intense, consiste surtout en une augmentation morbide de l'action vitale normale, elle perturbe beaucoup d'organes éloignés; d'abord l'appareil gastrique, comme l'annoncent l'anorexie, la nausée, la soif; ensuite l'encéphale, car il y a céphalalgie, trouble, langueur des facultés intellectuelles; enfin la circulation s'active, la respiration se presse; des douleurs éclatent dans les membres, etc. C'est ainsi qu'on voit la *fièvre* survenir à l'occasion d'une simple plaie à la peau : nous choisissons cet exemple d'une affection la plus locale possible, pour faire entendre comment, par les rapports sympathiques, une maladie se généralise. C'est en effet par les sympathies que les maladies des solides deviennent générales; une maladie primitivement générale ne peut avoir son siége que dans les fluides; une maladie des solides est toujours primitivement locale; et elle ne devient générale que lorsque l'organe qui en est le siége irradie au loin l'affection dont il est atteint et détermine sympathiquement les symptômes généraux dont l'ensemble est appelé *fièvre*. Considérée comme maladie des solides, la fièvre n'est en effet qu'un résultat de rapports sympathiques; et si elle est quelquefois une maladie essentielle et générale, ce n'est qu'autant qu'elle consiste dans quelque altération des fluides, du sang. Sans doute, de même qu'en santé, certains organes paraissent agir sans que leur travail détermine aucunes modifications sympathiques dans les parties éloignées; de même aussi, certaines maladies restent *locales*. Mais le plus souvent cela n'est pas, et l'organe qui est malade produit au loin des troubles sympathiques, plus ou moins selon deux circonstances, sa structure et sa vitalité d'une part, et la nature du mal dont il est atteint de l'autre. 1° Sans doute, tous les organes du corps peuvent plus ou moins être points de départ de sympathies pathologiques; on voit l'inflammation des os eux-mêmes déterminer la fièvre. Mais sans contredit ceux qui sont au premier rang sous ce rapport sont ceux qui développent en santé la plus grande puissance sympathique, comme les membranes muqueuses, la peau, l'estomac, le cerveau, etc.; ce qui porte à croire que les sympathies pathologiques ne sont qu'une exagération des sympathies physiologiques. Qu'une membrane muqueuse soit irritée, enflammée; non-seulement survient la fièvre qui, ici, n'est que l'ensemble des souffrances sympathiques de tous les organes; mais il y a tendance à ce que l'irradiation sympathique fasse développer en plusieurs organes éloignés une irritation, une inflammation analogue à celle que présente la membrane qui est le point de départ de la sympathie. Ce que nous disons des membranes muqueuses doit s'entendre aussi de la peau, du cerveau, etc. Et ici se montrent les mêmes spécialités que dans l'état de santé; c'est-à-dire que l'inflammation qui siége en un organe pair, en une membrane muqueuse ou séreuse, a surtout tendance à se répéter sympathiquement dans l'organe pair de l'autre côté du corps, dans une autre membrane muqueuse, une autre membrane séreuse. Pour faire une échelle des différens tissus et organes du corps, sous le point de vue de leur puissance sympathique, et considérés comme points de départ d'irradiations sympathiques, il suffirait d'observer l'inflammation aiguë en chacun d'eux, et de noter les phénomènes généraux et fébriles que leur inflammation développe; on verrait que cette puissance est en raison de la structure vasculaire et nerveuse des organes et de leur degré de sensibilité. Considérés, au contraire, comme termes des irradiations sympathiques, le nombre des organes modifiés est moins grand; beaucoup de parties, en effet, restent calmes au milieu du trouble des autres, et paraissent étrangères à leurs souffrances. Cependant se montrent encore ici au premier rang ces mêmes organes que nous avons vu être les plus aptes à exercer des sympathies ; l'estomac, la peau, les membranes muqueuses, le cerveau, sont aussi les plus disposés à en recevoir. Voyez éclater la maladie d'un solide quelconque ; aussitôt l'appétit cesse et est remplacé par le dégoût des alimens ; la langue rougit un peu, signe de la souffrance sympathique de l'estomac ; la tête devient lourde, pesante ; il y a céphalalgie ; il y a alternatives de frisson et de chaleur, douleurs contusives des membres, modifications dans les excrétions, etc. : de telle sorte que les organes qui, à l'occasion de leurs maladies, irradient le plus d'influences sympathiques, sont aussi ceux qui, dans les maladies des autres organes, reçoivent le plus des influences de cet ordre. Dans le premier cas, ils sont points de départ de sympathie, en *sympathie active*, comme disaient Tissot et Bichat ; dans le deuxième cas, ils sont termes de sympathie, en *sympathie passive*. Ainsi que nous l'avons dit, l'organe qui reçoit l'irradiation sympathique a tendance à répéter l'acte morbide qui a causé cette irradiation ; et c'est ainsi que l'existence d'une inflammation, par exemple, devient la cause occasionelle de plusieurs autres. La chirurgie nous éclaire ici sur ce qui arrive en beaucoup de cas de pathologie interne : une inflammation externe succède à une opération, et sympathiquement surviennent des inflammations d'organes intérieurs, gastrites, pneumonies, pleurésies, hépatites, selon que l'estomac, le poumon, la plèvre, le foie, auront eu une susceptibilité originelle ou acquise qui les aura rendus plus sensibles à l'irradiation sympathique. 2° Ce n'est pas seulement la structure et la vitalité des organes qui décident si ces organes seront en maladie le point de départ d'irradiations sympathiques, c'est encore la nature de la maladie. En général, toutes les maladies qui consistent en une augmentation vive et survenue rapidement du mouvement vital normal déterminent des phénomènes sympathiques ; et, comme on le conçoit, l'intensité des phénomènes sympathiques sera en raison du degré d'augmentation. Si au contraire les maladies consistent dans une diminution du mouvement vital, il n'y a pas, ou moins de phénomènes sympathiques. Il en est de même pour les maladies dans lesquelles l'altération a commencé avec peu d'activité et s'est continuée avec une extrême lenteur. Quelle différence sous ce rapport entre les maladies chroniques et les maladies aiguës! Voyez de même ce qu'on appelle les maladies organiques : l'absence de tous phénomènes locaux et généraux les fait méconnaître dans leur principe; et ce n'est que lorsqu'elles ont fait assez de progrès pour produire la douleur, que les effets sympathiques commencent à se montrer. Ce que nous disons ici de l'influence exercée par la nature de la maladie est si vrai, que les organes qui en santé et dans les maladies aiguës décèlent le plus de puissance sympathique, sont alors muets : que d'altérations organiques de l'estomac, par exemple, qui ne sont pas soupçonnées dans le principe!

Telle est l'énumération de tous les rapports sympathiques que présente le corps humain : recherchons maintenant à quelle condition organique ils sont dus, et quel est le système du corps qui en est l'agent. Il est certain que les sympathies ont leur cause dans l'organisation; ce n'est pas aujourd'hui qu'il est besoin de prouver que tout phénomène de vie doit être rattaché à la structure; et dire, avec Whytt, que les sympathies sont un résultat de l'ame, et avec M. Roux, qu'elles sont indépendantes de toute disposition organique, c'est dans le premier cas éluder la question, et dans le second donner à la force vitale, qui n'est qu'une abstraction, une existence indépendante de l'organisation. Certainement un des systèmes du corps est l'agent des sympathies; mais lequel?

On a tour à tour présenté comme tel les membranes, le tissu cellulaire, les vaisseaux sanguins et les nerfs, parce que ces parties sont celles qui sont le plus généralement répandues dans l'économie, et qui paraissent davantage former des systèmes continus; mais nous croyons que le système nerveux en est seul l'agent. D'abord est-il possible aujourd'hui d'attribuer aux membranes les rapports sympathiques? Ces membranes sont des organes très-divers par la structure, la vitalité; elles forment autant d'organes isolés, distincts, et l'on ne peut leur rapporter l'accomplissement d'un usage aussi spécial qu'est celui qu'on leur attribue. Cette idée est évidemment une suite de l'opinion erronée que Baglivi s'était faite de leur distribution anatomique, de leur dérivation de la dure-mère. En vain arguerait-on des sympathies que nous avons signalées entre certaines parties d'une même membrane, ou entre des membranes diverses. Le premier fait combat la théorie à l'appui de laquelle on l'invoque; et quant au second, il ne prouve rien, sinon que les membranes peuvent, comme tous les autres organes du corps, être points de départ ou termes d'irradiations sympathiques. Nous rejetterons de même la théorie qui expliquait les sympathies par le tissu cellulaire, qui faisait de ces sympathies des séries de mouvemens oscillatoires propagés par le tissu cellulaire. Cette théorie, due à Bordeu, reposait sur les idées systématiques que ce médecin s'était faites de ce tissu, et doit être rejetée avec ces idées. On ne croit plus aujourd'hui que le tissu cellulaire soit un organe mobile et sensible, continuellement en proie à des dilatations et resserremens, et imprimant aux humeurs qui remplissent ses cellules des courans divers. Certainement ce n'est pas par son intermédiaire que sont établis les rapports sympathiques; ceux-ci éclatant rapidement, et laissant insensibles et muets les organes intermédiaires à ceux qui sympathisent. Le système vasculaire devait paraître propre à établir les sympathies; il se répand en effet dans toutes les parties du corps et les unit toutes; cependant évidemment encore il n'en est pas l'agent : on peut le concevoir comme présidant à des rapports fonctionnels, mais non à des connexions dont les effets sont aussi rapides que ceux des sympathies, et qui ne portent pas sur des parties intermédiaires à celles qui sont associées. En vain on a voulu expliquer la liaison de l'utérus et des mamelles par l'artère épigastrique, qui est unie d'un côté aux artères utérines, et de l'autre aux artères mammaires; certainement ce n'est pas par cette voie que se fait sur le sein la fluxion sanguine qui alimente la sécrétion laiteuse; et à supposer que cela fût, cela n'expliquerait pas la sympathie, car la stimulation sympathique a précédé, et la fluxion sanguine n'en est que le produit.

Ainsi des quatre systèmes organiques présentés comme agens présumables des sympathies, en voilà trois déjà auxquels on ne peut attribuer cet office; et certes, c'est déjà une raison à faire valoir en faveur du quatrième, le système nerveux. Mais de plus, que de considérations viennent appuyer cette idée! Le système nerveux forme un tout continu, et dont toutes les parties sont liées. Indépendamment des nombreuses anastomoses qu'offrent les nerfs entre eux, toutes les parties de ce système sont au moins associées par l'intermédiaire de sa partie centrale, le cerveau, partie à laquelle tout va aboutir, et qui d'autre part irradie une influence jusqu'aux dernières extrémités du système. Toutes les actions propres à ce système, sensations, volitions, s'accomplissent avec la rapidité de l'éclair; et dans toutes il a semblé être parcouru par des courans dont la vélocité a de quoi étonner l'imagination. C'est ainsi que la conduite des impressions sensitives des extrémités des nerfs au cerveau, pour la production des sensations, et celle des volitions du cerveau aux muscles pour la production des mouvemens volontaires, ont montré ce système communiquant avec rapidité d'un de ces points à l'autre. C'est ainsi que la loi de fluxion peut appeler en un instant incommensurable plus de fluide nerveux ou moteur sur une partie irritée, qu'il n'en était envoyé lors de l'inaction de cette partie; et que par la loi du balancement la mesure de dépense nerveuse faite par un organe a influé presque instantanément sur celle faite par d'autres organes. Il nous semble que ces faits ont une assez grande analogie avec ceux qui fondent les sympathies, pour rendre très-probable que c'est le système nerveux qui est l'agent de celles-ci : mais par quel mécanisme établit-il des rapports aussi merveilleux?

Cela ne peut être que de deux manières : ou parce que les parties qui sympathisent reçoivent des ramifications des mêmes troncs nerveux, ou sont unies par des ramifications nerveuses; ou parce que l'irradiation nerveuse qui émane de l'une des parties va aboutir d'abord au centre cérébral, d'où elle est ensuite réfléchie dans toutes les dépendances du système, de telle manière cependant que certains organes sont plus que d'autres modifiés par ce reflet. Il est même probable que les diverses sympathies sont produites, les unes par le premier de ces modes, les autres par le second; d'où la distinction faite des *sympathies directes* et des *sympathies cérébrales*. Certainement il y a des phénomènes sympathiques qui sont dus à ce que les parties qui sympathisent reçoivent leurs nerfs d'un même tronc, ou ont leurs nerfs unis par des anastomoses. C'est à cette cause, par exemple, que les membranes muqueuses doivent d'irradier à la membrane musculeuse qui leur est sus-jacente l'impression qu'elles ont reçue. C'est également ainsi qu'une douleur d'oreille détermine une odontalgie, et *vice versâ*, que des douleurs de dent se propagent à l'oreille; cette association est due à l'anastomose appelée *corde du tympan*. Probablement que le nombre des sympathies explicables par ce mode augmentera à mesure que l'on connaîtra mieux la distribution des nerfs; et c'est pour cela qu'il est intéressant dans l'étude de ces organes de rechercher la distinction des plus petits filets. Croit-on que ce soit sans nécessité que la cinquième paire se distribue aux sens de la vue, de l'odorat et du goût? et n'est-il pas probable que cette disposition a influence sur les rapports sympathiques de ces trois sens? La même remarque ne s'applique-t-elle pas aux nerfs vagues et trisplanchniques qui se distribuent à presque toutes les parties à la fois? et n'était-elle pas fondée la conjecture que l'anatomie seule avait inspirée aux anciens, et par suite de laquelle ils nommèrent ces nerfs *grand et petit sympathiques?* Il est difficile d'observer la distribution du nerf vague au larynx, au poumon, au cœur, à l'estomac, sans soupçonner que cette distribution ne tende à établir des connexions entre ces diverses parties; on doit penser de même du grand sympathique: la grande difficulté est de tracer la route des irradiations sympathiques à travers ces entrelacemens vraiment inextricables.

Cependant il ne faut pas admettre avec Vieussens, Meckel, Boerhaave, que toutes les sympathies soient établies de cette manière; beaucoup de sympathies ne peuvent se concevoir dans ce système; et ce système en outre présente en plusieurs points de grandes difficultés. Par exemple, beaucoup de parties qui reçoivent des nerfs d'un même tronc ne sympathisent pas; et au contraire, beaucoup de parties qui ne reçoivent aucuns nerfs communs sympathisent. Beaucoup de parties qui sympathisent reçoivent chacune des nerfs de systèmes différens: par exemple, les unes du système nerveux animal, les autres du système nerveux organique; et elles sont séparées par des parties qui sont dans le même cas; dès lors, comment admettre que l'irradiation se transmette avec une égale activité, et cela à plusieurs reprises, à travers des systèmes différens? Si ce sont les ramifications nerveuses et les communications anastomotiques qui produisent les sympathies, pourquoi toutes les parties que vivifient les ramifications d'un même nerf ne sympathisent-elles pas? pourquoi la sympathie n'est-elle pas réciproque? Le rectum, par exemple, appelle sympathiquement à son aide le diaphragme, et une stimulation du diaphragme est sans influence sur le rectum. D'ailleurs la naissance des nerfs d'un même tronc, ou leur union par des anastomoses, est une chose illusoire, car les plus petits filets ne communiquant pas, il n'y a que rapprochement entre eux; et si ce rapprochement suffit pour produire des sympathies, comment n'en existe-t-il pas davantage? et pourquoi ne survient-il pas pour la moindre cause des troubles plus nombreux? Ajoutons que toute sympathie exige quelque chose de spécial dans l'irritation qui la détermine.

Ce sont ces difficultés qui ont conduit Willis, Perrault, Astruc, Haller, parmi les anciens, MM. Broussais et Georget parmi les contemporains, à admettre que la plupart des sympathies se font par l'intermédiaire du cerveau. L'impression qu'éprouve l'organe qui est le point de départ de la sympathie, va d'abord retentir au cerveau; de là elle est réflechie dans tout le système, et chaque partie en est plus ou moins modifiée selon sa mesure de susceptibilité. Évidemment le besoin de respirer est d'abord perçu par le cerveau, et ce n'est qu'ensuite que cet organe ordonne les mouvemens respirateurs : or, ces phénomèmes ne s'enchaînent-ils pas de la même manière, quand une irritation de la membrane muqueuse nasale ou pulmonaire détermine l'éternuement ou la toux? Quand, lors de la syncope, l'aspersion de l'eau froide au visage, l'irritation de la pituitaire par la vapeur d'ammoniaque, rappellent la connaissance, n'est-ce pas que l'impression irritante qu'on a déterminée a d'abord retenti au cerveau, puis a été réfléchie dans tout le système et a réveillé les nerfs du cœur? Quand une affection se propage sympathiquement de l'un des organes pairs à l'autre, peut-il y avoir un intermédiaire autre que le cerveau? Ne doit-il pas en être de même pour toutes les sympathies entre organes de structure et de fonctions analogues? En ce cas, l'irradiation arrive au cerveau, et, réfléchie par cet organe dans tout le système, porte surtout sur les parties qui, à raison de leur texture et de leur vitalité, ont plus de rapport avec celles dont elle émane. Enfin, quand les sympathies sont générales, portent à la fois sur plusieurs organes, il est plus naturel de croire que l'irradiation a retenti d'abord au centre du système pour être réfléchie de là dans ses diverses dépendances, que de penser que la partie qui est le point de départ de l'irradiation a influencé directement chacune des autres. Le cerveau, en effet, n'est-il pas l'aboutissant de toutes les sensations? Dans les passions, n'est-il pas la source d'irradiations qui s'étendent au loin dans tout le système ? et ce dernier fait n'est-il pas favorable au rôle que nous faisons jouer à cet organe dans les sympathies? Les sympathies spéciales, c'est-à-dire, qui ne portent que sur tels ou tels organes, ne sont pas même contraires à cette explication; c'est que ces organes sont organisés de manière à répondre exclusivement à l'irradiation que leur reflète le cerveau. Si l'on conçoit que des parties de structure et de vitalité analogues sympathisent, ne peut-on pas concevoir aussi des parties tellement organisées relativement à d'autres, qu'elles répondront toujours aux irritations qu'elles en recevront par l'intermédiaire du cerveau?

Enfin, ayant admis que le système nerveux est l'agent des sympathies, et que celles-ci sont établies, tantôt directement par les anastomoses des nerfs, et tantôt par l'intermédiaire du cerveau, il reste à savoir en quoi consiste l'irradiation sympathique. Or, nous sommes sur ce point dans la même ignorance que pour toutes les autres actions nerveuses : ne sachant ce qu'est l'influx nerveux qui constitue l'innervation, ignorant pourquoi les nerfs effectuent la transmission des impressions sensitives et des volitions, pouvons-nous ne pas ignorer aussi ce qu'est l'irradiation sympathique? Probablement, lors de toute action organique, il se fait quelque changement dans le fluide nerveux de la partie qui est le siége de cette action; ce changement est propagé au centre du système, et de ce centre réfléchi dans toutes les parties; celles qui en reçoivent l'influence sont celles qui sont organisées de manière à y être plus sensibles, absolument comme lors de la manifestation des passions, des affections, certaines parties sont plus facilement et plus promptement perturbées que d'autres, et à cause de cela sont le siége de phénomènes expressifs. Évidemment le secret des sympathies est le même que celui de l'action nerveuse; la découverte de l'un dépend de celle de l'autre; et, en attendant qu'on les ait faites, on doit se borner à signaler par une observation attentive de notre économie, tant en santé qu'en maladie, quels sont les rapports sympathiques de nos divers organes. (ADELON.)

SYMPATHIQUE, adj., *sympathicus*, qui a rapport aux sympathies.

Le nerf sympathique, qu'on nomme encore *intercostal*, *trisplanchnique*, *ganglionnaire*, est un cordon nerveux et ganglionnaire, étendu de la tête jusqu'au bassin, lié par des filets anastomotiques à tous les nerfs rachidiens et à ceux des sens, et fournissant des rameaux multipliés aux organes des cavités splanchniques et du cou. L'histoire de ce nerf, qui constitue un système particulier, complétera celle du système nerveux en général, dont j'ai présenté une description succincte dans un autre article. *Voyez* NERVEUX (système).

Les filets nombreux du nerf grand sympathique présentent dans leur trajet des ganglions qui les réunissent, les concentrent sur tel ou tel point : ces ganglions, dont j'ai déjà fait connaître l'organisation générale (*voyez* NERF), comprennent ici la série des trois cervicaux, des douze thoraciques, des cinq lombaires, et des quatre sacrés qui appartiennent au tronc du nerf sympathique de chaque côté; on doit y joindre le ganglion cardiaque, qui est souvent remplacé par un plexus, les ganglions semi-lunaires ou cœliaques, plusieurs autres placés dans le plexus solaire et dans ses divisions, le petit ganglion coccygien qu'on trouve quelquefois à la réunion des deux nerfs sympathiques, vis-à-vis le sommet du sacrum, le ganglion du sinus caverneux, etc. La forme de ces ganglions est irrégulière et variable : ils communiquent toujours avec plusieurs filets nerveux; la direction des filets qui les traversent est très-compliquée, et rarement ces filets les traversent simplement d'un côté à l'autre. La substance qui constitue les ganglions est très-intimement unie aux filets nerveux, et paraît différer de celle des autres ganglions : elle est plus dure, plus serrée, plus tenace, différences qui sont surtout très-marquées dans les ganglions cœliaques et dans ceux de leurs plexus. Leur membrane d'enveloppe n'a point la densité fibreuse de celle des ganglions rachidiens.

Les filets nerveux du grand sympathique qui réunissent ces ganglions diffèrent notablement des nerfs spinaux sous plusieurs rapports; ainsi, au lieu de diminuer insensiblement de volume en s'éloignant des ganglions comme les nerfs qui se séparent de la moelle, leur grosseur n'offre point de diminution progressive, et souvent au contraire elle augmente malgré les filets secondaires qui se détachent du tronc principal; ces nerfs ont une force de cohésion bien moindre que celle des nerfs spinaux, l'enveloppe extérieure des ganglions se prolonge jusqu'à une certaine distance sur eux, et là où elle cesse d'être apparente, leur névrilème paraît plus mince et plus intimement uni au tissu nerveux que dans les autres nerfs; les filets qui composent chaque tronc sont difficiles à isoler les uns des autres à cause de leur consistance pulpeuse qui présente tout-à-fait l'aspect du tissu des ganglions, de sorte que les nerfs ganglionnaires sembleraient résulter du tissu du ganglion lui-même qui serait alongé en cordon : on sait qu'il n'en est pas ainsi des autres nerfs qui sont très-distincts de la substance du ganglion qu'ils traversent. Toutefois, parmi les filets nombreux du grand sympathique, ceux qui joignent les ganglions spinaux et sympathiques, et ceux qui se rendent des ganglions thoraciques du sympathique aux ganglions cœliaques, ont une organisation intermédiaire aux deux ordres de nerfs, et qui établit en quelque sorte une transition insensible entre les filets pulpeux de ce nerf viscéral et les nerfs rachidiens. Cet aperçu des caractères généraux de structure du grand sympathique nous conduit naturellement à l'examen de sa distribution que nous allons décrire avec détail, sans cependant nous appesantir sur toutes les particularités qu'elle peut offrir.

Ce nerf, qui s'étend de la tête jusqu'au bassin, est double, c'est-à-dire qu'il en existe un à droite et l'autre à gauche. Considérés dans leur ensemble, chacun d'eux offre un tronc, ordinairement continu, duquel partent les filets qui se rendent aux viscères, et ceux qui l'unissent au centre nerveux rachidien. Examinons d'abord le tronc : son extrémité supérieure ou céphalique pénètre dans le crâne par le canal carotidien et le sinus caverneux où elle forme un plexus et souvent un ganglion appliqué sur les parois de l'artère carotide, et qui fournit deux filets communiquant avec le nerf de la sixième paire, un autre avec le nerf vidien, et plusieurs filamens déliés qui, suivant Winslow, MM. Ribes et Meckel, accompagnent les artères cérébrales, l'ophthalmique entre autres. Cette première partie du grand sympathique offrant des connexions très-importantes à connaître avec les organes des sens, nous allons entrer dans quelques détails sur ces diverses anastomoses. D'abord, le ganglion ophthalmique communique à peu près constamment avec celui qui existe dans le canal carotidien, soit immédiatement, soit par l'intermédiaire de la sixième paire, et l'on sait que le premier fournit des filets qui se rendent avec les artères ciliaires dans le globe de l'œil, et se répandent dans l'iris. On a même observé des filets qui accompagnent l'artère centrale, pénètrent avec elle dans le nerf optique, et M. Hirzel a vu trois fois une anastomose entre le ganglion sphéno-palatin et le nerf optique. L'organe de l'ouïe présente aussi des connexions avec le grand sympathique, car il reçoit des filets du ganglion glosso-pharyngien, du nerf pétreux de la seconde branche de la cinquième paire, ou mieux du ganglion sphéno-palatin, et du ganglion cervical supérieur du sympathique. Ces filets se réunissent dans la caisse du tympan, forment un plexus d'où partent des filets secondaires qui se distribuent dans la membrane de la fenêtre ronde et de la fenêtre ovale, et à la trompe d'Eustachi : en outre, les muscles tenseurs de la membrane du tympan, le grand muscle du marteau et celui de l'étrier, reçoivent des filets de la corde du tympan, qui paraît être une branche appartenant au ganglion sphéno palatin. L'organe de l'odorat reçoit des nerfs nombreux et considérables du ganglion sphéno-palatin qu'on peut en quelque sorte considérer comme une portion du grand sympathique à cause de ses connexions intimes avec lui, tandis que la langue a des liaisons avec le grand sympathique par l'intermédiaire des filets qui entourent l'artère linguale en forme de plexus, et de la corde du tympan qui s'anastomose avec la branche linguale de la cinquième paire. Ces diverses communications anastomotiques, que je ne fais qu'indiquer succinctement ici, ont été décrites avec beaucoup de soin par MM. Hirzel et Arnold.

De l'extrémité inférieure du plexus ou ganglion carotidien du grand sympathique, on voit descendre devant et derrière le tronc de la carotide deux rameaux principaux qui, à leur sortie du canal qui renferme cette artère, se réunissent en un seul tronc qui semble lui-même se renfler pour constituer un ganglion fusiforme long de deux pouces environ, et qu'on nomme *ganglion cervical supérieur;* au-dessous de lui, le tronc du grand sympathique se prolonge derrière la carotide, donne quelquefois naissance au niveau de l'artère thyroïdienne inférieure à un second ganglion, lenticulaire, nommé *cervical moyen*, et presque immédiatement à un troisième, appelé *cervical inférieur*, situé le long et au côté interne de l'artère vertébrale, et communiquant avec le précédent par un ou deux filets qui passent devant l'artère sous-clavière qu'ils embrassent en formant une anse qu'on désigne communément sous le nom d'*anse nerveuse de Vieussens.* Immédiatement au-dessous du ganglion cervical inférieur le tronc du grand sympathique pénètre dans la poitrine en formant presque aussitôt le *premier ganglion thoracique*, plus gros que les deux qui précèdent, et appliqué sur la tête et le col de la première côte : ce nerf continue de se porter de haut en bas, à droite et à gauche du rachis, le long des articulations costo-vertébrales, offre vis-à-vis chaque espace intercostal un ganglion thoracique plus petit que le premier, et au niveau de la dernière vertèbre dorsale, il se dirige insensiblement sur la partie antérieure du corps des vertèbres, et entre dans l'abdomen en traversant l'écartement qui existe entre le second et le troisième faisceau du pilier correspondant du diaphragme. Arrivé dans cette cavité, le tronc du sympathique se porte de plus en plus vers la face antérieure du rachis, s'éloignant ainsi des trous intervertébraux; mais dans le bassin il se rapproche des trous sacrés, forme encore deux ou trois ganglions, devient de plus en plus délié, et parvenu au coccyx, il se termine tantôt par un petit ganglion qu'on a nommé *coccygien*, tantôt les deux sympathiques s'unissent en décrivant un arc dont la convexité est inférieure, et qui donne naissance à quelques filets très-ténus qui se perdent dans le tissu cellulaire extérieur aux parois de l'extrémité inférieure du rectum.

Du tronc que nous venons de décrire, c'est-à-dire de chaque ganglion et dans toute la longueur du nerf, partent deux ordres de filets, comme on l'a indiqué précédemment; les uns qui sont *externes* ou *anastomotiques*, lient le système nerveux ganglionnaire au centre nerveux rachidien, tandis que les autres sont *internes* ou *viscéraux*, et se distribuent aux organes situés à la face et au col, dans la poitrine, dans l'abdomen proprement dit, et dans le bassin. Les premiers, ou les filets *externes* ou *anastomotiques*, sont constans dans la région cervicale, à l'exception de celui qui correspond à la quatrième paire cervicale : M. Lobstein l'a vu manquer plusieurs fois. Ceux des deux premières paires sont courts et dans une direction transversale; ils sont plus longs et obliques en bas pour les trois paires suivantes, et les autres sont courts comme les précédens. Les filets de communication des nerfs dorsaux ont tous peu de longueur, sont dirigés obliquement en bas, et assez souvent doubles pour chaque paire. Les rameaux anastomotiques des nerfs lombaires sont plus minces et plus longs que ceux des nerfs dorsaux, et l'on en trouve quelquefois deux ou trois pour une seule paire. Enfin, les filets de jonction pour les nerfs sacrés sont très-courts, et souvent il en manque quelques-uns. Le mode de réunion de ces filets anastomotiques avec les nerfs rachidiens a besoin d'être exposé avec quelques développemens. On sait que les nerfs qui se rendent à la moelle épinière se composent de deux faisceaux distincts qui président isolément à la sensibilité et au mouvement; or, c'est particulièrement avec les premiers (les racines postérieures) que les ganglions rachidiens sont en communication, en sorte que les filets anastomotiques du nerf grand sympathique qui se rendent aux ganglions rachidiens sont surtout en rapport avec les nerfs du sentiment. Ne pourrait-on pas conclure de cette disposition anatomique que les ganglions spinaux sont autant de modificateurs de la sensibilité, qui a son siége dans la moelle épinière, et que le changement qu'ils apportent dans cette propriété constitue la différence qui existe entre la sensibilité qui préside aux fonctions de la vie végétative et celle de la vie de relation? Sans doute qu'ils ne sont pas étrangers non plus à l'isolément des fonctions locomotrices de ces mêmes organes.

Les filets *internes* ou *viscéraux* se détachent des ganglions du grand sympathique comme les précédens, et rarement du tronc intermédiaire à ces ganglions. En les examinant successivement de haut en bas, on trouve d'abord ceux que fournit le ganglion cervical supérieur, et qui sont ordinairement au nombre de six, dont deux se distribuent dans le muscle grand droit antérieur de la tête et dans le pharynx, tandis que trois autres, qui sont courts, épais et rougeâtres, se prolongent sur les artères thyroïdienne supérieure, laryngée et linguale, où ils s'anastomosent avec des filets du nerf laryngé du pneumo-gastrique, et forment ainsi le *plexus carotidien;* le sixième rameau est long, mince, descend sur l'artère carotide, et se jette dans le plexus cardiaque : on le nomme *nerf cardiaque superficiel*, et il est quelquefois fourni en même temps par le nerf pneumo-gastrique. Le ganglion cervical moyen donne deux rameaux profonds à l'artère vertébrale, différens filets à la carotide primitive, au corps thyroïde, à l'œsophage, et quelques autres qui descendent dans la poitrine avec la trachée-artère, et se perdent chez l'adulte dans le tissu cellulaire qui occupe la place où se trouvait le thymus. Quant au ganglion cervical inférieur, il ne donne que très-peu de filets, tandis qu'il fournit ceux qui viennent d'être indiqués quand il remplace le ganglion précédent, ou lorsqu'il est confondu avec lui.

Du premier ganglion thoracique sortent ordinairement sept filets qui descendent le long de l'artère sous-clavière, s'anastomosent avec le pneumo-gastrique, le récurrent, le cardiaque superficiel, et constituent le *plexus cardiaque*, qui forme une anse nerveuse embrassant les artères sous-clavières, carotide primitive, l'innominée à droite, et la trachée-artère. Les rameaux qui naissent de ce plexus se terminent en partie dans les parois des gros troncs vasculaires et dans le cœur, où l'on en remarque deux plus gros, qu'on nomme *cardiaques profonds*, dont l'un est externe, plus volumineux, renflé au niveau de l'origine de l'artère innominée, et divisé en trois rameaux distingués en antérieur, moyen et postérieur : le premier est la continuation du tronc, il contourne l'aorte à son origine, s'anastomose avec le rameau droit du nerf cardiaque gauche, fournit des filets aux fibres musculaires de l'appendice auriculaire de l'oreillette droite, et accompagne l'artère coronaire droite en formant un plexus qu'on peut appeler *coronaire droit;* le second rameau est très-profond, et près de l'insertion de l'aorte et de l'artère pulmonaire dans le cœur, il s'unit à des filets du nerf cardiaque gauche, et forme un plexus *coronaire gauche* en accompagnant l'artère de ce nom ; le troisième rameau se distribue à l'artère pulmonaire. L'autre nerf cardiaque profond est interne, communique par quelques filets avec l'externe, se porte vers la branche gauche de l'artère pulmonaire, et se termine là dans le plexus coronaire gauche. Du côté gauche, il n'existe le plus souvent qu'un seul nerf cardiaque profond qui se subdivise en deux filets, l'un pour la branche gauche de l'artère pulmonaire; l'autre se rend au tronc de cette même artère, et envoie quelques filamens nerveux aux plexus coronaires.

En comparant attentivement les nerfs cardiaques de l'un et l'autre côté, on voit qu'à droite ils sont plus prononcés, et fournissent des filets à toutes les parties du cœur, tandis qu'à gauche ils semblent n'être qu'accessoires et destinés à renforcer les plexus formés par les premiers, quoique leur entrecroisement à la base du cœur soit tellement multiplié, qu'il est bien probable que le cœur reçoit sur ses deux faces des filets des nerfs cardiaques gauches et droits. Tous ces filets nerveux sont aplatis, rubanés, et collés ainsi sur les parois des vaisseaux : il se terminent évidemment dans le tissu musculaire du cœur, ainsi que Scarpa, et après lui M. Lobstein, l'ont reconnu.

Les autres ganglions thoraciques donnent des filets qui se répandent sur le tronc de l'aorte en se prolongeant d'abord sur les artères intercostales qu'ils accompagnent jusqu'à leur insertion; depuis le sixième jusqu'au onzième, on voit se détacher de plusieurs de ces ganglions, trois, quatre ou cinq rameaux qui descendent au devant du rachis, et constituent par leur réunion un tronc qu'on nomme nerf *grand splanchnique* qui pénètre dans l'abdomen en passant derrière le pilier du diaphragme, tandis que les derniers ganglions de cette même région donnent aussi naissance à un autre nerf moins constant, moins volumineux, nommé *petit splanchnique*, qui entre de la même manière dans l'abdomen où il se termine dans le plexus solaire. Enfin, le onzième et le douzième ganglion thoracique fournissent un troisième rameau qui arrive aussi dans la cavité du bas-ventre en traversant les piliers du diaphragme, et qui se perd dans le plexus émulgent; on le nomme pour cela *nerf rénal*.

Quand le nerf *grand splanchnique* est arrivé dans l'abdomen, il se termine en un gros ganglion qu'on appelle *semi-lunaire*, et qui se trouve placé sur les piliers du diaphragme entre les capsules surrénales et l'aorte : quelquefois, au lieu d'un ganglion unique, il y en a plusieurs réunis par des rameaux épais et courts. Quoi qu'il en soit, le ganglion semi-lunaire d'un côté communique toujours avec celui du côté opposé par des rameaux nombreux adhérens à l'aorte ventrale et au tronc cœliaque, d'ou il résulte un plexus considérable, désigné depuis longtemps sous les noms de *cœliaque* ou *solaire*, qui envoie des prolongemens sur les artères nées du tronc cœliaque, lesquels constituent à leur tour des plexus secondaires nombreux que nous allons décrire rapidement : 1° Le *plexus coronaire stomachique* dont les filets suivent les rameaux postérieurs de l'artère de ce nom, se joignent au pneumo-gastrique droit avec lequel ils forment une anastomose qui donne naissance à huit ou dix filets ténus qui se distribuent à la face postérieure de l'estomac, et se terminent dans sa membrane muqueuse; 2° le *plexus splénique*, composé de deux faisceaux qui provenant, l'un du cordon stomachique droit, l'autre du ganglion semi-lunaire gauche, accompagnent toutes les divisions de l'artère splénique, et se répandent dans la rate; 3° le *plexus hépatique* formé de deux plexus distingués par Walther en antérieur et en postérieur : le premier provenant du ganglion semi-lunaire gauche, de quelques filets de celui du côté droit, et du cordon stomachique de ce même côté, comprend de nombreux filets dont les uns accolés à l'artère gastro-duodénale se rendent avec elle au duodenum et au pancréas, les autres se distribuent au canal cholédoque, tandis que la plupart pénètrent dans le foie avec l'artère hépatique dont ils accompagnent les ramifications; le second plexus ou le postérieur, formé spécialement par le ganglion semi-lunaire droit, entoure la veine porte, s'introduit ainsi dans le foie, s'anastomose avec les filets du plexus antérieur, et se termine avec eux sur les parois des artères hépatiques; 4° le *plexus mésentérique supérieur*, le plus considérable de ceux qui émanent du plexus solaire, entoure l'artère mésentérique supérieure, et accompagne toutes ses ramifications; il se distribue ainsi à tout l'intestin grêle et en partie au gros intestin : un de ses rameaux descend le long du rachis, se porte sur l'artère mésentérique inférieure, et s'anastomose avec les filets du plexus rénal et du tronc du nerf sympathique lui-même. Le plexus mésentérique supérieur est formé par cinq filets naissant du ganglion semilunaire droit, par sept environ qui proviennent du ganglion semi-lunaire gauche, et par le cordon stomachique droit; 5° le *plexus rénal*, formé en partie par le nerf rénal décrit plus haut, provient en outre du ganglion semi-lunaire du côté correspondant, et ne reçoit que quelques filets du plexus solaire. Les rameaux de ce plexus embrassent l'artère rénale du même côté, et accompagnent ses divisions dans l'intérieur des reins; les veines rénales n'en reçoivent aucun, mais plusieurs se continuent sur l'urétère dans les parois duquel ils se terminent; 6° du plexus rénal sortent trois ou quatre filets très-déliés qui se prolongent sur les artères testiculaires et ovariennes, et constituent le *plexus spermatique* qu'il est le plus souvent difficile de bien voir, parce que la ténuité des filets qui le composent empêche de pouvoir les suivre jusque dans le bassin ou jusqu'à l'anneau inguinal; 7° les deux ganglions semi-lunaires avec le plexus rénal correspondant fournissent encore de l'un et l'autre côté des rameaux très-considérables relativement au volume de la capsule surrénale dans laquelle ils se rendent, et qui constituent ce qu'on nomme à tort *plexus surrénal*, car ces filets ne s'entrelacent point ensemble, et se rendent directement à l'organe sans se diviser, et sans être bien unis aux vaisseaux qu'ils accompagnent et qu'ils surpassent en grosseur; 8° enfin, un dernier plexus fourni par le plexus solaire, est celui qu'on nomme *diaphragmatique*, et que forment des filets qui se portent en haut, à droite et à gauche, sur les piliers du diaphragme, et gagnent l'artère diaphragmatique inférieure dont ils suivent toutes les ramifications.

Parmi les autres filets viscéraux qui émanent du grand sympathique dans l'abdomen et le bassin, les uns se rendent dans le plexus rénal, les autres entourent l'aorte au-dessus de sa division en iliaques; un plus considérable se joint au filet fourni par le plexus mésentérique supérieur pour former le plexus *mésocolique* ou *mésentérique inférieur*, qui se distribue au colon gauche et à l'S iliaque; un ou deux autres rameaux se séparent du tronc du grand sympathique et de quelques ganglions lombaires, forment au devant du rachis un plexus nommé *hypogastrique*, qui descend dans le bassin le long du sacrum, et donne de nombreux filets qui se joignent à ceux des nerfs sacrés et se distribuent au rectum, à la vessie, aux vésicules séminales chez l'homme, aux ovaires, à l'utérus et à la partie supérieure du vagin chez la femme. Enfin, la portion terminale ou sacrée du nerf sympathique donne naissance à plusieurs filets très-ténus qui se perdent dans le tissu cellulaire de la partie inférieure du bassin derrière le rectum, et dont plusieurs se jettent dans le plexus hypogastrique.

On voit d'après cette description du nerf grand sympathique, que les artères ne sont pas les seules parties qui en reçoivent des filets, puisque nous l'avons vu se distribuer dans le tissu musculaire du cœur et des intestins, dans la membrane muqueuse gastro-intestinale et génito-urinaire; les ligamens, les os même du rachis en reçoivent aussi des ramifications, de même que les muscles longs du cou, le diaphragme et les intercostaux, tandis qu'on n'en rencontre pas dans les veines, les vaisseaux et les ganglions lymphatiques ainsi que dans les membranes séreuses.

On trouve le système nerveux viscéral dans tous les animaux, mais il n'est isolé que dans les vertébrés : il consiste en un filet très-délié sans ganglions ou avec un petit nombre, dans les poissons; il est plus distinct dans les reptiles, où il réunit entre eux les nerfs vertébraux, et pénètre dans le crâne uni au pneumo-gastrique. Dans les oiseaux, le nerf grand sympathique entre dans le crâne avec les nerfs pneumo-gastriques et glosso-pharyngiens, s'anastomose avec la cinquième et la sixième paire, semble interrompu au cou parce qu'il est là contenu dans le canal vertébral, et devient ensuite très distinct et ganglionnaire dans le thorax et l'abdomen, se prolongeant jusqu'aux vertèbres caudales. Enfin, dans les mammifères, il diffère peu de ce qu'il est chez l'homme.

En examinant dans un autre article le mode de développement du système NERVEUX en général, j'ai rappelé l'opinion de Meckel, qui regarde comme à peu près démontré, que la moelle épinière est la partie de ce système qui paraît la première lors de la formation de l'embryon, tandis que Béclard pense que les ganglions rachidiens et les nerfs se forment avant la moelle. Suivant Ackermann, au contraire, le nerf sympathique est nécessairement la première partie formée, parce que le cœur, organe dans lequel l'énergie vitale réside au plus haut degré, est le centre de la vie organique; mais rien ne prouve cette antériorité de développement du grand sympathique qu'on voit se former au devant de la moelle épinière, sous la forme d'une série de ganglions qui communiquent entre eux et avec le centre rachidien par des cordons médullaires: aussi le nerf sympathique offre plus long-temps le caractère distinctif des formes secondaires, et le conserve même pendant toute la durée de l'existence de l'individu, puisque les différentes masses ganglionnaires qui le constituent ne se confondent pas en une seule, et présentent ainsi une série d'organes distincts, plus ou moins rapprochés, comme dans le système nerveux des animaux invertébrés. Cette réunion incomplète, qui ne s'opère qu'imparfaitement, peut même faire admettre que cet appareil se forme plus tard que l'encéphale, les parties qui le composent étant encore plus distantes, plus écartées que celles de ce dernier organe. Quoi qu'il en soit, le nerf grand sympathique est déjà très-visible dans l'embryon de trois mois, ses ganglions sont très-apparens et de la même couleur que celles qu'ils ont chez l'adulte; ils semblent même proportionnellement plus gros à l'exception cependant des ganglions semi-lunaires qui ne sont pas aussi parfaits que les autres, et dont le développement paraît s'effectuer plus tardivement. Enfin, à partir de cette époque, le système nerveux viscéral se perfectionne de plus en plus, et suit dans sa formation une marche analogue à celle des organes auxquels il se distribue. Dans la vieillesse, il subit des changemens qui correspondent à ceux que j'ai signalés pour le centre encéphalo-rachidien; les ganglions sont plus pâles, moins abreuvés de sucs; les filets qui en émanent paraissent moins nombreux, plus déliés, de sorte que cette atrophie sénile coïncide avec la lenteur et la diminution d'énergie des fonctions organiques en général qu'on observe à cette époque avancée de la vie.

Les communications multipliées de ce nerf avec le centre nerveux rachidien ont fait admettre par plusieurs anatomistes qu'il avait ses racines dans cet organe, et Legallois, qui a surtout insisté sur cette opinion, pense que le sympathique puise en grande partie dans la moelle épinière toute son énergie. On peut avancer à l'appui de cette manière de voir les observations de Weber, desquelles il résulte que le développement de ce nerf est toujours en raison directe de celui du centre nerveux spinal; qu'on le voit paraître, mais à peine ébauché, chez les poissons où la moelle épinière se montre aussi pour la première fois; qu'il se développe ensuite graduellement en conservant toujours le même rapport; qu'ainsi, par exemple, il est très-gros dans la grenouille, à peine visible dans la couleuvre, et que la moelle épinière de ces deux animaux présente la même différence. J'ajouterai une autre remarque du même auteur qui me semble donner une nouvelle probabilité à l'opinion de Legallois; c'est que l'examen du grand sympathique dans les diverses classes d'animaux démontre qu'il se dégrade d'autant plus, que le nerf pneumo-gastrique acquiert plus d'étendue, et fournit des filets plus gros et plus nombreux; de telle manière que dans certains animaux, le pneumo-gastrique supplée en entier au grand sympathique. Or, ne peut-on pas admettre, d'après cette dernière circonstance, que les fonctions de la vie organique ont leur principe dans la moelle épinière, ou du moins qu'il est très-probable que le grand sympathique y puise en grande partie son énergie, puisque le nerf pneumo-gastrique qui le remplace et préside à des fonctions analogues chez certains animaux, en tire évidemment son origine chez ceux qui sont pourvus de moelle épinière?

Le système nerveux viscéral, dont l'existence est constante dans tous les animaux, qui rappelle par sa distribution dans les vertébrés, l'état de dissémination que présente le système nerveux des invertébrés, et qui forme évidemment plusieurs centres principaux comme le plexus solaire et les ganglions, doit nécessairement exercer une grande influence sur les fonctions qui constituent la vie dans les animaux. Sans rappeler ici les opinions diverses que Meckel, Haase, Scarpa, Winslow, Petit, Bichat, Reil, Autenrieth, Weber, Broussais, etc. ont émises sur les usages des ganglions de ce nerf remarquable, je me bornerai à les résumer à l'exemple de Béclard, et à faire ressortir de ce rapprochement les conséquences qui paraissent les plus probables. Ces renflemens nerveux semblent servir à diminuer ou à arrêter l'influence du centre nerveux sur les nerfs ganglionnaires; à diminuer ou à empêcher la transmission des impressions au centre, en sorte que par leur intermédiaire le système nerveux végétatif est isolé du système animal. J'ai déjà avancé une opinion analogue au sujet des ganglions rachidiens que je considère comme autant de modificateurs de la sensibilité générale qui a son siége dans la moelle épinière, et qu'ils transforment pour ainsi dire en sensibilité latente ou organique; il est assez probable que leur influence s'exerce également sur les mouvemens des organes qu'ils soustraient à l'influence de la volonté. Les ganglions du grand sympathique paraissent aussi destinés à rassembler, à concentrer la force nerveuse qu'ils puisent dans la moelle, et à en développer par eux-mêmes pour la communiquer convenablement aux nerfs et aux organes où ils se terminent.

Quant aux fonctions des nerfs du grand sympathique, elles consistent dans la transmission de l'influence nerveuse, transmission qui ne s'opère pas indistinctement dans toutes les circonstances, de sorte que ces nerfs n'en sont que des conducteurs imparfaits; ainsi, par exemple, les irritations chimiques ou mécaniques ne les traversent pas, tandis qu'ils propagent rapidement l'irritation galvanique, qui produit, soit des contractions, soit des sensations que l'individu peut ressentir, comme cela s'observe dans les irritations morbides intestinales, néphrétiques, hépatiques, etc. Ici, je rappellerai une loi importante reconnue et développée par Scarpa; c'est que tous les nerfs de la sphère végétative sont d'autant plus fréquemment et plus intimement unis ensemble dans leur trajet, par des plexus et des ganglions, que l'organisation de l'animal à qui ces nerfs appartiennent est plus compliquée. D'un autre côté, tout nerf qui prend part à la formation du grand sympathique, et tout nerf qui a les mêmes fonctions que le pneumo-gastrique, est uni avec eux par des anastomoses, des plexus et des ganglions; de cette remarque faite par Tréviranus, découlent des conséquences physiologiques du plus haut intérêt. En effet, les principales fonctions du grand sympatique sont de présider à l'hématose, à la circulation du sang et des sécrétions, tandis que le pneumo-gastrique étend principalement son influence aux organes de la respiration, de la déglutition et de la digestion. Néanmoins, le domaine du pneumo-gastrique se trouve aussi sous l'empire du grand sympathique, et beaucoup de parties à l'action desquelles il préside sont aussi sous la dépendance de ce dernier : tel est sans doute le résultat de l'étroite liaison de ces deux nerfs dont nous avons vu les filets réunis par des anastomoses si multipliées. Le grand sympathique a en outre des connexions avec le nerf de la cinquième paire qui exerce sur les vaisseaux et les organes sécréteurs de la tête la même influence que le précédent sur ceux de la poitrine et du bas-ventre. Enfin, le nerf glosso-pharyngien, l'accessoire de Willis, et le grand hypoglosse, qui, de concert avec le pneumo-gastrique, entretiennent la vie des organes servant à la respiration, à la phonation, et à la déglutition, forment, conjointement avec ce nerf, un système à part qui ressemble sous plusieurs rapports à celui du grand sympathique.

En dernière analyse, le grand sympathique préside à la nutrition, aux sécrétions, à la distribution de l'influence nerveuse qui anime le cœur, le canal alimentaire, l'appareil génito-urinaire, aux sympathies nombreuses qui lient entre-eux tous les organes de la vie végétative, et ces phénomènes s'exécutent sans que l'individu en ait la perception, fait qui est la conséquence de l'isolement où ce système est placé relativement au système nerveux général d'où émanent les volitions et où aboutissent les impressions. Les anastomoses multipliées de la portion céphalique du grand sympathique annoncent aussi des liaisons directes entre lui et les organes des sens. C'est en effet ce qu'un examen attentif fait reconnaître, et tout tend à prouver, ainsi que M. Tiedemann l'a fait remarquer, que ce nerf participe essentiellement aux fonctions des organes sensoriaux, en ce sens qu'il paraît contribuer à les maintenir dans les conditions de leurs formes et de leur composition matérielle propre par l'influence qu'il exerce sur la nutrition; que probablement il détermine la sécrétion des milieux à travers lesquels s'opère l'action des corps extérieurs sur les nerfs sensoriaux; qu'il produit dans les organes des sens des mouvemens automatiques qui modèrent et règlent l'intensité de l'action des corps extérieurs sur les nerfs sensoriaux d'une manière qui soit en harmonie avec le degré de sensibilité. Ces anastomoses ont encore pour effet de lier les organes des sens entre eux et avec les organes de la vie animale, et d'entretenir une réaction mutuelle qui a une grande importance pour l'exécution non-seulement de leurs fonctions, mais encore des actes de la vie animale en général. Enfin, quoique le grand nerf viscéral ait une sphère d'action qui lui soit propre, néanmoins, de ses connexions multipliées avec le centre nerveux rachidien, il résulte que ces deux portions d'un même tout exercent l'une sur l'autre une influence réciproque dans l'état de santé, et qui est surtout très-marqué dans l'état de maladie. Nous venons de voir aussi combien les fonctions de ce nerf sont liées à celles du pneumo-gastrique.

Les altérations du nerf grand sympathique sont encore peu connues, et l'opinion qui fait rapporter de nombreuses affections thoraciques et abdominales à l'action irrégulière de ce nerf ou à son influence sur le centre nerveux cérébral, repose moins sur une observation directe des phénomènes morbides que sur les données plus ou moins rationnelles, puisées dans l'anatomie et la physiologie de cet appareil nerveux. M. Lobstein a rapporté plusieurs exemples de phlegmasie des ganglions semi-lunaires ou cœliaques observés chez des individus affectés de névropathies abdominales chroniques, de coqueluche et de tétanos. On a trouvé aussi les plexus cardiaques et pulmonaires évidemment enflammés, et l'on a rapporté à l'irritation de ces mêmes filets les phénomènes qui caractérisent l'ANGINE de poitrine. M. Autenrieth a vu, sur des sujets morts des suites de la coqueluche, l'inflammation de ces mêmes nerfs et des pneumo-gastriques, et dans un cas de diabètes, M. Duncan a rencontré la portion abdominale du sympathique considérablement augmentée de volume. Ce nerf peut être d'ailleurs, comme les autres nerfs de la vie de relation, hypertrophié, atrophié, et nous avons vu précédemment que ce dernier changement peut être produit par les progrès de l'âge. J'ai déjà dit dans un autre article (*voyez* NÉVRALGIE) que différens auteurs attribuaient à une affection douloureuse des filets du grand sympathique, à leur irritation, des maladies rangées dans la classe des névroses, telles que l'ASTHME nerveux, la CARDIALGIE, quelques COLIQUES, certaines espèces de DYSPHAGIE, de GASTRALGIE, de GASTRODYNIE, d'HYPOCONDRIE et d'HYSTÉRIE : ce nerf est aussi la source d'une foule de sympathies physiologiques et pathologiques qu'il serait trop long d'énumérer ici, et que MM. Tréviranus, Tiedemann et Arnold ont particulièrement fait ressortir pour les fonctions sensoriales. *Voyez* SYMPATHIES.

(C. P. OLLIVIER.)

SYMPHYSE, s. f., *symphysis*, mode de réunion des os. On emploie cette expression comme terme générique pour désigner l'ensemble des moyens qui servent à maintenir les os en rapport dans les articulations. Néanmoins on a donné spécialement ce nom à plusieurs d'entre elles : ainsi, on dit la *symphyse des pubis*, la *symphyse sacro-iliaque*, *etc.* (MARJOLIN.)

SYMPHYSES DU BASSIN (*relâchement*, *écartement*, *séparation*, *luxation des*). En parlant des articulations des os du bassin, j'ai dit que pendant la grossesse les ligamens qui entrent dans leur composition s'abreuvent de sucs, se gonflent et se ramollissent, de sorte que l'union de ces os est moins ferme. Ce relâchement est en général peu considérable; il ne nuit point à la fermeté de la station et des mouvemens, et ne peut contribuer assez à l'agrandissement du bassin pour faciliter en rien l'accouchement; mais chez quelques femmes ce relâchement est porté très-loin. Bianchi, Vesling, Morgagni, Hunter et beaucoup d'autres observateurs ont vu les symphyses relâchées au point que les pubis pouvaient s'écarter de plus d'un pouce. La cavité articulaire qui se trouve entre ces os contient alors une quantité notable de synovie, comme Morgagni l'a vu le premier; le tissu fibreux qui entoure cette cavité, surtout en devant, est amolli; ses mailles écartées sont imbibées de la même humeur. Louis attribue l'écartement des os à la pression que la tête du fœtus exerce sur l'entrée du bassin, où elle agit à la manière d'un coin. Il réfute les objections que l'on pourrait tirer de la mollesse de la tête, en citant l'exemple des racines du lierre qui s'insinuent dans les fentes des pierres et finissent par les faire éclater, et celui des coins de bois tendre et sec dont on se sert pour fendre les pierres les plus dures. Mais on voit assez fréquemment le relâchement des symphyses commencer à se manifester à une époque où le fœtus est trop peu volumineux pour qu'on puisse le supposer capable de produire cet effet. On peut alors, il est vrai, attribuer avec Baudelocque la même action à l'utérus. Quoi qu'il en soit, on voit quelquefois ce relâchement se manifester à une époque peu avancée de la grossesse. Ainsi Bertin l'a observé chez une dame enceinte de quatre mois, et chez une autre enceinte de sept mois. Je l'ai aussi vu plusieurs fois se manifester dès le cinquième mois de la grossesse, et principalement chez une jeune dame brune, d'une forte constitution et d'une bonne santé, enceinte pour la seconde fois, et dont le bassin était suffisamment vaste. Je cite cet exemple, parce qu'il est opposé à l'opinion de Roëderer, qui n'admet ce relâchement que chez lès personnes cachectiques, scorbutiques, ou attaquées de mal vénérien porté à un haut degré, opinion qui a déjà été réfutée par Morgagni. Il faut convenir que nous sommes encore dans une ignorance complète sur les causes de ce relâchement, qui n'est que l'exagération morbide de l'état naturel.

Ce n'est pas seulement pendant la grossesse que l'on a vu les ligamens qui unissent les os du bassin se ramollir, se relâcher, et présenter un état que M. Boyer assimile à ce qui constitue les tumeurs blanches des articulations, et dont il cite une observation empruntée à Lhéritier. Kayserliz dit aussi avoir vu une femme dont les os du bassin étaient mobiles, quoiqu'elle ne fût pas accouchée depuis peu. C'est probablement à une semblable disposition qu'il faut attribuer la facilité avec laquelle la luxation, ou pour mieux dire la diastase de l'os coxal s'est faite dans certains cas, comme dans celui de l'étudiant en droit dont parle Bassius, qui se luxa cet os en faisant des armes. Le même observateur a aussi reconnu que la cause de la claudication chez des enfans âgés de trois, de quatre, de sept ans, était fréquemment dans le vice de la connexion de l'os innominé avec le sacrum, et dépendait de la mobilité des deux os. Ne devait-il pas exister une semblable prédisposition chez cet enfant dont Deventer cite l'observation, chez qui le fémur était complétement soudé avec l'os coxal, et chez qui le membre avait recouvré, par suite du relâchement des symphyses, une telle mobilité qu'il pouvait s'asseoir sur un siége et toucher son pied avec la main? ou bien peut-on, avec cet auteur, attribuer la laxité des ligamens seulement à l'action des muscles qui, pour produire quelques mouvemens, tiraillaient continuellement l'os coxal? On trouve dans les *Transactions philosophiques* un cas qui paraît être de même nature : la symphyse des pubis offrait un écartement de quatre pouces; cet écartement avait été causé par le saut d'un cheval. Outre ce relâchement, cet écartement lent et progressif des symphyses, il se fait quelquefois une diastase ou luxation subite des os coxaux par l'effet d'une cause violente qui produit le déchirement des ligamens. Cela peut avoir lieu pendant le cours de l'accouchement; la tête du fœtus, violemment poussée entre les os du bassin par des efforts énergiques et comme convulsifs, agissant à la manière d'un coin pour les écarter. On en trouve plusieurs exemples dans les observateurs; j'ai eu moi-même occasion d'être témoin d'un fait semblable. Il est probable que dans la plupart de ces cas, peut-être même dans tous, il existait déjà une prédisposition dans un relâchement porté à un certain degré. En effet, dans un grand nombre d'accouchemens, dont on trouve des observations dans les auteurs, et dont tous les accoucheurs pourraient rapporter des exemples, les efforts de la parturition ont été si violens, et la pression de la tête si forte, que les os du crâne ont été sillonnés par l'angle sacro-vertébral, enfoncés, déprimés, fracturés, sans que pour cela il se soit fait un écartement des symphyses. On objectera peut-être que ces têtes étaient trop molles pour produire l'écartement des os du bassin; mais cette objection ne peut s'appliquer à tous les cas, car quelques-unes de ces têtes offraient une grande solidité, et pour les amener, il a fallu aux efforts de la mère joindre l'action puissante du forceps ou du crochet. La diastase des os du bassin peut aussi être le résultat d'une violence extérieure. Un homme dont l'observation, communiquée par Philippe, est consignée dans le mémoire de Louis, avait le corps courbé en avant, les pieds posant sur le sol, et les mains appuyant sur le derrière d'une charrette; il reçut sur les reins un sac de blé du poids de trois cent cinquante livres, qui échappa des mains de celui qui devait le retenir. Cet accident ne fut d'abord suivi que d'un peu d'engourdissement dans la partie; mais bientôt il se développa de la douleur, puis des accidens qui firent périr le malade au bout de vingt jours. A l'ouverture du cadavre on trouva que la symphyse sacro-iliaque droite était disjointe, et formait le centre d'une inflammation fort étendue déjà terminée par suppuration. Un couvreur de Dijon fait une chute de quarante pieds de hauteur; MM. Énaux, Chaussier et Hoin reconnaissent un déplacement de l'os innominé gauche, tel que le pubis de ce côté s'élevait et dépassait le pubis droit de deux travers de doigt au moins. Un manœuvre de Bordeaux, dont l'histoire est rapportée par M. Martin, tombe de la même hauteur sur le derrière, et meurt peu après. A l'examen du cadavre, on reconnut que l'union cartilagineuse des pubis laissait un espace à y passer le pouce, sans qu'il y eût nulle fracture. M. Martin ne parle pas de l'état des symphyses sacro-iliaques; mais il est évident qu'il devait y avoir disjonction de ces symphyses, ou au moins de celle du côté gauche, qui avait principalement reçu le coup. Il serait superflu de multiplier les citations d'accidens semblables.

Le relâchement des symphyses du bassin pendant la grossesse s'annonce par la douleur dans les points correspondans à ces symphyses, douleur qui n'est pas sensible, quand la femme repose tranquillement sur un plan horizontal, à moins que l'on n'appuie sur ces articulations, ou que l'on ne presse les os du bassin les uns contre les autres comme pour les rapprocher, mais qui devient vive quand la femme marche ou est dans la station, et surtout quand, étant couchée, elle fait effort pour se retourner dans son lit, ou pour soulever un de ses membres inférieurs. La station est plus pénible que la marche, et la femme dans cette position a la conscience du mouvement du sacrum entre les os des îles; il lui semble qu'elle s'enfonce, qu'elle rentre en elle-même. La progression devient de plus en plus douloureuse, difficile, claudicante, et enfin impossible sans soutien; on peut alors reconnaître la mobilité des os en appliquant les doigts vers les symphyses pendant que la femme exécute quelques mouvemens ou que l'on imprime quelque mouvement au membre inférieur; quelquefois même on a pu entendre une sorte de craquement, un *cliquetis* très-sensible. Pendant l'accouchement, la contraction des muscles abdominaux cause parfois une distension douloureuse, comme Baudelocque l'a vu dans un cas très-remarquable, où cette sensation pénible, en empêchant la femme de se livrer aux efforts de la parturition, a rendu l'accouchement plus long et plus pénible : d'autres observateurs ont remarqué la même chose. Pour moi, dans un certain nombre de cas dont j'ai été témoin, je n'ai pas vu que cette circonstance ait eu aucune influence sur la durée et l'issue du travail et sur l'intensité des douleurs. Je crois qu'il en est de même dans la plupart des cas, mais que cependant, si dans quelques-uns le relâchement des symphyses a eu l'effet dont parle Baudelocque, on ne peut se refuser à admettre que, dans un certain nombre d'autres, cette circonstance a réellement permis l'agrandissement du cercle du bassin et parconséquent du diamètre antéro-postérieur, fait cesser un léger défaut de rapport entre ce canal osseux et la tête du fœtus, et permis la terminaison d'un accouchement qui, sans cela, eût été impossible par les seules forces de la nature. En ce cas, comme Smellie le remarque, les articulations paraissent alternativement céder tant soit peu pour s'accommoder à la figure de la tête dans le temps qu'elle glisse et qu'elle passe au travers du bassin. Peu à peu les ligamens reprennent leur ressort, les symphyses se raffermissent, et il ne reste ni claudication, ni faiblesse. Mais il n'en est pas toujours de même; les douleurs deviennent quelquefois plus vives, s'accompagnent de fièvre et de tous les symptômes qui caractérisent les inflammations. C'est ce qu'on remarque surtout chez les femmes sujettes à des douleurs rhumatismales, pendant le cours des constitutions épidémiques qui produisent des maladies de cette nature, et chez les femmes affectées de péritonite. La cessation des douleurs et la consolidation des symphyses peuvent se faire attendre long-temps. Baudelocque l'a vue n'avoir lieu qu'après plus de neuf mois, Smellie seulement après plus de six mois. Denman a soigné une femme qui n'a pu marcher sans le secours de béquilles que huit ans après sa délivrance; il fait aussi mention de deux autres cas semblables. Chez une autre femme, dont l'histoire est donnée par le même auteur, l'incommodité extrême causée par le relâchement des symphyses durait encore trois mois et demi après son accouchement, lorsque un jour, étant en voiture pour aller prendre l'air et de l'exercice, elle sentit un écoulement qu'elle prit pour ses règles; et quoiqu'il cessât avant son retour, elle éprouva un soulagement immédiat : depuis ce temps, elle reprit des forces de jour en jour, et en six semaines elle fut en état de marcher. Quelquefois les symphyses restent dans un état de relâchement ou de désunion, les os conservent leur mobilité, et la claudication persiste pendant toute la vie; Daniel Ludovic en rapporte une observation. Suivant Denman, il peut se former une articulation entre les extrémités des os, à la symphyse des pubis, et à la jonction des os innominés avec le sacrum; « M. Cline, dit-il, m'en a fait voir un exemple sur le cadavre, et j'ai eu lieu de croire que la même chose existe chez les vivans. » Toutes les femmes ne sont pas encore aussi heureuses; l'inflammation produit quelquefois de la suppuration, qui détruit les ligamens, corrode les cartilages, mais surtout les portions voisines des os, et forme des foyers qui s'étendent plus ou moins loin dans le tissu cellulaire environnant. La mort est la suite la plus ordinaire de ces abcès; il est cependant possible que les parties altérées des os s'exfolient, que la suppuration se tarisse, et que les malades guérissent au moyen d'une ankylose; Acrell et Giraud en rapportent chacun un exemple.

Lorsque l'écartement survient brusquement pendant le travail de l'accouchement, on en est averti par un bruit de craquement qui est perçu par la femme et quelquefois même par les assistans, par la douleur qui se manifeste, par la progression subitement plus rapide du fœtus, et par la mobilité des os; l'inflammation et ses suites funestes sont alors inévitables. La mobilité des os, les douleurs vers les symphyses sont les signes caractéristiques de l'écartement qui est produit par une violence extérieure. Il s'y joint quelquefois un engourdissement des membres inférieurs, la paralysie de la vessie, et d'autres symptômes qui sont le résultat de la commotion de la moelle épinière qui a été produite par la même cause que la luxation des os. Le danger est relatif à la gravité du désordre local, à l'intensité de l'inflammation qui survient, et à celle des lésions coexistantes, telles que celles de la moelle épinière. La diastase, qui est l'effet d'une affection lente des symphyses, ne se manifeste ordinairement que par la claudication, la faiblesse des membres inférieurs, et quelquefois des douleurs sourdes vers les symphyses. Les suites en sont ordinairement moins graves que dans les cas précédens.

Dans les cas de relâchement des symphyses se formant lentement pendant la grossesse, le premier et le principal moyen curatif à employer est le repos et l'immobilité la plus complète possible des os du bassin. Le repos seul suffit presque toujours; la douleur et la faiblesse cessent avant l'époque ordinaire où la malade reprend ses occupations habituelles. Si ces symptômes se prolongent au-delà, on peut employer des linimens fortifians, comme quelques médecins l'ont fait; pour moi, je compte peu sur leur effet. L'usage des bains froids, soit de rivière, soit de mer, est d'une efficacité bien plus grande et plus réelle, mais il ne faut y avoir recours qu'après la cessation complète des lochies. Quand on n'a plus à craindre le développement d'accidens inflammatoires, on peut retirer aussi de bons effets des douches dirigées sur les lieux correspondant aux symphyses. Il sera souvent aussi utile de maintenir les os rapprochés au moyen d'une ceinture simple ou faite avec un ressort d'acier analogue à ceux des bandages herniaires. S'il survient des signes d'inflammation, on devra mettre promptement en usage un traitement antiphlogistique fort sévère. Le traitement que je viens d'indiquer convient également à la diastase qui est l'effet d'une affection chronique des symphyses; mais on devra en même temps combattre par des moyens convenables la diathèse générale dont cette affection est l'effet. Le repos et l'usage d'un bandage contentif sont aussi d'une nécessité absolue dans le traitement des séparations ou diastases qui surviennent brusquement, soit pendant le travail de l'enfantement, soit par l'effet d'une violence extérieure. Il faudra en même temps s'efforcer de prévenir, par tous les moyens possibles, le développement de l'inflammation, qui en est la suite nécessaire, ou d'en obtenir la résolution avant la formation de la suppuration qui entraînerait presque infailliblement la perte des malades. Si après la guérison de ces maladies, il reste encore de la mobilité dans les articulations, et par conséquent de la faiblesse et de la claudication, il sera utile de faire porter aux malades une ceinture qui maintienne fermement les os du bassin.

Il est encore un cas qui doit trouver place dans cet article. Assez fréquemment, dans une chute sur les fesses, le coccyx porte sur un corps solide. On ressent à l'instant même une douleur fort vive, qui diminue bientôt d'intensité, mais persévère cependant à un degré assez marqué. Cette douleur est augmentée dans certains mouvemens, surtout quand on va à la garderobe, et quand on s'assied sur un coussin qui, en s'enfonçant entre les fesses, appuie sur le coccyx. Il paraît bien évident que ces circonstances ne renouvellent et n'augmentent la douleur qu'en imprimant des mouvemens à cet os. Cette douleur s'étend quelquefois dans toute la région sacrée, et même vers les lombes et les cuisses, et s'accompagne de pesanteur à la région du rectum, et même de dysurie : elle doit être attribuée non seulement à la contusion des parties molles, mais encore à la distension forcée des ligamens, à une sorte d'entorse du coccyx. Cette douleur dure ordinairement long-temps, mais finit par disparaître peu à peu par l'usage de quelque liniment anodin; quelquefois aussi il se forme un foyer de suppuration, à l'ouverture duquel on peut trouver l'intestin rectum dénudé, quelques pièces du coccyx nécrosées, et d'autres désordres. Ici encore, il faut s'attacher à prévenir ou à combattre l'inflammation par un repos absolu, les saignées, surtout les saignées locales, les émolliens et les narcotiques, sous forme de bains, de cataplasmes, de fomentations et de linimens. Il arrive aussi quelquefois que des douleurs plus ou moins vives se manifestent dans la région du coccyx après un accouchement laborieux, pendant lequel la tête de l'enfant, en franchissant le détroit inférieur, aura violemment repoussé cet os en arrière. Ce cas a beaucoup d'analogie avec le précédent et réclame les mêmes soins. (DESORMEAUX.)

SYMPHYSÉOTOMIE ou SYMPHYSIOTOMIE, s. f. Mot formé de σύμφυσις et de τέμνω, pour désigner l'opération qui consiste dans la *section de la symphyse des pubis*. Cette opération a aussi été appelée simplement *section de la symphyse*, *section sigaultienne* du nom de son inventeur, et même *section du pubis*. Suivant une opinion qui remonte à Hippocrate et à Galien, qui depuis a été adoptée par un grand nombre de médecins distingués, et a été défendue par S. Pineau et A. Paré, les os du bassin, et surtout les pubis, s'écartent pendant l'accouchement pour faciliter le passage de l'enfant. Pineau, Fernel et plusieurs autres médecins ont même proposé des applications émollientes pour aider le relâchement des ligamens et l'écartement des os. On peut aussi inférer des raisonnemens de Pineau qu'il n'était pas éloigné d'admettre qu'on pourrait, sans danger et même avec avantage, faire la section de la symphyse. Beaucoup d'observations faites jusque dans ces derniers temps, par des hommes dont l'autorité est du plus grand poids, prouvaient que, s'il n'en est pas ainsi toujours ni dans le plus grand nombre des cas, on ne peut nier que cet écartement n'ait lieu quelquefois. Un préjugé populaire, combattu par Riolan et A. Paré, mais non complétement oublié, avait attribué à quelques peuples l'usage de séparer ou de briser les os pubis chez les filles nouvellement nées pour préparer par la suite des voies plus faciles à l'accouchement. Il semble, d'après ces antécédens, que l'idée si simple d'inciser les ligamens qui unissent les os pubis devait se présenter à l'esprit de tous les accoucheurs dans les cas où la tête du fœtus est retenue par l'effet de l'étroitesse du bassin. Un médecin français, qui pratiquait la médecine à Varsovie, et qui, en 1655, a publié des *Paradoxes sur la nutrition du fœtus*, Delacourvée rapporte qu'ayant appris qu'une femme enceinte pour la première fois à quarante-huit ans, et qui était en travail depuis quatre jours, venait de mourir, il se rendit chez elle dans le dessein de s'instruire. La tête du fœtus se faisait sentir dans le vagin. Il divisa la symphyse avec un rasoir, et tira l'enfant dans la situation toute naturelle où il se présentait. Il ne fait à cette occasion, d'autres remarques, si ce n'est que l'impossibilité de l'écartement des os chez une femme de petite taille et déjà âgée a été la seule cause qui a empêché l'accouchement et produit la mort des deux individus. S'il avait su tirer de ce fait intéressant les inductions pratiques qui en découlaient naturellement, l'opération de la symphyséotomie était découverte. Plenck, dans une circonstance semblable, ne fut pas plus heureux. « En 1766, dit-il, il m'arriva, en disséquant le cadavre d'une femme morte pendant le travail, de trouver l'issue du bassin fort étroite, et la tête du fœtus tellement engagée dans cette cavité, qu'il me fut impossible, après avoir fait l'opération césarienne, d'en retirer le fœtus pour le ramener dans la matrice ; j'eus recours à la synchondrotomie, et j'en obtins un succès prompt et facile... Si dans ce moment j'eusse réfléchi sur le parti que l'on pouvait tirer de la synchondrotomie sur une femme vivante, j'eusse pu devenir l'inventeur de cette découverte; mais (tel est souvent le sort de l'humanité) au lieu d'être conduit à une vérité par cette observation, elle me mena à une erreur. » Quand les esprits paraissaient être si disposés à cette découverte, on a lieu d'être surpris qu'elle ait tant tardé à se faire; mais on doit l'être encore plus qu'elle ait éprouvé à sa naissance tant de contradictions et d'oppositions. C'est en 1768 que la section de la symphyse des pubis fut proposée pour la première fois par Sigault, qui en fit le sujet d'un mémoire qu'il présenta à l'Académie de chirurgie. Il traita de nouveau ce sujet dans la thèse qu'il soutint en 1773, pour sa réception au doctorat à la faculté de médecine d'Angers. Enfin, en 1777, assisté d'A. Leroy, il pratiqua cette opération sur la femme Souchot, et obtint un succès complet en sauvant la vie de la mère et de l'enfant. Ce succès fut célébré avec un enthousiasme extraordinaire par la faculté de médecine de Paris, qui rendit un décret solennel, et fit frapper une médaille en l'honneur de Sigault et d'A. Leroy. Cependant, depuis que la nouvelle opération avait été proposée, elle avait été le sujet de beaucoup de discussions très-vives; le succès qu'elle obtint ne les fit pas cesser, et ne mit pas un terme aux vigoureuses attaques auxquelles elle était en butte. On l'avait proposée comme devant suppléer l'opération césarienne et la rendre inutile. C'est cette comparaison maladroitement établie qui prolongea les discussions; elles cessèrent bientôt, lorsqu'il fut démontré que ces deux opérations convenaient dans des cas distincts, et que l'on eut cherché à préciser ces cas. Weidmann commença à établir cette distinction; après lui, Desgranges s'en occupa avec succès, et depuis, on n'a guère ajouté à la doctrine qu'il établit. Depuis lors, la symphyséotomie est restée dans le domaine de l'art des accouchemens comme une opération utile, nécessaire même, mais dans un nombre de cas très-limité.

En parlant des *vices du bassin et de l'enclavement de la tête*, j'ai exposé les cas qui réclament l'emploi de la symphyséotomie; il serait superflu de revenir sur ce que j'en ai dit. Pour faire apprécier l'utilité de cette opération dans les différens cas, il me suffira d'exposer les résultats de la division de la symphyse par rapport à l'agrandissement des diverses parties du bassin.

Quand les ligamens qui unissent les pubis ont été divisés, soit pendant la vie, soit après la mort, chez une femme arrivée au terme de la grossesse, les os s'écartent spontanément de six à douze lignes. Pour obtenir un écartement plus considérable, il faut écarter les cuisses plus ou moins fortement; alors l'intervalle qui sépare les os peut être porté à deux pouces et demi, trois pouces, et même au delà, suivant quelques expérimentateurs. Dans le premier temps, l'écartement des os, que l'on appelle spontané, est produit par l'action tonique ou l'élasticité des trousseaux de fibres ligamenteuses qui unissent la tubérosité de l'os des îles au sacrum. L'os coxal doit être considéré comme un levier du premier genre dont le bras antérieur très-long est coudé vers sa partie moyenne. Le centre du mouvement est vers le centre de l'articulation sacro-iliaque. La rétraction des ligamens rapproche la tubérosité de l'os des îles, ou le bras postérieur du levier, de la surface du sacrum ou de la ligne médiane, autant que peuvent le permettre l'affaissement de la substance fibro-cartilagineuse qui occupe la partie postérieure des surfaces articulaires et la distension de la lame fibreuse qui en recouvre la partie antérieure; et le bras antérieur du levier exécute un mouvement en sens inverse, dont l'étendue sera d'autant plus grande vers l'extrémité du levier, c'est-à-dire vers le corps du pubis, que ce bras de levier sera plus long comparativement au bras postérieur. Dans le second temps, l'os coxal prend son point d'appui sur le bord postérieur de l'articulation sacro-iliaque, ou même sur la surface du sacrum qui donne attache au ligament sacro-iliaque, suivant la conformation particulière des os, qui varie singulièrement dans les bassins viciés; le mouvement d'écartement se passe dans toute la partie qui est au devant du point de contact, et est plus ou moins grand dans les diverses parties de l'os, selon leur éloignement de ce point. La membrane ligamenteuse qui recouvre la partie antérieure de la symphyse sacro-iliaque est tendue, tiraillée; sa courbure tend à s'effacer. En se redressant, cette membrane se détache de la surface courbe des os; elle s'alonge ou se déchire, suivant qu'elle est plus ou moins ductile, et que l'écartement des os est porté plus ou moins loin. D'après ce qui vient d'être dit, on voit que l'écartement, soit spontané, soit forcé, des pubis doit varier suivant que les ligamens et les cartilages des symphyses sacro-iliaques se trouveront plus ou moins ramollis, gonflés et relâchés à l'époque de l'accouchement, suivant la disposition de la tubérosité de l'os des îles et de la partie correspondante du sacrum, et suivant la longueur relative des diverses parties de l'os coxal: circonstances très-difficiles ou même impossibles à apprécier pendant la vie de la femme. Il faut aussi remarquer que ces circonstances n'étant pas toujours les mêmes des deux côtés dans les bassins viciés, chacun des pubis pourra s'écarter à un degré différent de la ligne médiane. La pression exercée par la tête de l'enfant à l'entrée du détroit supérieur, pendant un travail long et difficile, peut influer sur l'alongement des ligamens; l'état d'hydropisie et d'anasarque influe aussi sur leur résistance et par conséquent, sur l'étendue de l'écartement des os.

Nous venons de voir suivant quel mécanisme et dans quelles limites variables s'opère l'écartement des os coxaux. Il convient d'examiner actuellement les résultats de cet écartement pour l'agrandissement des diverses parties du bassin. Il résulte des expériences de Giraud que, sur un bassin qui offrait trois pouces dans son diamètre sacro-pubien, à un pouce d'écartement des pubis ce diamètre augmentait de deux lignes; à deux pouces, de huit lignes; et à quatre pouces, de douze lignes. Cet agrandissement est encore plus considérable, quand la tête, renfermée dans la matrice, pousse en avant les pubis, et en arrière le sacrum. En effet, lorsque l'écartement des os coxaux est porté à un certain degré, le sacrum devient mobile et est poussé en avant par l'effet de la pression que les tubérosités des os coxaux exercent sur lui en arrière. Quelques expérimentateurs ont regardé cette circonstance comme défavorable au succès de l'opération; mais on a bientôt vu qu'à raison de sa mobilité, le sacrum est susceptible d'être repoussé en arrière au delà de sa position primitive, et que ce mouvement contribue à l'agrandissement du bassin. Cependant si l'on réfléchit au désordre qui doit avoir lieu dans les symphyses sacro-iliaques pour que le sacrum acquière ce degré de mobilité, on sera convaincu que dans la pratique on ne doit pas compter sur la rétropulsion de cet os. Les résultats obtenus par Giraud sont conformes à ceux obtenus par Desgranges sur un bassin de même dimension. D'autres expérimentateurs ont trouvé des rapports différens entre l'écartement des pubis et l'alongement du diamètre antéro-postérieur du détroit supérieur. Il est facile de se rendre compte de ces différences, si l'on se rappelle ce qui a été dit plus haut, que l'os coxal doit être considéré comme un levier coudé, car il est évident que le mouvement qui porte en avant l'extrémité antérieure de ce levier sera d'autant plus étendu que la partie coudée sera plus longue proportionnellement à l'autre. Malgré ces différences, on peut regarder les résultats obtenus par Giraud comme une mesure moyenne qui doit servir de base au calcul, et on peut compter sur un agrandissement de six lignes au diamètre antéro-postérieur du détroit supérieur pour un écartement des pubis porté à deux pouces et demi, ce qui paraît devoir être en général le *summum* de ce qu'on peut obtenir sans causer de grands désordres aux symphyses sacro-iliaques. A l'avantage résultant de cet agrandissement du diamètre antéro-postérieur on doit ajouter qu'une des bosses pariétales doit, lors du passage de la tête, s'engager dans le vide que laissent entre eux les pubis, et qu'ainsi une portion de l'épaisseur de la tête, qu'on peut bien estimer à trois ou quatre lignes, se trouve hors du cercle du détroit supérieur. On peut donc calculer que, par la section de la symphyse, le diamètre antéro-postérieur du détroit supérieur sera augmenté de neuf à dix lignes pour le passage de la tête.

Il en sera de même pour le diamètre antéro-postérieur de l'excavation; mais les résultats seront beaucoup plus favorables par rapport au diamètre transversal. L'agrandissement de ce diamètre sera d'autant plus considérable que l'on mesurera ce diamètre plus près de la partie antérieure. En effet, ce diamètre ne doit pas être pris dans le sens géométrique, mais il doit être représenté par une ligne qui traverse le milieu de l'espace perméable à la tête du fœtus. Or, cette ligne sera plus ou moins rejetée en avant suivant la saillie plus ou moins considérable de l'angle sacro-vertébral. Ainsi, vers le milieu de l'espace qui est entre la symphyse des pubis et la partie postérieure des symphyses sacro-iliaques, centre des mouvemens, l'augmentation du diamètre transversal sera de la moitié de l'écartement. En effet, Desgranges a trouvé, dans ses expériences, une augmentation de six lignes pour un pouce d'écartement, de onze lignes pour vingt lignes, et de quinze lignes pour deux pouces huit lignes. Le même résultat aura lieu, soit que l'on mesure ce diamètre transversal au détroit supérieur, soit qu'on le mesure dans l'excavation ou au détroit inférieur, entre les tubérosités de l'ischion. Quant à l'arcade des pubis, on voit clairement que son agrandissement transversal doit être égal ou à peu près égal à l'écartement des pubis, et qu'ainsi l'opération de la symphyséotomie convient spécialement quand l'obstacle au passage de la tête résulte du défaut de largeur de cette arcade; mais elle convient aussi, quand le diamètre antéro-postérieur du détroit inférieur est trop court, parce que l'arcade des pubis élargie reçoit la tête du fœtus, dont la partie la plus saillante peut même se loger dans l'écartement de la symphyse.

Le mode opératoire dans la symphyséotomie est fort simple; il offre cependant quelquefois aussi des difficultés. Le temps où l'on doit opérer varie suivant le cas particulier pour lequel on divise la symphyse; mais il faut toujours attendre que l'orifice de l'utérus soit complétement dilaté, et que les douleurs soient assez fortes pour opérer l'expulsion du fœtus. Ce temps déterminé, et après avoir fait raser les poils qui couvrent le pénil, on place la femme dans la même situation que s'il s'agissait d'appliquer le forceps ou de faire la version du fœtus. Elle est fixée dans cette situation par des aides qui doivent avoir soin de maintenir les cuisses médiocrement écartées, et même de presser sur les hanches pour prévenir un écartement trop rapide et trop considérable des os. Alors l'opérateur, placé entre les cuisses ou vers un des côtés, commence par introduire une sonde dans la vessie pour évacuer l'urine et ranger le méat urinaire du côté droit, afin d'éviter de le blesser en divisant la symphyse; puis il presse la peau sur le pubis pour bien reconnaître la disposition et le lieu de la symphyse qui varient dans les bassins viciés. Il est en effet arrivé que l'instrument a porté sur le corps d'un des pubis et l'a divisé; c'est ce qui a eu lieu plusieurs fois, et notamment dans une opération pratiquée à Lyon et citée par Desgranges. Dans ce cas, l'erreur vint surtout de ce que la peau était soulevée par une œdématie telle que l'incision dut avoir plus d'un pouce et demi de profondeur pour arriver à la symphyse. Un aide doit remonter la peau le plus possible vers le bas-ventre; l'opérateur fait alors l'incision de la peau, la commençant vis à vis la partie supérieure de la symphyse et la prolongeant jusqu'au-dessus du clitoris. A. Leroy recommande de se servir pour cette incision, et pour celle du ligament, d'un scalpel dont le tranchant est convexe, et que les Anglais appellent, suivant lui, *mordache*. Il veut que la section du ligament se fasse de dehors en dedans, et en pressant plutôt qu'en sciant pour éviter de léser la vessie; accident qui a eu lieu dans plusieurs opérations. Un élève d'A. Leroy, qui dit avoir écrit sous la dictée de ce professeur, M. Lescure (*Diss. sur la section de la symphyse, etc.* Paris, in-8°) décrit un autre procédé : « L'opérateur, dit-il, fera la section de la peau à peu près de neuf à dix lignes de longueur, puis il mettra à nu la synchondrose qu'il aura bien reconnue; il commencera la section du cartilage avec beaucoup de lenteur; puis le cartilage étant coupé au tiers, il viendra achever la section de la peau, qu'il prolongera jusqu'au clitoris. La section faite de la peau, on replace l'instrument tranchant dans la partie du cartilage qu'on a commencé à couper, sans s'inquiéter aucunement du sang qui sort des petits vaisseaux honteux externes. On fait cette section avec beaucoup de lenteur et en tâtonnant le cartilage. » Je ne conçois pas quels avantages on pouvait se promettre de cette opération en deux temps, et je ne pense pas qu'on doive l'adopter. Le but d'A. Leroy et de ceux qui l'ont suivi a été d'empêcher l'accès de l'air dans la division de la symphyse. On a même proposé, dans cette vue, de ne faire à la peau qu'une petite incision, et de porter l'instrument sous ses angles supérieur et inférieur pour couper le ligament. Il me semble que par ce procédé on se crée beaucoup de difficultés, sans éviter l'accès de l'air que d'ailleurs je ne crois pas aussi redoutable qu'on se l'est figuré; les accidens terribles qui ont quelquefois suivi cette opération viennent d'autres causes, comme il va être dit. Je pense qu'il serait préférable de se servir, pour cette opération, d'un bistouri à lame droite et terminée carrément, et de faire une incision qui commencerait à un pouce au-dessus des pubis. On devrait couper la ligne blanche dans cette étendue, et faire l'incision du ligament de haut en bas, comme la plupart des opérateurs l'ont fait. La forme du bistouri préviendrait la lésion des parties sous-jacentes, et il ne serait pas nécessaire d'employer pour la section de la symphyse un bistouri boutonné, ou de se servir d'un couteau pliant pour faire cette section de dedans en dehors, comme le veut Aitken, ou de couvrir, suivant le conseil de M. Gardien, la pointe de l'instrument avec l'ongle de l'indicateur gauche : deux procédés qu'il serait impossible de mettre en pratique dans la plupart des cas, et qui offriraient la plus grande difficulté dans les autres. Je recommande d'inciser l'aponévrose qui forme la ligne blanche, parce que par son attache aux deux pubis elle s'oppose à leur écartement, comme on s'en est assuré dans les expériences faites sur les cadavres, et qu'elle est nécessairement déchirée quand cet écartement est porté un peu loin. Je voudrais même que l'on prolongeât l'incision en bas le long de la branche gauche de l'arcade des pubis jusqu'à l'attache de la branche du clitoris, pour diviser complétement le ligament triangulaire et même la branche du clitoris, car il me semble qu'il vaudrait beaucoup mieux que ces parties fussent coupées nettement par le bistouri, au lieu de se déchirer par l'excès de leur distension; mais je suis retenu par la crainte de la section de l'artère honteuse interne, accident que l'on n'a pas toujours évité, même en opérant à la manière ordinaire. Chez la femme Markard, Siebold trouva la symphyse ossifiée, et pour la diviser, il fut obligé de se servir d'une scie convexe. Je ne sais si cet exemple serait à imiter, car on devrait dans ce cas, plus encore que dans d'autres, craindre que les symphyses sacro-iliaques ne fussent ossifiées, comme Weidmann et d'autres en rapportent des observations; alors on aurait fait en pure perte une opération qui ne serait pas sans danger.

L'opération terminée, on confie l'accouchement aux efforts expulsifs de l'utérus et des muscles abdominaux, ou on le termine par la version du fœtus ou par l'application du forceps, selon les indications particulières qu'il présente; l'écartement spontané des os est rarement suffisant pour permettre le passage de la tête. Pour le porter au point convenable, il faut faire écarter avec lenteur et ménagement les cuisses de la femme. Quand l'accouchement est terminé, on fait rapprocher les cuisses de la femme, on facilite le rapprochement des os en appuyant doucement sur les hanches; si la vessie se présente entre eux comme cela est arrivé plusieurs fois, on la repousse en arrière, soit avec le doigt, soit avec une sonde de femme. On réunit la plaie extérieure avec des bandelettes agglutinatives, après avoir toutefois fait la ligature des artères, s'il y en a qui donnent du sang, puis on panse avec un gâteau de charpie et une compresse; on maintient le tout avec un bandage de corps. Il est même préférable d'employer une ceinture un peu ferme, qui se réunisse pardevant avec des boucles, pour maintenir les os pubis rapprochés. Dans les cas les plus heureux, il faut un mois ou six semaines pour que la réunion des os se fasse; mais on ne doit permettre à la femme de marcher qu'après un temps plus long pour que cette réunion ait pris plus de consistance. Cette réunion cependant n'a pas toujours lieu; mais il paraît qu'alors les symphyses sacro-iliaques acquièrent assez de solidité pour maintenir les os coxaux en place. C'est au moins ce qui a eu lieu chez une femme opérée par M. Dubois, et qui, malgré la disjonction des pubis, marchait, se tenait dans la station, et même sautait avec assez de fermeté.

Les accidens qui suivent la symphyséotomie dépendent de l'inflammation des ligamens et des parties voisines des symphyses qui ont été tiraillées et déchirées. Cette inflammation, et la suppuration qu'elle entraîne, sont en général d'autant plus graves, que l'écartement des os et les désordres locaux qu'il a produits ont été plus considérables; mais elle est aussi influencée par la constitution particulière de l'opérée et par la constitution épidémique générale. A ces accidens il faut encore joindre ceux qui peuvent dépendre des circonstances de l'accouchement; aussi, dans la plupart des cas où l'opération est réellement indiquée, la somme des risques que court la femme n'est guère moindre que dans l'opération césarienne.

(DESORMEAUX.)

SYMPTOMATIQUE, adj., *symptomaticus;* ce terme, par lequel on caractérise certaines maladies, est opposé à celui d'idiopathique, et exprime que ces affections dépendent d'autres maladies, dont elles sont en quelque sorte un symptôme, tandis que dans d'autres cas, elles existent par elles-mêmes, qu'elles sont idiopathiques, c'est-à-dire que l'altération d'organe ou de fonctions qui les constituent est produite par une cause qui a agi primitivement et directement sur cet organe. — On a dit aussi *médecine symptomatique,* pour indiquer la méthode de traitement qui consiste à combattre chaque symptôme d'une maladie, au lieu de diriger les moyens thérapeutiques vers l'organe qui est la source de ces symptômes. Dans ce sens général, cette expression est prise en mauvaise part, puisque cette méthode est essentiellement vicieuse; mais quelquefois, par l'ignorance où l'on est de l'organe qui est malade, ou de la nature de la lésion, on se trouve forcé de faire une médecine symptomatique, la médecine du symptôme.

SYMPTOMATOLOGIE, s. f., *symptomatologia;* de σύμπτωμα, symptôme, et de λόγος, discours; traité des symptômes; branche particulière de la pathologie, qui a pour objet la connaissance des symptômes, l'appréciation des phénomènes qui surviennent dans l'état de maladie.

SYMPTOME, s. m., *symptoma,* σύμπτωμα, dérivé de σὺν, avec, et de πίπτω, tomber. Phénomène morbide, c'est-à-dire changement perceptible aux sens qui a lieu dans l'état physique d'un organe, ou dans son action, et qui est lié à l'existence d'une maladie. On confond souvent dans le langage, les deux mots *symptôme* et *signe,* quoique leur acception soit différente. *Voyez* l'art. SIGNE.

SYNANTHÉRÉES, s. f. pl., *synanthereæ.* C'est ainsi qu'on

appelle une vaste tribu de végétaux, connus également sous les noms de *plantes à fleurs composées*, ou simplement de *composées* et de *syngénèses*. Ce nom de *composées* vient de la disposition particulière des fleurs dans toutes les plantes qui forment cette famille. En effet, sur un réceptacle commun en forme de plateau, environné à l'extérieur d'écailles, formant un involucre, que les botanistes anciens désignaient sous le nom de *calice commun*, sont réunies un nombre plus ou moins considérable de petites fleurs, dont l'ensemble constitue un capitule, que l'on désignait autrefois sous le nom de *fleur composée*. Ces petites fleurs, dont la réunion forme un capitule que l'on a aussi appelé une *calathide*, offrent toutes la même organisation; elles se composent d'un ovaire infère, adhérent avec le calice dont le limbe est tantôt presque nul, tantôt formé par un petit rebord membraneux, tantôt par des écailles ou des soies simples ou plumeuses, qui, persistantes, constituent sur le sommet du fruit l'organe que l'on a désigné par le nom d'*aigrette*. Du sommet de l'ovaire, en dedans du limbe calicinal, naît une petite corolle monopétale, tantôt tubuleuse, régulière et infundibuliforme à cinq lobes, tantôt tubuleuse à sa base, et déjetée à sa partie supérieure en une languette unilatérale et plane. On appelle *fleurons* les petites fleurs dont la corolle est monopétale régulière et infundibuliforme, et *demi-fleurons*, celles dont la corolle est déjetée en languette unilatérale et plane. Dans chaque fleur, les étamines sont au nombre de cinq, ayant leurs filets grêles et insérés au haut du tube de la corolle; leurs anthères, très-étroites, presque linéaires, réunies et soudées latéralement ensemble, de manière à former un tube long et grêle, à travers lequel passent le style et le stigmate. C'est de cette dernière disposition des anthères, qui est constante dans toutes les plantes de cette famille, qu'est tiré le nom de *synanthérées*, par lequel ces plantes sont aujourd'hui désignées. Le stigmate qui termine le style à son sommet est formé de deux branches recourbées; le fruit est un petit akène de forme variée, tantôt nu à son sommet, tantôt couronné par un petit rebord membraneux et entier, tantôt par une aigrette composée de petites écailles scarieuses, ou de soies capillaires, ou barbues sur leurs parties latérales. Quand l'aigrette est simple, on dit qu'elle est *poilue*, on la dit *plumeuse* quand les soies sont barbues. L'aigrette peut être sessile ou portée par un rétrécissement en forme de pédicelle; elle est alors stipitée; ces diverses modifications servent à caractériser les genres nombreux dont se compose cette famille.

Les fleurs, réunies dans un involucre commun, ne sont pas toujours de la même nature; tantôt, en effet, toutes ces fleurs sont des fleurons, tantôt toutes sont des demi-fleurons, tantôt enfin le capitule se compose à la fois de fleurons et de demi-fleurons. De là les trois grandes sections établies dans la famille des synanthérées, et dont nous allons tracer brièvement les caractères.

Première section. *Carduacées* ou *cinarocéphales*. — Cette section correspond au groupe que Tournefort appelait *flosculeuses;* toutes les plantes qui la composent ont leurs capitules entièrement formés de fleurons; leur style est renflé et poilu dans sa partie supérieure, au-dessous du stigmate. Le réceptacle est garni de soies nombreuses ou d'alvéoles qui entourent la base de chaque fleur.

Deuxième section. *Chicoracées*. — Ce sont les *semi-flosculeuses* de Tournefort, c'est-à-dire toutes les synanthérées dont les capitules sont uniquement formés de demi-fleurons. Un caractère commun au plus grand nombre des chicoracées, c'est qu'elles contiennent un suc blanc, laiteux, plus ou moins amer.

Troisième section. *Corymbifères* ou *radiées*. — Ce sont celles dont les capitules se composent à la fois de fleurons et de demi-fleurons. Les premiers sont réunis en grand nombre au centre du capitule; les seconds, généralement plus grands, sont disposés à la circonférence.

Ces trois grandes divisions dans lesquelles on peut réunir toutes les synanthérées ont leurs caractères non-seulement en rapport avec l'organisation des végétaux qu'elles renferment, mais encore avec les propriétés médicales qui prédominent dans ces végétaux. Un examen comparatif de ces trois groupes suffira pour confirmer cette opinion.

En effet, le principe dominant dans les plantes de la section des carduacées est l'extractif amer; d'où il résulte qu'en général leur saveur est plus ou moins amère. Aussi, est-ce à la classe des toniques qu'appartiennent les médicamens empruntés à cette tribu. Quelquefois aussi leur saveur est légèrement aromatique et dépend d'une certaine quantité d'huile essentielle;

mais ce dernier principe n'y existe qu'en de faibles proportions, et en quelque sorte masqué par la saveur amère. Parmi les carduacées médicinales nous citerons particulièrement ici la chausse-trappe (*centaurea calcitrapa*, L.) Le chardon-Marie (*carduus marianus*, L.), le chardon bénit (*centaurea benedicta*, L.), etc., dont l'amertume est franche et intense, et qui sont employés non-seulement comme toniques, mais comme fébrifuges. Quelquefois le principe amer est moins développé, et les carduacées portent leur action sur les reins ou la perspiration cutanée, c'est-à-dire qu'elles sont diurétiques ou diaphorétiques, ainsi qu'on l'observe pour les racines de bardane, de carline, etc. Dans cette famille, comme dans une foule d'autres, la culture altère et même change quelquefois entièrement les propriétés; c'est ainsi, par exemple, que plusieurs carduacées dans l'état sauvage ont une saveur amère et désagréable, qu'elles perdent totalement par la culture, pour acquérir au contraire une saveur douce et sucrée, comme le montre l'artichaut, le cardon, etc.

Ainsi que nous l'avons dit précédemment, la plupart des chicoracées sont lactescentes. Ce suc laiteux est en général amer, quelquefois âcre et narcotique, et c'est à lui que les plantes de cette section doivent leurs propriétés médicales. Quand il en existe une quantité assez grande, les chicoracées sont alors des plantes plus ou moins suspectes, et souvent même très-vénéneuses, comme on le voit pour la laitue vireuse. Mais cependant le suc laiteux n'est pas toujours vénéneux; quelquefois il est simplement amer, comme on le voit dans le pissenlit, par exemple, dont l'extrait est fort employé; tantôt il est calmant, comme dans la laitue cultivée, avec laquelle on prépare l'extrait connu sous le nom de *thridace*, qui jouit de plusieurs des propriétés de l'opium. La culture, en développant les principes aqueux, diminue l'amertume des chicoracées, et plusieurs de ces plantes sont cultivées comme alimentaires. Il nous suffit de citer ici les nombreuses variétés de laitues et de chicorées.

Le groupe des corymbifères n'est pas moins distinct par ses propriétés que par ses caractères botaniques. A l'amertume qui forme le caractère dominant des carduacées, les plantes de ce groupe joignent une saveur et une odeur aromatiques, principalement dues à une huile essentielle, qui parfois y est très-abondante. Aussi, trouve-t-on dans cette tribu un très-grand nombre de médicamens toniques et excitans, qui, suivant l'appareil organique sur lequel ils portent plus spécialement leur action, seront sudorifiques, diurétiques, emménagogues, sialagogues, etc. Ainsi, l'absinthe, les diverses espèces d'armoise, les camomilles, la tanaisie, la balsamite, etc., appartiennent à cette tribu des synanthérées ; quelquefois même l'huile volatile est assez abondante pour que les corymbifères soient âcres et presque irritantes, ce que l'on observe, par exemple, pour la sémentine, la tanaisie, etc., qui sont plus particulièrement employées comme vermifuges.

Les fruits, ou plutôt les amandes qu'ils renferment contiennent une quantité assez notable d'une huile grasse, fixe, et presque insipide. La saveur âcre qu'elles présentent quelquefois paraît être due dans le plus grand nombre des cas à l'huile essentielle que contient le péricarpe, et que l'expression en a fait sortir.

En résumant ces propriétés diverses, on voit que les plantes de la famille des synanthérées sont en général plus ou moins toniques et excitantes, et que ce n'est guère que dans la tribu des chicoracées que l'on trouve quelques espèces suspectes dont les propriétés délétères sont dues à un principe laiteux, qui manque dans les deux autres tribus. (A. RICHARD.)

SYNARTHRODIAL, ALE, adj., *synarthrodialis*, qui est relatif à la SYNARTHROSE. *Voyez* ce mot.

SYNARTHROSE, s. f., *synarthrosis*; terme générique employé pour désigner les articulations immobiles. *Voyez* ARTICULATION.

SYNCHONDROSE, s. f., *synchondrosis*, union ou articulation de deux os par l'intermédiaire d'un cartilage. Telles sont les articulations des côtes avec le sternum au moyen de leurs cartilages de prolongement. *Voyez* CÔTES. (MARJOLIN.)

SYNCHONDROTOMIE, s. f.; mot formé de συγχονδρωσις et de τέμνω, et signifiant *section de la synchondrose*. Ce mot a été employé pour désigner l'opération qui consiste dans la section de la symphyse des pubis, à une époque où cette symphyse, mal connue, était regardée comme une synchondrose. Petersen Michell a dit : *synchondrotomie pubienne*, *synchondrotomia pubis*. Voyez SYMPHYSÉOTOMIE. (DESORMEAUX.)

SYNCIPUT. *Voyez* SINCIPUT.

SYNCOPAL, adj., qui tient à la syncope. On a surtout

donné ce nom à une espèce de fièvre intermittente caractérisée par des syncopes qui viennent les jours d'accès. Torti a observé plusieurs fièvres de ce genre, et, depuis lui, un assez grand nombre de médecins ont eu occasion de les revoir. *Voyez* INTERMITTENTES (fièvres).

SYNCOPE, s. f., *syncope*; de σὺν, avec, et de κόπτειν, couper. On appelle *syncope* toute perte subite du sentiment et du mouvement, produite par la cessation ou l'affaiblissement du mouvement circulatoire qui porte le sang au cerveau.

Avant la découverte de la circulation, on ne pouvait pas savoir que les fonctions cérébrales et tous les actes qui en découlent fussent tellement subordonnées à l'arrivée du sang artériel au cerveau, que cette condition cessant d'être remplie les rapports de l'ame avec le corps, d'où résulte le sentiment que nous avons de notre existence, sont subitement interrompus. Ce n'est donc que dans des temps assez rapprochés de nous, que le mécanisme de la syncope a pu être bien connu. Il est, en effet, maintenant démontré que le phénomène le plus saillant de cette affection, savoir, la perte de connaissance, est toujours déterminé et précédé par l'interruption de l'action vivifiante du sang sur le cerveau.

Que les causes plus ou moins éloignées de la syncope soient idiopathiques, symptomatiques ou sympathiques, comme l'admettent les auteurs, les choses ont toujours lieu de la même manière, c'est-à-dire que les fonctions cérébrales ne sont arrêtées que par l'intermédiaire de la circulation du sang. Par exemple, les causes sympathiques, parmi lesquelles je rangerai les douleurs aiguës, les vives émotions morales, l'impression de certaines odeurs, la vue d'objets effrayans, etc., ont bien, il est vrai, pour premier effet d'agir sur le cerveau; mais c'est seulement quand cet organe est excité de manière à suspendre les mouvemens du cœur que la syncope arrive. En parlant ainsi, je suis dans toutes leurs conséquences les idées de Haller, qui a très-bien reconnu que, nonobstant l'indépendance où, dans l'état ordinaire, les mouvemens du cœur sont de l'action du cerveau, il s'établit sous l'influence des passions, des fortes émotions morales, etc., un nouvel ordre de rapports entre ces deux organes, qui subordonne l'un à l'autre d'une manière incontestable, quoique fort difficile à expliquer. (*Elem. phys. corp., etc.*, t. IV, pag. 525 et suiv.)

Si l'on admet une fois que pour les cas où les causes éloignées déterminantes de la syncope commencent par affecter le cerveau, la circulation s'arrête ou s'affaiblit toujours avant que la connaissance ne se perde, on conviendra à plus forte raison, qu'il doit en être de même lorsque, suivant la nature de ses causes, l'affection syncopale est symptomatique ou idiopathique; par exemple, quand elle dépend d'une déchirure du cœur ou des gros vaisseaux, d'une hémorrhagie excessive, d'un affaiblissement, suite d'une maladie prolongée, etc. Dans tous ces cas on voit évidemment la circulation s'arrêter d'abord, et les autres accidens en être la conséquence. Enfin j'ajouterai, comme dernière preuve à l'appui de cette théorie, que tous les moyens propres à dissiper la syncope sont dirigés et agissent en premier lieu sur la circulation. Ainsi, lorsqu'un animal affaibli par une forte hémorrhagie tombe en syncope par le seul effet de la situation verticale, il suffit de le placer horizontalement pour le rappeler à la connaissance, comme l'a expérimenté M. Piorry (*Arch. gén. de Méd.*, décemb. 1826). Or, que fait-on dans ce cas, sinon de faciliter en quelque sorte mécaniquement, l'arrivée vers le cerveau, du sang dont cet organe était privé? On agit de la même manière en jetant de l'eau froide au visage des syncopés, en leur faisant respirer des odeurs pénétrantes, de l'acide acétique, de l'ammoniaque, en les excitant par la douleur, l'exposition à un air frais, les secousses électriques, etc., en même temps qu'on les place dans une position convenable, après les avoir débarrassés de tous les liens susceptibles de gêner la circulation. Toujours alors on sollicite l'action du cœur d'une manière plus ou moins directe; et dès qu'elle est rétablie, la syncope cesse brusquement comme elle avait eu lieu.

Une foule de causes pouvant, comme nous l'avons vu, la produire, il en résulte que c'est moins l'accident lui-même que la cause dont il dépend qu'il faut s'attacher à combattre quand on veut y remédier efficacement. On sent dès lors qu'outre les secours généraux indiqués pour tous les cas de syncope, il en est de particuliers qu'on ne peut préciser avec détail sans faire connaître une à une toutes les circonstances capables de produire la syncope, ce qui dépasserait de beaucoup des limites que je ne puis franchir. Je me bornerai par conséquent à résumer les indications thérapeutiques relatives à cette affection en les rattachant à deux points principaux, savoir: 1° rétablir le mouvement circulatoire, 2° combattre directement la cause qui l'a fait momentanément cesser. Cela posé, je n'ai plus qu'à m'occuper de la syncope considérée sous le rapport de ses symptômes et de son diagnostic.

Le sujet qu'elle atteint se trouve tout à coup privé du sentiment et du mouvement. Une excessive pâleur se répand sur tout son corps; sa peau devient froide et se recouvre d'une sueur plus ou moins abondante. En cet état, les membres restent souples, mais quelquefois cependant sont agités de convulsions partielles et passagères; la respiration est arrêtée aussitôt que la circulation; le pouls est insensible; on distingue à peine quelques faibles battemens du cœur, et cet ensemble de phénomènes ne diffère de ceux qui dépendent de la mort, que parce qu'il est possible de le faire disparaître assez promptement. C'est aussi ce que l'on observe, lorsqu'on peut parvenir à ranimer la circulation. Les malades reviennent alors promptement à la connaissance; ils semblent sortir d'un profond sommeil, ne se plaignent ordinairement d'aucune douleur, et quelquefois même éprouvent un sentiment délicieux, comme il arriva à Michel Montaigne en pareil cas.

Lorsqu'au contraire les causes productrices de la syncope ont agi avec une intensité capable d'empêcher le rétablissement des fonctions qu'elles ont arrêtées, la mort s'ensuit immédiatement, sans que rien puisse la prévenir. Il n'est pas rare non plus de ne rencontrer, à l'ouverture des cadavres, aucune lésion capable d'en rendre compte. Nombre d'auteurs ont rapporté des cas semblables; j'en ai consigné deux dans mes *Recherches sur l'Apoplexie*; et depuis, MM. Louis et Andral en ont observé d'autres (*Cliniq. méd.*, t. IV: *Mém. sur les morts, etc.*). Ainsi, l'on voit que par rapport à sa marche, la syncope a pour caractère de se dissiper promptement, sans laisser de traces après elle, ou, ce qui heureusement est beaucoup plus rare, d'amener brusquement la mort. Aucune autre maladie n'affecte complétement la même marche; l'apoplexie dite *foudroyante* n'est jamais aussi promptement mortelle, lorsqu'elle l'est, que la syncope; et quand elle guérit, elle ne le fait qu'avec une très-grande lenteur. Jamais au début de cette affection, on ne remarque l'arrêt de la circulation, la pâleur et la froideur de la peau qui en sont les suites, si ce n'est peut-être dans les cas de rupture des artères carotides à l'intérieur du crâne (Serres, *Journ. de Phys.*, janvier

1826), où, comme il existe tout à la fois hémorrhagie et compression cérébrale, on ne doit pas être surpris de trouver ensemble des symptômes de syncope et d'apoplexie; mais hors ces cas extrêmement rares, et dans lesquels encore une erreur de diagnostic est vraiment insignifiante, puisqu'il n'y a aucun moyen curatif à leur opposer, il est facile de distinguer la syncope de l'apoplexie, de la congestion cérébrale (coup de sang), de l'asphyxie, et des autres affections susceptibles jusqu'à un certain point de la simuler.

Elle n'atteint pas toujours le degré d'intensité que jusqu'à présent nous lui avons supposé : souvent elle est beaucoup au-dessous. Ordinairement alors elle est précédée de malaise, de langueur, de gêne dans la région précordiale, de nausées, etc. Pendant sa durée, les malades conservent la connaissance à des degrés divers. Les uns entendent autour d'eux un bruit confus, éprouvent des bourdonnemens, des sifflemens d'oreilles, leur vue se trouble, ils semblent entourés de nuages ou plongés dans une obscurité profonde; ils font des efforts pour se mouvoir, prononcent des mots inarticulés, éprouvent quelquefois des convulsions dans les muscles de la face, ou bien sont pris d'excrétions involontaires des urines et des matières fécales. Dans ces cas, le pouls n'est qu'affaibli, la respiration se laisse encore apercevoir, le visage n'offre pas une pâleur extrême, et la peau ne se refroidit pas, en quelque sorte, instantanément. Ce sont de pareilles syncopes que l'on désigne ordinairement sous le nom de *lipothymie*, et dont Sauvages a fait quatre espèces auxquelles il a donné des noms différens, d'après leurs degrés d'intensité.

Il serait aussi facile d'en établir huit ou dix, que seulement quatre espèces, mais ce serait bien assurément sans aucun avantage réel pour la science. En effet, s'il importe au praticien de savoir qu'il y a des cas nombreux dans lesquels la syncope n'atteint pas son *summum*, il lui est tout-à-fait inutile de chercher combien on peut établir de nuances entre ces divers lipothymies. Au reste, elles réclament le même traitement que la syncope, et dépendent des mêmes causes. Sous ce rapport, elles peuvent être distinguées en idiopathiques, en sympathiques, et en symptomatiques. Elles sont idiopathiques lorsqu'elles dépendent d'une affection du cœur, d'une concrétion sanguine formée dans ses cavités (Legroux, *Dis. sur les concrétions, etc.*, août 1827).

De pareilles lipothymies se terminent souvent par une syncope mortelle, suivant la remarque d'Hippocrate (*qui crebrò et fortiter absque causâ manifestâ linquuntur animo, derepente moriuntur*). On rapporte aux lipothymies sympathiques celles qui surviennent pendant la grossesse, celles que déterminent les mouvemens du fœtus, une douleur intense, etc.; enfin on observe fréquemment dans la peste, la pustule maligne, la fièvre jaune et autres maladies graves, des lipothymies qui sont purement symptomatiques, et n'exigent d'autre traitement que celui indiqué contre la maladie dont elles dépendent.

Il est aussi une autre espèce d'affections que l'on a pour habitude de rapporter à la lipothymie : je veux parler des défaillances qu'éprouvent certaines femmes très-nerveuses ou hystériques qui paraissent, pendant un temps plus ou moins long, perdre complétement connaissance sans présenter en même temps de pâleur ou de refroidissement notable de la peau, et sans que le pouls ou la respiration éprouvent de changemens bien remarquables. Outre qu'il serait difficile, à mon sens, de voir là un commencement de syncope, on doit encore reconnaître qu'un grand nombre de ces accidens sont simulés. Ils me serviront néanmoins d'occasion pour faire remarquer qu'aucun effort de volonté ne saurait arrêter immédiatement les mouvemens du cœur. La science possède, il est vrai, un assez grand nombre d'exemples avérés de sujets qui pouvaient ralentir leur circulation, au point de se donner de véritables syncopes ; témoin ce colonel qui a fini par succomber en répétant cette expérience, qu'il avait nombre de fois exécutée impunément; mais ils n'y parvenaient qu'en diminuant leur respiration de manière à s'asphyxier en quelque sorte : c'est alors seulement que les mouvemens du cœur venant à faiblir, la défaillance s'ensuivait. Nouvelle preuve qu'on observe toujours dans la production de la syncope la succession des phénomènes dont Bichat et avec lui la plupart des physiologistes l'ont fait dépendre. (ROCHOUX.)

SYNDESMOLOGIE, s. f., *syndesmologia*, partie de l'anatomie qui traite des ligamens.

SYNDESMOSE, s. f., *syndesmosis*, réunion d'un ou plusieurs os par le moyen de ligamens, articulation ligamenteuse : cette expression est synonyme de SYNÉVROSE.

SYNERGIE, s. f., de συν, εργος, travailler ensemble. L'école de Montpellier appelle ainsi, tantôt la coopération de plusieurs organes à l'accomplissement d'une même fonction; tantôt toutes les associations sympathiques qui ont ce même résultat, et qui donnent aux organes une unité de but et d'action. *Voy.* SYMPATHIE. (ADELON.)

SYNÉVROSE, s. f., *synevrosis*. Les anciens désignaient sous ce nom toutes les parties blanches, telles que les *nerfs*, les *tendons*, les *aponévroses*, les *ligamens*.

Ce mot est aussi employé comme synonyme de SYNDESMOSE pour indiquer les articulations ligamenteuses. *Voyez* ARTICULATIONS.

SYNÉZIZIS, s. f., de σὺν, avec, et de ζευγνυειν, joindre, unir. On a donné ce nom à l'occlusion de la pupille. Cette maladie est tantôt un vice de conformation qui dépend de la persistance de la membrane pupillaire ou de l'absence de la pupille; tantôt elle est accidentelle, et vient après de violentes ophthalmies. On l'a vue succéder aux plaies, aux contusions de l'œil, à l'opération de la cataracte par les deux procédés. Ordinairement cette affection est bornée à un seul œil. L'absence de l'ouverture centrale de l'iris, et une cécité absolue du côté malade, en sont les signes distinctifs.

On peut, dans certains cas, remédier à cette maladie, en pratiquant une pupille artificielle (*voyez* ce mot). M. Wardrop vient de publier l'observation fort intéressante d'une semblable opération qu'il a pratiquée, avec succès, sur une dame de quarante cinq ans, aveugle de naissance.

Quand la pupille, sans être affectée d'occlusion complète, est sensiblement rétrécie, et qu'il en résulte un dérangement marqué dans la vue, ce rétrécissement constitue ce que l'on appelle *constriction de la pupille* (*phthisis pupillæ*). Cette affection, qui occupe le plus souvent les deux yeux, est assez fréquemment symptomatique d'une autre maladie, telle que l'*ophthalmie*, la *nyctalopie*, l'*hypopion*, *etc.*; mais elle est aussi quelquefois essentielle. Dans ce dernier cas, aux causes de la synézizis que nous avons indiquées, et qui sont communes au *phthisis pupillæ*, il faut ajouter la répercussion imprudente d'un exanthème, la suppression d'une évacuation habituelle, etc.

La constriction de la pupille est aussi facile à reconnaître que la synézizis; son traitement doit varier suivant la cause qui l'a produite; c'est donc à trouver cette cause qu'il faut principalement s'attacher. Dans des cas où elle était restée tout-à-fait méconnue, on a rendu à la pupille ses dimensions naturelles par l'usage de la belladone ou de la jusquiame blanche, à l'extérieur ou à l'intérieur. On lit des observations de ce genre dans le journal de MM. Corvisart, Leroux et Boyer.

Quand tous les traitemens les plus rationnels et les mieux indiqués ont échoué, et que le malade est presque entièrement privé de la vue, il faut recourir à l'établissement d'une pupille artificielle. (J. CLOQUET.)

SYNOQUE, adj. et subst. fém., *synochus*, *synocha*, *continens*; mot dérivé de συνεχής, *continuus*. On désigne d'une manière générale, sous le nom de *fièvre synoque*, ou simplement de *synoque*, toute fièvre qui dure pendant un certain temps, un, deux ou trois septénaires, sans aucune intermission et même sans une rémission bien marquée des symptômes qui la constituent. Mais les anciens auteurs ont reconnu diverses espèces de synoque. Galien distinguait une synoque non putride (*synochus imputris*), c'est la synoque proprement dite des auteurs postérieurs (*synocha*, *synochus simplex*, *continens*), la fièvre continue, sanguine, inflammatoire, angioténique des auteurs modernes; et une synoque qu'il supposait accompagnée de putridité, et qu'il nomme simplement *synochus*; celle-ci est la même que celle qui a été décrite sous les noms de *continens putrida* (Lommius), de *febris putrida* (Rivière), *febris continua putrida* (Boerhaave). Les fièvres bilieuses, ardentes, se rapportaient encore au genre synoque. *Voyez* l'art. FIÈVRE.

SYNOVIAL, ALE, adj., *synovialis*, qui a rapport à la SYNOVIE.

SYNOVIALES (les capsules), qu'on nomme aussi *membranes synoviales*, considérées dans leur ensemble, constituent un genre de membranes séreuses dont la description a été donnée ailleurs. *Voyez* SÉREUX (système).

SYNOVIALES (les glandes) ne sont autre chose que les franges sécrétoires flottantes dans la cavité des membranes synoviales auxquelles elles appartiennent

SYNOVIE, s. f., *synovia*, nom donné au liquide que sécrètent les membranes synoviales, et qu'on appelle ainsi à cause de sa ressemblance avec le blanc d'œuf. Ce liquide forme par sa nature un des caractères distinctifs des membranes séreuses qui constituent le groupe des membranes synoviales. *Voyez* SÉREUX. (MARJOLIN.)

SYNTHÈSE, s. f., *synthesis*, de σύν, avec, et de τιθημι, placer. Ce terme, qui est synonyme de composition, sert à exprimer, en chimie, l'opération par laquelle on réunit des corps simples ou composés pour en former d'autres d'une composition plus complexe; il indique aussi la réunion des élémens d'un corps composé, séparés par l'analyse.—En chirurgie on rassemble sous le nom générique de *synthèse* toutes les opérations qui ont pour but de réunir les parties divisées, et de rapprocher celles qui sont écartées ou éloignées; de là la distinction de la *synthèse* en *synthèse de continuité*, qui consiste à réunir les bord d'une plaie ou à rapprocher les fragmens d'un os fracturé, et en *synthèse de contiguïté*, dans laquelle on comprend la réduction des organes déplacés, ainsi que cela a lieu dans les hernies et les luxations.

SYPHILIDES, s. f. MM. Alibert et Rayer désignent sous ce nom la nombreuse famille des éruptions cutanées, non fébriles, qui sont occasionées par l'action du virus syphilitique. *Voyez* PUSTULES SYPHILITIQUES, EXCROISSANCES SYPHILITIQUES, et VÉGÉTATIONS SYPHILITIQUES. (L. V. LAGNEAU.)

SYPHILIS, s. f., *syphilis*; nom sous lequel on désigne assez généralement aujourd'hui, d'après Fracastor, la maladie vénérienne, *morbus venereus*, *lues venerea*.

Ces deux dernières dénominations, qui ont été presque exclusivement employées depuis près de trois siècles, toutes les fois qu'on a voulu parler des affections morbides des parties génitales gagnées par le coït, annonçaient de reste l'opinion qu'on se faisait déjà de la propriété contagieuse de la maladie ainsi que de son mode de transmission le plus ordinaire, et, en conséquence, la plupart des auteurs ont fait indifféremment usage, jusqu'à ces derniers temps, de l'une et de l'autre comme de deux termes absolument synonymes.

La syphilis, qui est aussi connue en France sous le nom plus vulgaire de *vérole*, et qui bien long-temps aussi a porté celui de *mal de Naples*, se compose de symptômes si nombreux et si variés, qu'il ne sera probablement jamais possible d'en donner une définition qui puisse, avec concision et clarté, faire saisir tous les caractères qui la distinguent. On ne peut donc en prendre une idée exacte que par le tableau des phénomènes morbides auxquels elle donne naissance, et après avoir bien saisi les rapports qu'ils présentent entre eux.

Cette maladie se transmet le plus ordinairement par le rapprochement des sexes; mais elle se gagne aussi par toute autre espèce de contact immédiat, pourvu que les parties saines qui en courent les chances soient simplement revêtues de membranes muqueuses, ou bien, qu'étant recouvertes par la peau, cette dernière se trouve dépouillée de son épiderme par une blessure quelconque; encore faut-il, pour que cette transmission ait lieu, que les symptômes locaux de l'infection sur lesquels ces parties saines s'appliquent, fournissent par eux-mêmes la matière contagieuse mélangée à du pus ou à une sécrétion muqueuse qui lui serve de véhicule, et qui soit le produit d'un ulcère ou d'une inflammation occasionée par la syphilis. Il résulte de là d'assez fréquens exemples de semblables maladies contractées par l'allaitement, par des baisers, et par l'application du principe virulent sur les yeux, les narines, l'anus, et même sur les doigts, comme on l'a souvent observé chez des accoucheurs et des sages-femmes.

Les premiers auteurs qui ont décrit les effets de cette contagion sur l'économie datent de la fin du xve siècle, époque à laquelle ce mal, qui très-probablement a existé de tout temps, quoique avec des degrés d'intensité très-variables, paraît avoir pris un aspect menaçant et suivi une marche si violente, que toutes les classes de la société en furent vivement et justement effrayées; car il paraît aussi qu'alors sa communication était encore plus facile que de nos jours, et qu'il y avait infiniment peu de familles qui n'eussent, dans un instant donné, plusieurs de leurs membres qui en fussent atteints. Après avoir fait plusieurs conjectures plus ou moins invraisemblables sur l'origine de ce fléau, la grande majorité des médecins et des historiens adopta l'opinion émise par Oviédo, qui le faisait venir d'Amérique, apporté par les soldats de Christophe Colomb, débarqués dans le royaume de Naples en mai 1495, après avoir séjourné quelque temps à Séville et à Barcelone, où ils avaient déjà commencé à la répandre. Cette opinion a prévalu d'une manière assez générale jusqu'à présent. Mais, quoi qu'il en soit de cette origine, il est bien certain que les diverses altérations morbides auxquelles la syphilis donne naissance ne se sont pas tous manifestés au même instant, ou tout au moins qu'ils n'ont été bien distingués entre eux et d'avec les maladies qui leur étaient analogues sous le rapport de la forme, quoique bien différentes en raison de leurs causes, qu'à des époques plus ou moins éloignées. Voici l'ordre dans lequel leur apparition a été signalée par les écrivains contemporains.

Pendant vingt ans, on ne parle que d'ulcères des parties génitales, de pustules de différentes formes, croûteuses, sèches ou ulcérées; d'ulcères rongeans des lèvres, de la gorge, du nez, de douleurs nocturnes dans les membres, de paralysies plus ou moins complètes, de la perte du nez, des oreilles, des testicules, et même du membre viril. Dans certains cas aussi, le mal commençait par des pustules aux parties de la génération, qui s'étendaient promptement à toute la surface de la peau. Après ce laps de temps, Jean de Vigo fit mention, pour la première fois, en 1514, d'exostoses et de caries vénériennes; deux ans plus tard, Maynard décrivit les poireaux et les verrues de la vulve et du pénis; en 1530, Fracastor parla des bubons inguinaux; en 1533, l'alopécie fut ajoutée à cette nomenclature par Brassavole et Falloppe; les écoulemens par la verge, que Bénédictus avait signalés dès 1497, furent définitivement comptés au nombre des signes de la syphilis, par le même Musa Brassavole, en 1551; les engorgemens lymphatiques mous, indolens et demi-transparens, résultats d'une infiltration séreuse des environs de l'anus, des lèvres génitales et du prépuce, furent décrits comme tels en 1600, sous le nom de *cristalline;* et ainsi de suite, on rattacha successivement à cette maladie les tintemens d'oreilles, les ophthalmies rebelles, les céphalées nocturnes, la rétraction des muscles des membres, et une foule d'autres symptômes.

Aujourd'hui le développement et la marche de ces accidens ne sont plus exactement les mêmes : ainsi, il en est de primitifs qui, signalant les premiers effets du principe contagieux sur l'économie, se montrent aux régions sur lesquelles le virus a été appliqué; ce sont les écoulemens, les chancres, les pustules muqueuses, et bien rarement des végétations survenant aux parties sexuelles. Isolés ou séparément, ces désordres constituent la syphilis primitive, c'est-à-dire l'invasion de la contagion. Mais lorsqu'ils se sont spontanément dissipés, ou bien que leur traitement a été incomplet ou tout-à-fait opposé à ce que réclamait la nature toute spéciale de leur cause première, il en résulte souvent, par suite de l'absorption de la matière virulente qui les a produits, et qu'ils produisent aussi à leur tour, une série de symptômes dont la réunion en groupes plus ou moins nombreux forme l'être collectif désigné sous le nom de *vérole* ou *maladie syphilitique consécutive*, qu'on peut distinguer encore en syphilis consécutive simple ou secondaire, qui a lieu toutes les fois que les phénomènes qui la caractérisent surviennent peu de temps après la guérison des symptômes d'invasion, d'un à trois mois par exemple, et en syphilis constitutionnelle proprement dite, qui ne se déclare qu'après plus de six mois, et souvent après une ou plusieurs années.

Ces symptômes de l'infection générale, qui se portent successivement, quoique d'une manière qui n'est pas toujours fort régulière, du système des vaisseaux absorbans ou lymphatiques à celui des membranes muqueuses, d'où ils s'étendent à la peau, puis aux os, aux tissus fibreux qui en dépendent, et finissent, lorsqu'on a laissé au virus le temps de modifier tous les fluides vivans, par altérer aussi les autres tissus et par nuire à l'ensemble des fonctions; ces symptômes, dis-je, sont des ulcères qui reparaissent aux parties sexuelles; d'autres qui surviennent à l'arrière-bouche, aux lèvres, aux fosses nasales (ozènes); des rhagades entre les plis de l'extrémité inférieure du rectum, aux mains ou autour des orteils; des bubons inguinaux, cervicaux ou axillaires; des pustules humides à la marge de l'anus, au pudendum ou aux bourses; des pustules cutanées, croûteuses, sèches ou suppurées, de forme et d'aspect divers; des excroissances, des végétations aux parties de la génération; des douleurs ostéocopes nocturnes; des périostoses, des exostoses, des caries, des nécroses, des nodus, des tophus articulaires, des tumeurs gommeuses, des phlegmasies plus ou moins aiguës des méninges, de l'iris, des conjonctives; des tumeurs ou des fistules lacrymales; le sarcocèle, la calvitie, l'alopécie, la chute des ongles; la contracture et le tremblement des membres; quelque fois aussi l'épilepsie, la raucité de la voix, l'aphonie, la phthisie laryngée ou pulmonaire; la cécité, les tintemens d'oreilles, la surdité; et enfin une foule d'autres symptômes irréguliers qui contribuent à amener la faiblesse, le marasme, et quelquefois même la mort.

Après l'énumération de tous les désordres qui peuvent résulter de l'absorption du virus syphilitique et de son séjour plus ou moins prolongé dans l'économie, je dois prévenir qu'il est aujourd'hui bien rare qu'on néglige ces sortes d'affections au point de leur laisser prendre un caractère aussi grave que peut le faire supposer cet effrayant tableau. J'ai dû, comme historien, dire ce qui a lieu le plus ordinairement, et en même temps aussi ce qu'on observe dans les cas les moins communs, parce qu'en effet, si ces derniers phénomènes morbides caractéristiques de l'infection la plus invétérée échappent, par leur rareté, à l'attention de beaucoup de praticiens livrés à l'exercice de la médecine générale, ils ne laissent pas que de s'offrir encore assez fréquemment aux yeux de ceux qui font de la syphilis l'objet spécial de leurs études, ainsi qu'à ceux qui exercent dans les hôpitaux, où l'on rencontre de temps à autre les altérations les plus fâcheuses, présentant au plus haut degré le type assigné par les auteurs à celles qui caractérisaient l'épidémie du xve siècle.

Du reste, qu'on ne s'attende pas à rencontrer, réunis chez un même sujet, tous ou la plupart des signes qui viennent d'être indiqués. Un seul, lorsqu'il est bien caractérisé, constitue et suffit pour faire reconnaître la syphilis, et il est bon d'être prévenu qu'on en voit rarement plus de deux ou trois ensemble. Ainsi, un ulcère de la gorge, une exostose avec douleurs plus vives la nuit que le jour, une excroissance condylomateuse, ou un bubon consécutif, suffiront, chacun pris isolément, pour établir qu'il y a infection.

Considérée sous le rapport de sa marche générale, la syphilis constitutionnelle est une maladie chronique, quoiqu'elle décèle parfois son existence par des phénomènes locaux assez aigus, ce qui est cependant moins fréquemment observé que dans les symptômes primitifs ou d'invasion. Voici d'ailleurs l'ordre suivant lequel les signes de l'infection se développent le plus communément, quand elle n'est entravée dans ses progrès par aucun traitement, c'est-à-dire lorsqu'elle est entièrement abandonnée à elle-même : d'abord, plus ou moins de temps après la guérison apparente des accidens primitifs, tels que chancres, blennorrhagies ou pustules humides, dont le siége le plus ordinaire est aux parties génitales, et quelquefois seulement à la bouche, aux yeux ou à d'autres régions enflammées ou privées d'épiderme sec, lorsque le virus y a été appliqué, elle envahit le système absorbant, et il en résulte des bubons ou des engorgemens le long du trajet des vaisseaux lymphatiques les plus voisins de l'endroit primitivement affecté. L'absorption une fois effectuée, les membranes muqueuses plus profondément placées, telles que celles qui tapissent l'arrière-bouche, les fosses nasales, s'enflamment et s'ulcèrent; d'autres ulcérations consécutives, des pustules plates, des excroissances se manifestent aux parties sexuelles et au pourtour de l'anus; bientôt le mal se porte sur l'enveloppe cutanée, où il produit des tubercules, des pustules de formes variées, des ulcères rebelles, des dartres, des taches cuivreuses, l'alopécie ou la chute des ongles; dans le tissu cellulaire, il fait naître des furoncles sans nombre, ainsi que des dépôts dans les graisses des environs de l'anus ou dans les grandes lèvres; les systèmes fibreux et musculaires sont aussi attaqués à leur tour, et il survient des douleurs nocturnes dans l'épaisseur des chairs, des flexions permanentes des membres, des périostoses, des tophus, des tumeurs gommeuses autour des articulations; un peu plus tard encore, les os se trouvent eux-mêmes atteints malgré leur dureté; ils se gonflent, se carient ou se nécrosent. Enfin, et ces cas-là sont sans contredit les plus rares de tous, le principe contagieux, après avoir erré et successivement porté son influence délétère sur la plupart des systèmes généraux de l'économie, excepté l'appareil circulatoire qui en est ordinairement exempt malgré les inductions contraires qu'on s'est cru autorisé à tirer de l'existence de quelques végétations observées parfois sur les valvules du cœur, mais qu'il n'est pas encore bien certain qu'on puisse attribuer à l'action du virus syphilitique, se jette quelquefois sur des viscères plus ou moins importans, tels que l'utérus où il détermine des engorgemens qui deviennent souvent cancéreux, mais qui sont heureusement curables quand on en reconnaît à temps la cause; sur la muqueuse qui tapisse le larynx ou les ramifications les plus profondes des bronches, où il occasione par suite une vraie phthisie laryngée ou pulmonaire; sur la vessie, qui devient le siége de catarrhes chroniques et de désorganisations profondes; sur l'œil, où il donne lieu à l'irritis, à la cataracte ou à l'amaurosis; enfin sur le cerveau et les méninges, où se développent des inflammations plus ou moins vives, et, par une conséquence assez naturelle, des céphalées d'une violence intolérable, des congestions apoplectiques et la paralysie.

Il serait superflu d'entrer ici dans des détails minutieux sur chacun des symptômes dont se compose la syphilis confirmée, puisqu'il a déjà été question, dans autant d'articles particuliers, des écoulemens, des bubons, des chancres, des rhagades, des ozènes, des pustules, des exostoses, et de l'ophthalmie syphilitique. Je me bornerai donc à dire, en thèse générale, des autres signes d'infection constitutionnelle dont il n'a pas été fait mention d'une manière spéciale dans ce Dictionnaire, qu'ils ont un caractère commun à tous ceux qui décèlent une vérole ancienne, c'est que, plus la cause virulente dont ils dépendent a eu le temps d'agir sur l'économie sans être combattue méthodiquement, plus cette dernière s'en trouve imprégnée, et plus aussi ces accidens présentent le type spécial des maux syphilitiques, et s'éloignent dans leur aspect et dans leur marche des désordres dont les causes sont différentes, mais qui affectent les mêmes parties. Ainsi, plus ces symptômes vénériens sont anciens, plus leur marche est chronique, et plus ils sont promptement et avantageusement influencés par le mercure ou par les sudorifiques exotiques, et se montrent rebelles à l'emploi des seuls antiphlogistiques, qu'on oppose, au contraire, avec tant de succès aux maladies des mêmes régions qui ne tiennent pas à la syphilis, et même assez souvent aussi à celles qui résultent presque immédiatement du contact du virus, mais qui ne sont que des phénomènes primitifs annonçant le début ou l'invasion de l'infection. Par exemple, on voit le plus ordinairement (et il est bon de le répéter dans un moment où quelques écrivains prétendent que tous les accidens vénériens, quelle que soit l'ancienneté de la cause qui les a produits, se guérissent radicalement sans recourir à l'emploi du mercure), les tintemens d'oreilles, la céphalée, la contracture des membres, les exostoses, et les douleurs ostéocopes nocturnes, les ulcères cutanés, les caries, les nécroses, l'inflammation de l'iris, certaines fistules lacrymales qui dépendent de l'irritation catarrhale du sac ou du canal nasal par le virus syphilitique, ainsi que tous les autres symptômes entretenus par une vérole invétérée, résister avec opiniâtreté au traitement antiphlogistique le plus puissant, quand bien même il est secondé par un régime sévère, le repos et l'emploi le mieux entendu des dérivatifs, tandis qu'ils cèdent avec une célérité vraiment digne de remarque, aussitôt qu'on prescrit les antivénériens ordinaires, mercuriaux ou sudorifiques. On voit même journellement, dans ces sortes de cas, les symptômes, tant locaux que généraux, s'exaspérer de la manière la plus évidente pendant la médication non spécifique, quelle qu'elle soit; mais aussitôt qu'on attaque le mal par les remèdes dont les vertus anti-syphilitiques sont constatées par l'expérience de plusieurs siècles, la douleur cesse, tous les symptômes s'amendent presque instantanément et se guérissent avec rapidité, quel que soit le degré d'inflammation qui les accompagne.

Le diagnostic de la syphilis réclame toute l'attention et toute la perspicacité des médecins. Il est incontestablement de la plus haute importance, parce que c'est d'après lui qu'on doit statuer sur le mode de traitement le mieux approprié à la nature des phénomènes morbides. Facile à établir dans le plus grand nombre de cas, je conviens qu'il en est d'autres où il devient extrêmement difficile. Cependant on peut dire d'une manière générale, que toutes les fois que des ulcères auront un fond gris, excavé, et les bords d'un rouge vif, durs et coupés perpendiculairement, leur nature syphilitique pourra être regardée comme certaine; que les douleurs des membres, affectant la longueur des os, l'épaisseur des muscles ou les articulations, lorsqu'elles s'exaspèrent avec force pendant la nuit, et malgré l'immobilité des parties affectées, ont une cause semblable; que les éruptions cutanées dont la couleur est violacée, brune ou cuivrée, quelle que soit d'ailleurs la nuance que présentent les croûtes qui peuvent en couvrir le sommet, et qui n'en sont, pour ainsi dire, qu'un accident, ont aussi le même caractère; que les ulcères de la gorge ou du nez, avec ou sans altération des os, doivent être attribués à une pareille cause toutes les fois qu'ayant les apparences ci-dessus mentionnées, ils deviennent aussi le siége de douleurs nocturnes très-violentes, tandis que la sensibilité en est peu marquée pendant le jour. Mais il faudrait revenir sur les détails que j'ai déjà donnés aux divers articles où il a été traité de chacun des signes d'infection en particulier, si je voulais réunir ici toutes les données qui peuvent servir de base au diagnostic de la syphilis : ce qui nécessiterait des répétitions inutiles. Je ferai seulement remarquer, dans cette occasion, qu'il se présente parfois des circonstances dans lesquelles des caractères moins tranchés dans les phénomènes morbides survenant aux parties génitales, ainsi qu'aux autres régions du corps qui sont liées avec elles par quelques sympathies, font naître des doutes bien légitimes sur la nature de quelques unes de ces affections, pour lesquelles on est chaque jour appelé à donner son avis. Aussi est-il résulté de là, qu'à différentes époques, même assez reculées, on a signalé ces anomalies, sans que pourtant leur connaissance ait jeté beaucoup de lumière sur le fond de la question qu'elles étaient propres à soulever. Le mérite d'avoir enfin fixé les regards du monde médical sur cet objet ne peut être refusé à John Hunter, dont l'ouvrage sur les maladies vénériennes parut en 1786. Le premier, il a publié quelques observations de la plupart desquelles il est raisonnable de conclure qu'il peut exister des phénomènes morbides ressemblans à ceux produits par le virus syphilitique, et qui, bien que transmis le plus souvent aussi par le rapprochement des sexes, ne peuvent néanmoins être attribués à ce virus. Aussitôt, quelques auteurs, et spécialement le médecin Danois, Hensler, Gruner, Swédiaur, Carmichael et J. Abernethy, parurent se rappeler que plusieurs maladies des organes génitaux, telles qu'écoulemens, ulcères, engorgemens glandulaires, excroissances de différentes formes, etc., avaient existé de temps immémorial, comme il était facile de s'en assurer par les divers passages tirés du Lévitique, qu'on attribue à Moïse, des œuvres d'Hippocrate, d'Hérodote l'historien, de Celse, qui décrit huit espèces d'ulcères des parties sexuelles; de Juvénal, de Dioscoride, de Pline le jeune, de Galien, de Palladius, d'Oribase, d'Aëtius, de Paul d'Égine, de Lanfranc, de Guy-de-Chauliac, de Becket, et de divers documens historiques, tels que plusieurs règlemens pour des lieux de débauche, tous d'une date bien antérieure à celle de la découverte du Nouveau-Monde, d'où un grand nombre d'écrivains, et entre autres Astruc et Girtanner pensent que le mal nous a été apporté.

Il est résulté de la connaissance plus exacte de ces différens écrits que le doute s'est emparé des esprits, et que plusieurs médecins, à la tête desquels on doit placer le savant Hensler, ont combattu avec succès l'opinion alors si répandue, qui tendait à faire regarder l'infection syphilitique comme une maladie importée d'Amérique, vers la fin du XVe siècle, par les compagnons de Colomb, et se sont efforcés de faire prévaloir celle qui admet que cette contagion a existé de toute antiquité, quoiqu'avec moins de violence que depuis 1493, époque à laquelle des pluies prolongées et abondantes, suivies de grandes chaleurs et d'autres conditions atmosphériques toutes particulières, après avoir donné lieu à une épidémie qui sévit avec violence dans toute l'Europe, auraient (c'était l'opinion du médecin portugais, Sanchez) enfanté la nouvelle maladie. D'autres, et je me suis depuis long-temps rangé de leur avis, ne voient dans la syphilis qu'une suite, ou plutôt une dégénérescence de la lèpre et d'une foule d'affections cutanées qui régnaient si généralement sur l'ancien continent avant l'époque indiquée, et qui, il est bon de le remarquer, ont en effet presque entièrement disparu depuis.

A ces deux nuances d'opinions se réduit ce qu'on peut recueillir de moins déraisonnable dans les auteurs contemporains sur l'origine de la syphilis; car il ne faut pas tenir compte, je pense, de celles qui l'attribuent à l'influence malfaisante des astres, à l'usage d'alimens préparés avec la chair humaine, à la copulation avec des animaux, et autres contes aussi absurdes, qui trouvèrent même peu de partisans, malgré l'ignorance, la crédulité et l'amour du merveilleux qui caractérisaient cette époque. On n'accorda pas non plus la moindre confiance à l'hypothèse avancée par Léon l'Africain, par Infessura et Paul Jove, qui pensaient qu'on ne pouvait attribuer cette maladie, regardée par eux comme entièrement nouvelle, qu'à une épidémie qui se manifesta, par suite de la profonde misère, de la malpropreté et de l'encombrement, parmi les cent soixante-dix mille mille familles juives ou maures qui furent expulsées d'Espagne par Ferdinand d'Aragon, dit *le catholique*. Ces peuples, que les Castillans désignaient et désignent même encore sous le nom injurieux et humiliant de *marranos*, qui veut dire *cochons*, ayant été jetés sur les côtes septentrionales de l'Afrique, dépouillés de tout ce qu'ils possédaient, furent en effet attaqués d'une maladie contagieuse appelée, par leurs persécuteurs, *peste marranique*, et qui, au dire du jésuite Mariana, homme superstitieux mais historien véridique, en enleva à peu près le cinquième, c'est-à-dire trente mille familles. Mais encore que ces malheureuses victimes de l'intolérance religieuse et de la cupidité, autant de que la politique de la cour d'Espagne, eussent parmi elles beaucoup de lépreux et d'individus affectés d'autres maladies de la peau, rien, dans les écrits du temps, ne peut nous autoriser à croire que la contagion dont elles furent frappées dans leur exil ait eu la moindre ressemblance avec la syphilis.

Quoi qu'il en soit de tout ce qui précède, cette question relative à l'origine du mal vénérien, qui a donné et donnera probablement encore lieu pendant long-temps à beaucoup de discussions polémiques, n'avait pas laissé, jusqu'à Hunter, d'incertitude sur l'existence d'un virus comme cause immédiate de la plupart des phénomènes morbides survenant aux organes de la génération après l'union des sexes, non plus que sur les grands avantages qu'on pouvait obtenir contre eux de l'emploi du mercure, qui avait de bonne heure été reconnu jouir de propriétés spécifiques aussi prononcées qu'on en eût jamais observé dans aucun des remèdes décorés de ce titre. Mais les recherches de ce médecin, en séparant avec raison les maladies des parties génitales en syphilitiques et en non-syphilitiques, établit par le fait une grande ligne de démarcation entre les unes et les autres, surtout par rapport au traitement qu'elles réclament; et peu de temps après, les partisans de cette opinion, dont quelques-uns crurent même devoir admettre l'existence de plusieurs virus, désignèrent ces dernières affections sous les noms de *syphiloïdes* ou *syphilitiformes*, et Abernethy leur imposa celui de *pseudo-syphilis*.

Cependant il est rare que dans des circonstances semblables on ne dépasse pas bientôt le but qu'on s'était d'abord proposé en se livrant à des théories plus ou moins séduisantes : aussi avons-nous peu tardé à voir ces premières données, corroborées du reste par des faits bien constatés de guérisons, ou tout au moins de disparitions momentanées de phénomènes morbides réputés syphilitiques, engager quelques médecins, fort recommandables d'ailleurs, et animés, j'aime à le reconnaître, par des motifs louables et éminemment philanthropiques, à déclarer que toutes les maladies des parties génitales, ainsi que celles qui, se montrant sur les autres régions du corps, n'en sont que les suites, pouvaient toujours être combattues de la sorte. Dans ce nombre, il faut citer MM. Th. Rose, G. J. Guthrie, Fergusson, Hennen, Francklin et Mac-Grégor, médecins des armées de la Grande-Bretagne, ainsi que MM. Thompson, Hill, Bartlet et Turner, à Edimbourg; Carmichael, à Dublin, et quelques autres écrivains anglais, irlandais ou écossais. Leur manière de voir a trouvé en France de chauds partisans, parmi lesquels il faut compter au premier rang, M. Jourdan, et après lui MM. Richond, Devergie, Lefèvre, Dubled, et, dit-on encore, quelques autres praticiens, dont les travaux ne sont pas encore publiés. Mais nos médecins français sont allés bien plus loin que leurs confrères d'outre-mer; car ils ont aussi cru pouvoir déduire de l'observation des faits qui, comme on le sait, se prêtent souvent avec complaisance à tout ce qu'on attend d'eux, pour peu qu'on soit préocupé, une autre conséquence, déjà anoncée en 1697 par M. L. Sinapius, ainsi que par Carlo et Giuseppe Musitano, et par un anonyme français, qui publia, en 1811, une brochure *sur la non-existence de la maladie vénérienne;* conséquence d'après laquelle les affections réputées syphilitiques ne reconnaîtraient, dans aucun cas, l'action d'un principe virulent quelconque pour cause. Une pareille opinion ne pouvait manquer de sourire à ces écrivains, en ce qu'elle devait leur sembler découler naturellement de l'une des principales données de la doctrine physiologique, qui, selon eux, oblige à regarder toutes les inflammations comme identiques quant à leur nature intime, et ne permet d'attribuer les nombreuses nuances qu'elles présentent qu'à la diversité des tissus où elles se développent, ou au plus ou moins d'intensité, et non à la spécificité de la cause irritante qui les a déterminées.

Cette manière de voir pourrait, si elle prenait faveur, donner lieu aux conséquences les plus fâcheuses, et doit être combattue dans l'intérêt de la science et de l'humanité. Mais avant d'entreprendre la réfutation des erreurs graves sur lesquelles elle repose, indiquons succinctement les points fondamentaux de la doctrine adoptée jusqu'à ce jour, relativement à la maladie syphilitique telle qu'on croit l'avoir observée depuis plus de trois cents ans :

1° Le virus syphilitique, qui a été assez bien nommé par Hunter, un *poison animal morbide*, est une matière éminemment contagieuse, encore inconnue dans sa nature intime, comme tous les autres virus, mais dont on apprécie l'action sur l'économie vivante par les seuls effets qu'il y developpe par sa présence.

2° Il se transmet par la voie de l'absorption lymphatique ou veineuse, d'un individu malade à un autre qui est sain, quand il est mis en contact avec des parties accidentellement excoriées, ou qui, comme les membranes muqueuses, sont naturellement dépourvues d'épiderme sec.

3° Il développe ordinairement, sur les parties où il est appliqué, une irritation spécifique plus ou moins vive, et disposée, en général, à prendre les caractères du désordre local qui a fourni la matière virulente dont le contact l'a fait naître, ce qui constitue les symptômes primitifs ou d'invasion.

Dans certains cas cependant, le point de la surface du corps par lequel ce principe contagieux pénètre dans l'intérieur ne fait que lui livrer passage, sans qu'il s'y manifeste aucun signe d'excitation remarquable.

4° Sa présence dans les fluides vivans donne tôt ou tard lieu à des désordres secondaires, se déclarant sur les parties solides, et qui forment par leur ensemble la série des symptômes syphilitiques consécutifs, c'est-à-dire la syphilis confirmée ou constitutionnelle, maladie dont les caractères sont en général d'autant plus graves qu'elle se manifeste plus long-temps après la disparition des accidens primitifs.

5° Une très-faible quantité de ce virus peut, à la longue, altérer, et altère en effet le plus communément, tous les fluides de l'économie, et donner lieu, après y être restée inaperçue pendant des mois et quelquefois un grand nombre d'années, aux phénomènes patens et caractéristiques de l'infection générale.

6° La syphilis générale occasionée par l'application du virus sur les surfaces absorbantes peut se transmettre héréditairement.

7° La nature triomphe rarement de cette maladie sans le secours des remèdes, et encore, dans ces cas-là même, faut-il souvent faire honneur de l'événement à la modification imprimée à l'organisme par quelques maladies accidentelles, par certaines conditions atmosphériques, comme lorsqu'on passe d'un pays froid ou tempéré dans un climat très-chaud, ou par quelques autres influences qu'il n'est pas toujours possible d'apprécier d'une manière rigoureuse.

8° Le mercure doit être regardé comme le seul moyen thérapeutique connu qui jouisse d'une efficacité à peu près constante pour la destruction, la neutralisation, ou l'expulsion de ce principe contagieux, ainsi que pour la guérison des accidens que sa présence fait naître. Mais il n'est pas tout-à-fait sans exemple de voir ce résultat obtenu par l'emploi des seules décoctions sudorifiques.

Ces propositions, qui offrent le résumé de la théorie syphilitique consacrée par une expérience de plusieurs siècles, sont aujourd'hui tenues pour erronées par les médecins dont j'ai parlé il n'y a qu'un moment; ils tranchent hardiment la question, et prennent, par opposition, les conclusions suivantes :

1° Le virus syphilitique n'existe pas;

2° Les maladies dites *vénériennes*, lorsqu'elles sont primitives, sont le produit de l'irritation causée immédiatement sur les surfaces vivantes, soit par le pus que sécrètent les membranes muqueuses génitales enflammées ou ulcérées, soit par quelques violences extérieures;

3° Les maladies vénériennes secondaires ou consécutives ne dépendent que de la sympathie qui existe entre les parties génitales et les autres régions du corps, sympathie qui n'est que la conséquence d'une loi générale en vertu de laquelle les tissus analogues de l'économie tendent toujours, quoiqu'avec plus ou moins d'énergie suivant les circonstances, à reproduire les mêmes actes, quand ils ont été une première fois affectés;

4° Aucune maladie vénérienne n'est héréditaire;

5° Le mercure, loin d'être un remède spécifique contre les accidens de la syphilis, comme on l'a cru jusqu'à ce jour, n'exerce aucune action avantageuse sur eux, et produit, au contraire, lui-même, dans le plus grand nombre des cas, des désordres qui ont la plus frappante analogie avec les altérations morbides qu'on a prises jusqu'à présent pour les seules caractéristiques de la vérole.

Passons en revue ces cinq corollaires, dont on croit avoir fait des axiomes inattaquables de médecine pratique. Et d'abord, l'existence du virus syphilitique ne me paraît pas devoir faire l'objet du plus léger doute; car s'il est juste de reconnaître que plusieurs autres causes irritantes peuvent, comme ce principe contagieux, développer des maladies aux parties sexuelles, quand elles y sont appliquées, ou qu'elles agissent sur elles par la voie de la circulation, comme on le voit chez les individus qui ont pris de fortes doses de cantharides, ces causes irritantes, quelles qu'elles soient, ne donnent lieu qu'à des accidens purement locaux, qui n'entraînent jamais à leur suite cette série de phénomènes morbides que nous désignons habituellement sous le nom de *symptômes constitutionnels* ou *consécutifs de la syphilis*. On peut même ajouter, pour faire ressortir la différence qui existe entre ces causes, que celles non virulentes ne produisent que fort rarement des irritations aux parties sur lesquelles elles se trouvent appliquées, tandis qu'il est peu d'exemples de cas où le contact du virus syphilitique n'ait donné lieu à ces irritations locales, et, par suite, à des signes d'infection générale, si l'on n'a pas eu soin d'administrer le mercure. En envisageant la question sous un autre point de vue, on peut se demander, quand on se rappelle que certaines phlegmasies spéciales, telles que la variole, la vaccine, la varicelle ou la rougeole, suivent une marche et présentent des caractères à peu de chose près uniformes, ce qu'on ne peut raisonnablement attribuer qu'à l'action de causes premières dont la nature est constamment la même, et force les plus incrédules à reconnaître, pour chacune de ces maladies, un principe contagieux bien distinct; on peut se demander, dis-je, pourquoi on se refuserait à attribuer à un agent morbide analogue dans son mode de communication et dans sa manière d'agir, à un virus enfin, la production de la syphilis, dont, il est vrai, les symptômes caractéristiques sont assez multipliés, seule différence essentielle qu'elle présente d'avec les maladies éruptives dont je parle, mais qui se manifestent aussi à peu près constamment après le contact de parties affectées de désordres pareils, et dont la marche est également uniforme si on les considère chacun en particulier.

Ce n'est pas non plus démontrer d'une manière satisfaisante la non existence du virus syphilitique, que de prouver que la vérole ne vient pas d'Amérique, ce qu'aujourd'hui même bien peu de médecins sont disposés à admettre, et qu'elle régnait dès la plus haute antiquité, puisqu'un virus quelconque, par la nature âcre qu'on lui suppose, à tort ou à raison, ainsi que par la facilité avec laquelle il se propage, présente les conditions les plus propres à expliquer sa durée pendant un temps dont il n'est guère possible de prévoir le terme. Mais on ne doit pas, pour cela seul, rejeter l'opinion de ceux qui pensent que des circonstances qui lui sont étrangères, comme des influences météorologiques insolites par leur intensité et leur prolongation, ou sa combinaison avec d'autres maladies, ne puissent en altérer parfois le caractère primitif, l'affaiblir seulement dans une foule de cas, et d'autres fois aussi lui donner une nouvelle énergie, ainsi qu'il paraît que la chose a eu lieu à la fin du xve siècle.

Est-ce raisonner plus juste que de prétendre qu'il n'y a pas de virus par cela seul qu'on croit être sûr que tous les accidens qu'il est censé produire peuvent se guérir sans mercure? La conséquence ne me paraît pas rigoureuse. Mais quand bien même cette proposition serait vraie (ce que je suis pourtant loin d'admettre, la pratique, seul recours que nous ayons contre les illusions que fait naître l'esprit de système, prouvant tous les jours le contraire), ce ne serait pas un motif suffisant pour nous faire rejeter l'existence d'un principe virulent comme cause des maux syphilitiques. En effet, ne serait-ce pas s'abuser étrangement que de soutenir qu'un virus quelconque ne puisse être combattu avec succès que par une seule espèce de remèdes? L'expérience dépose journellement contre cette assertion, même pour le traitement de la vérole, quoiqu'on ne puisse méconnaître l'immense avantage qu'on obtient de la propriété vraiment spécifique des préparations mercurielles contre cette maladie.

On a aussi cru pouvoir tirer des inductions contraires à l'existence du virus syphilitique, de ce que des tentatives faites pour l'inoculer auraient été infructueuses. D'abord on peut répondre que cette inoculation a eu lieu avec succès dans plusieurs circonstances, et notamment ces dernières années, sur les trois jeunes élèves de l'Hôpital des Vénériens, dont un est mort d'une manière si déplorable, non des résultats physiques de l'expérimentation en elle-même, comme on a bien voulu le dire, mais par suite d'une disposition mélancolique préexistante, et qui n'avait pas pris un médiocre accroissement de l'obligation où s'était trouvé ce jeune homme de revenir de ses illusions après une semblable tentative, et du désappointement qui en est résulté. Or, il suffit d'un petit nombre de faits de cette nature pour détruire toutes les conséquences qu'on voudrait tirer des cas de non réussite de cette opération; car ne voit-on pas souvent le virus vaccin et celui de la variole, pour ne citer que ces deux exemples, rester sans effets marqués chez beaucoup d'individus après leur insertion, ce qui n'empêche cependant pas que d'autres sujets, inoculés avec la matière provenant des mêmes boutons, ne voient les phénomènes de ces maladies éruptives se développer avec les mêmes formes, la même régularité et les mêmes influences sur l'économie en général qu'on leur a toujours reconnues; d'où il faut conclure qu'on peut toujours compter sur un mode d'action identique de la matière contagieuse, pourvu que des circonstances particulières ne s'opposent pas à son passage dans les voies circulatoires, ou n'en neutralisent pas l'effet une fois qu'elle y est arrivée.

Enfin, on veut aussi trouver dans le prétendu développement spontané de maux vénériens chez des personnes jusque-là fort saines et sans aucune relation suspecte, un argument contre l'opinion si bien établie, ce me semble, qui attribue la syphilis à l'action d'un virus particulier. La réponse la plus simple qu'on doive faire à cette hypothèse, c'est que rien n'est moins prouvé que la spontanéité de la vérole proprement dite. Quant à moi, je crois pouvoir en toute conscience la nier formellement, tout en reconnaissant que des altérations morbides ayant quelques rapports de forme et de situation avec celles qui décèlent une infection syphilitique réelle, se manifestent aux parties génitales, même chez les animaux, organes qui ne sont pas plus exempts que les autres régions de l'action des corps extérieurs, non plus que de l'influence de dispositions intérieures non-virulentes, par conséquent autres que la syphilis, et qui font naître des écoulemens, des excoriations et ulcérations, des furoncles, des abcès, des pustules de plusieurs formes, des dartres et autres désordres; mais, à coup sûr, ces différens accidens, qu'on peut, à juste titre, appeler maladies syphiloïdes ou pseudo-syphilis, n'auront jamais pour la santé future des malades, les fâcheuses conséquences auxquelles donne lieu la vraie syphilis.

La seconde proposition à examiner est celle qui établit que les maladies vénériennes primitives sont le produit de l'irritation immédiatement portée sur les surfaces vivantes par le pus que fournit la membrane muqueuse des parties génitales enflammée ou ulcérée, en éloignant toute idée de virulence dans cette cause, ou bien même par de simples violences extérieures. Or, si ces maladies, qu'on assure être purement locales, par le moyen de leurs sécrétions et émanations, se comportent, pour la production d'accidens pareils chez des sujets sains, comme on pense généralement que le font les virus, puisqu'elles sont, ainsi qu'eux, susceptibles de se transmettre par le simple contact, il n'y aura donc de différence entre les unes et les autres que par le résultat possible (ce que j'admettrai volontiers un instant, pour ne pas embrouiller la question et en n'ayant aucun égard à la diversité des formes, à celle de la marche et du mode de traitement auquel ils cèdent); mais ce résultat lui seul est déjà assez évident pour résoudre la difficulté qu'on élève en faveur de l'existence du contagium syphilitique; et d'ailleurs en ne voyant encore la chose que sous cet aspect, il me semble tout-à-fait démontré pour qui veut tenir compte des faits, que, s'il existe quelques-uns des symptômes locaux qui, par une cause quelconque, ne donnent lieu à aucun phénomène morbide consécutif, il en est un très-grand nombre d'autres qui, lorsqu'ils ne sont pas traités à temps et d'une manière convenable, en font naître de tellement caractérisés et faciles à distinguer de tous autres désordres, qu'il paraît impossible, quand on remarque l'analogie frappante qu'ils présentent, et leur filiation, de méconnaître en eux l'influence d'une cause qui leur est commune, et dont la manière d'agir ne manque pas d'une certaine régularité.

Quant aux causes extérieures qu'on veut regarder comme suffisantes pour déterminer des altérations de tissus semblables aux symptômes vénériens primitifs, je puis affirmer que les désordres qui peuvent résulter de leur action, désordres dont les apparences ne sont, quoi qu'on en dise, guère propres à induire en erreur, sont infiniment rares, et qu'alors même ils tendent constamment vers une prompte guérison, au lieu de croître et de s'exaspérer comme les maux syphilitiques, et qu'ils ont toujours un aspect et des caractères très-capables de les faire aisément distinguer de ceux qui tiennent à l'action du virus vénérien. J'affirmerai aussi qu'ils ne sont pas non plus suivis d'accidens consécutifs, à moins qu'on ne veuille prendre pour tels quelques gonflemens concomitans, toujours fort rares d'ailleurs, de glandes lymphatiques, par suite d'une violente irritation, et qui n'ont rien de commun avec les accidens généraux ou consécutifs de la vérole, qui surviennent ordinairement plusieurs mois après la guérison des symptômes d'invasion.

Le troisième corollaire a pour objet de faire regarder les maladies vénériennes secondaires en général comme le simple résultat de la sympathie qui existe entre les organes de la génération et les autres régions du corps, qui ont naturellement de la propension à reproduire les irritations dont ces premières ont pu être affectées; mais sans qu'il soit besoin, pour expliquer cette succession de phénomènes morbides, de recourir à l'influence d'un principe virulent quelconque. Cette opinion est, à coup sûr, tout aussi peu admissible que les précédentes, quoique personne ne soit tenté de contester la réalité des lois physiologiques dont on cherche vainement à l'étayer. Si elle était fondée, pourquoi les lésions accidentelles et purement mécaniques des parties sexuelles ne produiraient-elles pas également des phénomènes sympathiques semblables sur d'autres points de l'économie? Pourquoi celles qui proviennent de couches laborieuses n'auraient-elles pas le même résultat? et surtout pourquoi ne les voyons-nous pas se manifester après le phimosis et le paraphimosis non vénériens, qui ne laissent pas que d'être assez fréquens? Dans tous ces cas, au moins, l'irritation partant évidemment des parties extérieures de la génération, les accidens consécutifs s'expliqueraient d'une manière un peu plus naturelle par les sympathies qu'on veut ici invoquer. D'ailleurs comment concevoir, d'après cette singulière théorie, le développement des symptômes consécutifs de la vérole, lorsque la bouche, les yeux, l'anus, ou bien quelques-unes des autres parties du corps accidentellement dépouillées d'épiderme, auront été le siége exclusif des accidens primitifs ou d'invasion. Ces divers points de la surface n'ont cependant pas de rapports sympathiques connus qu'on puisse comparer à ceux qui unissent les parties génitales avec la gorge ou les mamelles.

Enfin, s'il était possible qu'il n'y eut rien de spécial et en dehors des règles ordinaires, dans cette succession de symptômes secondaires, si fréquente et si digne de remarque, survenant après des accidens vénériens primitifs de différentes parties, pourquoi ne verrait-on pas aussi des phénomènes morbides consécutifs se développer après de simples contusions ou des solutions de continuité, et surtout après des abcès non syphilitiques, mais plus ou moins inflammatoires, de la marge de l'anus, des aisselles, du cou ou de toute autre région? C'est ce que personne n'a observé; et cependant la chose serait aussi fréquente à la suite de ces désordres qu'après les symptômes vénériens primitifs de la verge ou du pudendum, s'il était vrai, comme on le prétend, que les signes de vérole constitutionnelle ne fussent que la répétition d'altérations morbides, se propageant sympathiquement de certains points d'un tissu quelconque de l'économie à d'autres plus ou moins distans du même tissu. Un coup de feu ou une blessure d'arme blanche à l'un des membres, donnent-ils lieu après leur guérison, quelle que soit d'ailleurs la violence des accidens inflammatoires qui les ont compliqués, au moindre désordre sympathique vers une ou plusieurs parties éloignées, comme on le voit si généralement après les symptômes d'invasion de la syphilis, les plus bénins et les plus simples en apparence? Non assurément; ce qui prouve bien que ce consensus, cette dépendance nerveuse, et, si je puis m'exprimer ainsi, cette solidarité qu'on suppose exister à un si haut degré entre les différens points des tissus organiques similaires, ne sont pas de nature à déterminer, et ne pourraient à eux seuls expliquer, la production d'aucun phénomène morbide consécutif du genre de ceux dont nous parlons; car dans toutes les espèces de lésions extérieures possibles, la peau ou les membranes muqueuses, le tissu cellulaire, des vaisseaux, des nerfs, etc., entrent nécessairement comme élémens constitutifs des parties intéressées, et devraient, d'après les partisans de la non existence du virus syphilitique, une fois qu'ils sont atteints sur un point déterminé, réagir sur d'autres régions plus ou moins distantes, dont ils forment aussi la base. Ceci aurait certainement lieu si les sympathies suffisaient, sans l'intervention d'une cause spécifique, d'un virus enfin, pour expliquer la manifestation de symptômes constans dans leurs formes et dans leur marche, et propres à simuler l'infection vénérienne constitutionnelle.

D'ailleurs, en supposant encore qu'on pût, avec cette théorie, se rendre compte de la manifestation de symptômes vénériens consécutifs pendant que les accidens primitifs sont encore flagrans et plus ou moins enflammés, ou même immédiatement après leur guérison, comment pourrait-on, avec elle, concevoir le développement de ceux qui ne paraissent qu'après plusieurs mois, et souvent après plus d'une année d'une santé parfaite en apparence? Il serait, je crois, difficile de répondre à cette objection, qui a déjà été faite par M. Gauthier de Claubry, surtout si l'on veut bien se rappeler que des affections des os, par exemple, n'ont souvent eu pour précurseurs que des chancres du prépuce; que des pustules cutanées ont seulement été précédées par des blennorrhagies, etc.; car je ne vois guère d'analogie de tissu entre la peau de la verge et les os, non plus qu'entre le canal de l'urètre et le derme, et l'on en trouvera encore moins, ce me semble, entre des chancres et des exostoses, ainsi qu'entre un écoulement de l'urètre ou du vagin et une éruption de pustules croûteuses à l'extérieur du corps.

Aucune maladie vénérienne n'est héréditaire. Telle est la rédaction d'une autre proposition qu'il faut aussi examiner. A mon sens, elle manque encore de justesse, et il suffit d'invoquer l'autorité des faits pour le prouver jusqu'à la dernière évidence. D'abord, beaucoup d'auteurs rapportent des exemples de pustules, d'ulcérations, d'excroissances et de végétations observées au moment même de la naissance, sur des enfans provenans de parens infectés; mais il est encore plus commun de voir des symptômes syphilitiques se développer chez les nouveau-nés dans la première quinzaine qui suit l'accouchement. J'avouerai, toutefois, que bien des auteurs prétendent que ces derniers accidens ont tous été contractés au passage, et que, par conséquent, ce sont constamment des signes primitifs de la maladie vénérienne, et non des résultats d'une infection générale. On peut leur répondre qu'il est vrai que la plupart de ces altérations morbides annoncent une syphilis récemment contractée; mais qu'il en est cependant bon nombre qui proviennent d'une imprégnation profonde de l'économie par le principe contagieux; et la première comme la plus forte preuve qu'on puisse en fournir, semble se trouver dans la remarque faite depuis longtemps déjà, que dans beaucoup de cas de cette nature les parties génitales des mères infectées n'offraient, lors de la parturition, aucune trace de symptômes syphilitiques, quoique ces femmes éprouvassent des douleurs nocturnes, qu'elles eussent des exostoses, des ulcères à la gorge ou des pustules cutanées, tous désordres bien caractéristiques d'une vérole constitutionnelle. On peut ajouter à ces preuves que, dans d'autres circonstances, les signes de l'infection ne se sont manifestées chez elles que plus ou moins de temps après les couches.

Toutes ces observations, je le reconnais, sont difficiles à expliquer d'après certaines théories, mais elles sont positives, et aucune opinion systématique ne peut en diminuer l'importance. Une autre remarque pratique non moins digne d'attention vient encore à l'appui de la transmission de la syphilis par hérédité; c'est qu'on rencontre souvent des femmes enceintes qui, étant évidemment infectées, ne peuvent amener à bien les enfans qu'elles portent, et qu'il en est même un assez grand nombre qui ne sont pas plus heureuses par cela seul qu'elles se trouvent dans le même état de santé, quoiqu'aucun symptôme apparent n'ait pu jusque-là éclairer sur la nécessité d'un traitement propre à y remédier. Leurs enfans meurent le plus ordinairement avant le terme de la gestation, et présentent même quelquefois, indépendamment des signes de la décrépitude et d'une maigreur excessive, que l'embonpoint et toutes les apparences de la santé générale de la mère ne paraissaient pas devoir faire redouter, des traces non équivoques de la syphilis. Si, éclairé enfin par ces avortemens répétés qu'aucune des précautions ordinaires ne peut prévenir, ou par quelques symptômes flagrans et pathognomoniques de l'infection chez les parens, on se détermine à faire suivre à ces femmes une médication anti-vénérienne convenable, leurs grossesses subséquentes auront un meilleur résultat; car on aura, par ce moyen, soustrait le fœtus aux chances les plus redoutables qui puissent atteindre son existence, déjà si frêle. J'invoque ici le témoignage des praticiens de tous les pays, et ne crains pas de voir mon assertion démentie.

Je me demande, d'après ce qui précède, pourquoi donc on répugnerait à croire que la syphilis puisse se transmettre héréditairement. Ce ne sera pas, je le pense bien, parce qu'on a souvent abusé de cette vérité pour cacher ou pour faire attribuer à d'autres bien des désordres qu'il ne fallait pas, pour être équitable, faire remonter trop haut. Le rôle du médecin n'est pas ici celui du moraliste; il doit seulement se montrer scrupuleux à recueillir les faits, et si celui de l'hérédité de la vérole lui paraît vrai, c'est à lui à en tenir compte pour éclairer sa thérapeutique. Quant à moi, il me semble hors de doute, et je crois qu'on peut jusqu'à un certain point répondre à la principale objection qu'on lui oppose, et expliquer même pourquoi tous les enfans vérolés n'apportent pas, en venant au monde, les stigmates ordinaires de l'infection, en disant que, puisqu'il est reconnu que la syphilis ne porte jamais, ou presque jamais, son influence sur les organes intérieurs, notamment sur les viscères profondément placés, que le produit de la conception bien que contagié par le sang que lui fournit le sein maternel, ne peut pas plus être modifié d'une manière apparente par les qualités morbifiques de ce liquide, que l'utérus, dans lequel il est contenu, et dont il est pour ainsi dire une annexe jusqu'au terme de la grossesse, le virus ne se manifestant ordinairement chez la mère elle-même que par des phénomènes extérieurs. Je dirai de plus, que, les circonstances changeant totalement à dater de la naissance, l'enfant se trouve, dès ce moment, appelé à vivre pour son propre compte, si je puis m'exprimer ainsi, et que, plongé à cette époque dans un nouveau milieu, respirant pour la première fois, vivement impressionné sous le rapport physiologique, par la manière toute nouvelle pour lui dont se fait la circulation générale, frappé et excité d'ailleurs par l'action de la lumière ainsi que par le contact des corps plus ou moins durs avec lesquels il se trouve en rapport, il est peu surprenant que ces irritations extérieures, mécaniques ou autres, appellent aussi à la surface l'irritation spéciale de la syphilis, dont le principe circule avec les humeurs, comme on voit tous les jours des adultes même être affectés d'accidens vénériens locaux, à la suite d'un coup qui a attiré sur l'endroit frappé l'irritation morbide spécifique dont le germe préexistait en eux, ou chez lesquels la syphilis, jusqu'alors inaperçue dans ses effets sur l'économie, fait subitement explosion à l'occasion de la grossesse, d'une maladie aiguë, de la puberté ou de l'époque critique.

D'après la cinquième et dernière proposition qui complète, suivant les auteurs que j'ai cités plus haut, l'exposé aphoristique de leur nouvelle doctrine des maux vénériens, le mercure loin de jouir de la vertu spécifique qu'on lui attribue contre les symptômes regardés si généralement comme spécialement produits par l'action du virus syphilitique, dont ils contestent l'existence, serait, bien au contraire, lui-même, une cause fréquente d'accidens plus ou moins graves. Cette opinion est principalement basée sur ce qu'on voit assez souvent des signes d'infection se dissiper pendant le seul usage des délayans secondés par un régime approprié et le repos des parties affectées. En effet, des cas de cette espèce ne sont pas aussi rares que beaucoup de personnes ont bien voulu se le persuader jusqu'à ce jour. On en a recueilli en grand nombre depuis qu'on a reconnu dans la syphilis une maladie particulière, sans que par ce motif on se soit cru autorisé à en tirer une pareille conséquence. On était surtout familier avec les faits de cette nature il y a plus de quarante ans, dans la maison de Bicêtre, où l'on voyait presque toujours quelques-uns des syphilitiques qui y affluaient, se débarrasser d'une partie, et quelquefois de la totalité des signes d'infection qu'ils y apportaient, pendant le séjour d'une ou plusieurs semaines qu'ils faisaient ordinairement dans des salles dites d'expectans, en attendant l'instant du traitement en masse, qui ne revenait que tous les quarante jours. Mais aussi, on avait très-bien observé, dans cet établissement, que ces malades voyaient le plus communément leurs symptômes reparaître avec plus ou moins de promptitude, et souvent même avant l'époque à laquelle ils pouvaient enfin commencer l'usage des remèdes mercuriels; l'expérience ayant appris de longue main à se méfier de ces guérisons apparentes, par lesquelles le mal n'est que pallié, et qui laissent subsister les craintes les mieux fondées d'une prochaine explosion, probablement infiniment plus grave. Les malades étaient seulement blanchis, pour me servir d'une expression vulgaire. Mais à quoi bon remonter si haut? Il est peu de médecins, de nos jours, qui n'aient fait de semblables remarques dans leur pratique particulière; et cependant personne, jusqu'à ces derniers temps, n'avait pensé que ces sortes de malades fussent exempts de syphilis, et, par conséquent affranchis de la nécessité d'en détruire le germe par une médication spéciale.

D'ailleurs, les guérisons de certains accidens syphilitiques sans mercure ne doivent guère surprendre l'homme habitué à observer avec quelque attention. Elles portent presque exclusivement sur la série de ceux que nous désignons comme primitifs, lesquels, bien qu'occasionnés par le virus vénérien (on se rappellera que je parle ici des symptômes essentiellement syphilitiques, tout en reconnaissant qu'il est des maladies génitales qui, bien que communiquées par le coït, et malgré certaines apparences, ne méritent pas ce titre; et celles-ci, on ne doit pas s'étonner de les voir disparaître sans qu'on ait fait usage des préparations hydrargyreuses), lesquels accidens, dis-je, sont ordinairement accompagnés d'une réaction inflammatoire locale des tissus qu'ils intéressent, réaction qui explique la facilité avec laquelle ils cèdent à l'emploi des antiphlogistiques. Mon opinion particulière était si bien arrêtée à cet égard, que depuis 1804, instant où j'ai commencé à écrire sur les maladies vénériennes, j'ai toujours recommandé de n'administrer le mercure contre ces sortes de désordres, qu'après avoir calmé l'irritation, qui, selon moi, n'en est qu'une complication purement accidentelle; ce métal ne me paraissant vraiment indispensable dans la plupart des cas (il n'est ici question que des symptômes primitifs ou d'invasion), que pour prévenir une infection générale consécutive. Mais les choses se passent bien différemment lorsqu'il s'agit des signes de l'infection constitutionnelle, qui sont tous plus ou moins indolens, dont la marche est le plus souvent chronique, et chez lesquels la cause virulente opérant de dedans en dehors agit lentement et sans développer une grande inflammation, parce qu'elle ne trouve pas dans les parties où elle se dépose, lesquelles en sont déjà plus ou moins imprégnées, cette disposition répulsive, cette vitalité antipathique, qui la combat pour ainsi dire, lorsque, venant du dehors, elle agit sur des organes sains que tout stimulant inusité révolte, et produit des symptômes primitifs qui, par cette raison, sont toujours plus enflammés.

Il est facile, d'après ces considérations, de deviner la cause de l'erreur dans laquelle sont tombés les antagonistes du mercure. Concluant un peu légèrement de ce qu'ils pensent avoir obtenu de succès, dans le traitement des symptômes primitifs et de quelques accidens secondaires de syphilis peu ancienne, par le seul usage des délayans, qu'on peut adopter aussi cette médication pour tous les cas d'infection constitutionnelle plus ou moins invétérée, sans aucune distinction, ils prononcent anathème contre ce métal, dont pourtant la plupart des insuccès doivent être attribués à une mauvaise administration et non à son inefficacité comme anti-vénérien. Et cependant la différence entre ces divers phénomènes morbides (primitifs et consécutifs) est on ne peut plus grande sous le rapport de l'action immédiate de ce remède, quoique son utilité ne soit douteuse dans aucun d'eux; car s'il est bien constaté que beaucoup de symptômes d'invasion de la syphilis, et même plusieurs de ceux qui surviennent peu après leur disparition, se dissipent pendant une médication non-mercurielle; il ne l'est pas moins pour le praticien qui ne se laisse pas entraîner par l'influence d'une idée préconçue, que ceux qui décèlent une vérole ancienne et constitutionnelle résistent le plus souvent à tout traitement qui n'aurait pas le mercure par base.

Un savant professeur de la faculté de Montpellier, ayant soumis à des calculs arithmétiques les résultats que lui a fournis une pratique éclairée et très-étendue, dans la vue de déterminer le degré de curabilité des symptômes syphilitiques par le moyen des remèdes non mercuriels, paraît avoir obtenu les données suivantes, dont je me prévaudrai ici d'autant plus volontiers, qu'elles confirment et corroborent de toute l'autorité d'une grande réputation celles qui me sont fournies par mes propres observations : 1° Sur cent cas d'accidens primitifs, quatre-vingt-dix peuvent se dissiper pendant un traitement antiphlogistique plus ou moins persévérant; mais en laissant les malades exposés aux chances très-probables de l'infection consécutive; 2° sur un pareil nombre de personnes affectées de phénomènes syphilitiques secondaires, c'est-à-dire qui sont survenus peu après la guérison apparente des accidens primitifs ou d'invasion, dix seulement peuvent céder au traitement non mercuriel; 3° enfin, sur cent autres sujets atteints de syphilis ancienne et constitutionnelle, dont l'économie est pour ainsi dire saturée par le principe contagieux, on ne peut compter sur aucun succès, même momentané, sans le secours du spécifique métallique, le mercure.

Quant à la propriété qu'on attribue aux préparations hydrargyreuses d'occasionner des ulcères, des bubons, des pustules, des douleurs nocturnes des membres et autres accidens en tout semblables à ceux déterminés par la syphilis elle-même, cette assertion est complétement erronée. On peut bien, il est vrai, accuser parfois, et avec quelque apparence de raison, une administration imprudente de ces remèdes, de provoquer une stimulation générale capable d'entretenir et même d'exaspérer certains symptômes vénériens locaux, comme on pourrait l'attendre de l'emploi aussi peu ménagé du quinquina, des martiaux, des teintures éthérées ou de toute autre médication aussi excitante; mais on doit regarder comme chimériques les craintes que l'on veut nous inspirer relativement à la propriété gratuitement accordée au mercure, d'après Hunter, Mathias et quelques autres médecins anglais, de causer par lui-même les altérations morbides dont je viens de parler. Mais à tout prendre, je ne vois pas ce que les argumens que je combats ici pourraient acquérir de force par la certitude de cet effet direct et le plus ordinairement fâcheux du mercure sur les parties qu'affecte ordinairement la maladie vénérienne; car s'il est bien avéré, comme il me paraît être hors de doute, que ces inconvéniens n'ont lieu que lorsqu'on en force imprudemment les doses, ou qu'on en prolonge outre mesure l'usage, il me semble qu'en procédant avec plus de circonspection on les éviterait aisément, et l'on n'obtiendrait de ce remède que l'action précisément nécessaire pour la guérison des accidens auxquels on veut remédier; et de fait, cette propriété si remarquable en vertu de laquelle ce métal agirait morbifiquement, par la voie de la circulation générale, et comme par une certaine prédilection sur les membranes muqueuses, sur la peau, sur les tissus fibreux et même sur les os, pour y occasioner des désordres analogues à ceux que nous regardons généralement comme le résultat de l'action du virus syphilitique, confirmerait encore mieux que tout ce que je pourrais dire la spécificité dont il est doué contre les maux vénériens, spécificité dont aucun agent thérapeutique connu ne pourrait être raisonnablement soupçonné aujourd'hui; car il n'en est aucun, par exemple, qui puisse exercer sur les altérations du tissu osseux une influence comparable à celle du mercure. Cette tendance naturelle du remède à s'adresser à certains organes, même lorsqu'ils ne seraient pas malades, nous indiquerait au moins que, pour en obtenir tous les bons résultats possibles, quand ils sont affectés, il doit suffire d'en régler sagement l'emploi, de manière à ne produire que l'effet indispensable pour modifier et calmer les accidens, dans la crainte de les exaspérer si l'on dépassait le point précis dans les doses, et même de faire naître de nouveaux désordres, si tant il y a que ce mode de traitement en soit jamais capable.

En résumé, je pense que toutes les données sur lesquelles repose la théorie des partisans de la non existence du virus syphilitique, et de la non spécificité du mercure, sont fausses ou déduites de faits mal interprétés, et qu'il y aurait danger de plus d'un genre à s'en appuyer pour opérer dans la thérapeutique des maladies vénériennes les changemens qu'ils proposent.

Traitement de la syphilis. — Je distinguerai le traitement général et spécifique de cette affection du traitement local dont il a été fait particulièrement mention aux différens articles consacrés à la description des symptômes qui la caractérisent. Il ne sera donc ici question que du premier.

Les maladies syphilitiques, auxquelles on laissait presque toujours autrefois prendre un grand accroissement, soit par négligence, soit parce qu'on ne connaissait pas encore une médication qu'on pût leur opposer avec une efficacité soutenue, se signalaient assez ordinairement par des pustules cutanées. Ayant été, en conséquence, pendant long-temps assimilées aux affections de la peau, elles furent de bonne heure, comme la plupart de ces dernières, combattues par le mercure, que les anciens regardaient comme un poison, mais que les médecins arabes et les arabistes administraient déjà avec beaucoup de hardiesse et de succès. Ce ne fut que de cette époque que commença à s'adoucir, au moins en apparence, cette maladie virulente qui présentait d'abord de si grands traits de ressemblance avec la lèpre, dont elle n'est très-probablement qu'une dégénérescence, et qu'elle parut perdre ce caractère de violence auquel on dut, vers la fin du xve siècle, les graves désordres et même la mortalité effayante dont l'accusent tous les écrits des contemporains.

D'abord donné avec le plus grand succès, ce métal vit plus tard s'affaiblir la réputation qu'il s'était acquise par la promptitude avec laquelle les accidens vénériens cédaient à son administration, parce qu'on le donnait, en commençant, à trop haute dose, et qu'ensuite on n'en prolongeait pas l'usage assez longtemps pour détruire la cause intérieure du mal, qu'on croyait complétement guéri dès que les symptômes apparens étaient dissipés. Le gayac, et plus tard la squine et la salsepareille, qu'on chercha à lui substituer, eurent de prime abord quelques avantages que nous expliquerons fort bien aujourd'hui en nous rappelant qu'on les prescrivait le plus ordinairement à des malades déjà saturés de mercure, dont l'emploi, plus ou moins réitéré, avait été mal dirigé, et encore plus parce que les infections étaient presque toujours alors fort anciennes. Mais leur insuffisance dans le plus grand nombre des cas força à revenir aux préparations mercurielles, qu'on n'a pas abandonnées depuis, l'expérience ayant appris à les donner de manière à en obtenir à peu près constamment l'effet salutaire qu'on attend d'elles, sans avoir à redouter les accidens qu'entraînait auparavant leur administration brusque et mal dirigée.

C'est donc principalement et à peu près exclusivement sur le mercure et ses différentes préparations qu'on doit compter, quoiqu'on en puisse dire, pour le traitement de la syphilis. Or, comme il faut connaître la manière de faire usage d'un remède quelconque avant de préciser les cas où il peut être avantageux, je vais en peu de mots esquisser les différentes méthodes qui peuvent être suivies pour son administration, après quoi je dirai aussi quelque chose des substances qui ont été proposées pour le remplacer dans certaines circonstances exceptionnelles, ou auxquelles on a cru reconnaître la propriété d'en seconder les bons effets.

Le mercure s'administre extérieurement et intérieurement : à l'extérieur, on le donne en frictions cutanées, éteint dans un corps gras, à la dose d'un demi-gros à un gros, toutes les quarante huit heures, c'est-à-dire d'un à deux gros d'onguent napolitain, qui s'applique de préférence à la face interne des membres; ce traitement devant être secondé par l'usage des bains, d'un régime tempérant, et par les précautions convenables pour se préserver des influences atmosphériques, qui pourraient modifier désavantageusement les fonctions de la peau. Il se prescrit aussi à dose moindre de moitié, sous forme de protochlorure mélangé également à un corps gras, ainsi que sous celle de deutochlorure (sublimé corrosif); et dans ce dernier cas, il faut l'appliquer seulement à la plante des pieds. Uni au soufre (cinabre) et jeté sur des charbons ardens, il se réduit en vapeurs qui pénètrent le tissu de la peau, et agissent avec beaucoup d'énergie, tant sur la maladie générale que sur ses phénomènes extérieurs. Enfin, on emploie en frictions cutanées et en lotions le sublimé dissous dans l'eau, dans l'alcohol ou dans l'éther sulfurique.

A l'intérieur, ce métal se donne combiné avec le chlore, à l'état de deutochlorure, sous forme pilulaire, et à la dose d'un demi-grain par jour; mais c'est le plus ordinairement en solution aqueuse (*liqueur de Van-Swiéten*). Le protochlorure (*calomélas*) peut être porté jusqu'à cinq ou six grains par vingt-quatre heures, soit en poudre, soit en pilules. Le mercure s'administre de la même manière et aux mêmes doses que le sublimé quand il est uni au cyanogène (*cyanure de mercure*); associé à l'iode (*proto* ou *deuto-iodure de mercure*), on le prescrit d'un à six ou huit grains, en pilules ou en poudre; l'oxyde gris se prend à six ou sept grains, et sous les mêmes formes; enfin, à l'état salin et formant les sulfates, les phosphates, nitrates ou acétates de mercure, il est presque exclusivement administré en pilules d'un à six grains par jour, excepté ces deux derniers qui font encore la base des sirops de Bellet et de Portal, le deuto-sulfate de mercure devant aussi faire exception à la règle ci-dessus, puisqu'il est trop corrosif pour qu'il soit prudent de le donner à plus d'un huitième de grain. Du reste, il faut toujours avoir égard, dans la fixation des doses de ces diverses préparations, à l'âge du sujet, à sa constitution et au degré de la maladie.

Les bois dits *sudorifiques*, tels que la salsepareille, le gaïac, la squine et le sassafras, sont employés contre la syphilis, soit en décoction, soit sous forme de sirop, de rob, ou d'extrait plus ou moins rapproché, et quelquefois aussi en poudre. Les deux premiers sont vraiment les seuls efficaces, les autres étant à peu près inertes. Les sudorifiques s'administrent suivant l'espèce, le degré, l'ancienneté de l'affection ou la nature des traitemens antérieurs, seuls ou associés au mercure en solution ou en frictions extérieures. Dans les cas de syphilis invétérées qui n'ont pas encore été attaquées par ce métal, ou qui l'ont été trop peu de temps pour qu'il fût possible d'en espérer du succès, cette association leur donne une grande vertu antisyphilitique, qu'ils sont loin de posséder quand on les administre seuls. Quelquefois on se contente de les prescrire unis seulement avec le sulfure d'antimoine; et c'est surtout lorsque les symptômes se portent vers la peau. Enfin, dans d'autres cas toujours infiniment rares, et qui ne peuvent avoir pour sujets que des véroles chroniques et des plus rebelles, on en augmente notablement la force par l'addition d'un 24e ou d'un 18e de grain d'oxyde d'arsenic par jour.

L'or et le platine sont aussi parfois employés contre la syphilis; mais, malgré qu'on ait voulu faire de ce premier métal une panacée infaillible contre tous les symptômes que cette maladie fait naître, soit primitivement, soit consécutivement, je ne connais pas de cas bien déterminés dans lesquels on puisse compter à l'avance sur son efficacité pour la combattre. On a cependant cru pouvoir lui attribuer la guérison de quelques infections altérées dans leur type primitif et dégénérées par des traitemens mercuriels incomplets ou mal observés, ou bien encore modifiés par leurs complications avec d'autres maladies chroniques plus ou moins graves. Sous ce rapport, ces deux métaux peuvent être assimilés à plusieurs autres substances qu'on a aussi à différentes époques recommandées comme antisyphilitiques, telles que l'ammoniaque liquide, l'astragale, la saponaire, le *lobelia syphilitica*, et quelques autres qui ne comptent qu'un très-petit nombre de succès, mais toujours dans des circonstances tout-à-fait exceptionnelles, et lorsque, par des causes quelconques, beaucoup de médications ordinairement plus sûres ont été sans effet.

Mais il ne suffit pas de connaître l'exacte nomenclature des remèdes antivénériens; le but du médecin doit être d'en faire l'application la plus convenable aux différentes espèces d'infections, et cette tâche n'est pas la moins difficile à remplir.

Toutes les maladies syphilitiques primitives, sans exception (et l'on doit remarquer ici que j'exclus de cette catégorie bon nombre d'écoulemens et même quelques ulcérations, qui, bien que gagnées par le coït, n'ont pourtant pas ce caractère), doivent être combattues par l'usage du mercure, après qu'on a calmé les phénomènes inflammatoires qui les accompagnent le plus communément, par le moyen des antiphlogistiques, d'un régime plus ou moins sévère, du repos et des topiques émolliens ou anodins; mais la préparation de ce métal qu'il conviendra d'employer dans ces sortes d'accidens, sera toujours une des moins actives, parce que l'infection n'est alors qu'à son début, et que, par conséquent, une faible quantité du remède spécifique doit suffire pour prévenir une imprégnation générale et profonde de l'économie par le principe contagieux. Ainsi, dans le cas de blennorrhagie syphilitique, de chancres ou de pustules humides primitives, le proto-chlorure de mercure, l'oxyde gris de ce métal, les pilules bleues de la pharmacopée de Londres, celles d'onguent napolitain préparé au beurre de cacao, seront administrés aux doses ci-dessus indiquées, pendant quinze jours au moins, et un mois au plus.

Dans tous les cas d'infection secondaire, c'est-à-dire ceux dans lesquels les symptômes, tels que retour de chancres au lieu qu'occupaient ceux qui ont signalé l'invasion, des bubons, des pustules plates à la marge de l'anus, de légers ulcères de la gorge, etc., se sont développés un, deux ou trois mois seulement après la guérison de quelques-uns des accidens primitifs sus-mentionnés, on devra plus compter sur l'usage des onctions mercurielles ou du sublimé en pilules ou en liqueur; le traitement devra se prolonger au moins un mois et demi, les malades n'ayant d'ailleurs besoin, pour auxiliaires du mercure, d'aucune autre tisane que d'une simple eau d'orge, de chiendent ou de racine de bardane, et de deux ou trois bains par semaine.

Mais si l'on a affaire à une syphilis consécutive et éminemment constitutionnelle, survenant une ou plusieurs années après des signes primitifs ou secondaires d'infection qui auront été entièrement négligés ou mal traités, il sera prudent de combiner l'usage des mercuriaux qui viennent d'être indiqués, avec celui des décoctions sudorifiques, qui seront d'autant plus rapprochées que la maladie sera plus ancienne et aura déjà éludé un plus grand nombre de traitemens. On prescrit alors aussi les sirops, les robs et les extraits de salsepareille, simples ou plus ou moins composés par l'adjonction du gaïac ou des autres sudorifiques exotiques. Ces sortes de médications devront durer au moins deux mois, et souvent jusqu'à trois.

Enfin, la maladie a-t-elle déjà résisté à plusieurs traitemens, soit par les mercuriaux seuls, soit par ces remèdes associés aux sudorifiques? Comme on aurait alors peu de chances favorables en rentrant dans les mêmes voies, il convient infiniment mieux de renoncer aux préparations hydrargyreuses, pour s'en tenir aux tisanes sudorifiques très-rapprochées, auxquelles on ajoute le sulfure d'antimoine natif à haute dose, comme dans les tisane de Feltz, de Vigaroux, dans celle dite de *Lisbonne*, ainsi que dans le remède d'Arnoux, l'eau de Pollini et autres préparations de cette nature.

Indépendamment de ces différens degrés de l'infection syphilitique, qui, considérés sous un point de vue général, sont plus ou moins propres à guider dans le choix du mode de traitement convenable à chaque cas particulier, il est encore d'autres circonstances auxquelles il faut avoir égard, telles que la forme et le siége des symptômes, l'âge du malade, la saison, la température et les diverses complications qui peuvent exister, toutes conditions qui, si elles ne sont pas toujours de nature à imposer rigoureusement l'une ou l'autre des méthodes thérapeutiques ci-dessus mentionnées, doivent cependant être consultées, et peuvent au moins quelquefois déterminer à accorder la préférence à l'une d'elles, malgré tout ce que ce choix pourrait, en apparence, avoir de contraire aux données générales qui viennent d'être énumérées. Ainsi, l'existence de pustules ou d'ulcères cutanés consécutifs peut motiver à elle seule l'adoption du traitement antisyphilitique général par le moyen du mercure réduit en vapeurs, appliqué sous forme de bains, ou mieux encore en onctions. Les affections vénériennes des os pourront, règle commune, être plus promptement et plus avantageusement influencées par l'emploi du deuto-chlorure de mercure en solution aqueuse, que par aucune autre préparation, et toutes choses égales d'ailleurs, on doit y avoir recours. Une irritation trop persévérante de la gorge ou une céphalée nocturne également opiniâtre seront souvent heureusement modifiées par le calomélas, le mercure d'Hahnemann ou l'acétate de mercure, qui joignent à des propriétés antisyphilitiques assez prononcées une grande propension à exciter une dérivation sur le canal intestinal, presque toujours utile dans ce cas particulier. D'un autre côté, le jeune âge de certains malades, qui forcera constamment à restreindre plus ou moins les doses des remèdes mercuriels, imposera aussi bien souvent l'obligation de les donner sous forme de sirop, d'électuaire, ou bien à les mélanger à un aliment liquide quelconque, non susceptible de les décomposer promptement, ou à les appliquer extérieurement. Une saison froide ou humide devra faire craindre la manifestation du ptyalisme si on conseille les frictions, le proto-chlorure de mercure ou le mercure gommeux, ces trois modes de traitement ayant plus que la plupart des autres l'inconvénient de provoquer cette irritation de la bouche et de ses dépendances; tandis que durant les chaleurs de l'été, les forces vitales montrant plus de tendance à l'excentricité qu'à se porter sur des organes intérieurs, on doit moins appréhender cette évacuation.

Parmi les nombreuses complications de la syphilis, il en est, comme les différens degrés de phlegmasies gastro-intestinales, qui contre-indiquent sévèrement l'usage des mercuriaux à l'intérieur, et mettent dans l'obligation de procéder au traitement par la voie de l'absorption cutanée, encore cette dernière médication doit-elle toujours être conduite avec infiniment de prudence. Une disposition habituelle aux éruptions érysipélateuses devra, au contraire, faire rejeter l'emploi des onctions sur la peau; une irritation bronchique plus ou moins aiguë sera un motif suffisant pour faire prohiber celui du sublimé, tandis que les engorgemens lymphathiques indolens, connus sous le nom de *tumeurs scrofuleuses*, pourraient être regardés comme un motif de plus pour déterminer à le préférer à toute autre préparation. Dans tous les cas, du reste, il faut associer aux antivénériens proprement dits les remèdes qui sont indiqués par l'affection concomitante.

Les maladies très-aiguës, considérées comme complications des maux syphilitiques, exigent seulement qu'on suspende tout traitement antivénérien pendant leur durée, et ne peuvent avoir d'influence sur le choix de la méthode antivénérienne qu'on devra suivre ultérieurement, que celle qui pourrait résulter de quelques irritations chroniques qu'elles auraient laissées à leur suite, ce qui, pour lors, rentre dans les cas de complications dont je viens de parler, lesquelles permettent, avec quelques précautions pourtant, la continuation de la médication anti-syphilitique.

Enfin, d'autres considérations peuvent encore nous porter à modifier dans certains cas le traitement que tel ou tel phénomène syphilitique semblerait devoir d'abord exiger, si l'on se dirigeait, d'après toutes les données, tant générales que spéciales, dont il vient d'être parlé. Une des principales d'entre elles est fondée sur la nature des substances antivénériennes qui ont déjà pu être administrées dans les traitemens tentés précédemment. En effet, lorsqu'une infection a résisté à l'emploi d'un mode de traitement quelconque, il est en général convenable, quand on se détermine à une nouvelle tentative, de faire choix d'une méthode différente, parce que les organes, s'habituant facilement à l'action particulière de telle ou telle préparation, ont besoin, lorsque la médication qu'on a entreprise par le moyen de cette préparation a été sans résultat favorable, qu'on en adopte une autre, dont la manière d'agir présente quelque différence, afin d'en être influencés à un degré qui étant nouveau pour eux, soit capable d'en modifier la vitalité dans des proportions qui pourront être plus en rapport avec le tempérament du sujet ou avec l'intensité du mal qu'on veut combattre. C'est pour cette raison que les maladies syphilitiques contre lesquelles a échoué le traitement par les frictions, par exemple, seront en général plus efficacement combattues désormais par la solution de Van-Swiéten; que l'insuccès du proto-chlorure de mercure doit engager à lui substituer le mercure soluble d'Hahnemann ou le mercure de Plenck; que, dans les cas où l'acétate de mercure a été infructueux, il est prudent de prescrire le sulfure ou l'iodure de mercure, et *vice versâ;* et qu'enfin l'infection qu'un grand nombre de médications par les préparations hydrargyreuses ne sont pas parvenues à détruire, peut être victorieusement attaquée par les sudorifiques seuls ou simplement associés au sulfure d'antimoine. Je m'arrête avec intention sur ces renseignemens pratiques, parce qu'ils sont basés sur des faits nombreux, et qu'ils donnent la clef de bien des guérisons qui frappent tous les jours l'attention des médecins eux-mêmes, dans les cas les plus opiniâtres et que l'on s'accordait à regarder comme entièrement désespérés. On ne doit donc rien voir de très-surprenant dans ces réussites presque inattendues, et ne pas toujours attribuer à un mode de traitement quelconque une supériorité toute de circonstance, qu'il ne doit, dans certaines occasions assez rares, qu'à ce qu'on l'a administré le dernier et avec un peu plus de méthode que ceux qui l'ont précédé.

Des préservatifs de la syphilis. — Depuis l'instant où l'on a pu s'apercevoir que la maladie syphilitique se communiquait le plus ordinairement par le coït, on a cherché à s'en préserver au moyen de quelques précautions dont le succès n'a pas jusqu'à ce jour répondu à ce qu'on en attendait; de sorte qu'on pourrait peut-être encore à présent s'en tenir au conseil naïf de Vindelinus Hock et d'Alménar, qui, dans les premières années du XVIe siècle, ne voyaient pas de meilleur moyen prophylactique de la contagion que celui d'*éviter les occasions de se livrer à la luxure*. Mais cette sage recommandation n'ayant pas été jugée opportune, parce qu'elle imposait une continence dont il paraît que peu de personnes se sentent capables, on a essayé et préconisé une foule de méthodes prophylactiques que je vais sommairement indiquer.

Brassavole, et d'après lui Boerhaave, se contentaient de prescrire de se laver soigneusement à l'eau froide; ce qui, pour le dire en passant, n'est peut-être pas le moins efficace des procédés à employer en pareille occurrence; mais on ne s'en est pas tenu là : quelques auteurs ont recommandé les lotions avec des infusions de substances aromatiques ou astringentes dans l'eau ou le vin; d'autres préféraient les faire avec les acides seuls, tel que le vinaigre ou le citron; Alexandre Petronius, et plus tard Harrisson, prétendirent qu'il suffisait de se laver avec son urine immédiatement après le coït, moyen qui peut être bon si le contact n'a pas été très-prolongé; Peyrille préconisait les lotions avec l'ammoniaque étendu d'eau, procédé qui était déjà adopté avant lui dans plusieurs contrées de l'Europe; d'autres ont fait l'éloge, soit pour lotions, pour injections ou pour applications, de l'eau de chaux récente; quelques-uns d'une solution de sublimé, de l'eau phagédénique, de l'eau de Goulard, ou d'un magma de calomélas délayé dans la salive. Hunter, d'après Fordyce, recommandait une solution de potasse assez faible pour ne produire sur la langue qu'une saveur légèrement styptique. On a aussi conseillé de faire sur la partie exposée au contact des embrocations préliminaires avec l'huile, l'axonge, le cérat, l'onguent mercuriel et autres corps gras, dans la vue de boucher les orifices absorbans des parties sexuelles. On a encore employé des injections huileuses, salines, alcalines ou mercurielles; différens savons plus ou moins consistans ont également été mis en usage, et les empiriques de tous les pays ont distribué et distribuent encore une quantité prodigieuse d'arcanes de toutes les formes, auxquels ils attribuent toute l'efficacité désirée : on a été jusqu'à se persuader que l'application d'un pigeon ou d'une grenouille fendus en deux sur le pénis, immédiatement après une cohabitation suspecte, devait agir comme un préservatif assuré.

Le temps et surtout l'expérience ont mis à même d'apprécier le degré d'utilité de ces divers procédés, parmi lesquels je ne compte même pas les préservatifs administrés à l'intérieur, dont la nullité est de toute évidence, et l'on a reconnu que les lotions aromatiques, acidules, alcalines ou plus ou moins caustiques, sans préserver réellement de l'infection, avaient en outre le grave inconvénient d'émousser la sensibilité des parties génitales, de manière à les rendre moins propres à l'acte vénérien; que les corps gras, mélangés ou non avec des substances plus ou moins actives, n'étaient pas moins infidèles, puisqu'ils s'enlèvent aisément par le plus léger frottement; que les différens savons et pommades ne sont pas plus efficaces, et par la même raison; que les injections ont encore plus d'inconvéniens que tous ces procédés, sans qu'on puisse même en obtenir des avantages équivalens, puisqu'elles ne peuvent agir que sur une portion peu étendue de la surface par laquelle peut s'introduire le principe virulent.

Le peu de succès de toutes ces pratiques a donné lieu à une invention qui consiste à couvrir le membre viril d'un enveloppe faite avec l'appendice cœcale de certains animaux ou avec la vessie de jeunes agneaux, préliminairement desséchées et assouplies ensuite par le frottement dans un mélange de son et d'un peu d'huile d'amandes douces. Ce moyen mécanique, qui est généralement en usage aujourd'hui, serait incontestablement le plus efficace de tous si le sac en question se conservait toujours intact; mais il est, bien au contraire, souvent perforé et ne peut qu'inspirer une sécurité dangereuse. D'ailleurs, il laisse les bourses et la région du pubis exposées à la contagion, et n'en préserve même pas toujours efficacement la verge, puisque cette espèce de sachet, qui est extrêmement mince, est fort susceptible de se rompre ou de se déplacer pendant l'acte vénérien.

Tout bien considéré, je pense qu'aucune de ces méthodes prophylactiques de la syphilis ne peut être regardée comme sûrement efficace, et que même la pellicule dont il vient d'être parlé en dernier lieu ne pourrait inspirer quelque confiance qu'autant que son usage serait secondé par des lotions faites avec soin, ainsi que par l'attention de rendre les urines immédiatement après l'acte, et surtout de ne jamais rester longtemps en contact avec les parties desquelles on pourrait avoir à redouter la contagion. (L. V. LAGNEAU.)

SYPHILITIQUE, adj., *syphiliticus*; qui est de nature de la syphilis, qui a rapport à la syphilis : *affection*, *symptôme*, *syphilitique*. Voyez SYPHILIS.

SYRINGOTOME, s. m., *syringotomum*, de συριγξ, tuyau, flûte, par métaphore fistule, et de τεμνω, je coupe. On donne ce nom à une espèce de petit couteau courbe, terminé par un stylet, dont on se servait autrefois pour l'opération de la fistule à l'anus. C'est bien à tort que Dionis regarde ce bistouri comme d'une invention nouvelle, car il remonte jusques à Galien. On trouve dans *Fabrice d'Aquapendente* et dans *Scultet* des figures de syringotomes; ce sont de petites faucilles boutonnées par leur extrémité. La forme de cet instrument est en effet assez semblable à celle d'une faux : tranchant sur sa partie concave, le syringotome se termine par un stylet d'argent flexible, de figure pyramidale, qui a de six à huit pouces de longueur. Ce stylet, tantôt pointu, tantôt terminé par un bouton, est soudé dans quelques cas à l'extrémité du bistouri; d'autrefois il y est fixé au moyen d'une vis. La partie de cet instrument opposée à la pointe est recourbée et forme une sorte de manche qu'on peut tenir commodément à la main. On se sert du syringotome de la manière suivante : après avoir introduit le stylet par l'ouverture extérieure de la fistule, et l'avoir fait pénétrer dans le rectum, on l'amène au dehors par l'anus, et l'on incise tout le trajet fistuleux en continuant de pousser en avant, et en retirant l'instrument tout entier par la même voie. Aujourd'hui on a renoncé tout-à-fait au syringotome, qui ne figure plus que dans nos arsenaux de chirurgie. Cet instrument ressemble beaucoup au bistouri royal. *Voyez* FISTULE A L'ANUS.

(MURAT.)

SYSTALTIQUE, adj., *systalticus*, de συστέλλω, resserrer; épithète que l'on donne au mouvement de toutes les parties qui se dilatent et se contractent alternativement, comme le cœur, les artères.

SYSTÈME, s. m., *systema*. Ce terme s'applique en médecine à une théorie générale des lois et du mécanisme de la vie, au moyen de laquelle on s'efforce de ramener à un petit nombre de principes, quelquefois même à un seul, tous les phénomènes de la santé et des maladies. L'auteur d'un système quelconque embrasse d'un vaste coup d'œil toutes les actions organiques dont se compose la vie, remonte des effets aux causes, et arrive par cette analyse difficile de tous les phénomènes vitaux jusques aux premiers moteurs de la machine humaine. Plus souvent on a suivi une marche inverse; on s'est contenté d'imaginer une hypothèse gratuite, et sur ce frêle fondement, on a construit tout l'édifice de la science, en subordonnant arbitrairement à ce principe hypothétique tous les faits réels. Dans l'une et l'autre manière de concevoir un système, on sent aisément les difficultés d'une telle entreprise; les plus grands génies y ont échoué, comme l'attestent toutes les pages de l'histoire de la médecine. L'organisation humaine est si compliquée, ses ressorts sont si multipliés et si divers, que les philosophes et les médecins qui ont voulu donner à cet admirable ensemble une forme régulière appropriée à la faiblesse de notre esprit, ont été impuissans pour accomplir une si grande entreprise. Tout le fruit de leurs efforts n'a pourtant pas été perdu, car les systèmes de médecine les plus imparfaits n'ont pas laissé de mettre en lumière quelque vérité méconnue ou tombée en oubli. C'est ainsi que les nombreux travaux des solidistes fixèrent justement les regards sur l'importance et les usages immédiats de la structure organique, les animistes et les vitalistes des diverses écoles sur un ordre de phénomènes que l'organisation inconnue est incapable d'expliquer. Mais les auteurs systématiques auraient rendu de plus grands services à la science de l'homme s'ils l'eussent plus souvent étudiée en elle-même, et s'ils se fussent abstenus de lui appliquer indiscrètement les doctrines philosophiques et les idées dominantes des siècles où ils ont vécu. La médecine n'eût pas paru toujours empreinte de la couleur des sciences qui n'étaient pas elle, et qui se sont comme disputé sa domination. On ne l'eût pas vue tantôt mécanique et grossière avec Boërhaave et Sylvius, tantôt perdue dans les abstractions métaphysiques des Stalhiens.

Plus de sagesse dans les esprits, une direction meilleure des études médicales, et le reflet de ce perfectionnement incontestable qui se fait sentir aujourd'hui dans toutes les branches des connaissances humaines, ont donné une tournure différente aux recherches et à l'ambition des médecins qui veulent se faire un nom. Ils se pressent moins de généraliser leurs idées et de les porter si haut, car ils savent que le succès absolu d'un système qui, comme ceux des siècles passés, porterait sur une base hypothétique, ne serait plus possible parmi nous. Il ne faut pas se dissimuler néanmoins que nous avons encore à nous défendre contre la séduction des doctrines trop généralisées qui sont l'ouvrage des génies forts et hardis, mais que n'admettent plus sans restriction les esprits froids et sévères, aujourd'hui si nombreux, qui aiment mieux observer qu'interpréter la nature. Plus nous avancerons dans la route qui nous est tracée par cet esprit circonspect d'observation, et plus on s'apercevra que le goût des systèmes a fait place à celui des théories plus restreintes et moins exclusives. *Voyez* THÉORIE.

Le mot *système* s'entend en anatomie d'un assemblage d'organes semblables par leur structure et leur usage, mais répandus çà et là dans les différentes parties du corps. C'est dans ce sens qu'on dit *système musculaire*, *système osseux*, pour signifier la collection de tous les os et de tous les muscles. Aucun écrivain n'a donné à cette acception du mot *système* une plus grande vogue que ne l'a fait Bichat par sa description des vingt-un *systèmes* d'organes dont se compose, suivant lui, le corps humain. Cette analyse anatomique, adoptée généralement dès son principe, quoique modifiée depuis lors, est sans contredit l'un des plus beaux titres de gloire de cet homme célèbre.

(COUTANCEAU.)

SYSTOLE, s. f., *systole*, συστολή, de συστέλλω, resserrer. On désigne ainsi le mouvement de contraction par lequel le cœur et les artères rétrécissent leurs cavités; mouvement opposé à celui de dilatation, à la diastole.

TAB.

TABAC, s. m., *nicotiana tabacum*, L., Rich., *Bot. méd.*, t. 1, p. 297. Plante annuelle, appartenant à la famille des solanées et à la pentandrie monogynie. Sa tige, qui s'élève quelquefois à trois et quatre pieds, est cylindrique, simple inférieurement, légèrement ramifiée dans sa partie supérieure. Ses feuilles sont alternes, très-grandes, ovales, aiguës, rétrécies à leur base, pubescentes et légèrement visqueuses, ainsi que la tige. Les fleurs sont grandes, d'une belle couleur rose, formant une sorte de panicule au sommet de la tige. Leur calice est tubuleux, urcéolé, à cinq divisions peu profondes; leur corolle monopétale régulière, tubuleuse et infundibuliforme, légèrement pubesçente en dehors; le limbe est étalé à cinq divisions, larges et aiguës; le fruit est une capsule ovoïde, un peu pointue à son sommet, à deux loges polyspermes s'ouvrant naturellement en deux valves.

De même que la plupart des autres espèces du même genre, le tabac est originaire de l'Amérique méridionale : ses feuilles encore fraîches, froissées entre les doigts, exhalent une odeur forte, vireuse et désagréable, qui existe également dans les autres parties herbacées de la plante. Après avoir subi diverses préparations qui consistent surtout à les monder soigneusement, à les priver de leur côte ou nervure moyenne, à les soumettre à un certain degré de fermentation, à les sécher et ensuite à les réduire en fragmens ou en poudre, elles constituent le tabac à fumer ou à priser. Dans cet état, le tabac a perdu son odeur vireuse pour en prendre une piquante, forte, agréable pour ceux qui s'y sont accoutumés; mais il a conservé sa saveur âcre et toutes ses propriétés délétères. Quand les Espagnols pénétrèrent pour la première fois dans le Nouveau-Monde, ils y trouvèrent le tabac déjà en usage parmi les habitans; cependant on ne l'employait que rarement et seulement comme un médicamment énergique propre à combattre certaines maladies. Néanmoins les prêtres, dans quelques circonstances solennelles, particulièrement lorsqu'ils voulaient prédire quelque événement important, en respiraient la fumée, qui les jetait dans une sorte d'excitation mentale, bien propice au but qu'ils se proposaient. Bientôt cet usage se répandit parmi les indigènes et leurs nouveaux conquérans, et l'usage du tabac devint presque général dans cette partie du monde. Les habitans de l'Amérique nommaient le tabac *petun;* les Espagnols l'ayant observé pour la première fois aux environs de la ville de Tabago, sur le golfe du Mexique, lui donnèrent le nom de cette ville, d'où nous avons évidemment tiré notre nom de *tabac.*

L'introduction du tabac en Europe éprouva de grands obstacles. En effet, soit par défaut d'habitude, soit par suite de la mauvaise préparation qu'on lui faisait subir, le tabac ne fut dabord considéré que comme une drogue dangereuse, à cause de l'excitation et de l'ivresse que son usage déterminait. Jacques Ier, roi d'Angleterre, en 1604, le pape Urbain VIII, en 1624, s'élevèrent avec violence contre le tabac, et défendirent, sous des peines très-sévères, d'en faire usage de quelque manière que ce fût. Cette proscription s'étendit chez presque tous les gouvernemens de l'Europe, et même en Perse et en Turquie, où l'on menaça de couper le nez et même de punir de mort ceux qui seraient surpris faisant usage de cette drogue. Le tabac avait été apporté en France, pour la première fois, sous le règne de Henri IV, par Nicot, ambassadeur à la cour de Portugal, qui, à son retour fit présent d'une certaine quantité de tabac en poudre à la reine Marie de Médicis; de là, le nom de *poudre à la reine* qui lui fut donné, et sous lequel il était encore désigné pendant la minorité de Louis XIV; mais l'usage du tabac ne se répandit pas en France dès le moment qu'il y fut introduit, car Olivier de Serre, contemporain de Henri IV, dans son *Théâtre d'agriculture*, ne parle du tabac que comme d'une plante curieuse par ses usages en médecine. Malgré les défenses qui avaient été faites, l'usage du tabac commençait à se répandre. Le gouvernement français fut le premier qui sentit le parti avantageux qu'il pourrait tirer de cet engouement général; il permit donc le libre usage du tabac, mais en le frappant d'un impôt très-fort, qui devint dès lors une source très-productive du revenu public. C'est depuis cette époque que l'usage du tabac devint général, et qu'on chercha même à naturaliser dans les diverses contrées de l'Europe la plante qui produisait une substance devenue en quelque sorte indispensable.

Ce n'est point ici le lieu de rechercher comment une plante d'une odeur vireuse, d'une saveur âcre et repoussante, qui provoque, chez ceux où l'habitude n'a pas neutralisé ses effets redoutables, les accidens les plus graves et même la mort, comment une pareille drogue a pu devenir en quelque sorte un objet de première nécessité, dont la privation n'est pas moins insupportable pour quelques individus que celle des alimens; et quand on réfléchit que l'usage du tabac existe non-seulement chez les peuples civilisés, mais encore chez la plupart des peuplades sauvages, cet étonnement augmente encore.

Chez les personnes qui n'y sont point accoutumées, l'usage du tabac détermine une série de phénomènes que nous allons faire brièvement connaître. Si l'on introduit dans les narines une très-faible quantité de tabac en poudre, presque aussitôt que cette poudre est mise en contact avec la membrane pituitaire, survient un éternument plus ou moins violent et plusieurs fois répété, à la suite duquel la sécrétion de la membrane muqueuse est augmentée. De nouvelles prises de tabac renouvellent les mêmes phénomènes, auxquels se joignent d'abord le larmoiement, une légère céphalalgie et quelquefois des vertiges. Ces derniers phénomènes sont beaucoup plus marqués, quand, au lieu de faire usage de la poudre, on *fume* le tabac; l'action des glandes salivaires est considérablement accrue, il survient une céphalalgie sus-orbitaire insupportable, des nausées, des vomissemens, des vertiges, et l'individu tombe dans un état d'ivresse analogue à celui que cause l'abus des liqueurs fermentées, et dont il ne sort que par un sommeil plus ou moins long-temps prolongé. Nous croyons inutile de dire que les mêmes accidens se présentent chez ceux qui mâchent du tabac, en ayant soin de rejeter au dehors le suc qu'ils en expriment. Mais pour le tabac, comme pour l'opium en Orient, et en général pour toutes les substances même les plus actives, l'habitude finit par maîtriser en quelque sorte ces effets puissans; et loin d'être nuisible à ceux qui y sont habitués, l'usage du tabac *prisé*, *fumé* ou *chiqué* est une source de jouissances toujours nouvelles. Cependant l'abus de ce moyen peut amener de graves inconvéniens, même chez ceux qui y sont le mieux accoutumés;

l'habitude de fumer, par l'excitation continuelle qu'elle exerce sur les glandes salivaires, et la grande quantité de salive dont elle détermine l'excrétion, détermine un amaigrissement sensible et un dépérissement graduel; d'un autre côté, l'usage du tabac prisé finit souvent par émousser et quelquefois même anéantir la sensibilité de la pituitaire, et par conséquent, de l'organe de l'odorat; mais néanmoins il est des circonstances où l'usage du tabac peut être avantageux. Ainsi, on a vu quelquefois des ophthalmies chroniques disparaître, des douleurs violentes de tête céder à l'emploi du tabac prisé. En un mot, on conçoit que toutes les fois que l'usage des médicamens sternutatoires paraît indiqué, on doit recourir dabord au tabac, comme étant, et le plus commun, et celui dont l'effet est le plus certain. Il en est de même du tabac fumé; il peut être avantageux aux individus d'une constitution lymphatique, à ceux qui habitent dans une atmosphère lourde et humide, tandis qu'il est essentiellement contraire aux tempéramens irritables et nerveux.

Le tabac pris intérieurement est un médicament essentiellement dangereux, et qui, à une dose un peu élevée, agît à la manière des poisons narcotico-âcres (*voyez* POISONS). Aussi, ne l'administre-t-on jamais intérieurement même à faible dose. La décoction de tabac est fréquemment usitée pour préparer des lavemens irritans dont on fait usage dans l'apoplexie, le coma, l'asphyxie par submersion; cependant, même administré de cette manière le tabac n'est pas sans danger. On a vu quelquefois des accidens graves et même la mort survenir à la suite de lavemens préparés avec la décoction de cette plante. Dans le cas d'asphyxie chez les submergés, on insuffle, par des procédés divers, la fumée de tabac dans les voies aériennes; et par l'irritation qu'elle y occasione, elle détermine les contractions du diaphragme, et tend à rétablir la respiration.

Le docteur Anderson a récemment publié, dans les journaux anglais, quelques observations qui semblent prouver l'utilité du tabac dans le traitement d'une maladie fort redoutable, le tétanos traumatique. Il dit avoir réussi chez deux femmes attaquées de cette maladie. Ce médecin pense que le tabac dit de la Trinité, quoique moins âcre que celui de Virginie, lui est néanmoins préférable. C'est à l'état frais, sous la forme de fomentations, sur la gorge et les parties latérales du col, et en cataplasmes appliqués sur la plaie à la suite de laquelle est survenue le tétanos, qu'il en fait usage. On y joint aussi des lavemens faits avec la même décoction et même des bains généraux de même nature, que l'on prolonge assez long-temps pour provoquer des nausées. Ce remède est ensuite accompagné des autres médicamens jugés utiles pour aider son action et combattre les diverses complications qui peuvent se présenter.

Enfin, la décoction des feuilles de tabac a été quelquefois utilement employée dans le traitement local de la gale, ou pour détruire la vermine qui quelquefois pullule dans certaines parties du corps, et particulièrement à la tête. Mais en général, on fait aussi peu usage du tabac dans la pratique médicale, qu'on l'emploie en abondance dans l'état de santé.

(A. RICHARD.)

TABES, mot latin conservé en français pour exprimer la phthisie, la consomption, le marasme. *Voyez* ces mots.

TABLE, s. f., *tabula*. Nom sous lequel on désigne, dans la description de la structure des os plats, les lames de tissu compact qui revêtent les surfaces de ces os. De ces tables, l'une est externe, et son épaisseur est ordinairement plus grande que celle de la table interne que sa fragilité a fait désigner aussi sous le nom de *lame vitrée*. *Voyez* os. (MARJOLIN.)

TABLETTE, s. f., *tabulatum*, *tabella*. On donne ce nom, en pharmacologie, à des médicamens de consistance solide, composés de diverses poudres et de sucre liés au moyen d'un mucilage, et conservés sous forme de petits disques ou de petits carrés. Les tablettes ne diffèrent des pastilles que par leurs dimensions un peu plus grandes, et sont souvent confondues avec elle. Cependant on a plus particulièrement donné le nom de *pastille* à du sucre cuit à la plume et aromatisé avec différentes huiles ou substances odorantes. La confection des tablettes consiste à mêler exactement le sucre et les poudres qu'on veut employer avec un mucilage pur et bien consistant de gomme adragant. Il faut que les substances médicamenteuses et le sucre soient mêlés bien exactement et très-finement pulvérisés. Quand on a obtenu une pâte bien liée, on la divise en petites portions égales, qu'on expose pendant douze heures environ à l'air libre sur des tamis; puis on les dessèche très-lentement à l'étuve, jusqu'à ce qu'elles soient sonores et cassantes. Il faut que les tablettes soient conservées dans des endroits bien secs, parce qu'elles attirent facilement l'humidité à cause du sucre qui entre dans leur composition. Telle est la manière dont se préparent les tablettes de guimauve, de soufre, de magnésie, d'acide oxalique, de quinquina, de cachou, de cachou et de magnésie, d'ipécacuanha, de rhubarbe, de scammonée et de sené composées, de fer, de sulfure d'antimoine ou de kunkel, dont le Codex a conservé la formule. Leurs usages et leurs propriétés sont celles des principaux médicamens qui les composent.

TACHE, s. f., *macula*. On a rangé sous ce nom diverses altérations de la peau dont le caractère principal est un changement de couleur; telles sont l'*éphélide* ou *taches de rousseur*, et les différentes espèces de *nævus*. *Voyez* ces mots.

TACHE JAUNE ; c'est un point jaunâtre, découvert par Sœmmering, situé sur la rétine, à deux lignes en dehors de la jonction du nerf optique avec cette membrane. *Voyez* OEIL, RÉTINE.

On donne encore le nom de TACHE OU CORPS JAUNE, *corpus luteum*, à une tache d'un jaune rougeâtre qu'on observe sur l'ovaire peu de temps après la conception. *Voyez* GÉNÉRATION, OEUF (humain), OVAIRE. (MARJOLIN.)

TACT, s. m., *tactus;* sensation *tactile*, nommée encore *sensation générale*, par opposition aux sensations particulières propres aux organes spéciaux des sens, et qui s'entend des phénomènes sensitifs produits dans l'homme et les animaux par toutes les causes capables de mettre en jeu la sensibilité commune dans les diverses parties qui en sont naturellement douées. Le caractère du tact est de fournir, en effet, de simples notions de la présence et des qualités générales des objets extérieurs, mis en contact immédiat avec le corps de l'animal.

On voit, d'après cette première idée du tact, que cette sensation s'étend indistinctement à toutes les parties de la périphérie des animaux, et pour le plus grand nombre, particulièrement à la surface de la peau et à celle des origines des membranes muqueuses formant l'enveloppe ou le tégument intérieur. Mais c'est là que se borne le tact, et l'on ne saurait le confondre, comme le pense avec raison M. le professeur Adelon, avec toute sensation éprouvée par une partie quelconque même intérieure, mise à nu, et devenue ainsi accidentellement sensible et extérieure. Les impressions de cet ordre sont en effet peu distinctes, confuses, et ne constituent le plus souvent qu'un état douloureux : elles diffèrent donc de celles qui appartiennent réellement au tact.

On ne réunira pas non plus le tact avec le *toucher* auquel nous consacrerons un article à part, malgré les analogies qui existent entre eux, parce que le dernier est nécessairement volontaire, qu'il exige dans son appareil, doué d'une plus grande sensibilité, une forme et une mobilité particulières, et qu'enfin il s'applique plus spécialement que le *tact* proprement dit, aux notions de forme, de mesure et de dimensions que nous fournissent les corps solides.

Les organes du tact, les agens et le mode de cette sensation, ses variétés et ses usages vont successivement nous occuper.

1° Dans les animaux inférieurs, c'est le corps entier lui-même, par toute l'étendue de sa surface, qui sert au tact; mais dans l'homme et les animaux supérieurs, ce sont la *peau* ou le tégument externe et les origines des membranes muqueuses ou tégument interne qui deviennent le double instrument de cette sensation. Ces parties sont, en effet, par leur position superficielle, continuellement accessibles au contact immédiat des corps extérieurs; et la sensibilité générale dont elles sont éminemment douées, les rend aptes à en recevoir l'impression. Les organes du tact, envisagés dans leurs parties constituantes, présentent d'ailleurs, comme ceux des autres organes sensoriaux, une partie nerveuse *profonde* qui en est l'instrument essentiel, et des parties *superposées*, accessoires et protectrices. Sans entrer ici dans les détails exposés ailleurs, et par conséquent connus, de la structure des tégumens (*voyez* PEAU), nous ferons seulement remarquer qu'ils reçoivent partout un grand nombre de ramifications nerveuses, soit du cerveau, soit de son prolongement rachidien, et notamment de ce dernier : que leurs nerfs, que M. Magendie regarde comme distincts de ceux du mouvement, et qui seraient exclusivement fournis par les origines postérieures des nerfs spinaux, après avoir pénétré les mailles du derme, se terminent à la surface libre de ce corps dans le tissu celluloso-vasculaire et érectile qui lui est uni, et où ils paraissent former les *papilles* qu'on y remarque. Leur nombre est dans chaque région de la peau en rapport direct avec son degré de sensibilité. Ces papilles, maintenues dans un état de souplesse et d'humectation convenable par le corps muqueux de *Malpighi*, qui leur sert comme d'enduit ou de couche vernissée, sont d'ailleurs protégées et défendues contre la rudesse ou la vivacité d'impression des agens extérieurs par l'épiderme, lame inorganique dont l'épaisseur et la consistance sont dans chaque partie du corps en raison de la finesse ou de l'obtusion du tact qu'elles ont en partage. Le tissu cellulaire sous-cutané, le tissu cellulaire adipeux ou la couche graisseuse qui sépare le derme des parties profondes, la sécrétion sébacée de la peau, due aux follicules qu'elle présente dans ses diverses parties, et qui abondent au pourtour des ouvertures naturelles et dans les différens lieux soumis à des frottemens multipliés, offrent encore autant de dispositions favorables au tact, comme le viennent confirmer, en effet, la tension, le relief, l'élasticité de la peau qui en résultent, ainsi que l'état onctueux de cette partie qui la préserve des causes opposées de desséchement et de macération auxquelles elle est tour à tour également exposée.

Quelques animaux inférieurs, dont toutes les sensations paraissent bornées au tact, offrent dans leur enveloppe tégumentaire, ou la surface même de leur propre corps, une organisation fine, expansible et très-délicate qui coïncide avec une finesse si étendue de leur sens, qu'ils sont aptes à percevoir les simples ondulations de l'eau dans laquelle ils vivent et qui peut s'agiter autour d'eux. Un autre exemple curieux montre dans la chauve-souris, dont la peau très-fine, très-mince et presque nue, est, comme on sait, si largement étalée, une sensibilité tactile si exquise, que suivant l'expression heureuse de M. Duméril, elle donne à cet animal la faculté de percevoir jusques à la lumière. Mais après ces cas d'exception, il est vrai de dire que l'organe du tact jouit dans l'homme d'une grande supériorité sur celui du reste des animaux. Nulle part il n'offre de défense. Des ongles plats, situés aux extrémités des doigts, et à l'une de leurs faces seulement, des poils rares, qui ne s'épaississent que vers la tête et les organes reproducteurs, laissent partout son corps accessible à l'impression des objets extérieurs. On observe généralement au contraire dans les animaux une disposition des tégumens externes tout opposée : c'est en effet ainsi que ces derniers, épais et durs, séparés parfois du corps par une couche graisseuse très-profonde (pachydermes, cétacés, etc.), se trouvent encore fortifiés, comme organes d'enveloppe, en même temps que garantis dans leur sensibilité, et soustraits aux impressions du dehors par les poils épais et longs, les plumes, les écailles qui les recouvrent universellement, ainsi que par les cornes, les sabots, les griffes, implantés dans quelques-unes de leurs parties pour la défense naturelle de certaines espèces.

2° Tous les corps indistinctement deviennent les *agens* ou les *sujets* du tact. Il suffit en effet qu'ils soient pendant un temps convenable en contact immédiat avec une partie quelconque de la peau ou de l'origine des membranes muqueuses pour que cette sensation ait lieu. La netteté de celle-ci exige, d'ailleurs, une certaine durée dans l'application de la cause impressionnante, et de plus, le renouvellement de cette dernière après un temps donné. Les sujets du tact placés, en effet, dans un rapport invariable et continuel avec l'organe, en l'habituant à leur impression, cessent de l'y trouver sensible. Tel est le cas de nos vêtemens ordinaires, du contact de l'air sur les parties de notre corps habituellement exposées à son impression. Nous ne ressentons alors que les seules différences nées du changement de nos habits et des vicissitudes atmosphériques.

Quel que soit l'*état* des corps, ils se montrent également tributaires du tact; *solides*, ils affectent principalement ce sens par leur consistance et la résistance née de leur masse et de leur dureté; *liquides*, ils pressent en tout sens les parties immergées et les mouillent; fluides *élastiques* et insaisissables par leur ténuité, ils nous atteignent toutefois encore par leurs qualités variables, non-seulement de température, mais encore de sécheresse et d'humidité, ou bien encore de mouvement. Qui ne sait à ce sujet combien toutes les parties du corps alors même qu'elles sont abritées reçoivent d'influence des courans d'air, et notamment des vents nommés *coulis!* Les corpuscules les plus légers, comme la poussière, le duvet, une foule d'émanations remarquables par leur ténuité, la fumée, l'émanation d'ail, d'échalotte, etc., ne peuvent encore échapper entièrement au tact, attendu que si la peau s'y montre insensible, on les voit en revanche, offenser la conjonctive, la membrane pituitaire, la gorge et même les voies de la respiration, comme le manifestent les différens phénomènes connus de larmoiement, d'éternument, de toux, de sécheresse du pharynx, qui surviennent alors, et qu'il nous suffit d'indiquer.

Quelques corps agissent encore sur le tact par leurs qualités chimiques, tels sont les corps gras et savonneux, les acides, les astringens, les styptiques, les caustiques, et ceux qui sont très-avides ou surchargés de calorique. Tous happent en quelque sorte la peau, et tendent à se combiner avec elle. Nous indiquerons enfin, comme digne de remarque, le mode très-particulier d'action des agens plus ou moins mobiles dont le contact vif, sautillant et léger produit le chatouillement. *Voyez* ce mot.

L'obscurité qui règne sur le *mécanisme* de toutes les sensations s'étend au tact. Nous ignorons entièrement ce qui se passe pendant le rapport immédiat ou le contact établi entre les agens de ce sens et son organe.

Les nerfs de la peau, et particulièrement les papilles qui en sont la terminaison, s'y montrent essentiels et actifs. On sait, en effet, que leur lésion, leur stupéfaction par l'opium, préviennent la sensation, et qu'au moment du contact, ces papilles semblent comme s'ériger et s'épanouir. Ce mouvement n'est cependant pas soumis à l'intuition, et l'on n'observe d'ailleurs, encore dans l'exercice du tact, aucun changement physique, chimique ou mécanique rigoureusement appréciable, soit dans l'organe, soit dans le corps amené au point de contact; d'où l'on peut juger la valeur des hypothèses diverses émises sur le mode de cette sensation. Nous nous bornerons à faire remarquer que c'est une nécessité d'admettre dans l'impression tactile autant de modifications distinctes suscitées dans l'organe, qu'il y a de qualités générales dans les corps dont nous prenons connaissance. L'esprit, en effet, n'est ici que secondairement affecté. Ce qui a été dit à l'article SENSATION, en général, auquel nous renvoyons, nous dispense d'ailleurs de revenir sur ce qui touche au double fait de la *transmission nerveuse* des impressions au cerveau, et de la part de ce dernier à la *perception* qui achève la sensation. Le tact, le plus souvent *passif*, se montre parfois *actif*; alors il acquiert plus de développement et de précision par l'attention que nous accordons à l'exploration des qualités des corps qui en sont l'objet, ainsi que par le sentiment que nous avons de la production des mouvemens volontaires nécessaires à son accomplissement.

3° La délicatesse et l'étendue du tact offrent beaucoup de *variétés*. On sait combien ce sens se montre exquis dans toutes les dépendances externes du système muqueux, comme la conjonctive, la membrane pituitaire, les lèvres, la langue, l'isthme du gosier, le conduit auditif externe, les mamelons, le gland, toutes les parties du pudendum chez la femme, l'urèthre et l'anus dans les deux sexes. La partie interne des membres, le visage, la région antérieure du corps, par opposition au dos, deviennent encore l'objet d'une semblable remarque. On connaît sa finesse dans l'enfance, chez les femmes, dans les constitutions à la fois nerveuses et lymphatiques. Il est, comme on sait, certaines peaux qui ne supportent rien sans gêne ou sans douleur, qu'un vêtement inaccoutumé, le contact de la laine ou du coton, le plus léger frottement, la piqûre innocente d'un insecte, irritent d'une manière insupportable. L'habitude des bains, des onctions, celle du massage, toutes les recherches de la toilette, le luxe, la finesse et la souplesse des vêtemens, augmentent singulièrement encore la sensibilité tactile. On voit, au contraire, l'âge de consistance, et plus encore la vieillesse, les tempéramens robustes et athlétiques, les peuples des régions polaires, les travaux rudes, surtout les professions qui exposent le corps nu ou mal vêtu à une chaleur forte et aux intempéries de l'atmosphère, les vêtemens roides et grossiers, la malpropreté, d'autres circonstances analogues enfin, enlever au tact toute sa finesse et la plus grande partie de son étendue.

4° Les sensations *tactiles* ou *générales* fournissent à l'esprit un assez grand nombre de *notions*, soit immédiatement, soit à l'aide des connaissances déjà acquises. Elles servent encore à divers usages.

C'est *immédiatement* et par lui-même que le tact nous fournit la connaissance de la température ou de la chaleur libre, soit de notre propre corps, soit des milieux environnans; mais les notions qu'il acquiert ne sont alors que *relatives*, et exigent que l'on tienne compte de l'état de la chaleur intérieure. C'est ainsi que suivant le degré de celle-ci, nous trouvons alternativement les mêmes corps froids ou chauds. C'est donc d'une manière subordonnée que nous apprécions la température des objets: nous n'avons, dans le tact, aucun moyen de mesurer la quantité absolue de calorique qui les pénètre. Le tact nous instruit bien d'ailleurs de leur propriété conductrice du calorique; le froid et le chaud qu'ils nous communiquent avec rapidité, lorsque leur température s'éloigne de la nôtre, nous donnent la mesure de leur promptitude à s'échauffer et à se refroidir. Il est d'ailleurs quelques qualités de la chaleur qui échappent au thermomètre et dont le tact est le seul juge; telle est celle que les médecins nomment *âcre*, *mordicante*, sèche, humide ou *halitueuse*, et que pour cette raison, on désigne par l'épithète de *chaleur sensitive*.

Mais la fonction immédiate du tact est-elle bornée, comme l'avancent MM. Spurzheim et Adelon, à la seule notion de la température? Nous ne le pensons pas, et nous croyons devoir ranger encore dans la même catégorie les notions de consistance (élasticité, mollesse, dureté), de pesanteur, de sécheresse, d'humidité, d'état gras, visqueux, etc., que le tact nous fournit isolément ou sans le secours des autres sens. Mais c'est *médiatement* ou à l'aide des facultés de l'esprit que nous jugeons parfois, au moyen du tact, de l'*espace* ou de l'*étendue*, de la *vitesse* et du *mouvement*. Le tact seul et sans comparaison ne pourrait en effet nous donner cet ordre d'idées.

Indépendamment des notions acquises par le tact, ce sens veille à la sûreté et à la conservation de l'individu qu'il avertit du contact des agens qui lui sont favorables ou nuisibles. Dans le fait signalé par Ebréard, l'insensibilité d'un bras, d'ailleurs mobile, exposa le malheureux auquel il appartenait, à le casser sans en être averti; et dans un cas analogue qui affectait les membres inférieurs, nous avons vu nous-mêmes, les genoux frappés d'insensibilité, placés trop près d'un poële, brulés à deux reprises, assez profondément pour qu'il se formât de larges escarrhes qui ne guérirent qu'après plusieurs mois d'un traitement convenable. Le malade, que rien n'avait prévenu de son danger, ne tenta rien non plus pour s'y soustraire.

Le tact entre comme *élément* dans diverses *fonctions*; c'est à celui de l'origine des membranes muqueuses qu'est confiée l'indroduction des agens de la réparation du corps dans les voies digestives, ainsi que le sentiment qui accompagne la sortie de leur résidu. C'est à la même dépendance de l'organe du tact qu'il faut rapporter la conscience que nous avons de l'entrée et de la sortie de l'air respiré. A ce sens se rattachent encore les sentimens voluptueux, nés sur les lèvres, la langue et les organes reproducteurs, qui prédisposent à l'union des sexes, ou qui l'accompagnent. On voit encore le tact cutané agir sympathiquement sur l'état de la plupart des fonctions intérieures. Qui ne sait, à ce sujet, que les impressions diverses de température, d'humidité, de sécheresse, d'excitation et de sédation variées qu'il éprouve, exercent tour à tour une triple influence sur les fonctions, les maladies et le traitement des organes qui forment les principaux foyers de vitalité? mais nous ne pourrions entrer, à ce sujet, dans plus de détails, sans dépasser les aperçus physiologiques dans lesquels nous devons renfermer cet article. (RULLIER.)

TACTILE, adj., *tactilis*, qui est ou qui peut être l'objet du *tact*. *Voyez* ce mot.

TÆNIA, s. m., *tænia*. On appelle ainsi un genre d'entozoaires intestinaux parenchymateux, dont le corps, plat et d'une longueur singulière, est composé d'articulations plus ou moins prononcées, et se rétrécit en avant, sens dans lequel il se termine généralement par une tête carrée, tuberculeuse, creusée de quatre petits suçoirs, entre lesquels, chez quelques espèces, on observe une bouche ou trompe, entourée d'une couronne de crochets rétractiles, comme cartilagineux. Ces entozoaires, ou, comme on le dit vulgairement, ces vers, qui offrent des caractères spécifiques différens suivant qu'on les examine dans l'homme ou dans telle sorte de mammifères, d'oiseaux, de reptiles ou de poissons, vivent dans les voies digestives des animaux vertébrés en général, et atteignent constamment de grandes dimensions, surtout dans notre corps, où ils n'ont jamais moins de plusieurs pieds de longueur, et où souvent ils parviennent à la taille énorme de quatre à cinq toises et même plus, comme chez un paysan dont parle Van Doëveren, qui en rendit une portion de l'étendue de cent cinquante pieds, et chez un enfant, dont l'histoire est consignée dans les œuvres de Rosenstein, et qui en évacua un morceau de trois cents pieds. Il est même question dans Baldinger d'un tænia long de plus de sept cents pieds. Quoi qu'il en soit, on a reconnu chez eux des canaux qui portent des suçoirs, et qui rampent le long des articles du corps, lesquels ont chacun un ou deux pores diversement placés selon les espèces, et qui paraissent être les orifices des ovaires placés eux-mêmes dans l'épaisseur des articles, où ils ont une forme tantôt simple et tantôt ramifiée.

Leur tête est d'un diamètre incomparablement plus petit que celui du corps, et elle ne semble qu'un tubercule supporté par un cou filiforme. Les suçoirs dont elle est munie semblent aussi, comme le pense le professeur Bosc, des ventouses destinées à fixer cette partie contre les parois des intestins, et l'on a vu des tænias s'attacher ainsi avec force sur les corps étrangers que l'on avait placés avec eux dans les vases consacrés à les recevoir peu après leur expulsion. Leur corps est formé d'anneaux bien plus forts et bien plus larges que ceux du cou. Seuls aussi, ces anneaux présentent les pores dont il a été question plus haut; celui de leurs bords qui est tourné vers la queue est concave. Celle-ci semble tronquée et termine le corps abruptement.

L'anatomie des tænias est peu avancée, mais nous ne rapporterons point ici tout ce qu'on sait à cet égard, parce que cette étude intéresse plus les zootomistes que les médecins. Nous nous contenterons de rappeler ici que leur corps est rempli d'une cellulosité parenchymateuse, et qu'ils n'ont ni cavité abdominale, ni intestins proprement dits, ni anus; qu'on les regarde généralement comme sensibles et ovovivipares, mais que tout ce qui tient à l'histoire de leur génération et de leur système nerveux est encore couvert d'un voile épais, malgré les travaux et les observations multipliées de M. E. Bloch, de Werner, de Pallas, de Carlisle, de M. Bosc sur leurs œufs et sur leurs organes sexuels, et de Konig, sur leurs sensations. On ignore la durée de leur vie, et il est encore impossible, dans l'état actuel de la science, de fixer la limite de leur développement. Ils ne se meuvent qu'au moyen de mouvemens d'ondulation, et, si on les plonge dans un liquide chaud au moment où ils viennent d'être expulsés, on leur voit encore exécuter des mouvemens de ce genre. On les tue difficilement, et Coulet affirme qu'ils peuvent, sans succomber, rester douze heures au sein d'un liquide bouillant; ce que semblent pareillement démontrer des expériences de Rosen.

Les tænias qui vivent chez l'homme se logent ordinairement dans les intestins grêles, et, suivant quelques médecins, parfois, mais rarement, dans l'estomac. On n'en rencontre habituellement qu'un seul individu à la fois chez un même sujet, et c'est de là que leur est venue la dénomination de *vers solitaires*; il peut cependant s'en rencontrer plusieurs ensemble, et M. Fortassin a cherché à faire valoir cette opinion.

Hippocrate et les auteurs qui l'ont le plus immédiatement suivi n'ont reconnu chez l'homme qu'une seule espèce de tænia; mais Plater, Sennert, Tyson, en ont distingué deux, en quoi ils ont été imités par Charles Bonnet, par Bréra, par Bremzer, par Goëtz, et tous les modernes en général.

De ces deux espèces, l'une est le tænia armé, appelé par Olfers et par Linnæus, *tænia solium ;* par M. Cuvier, *tænia à longs anneaux ;* par Zeder, *halysis solium ;* par M. de Lamarck, *tænia cucurbitain*, et figuré exactement dans les ouvrages de Andry, de Bruguières, de Vallisnieri, de Leclerc, de Goëze, de Brera, et dans notre Faune des médecins. L'entozoaire dont il s'agit atteint d'effrayantes dimensions ; il n'est point très-rare de le voir arriver à la longueur de vingt-quatre pieds, et Reinlein porte celle-ci à quarante ou cinquante aunes habituellement. Dans les actes de Copenhague, on parle d'un tænia de cette espèce de la taille de huit cents aunes, et Hufeland cite un enfant de six mois qui en rendit trente aunes sans éprouver la moindre altération dans sa santé. Le diamètre de son corps varie beaucoup suivant le lieu où on l'examine. Vers la tête, il n'a guère qu'un quart ou un tiers de ligne de largeur, mais il augmente ensuite progressivement jusqu'à trois, quatre et même six lignes. Il peut aussi varier beaucoup en épaisseur, et quelquefois même il est assez mince pour devenir transparent. Les articulations de ce tænia détachées les unes des autres par une circonstance quelconque, paraissent vivre encore quelque temps. Ce sont elles que l'on nomme des *cucurbitains*.

Le tænia armé, assez rare en France, se rencontre assez communément dans le reste de l'Europe, et surtout dans l'Italie et dans la Basse-Saxe ; on l'observe aussi très-souvent chez les Égyptiens.

Les médecins les plus anciens ont parlé de cet animal, et son histoire n'est pourtant que tout nouvellement approfondie, car Linnæus niait encore l'existence de la tête chez lui, et Blumenbach, dans les premières éditions de son ouvrage, regarde les anneaux qui le composent comme autant d'animaux séparés et collés l'un contre l'autre, tandis que Carlisle prétend que chaque articulation peut donner lieu au développement d'un nouveau ver, et que Andry croit qu'elle n'est qu'un œuf.

Plusieurs tænia de cette espèce peuvent habiter simultanément dans les intestins d'un même individu ; les exemples à l'appui de cette assertion ne sont rien moins que rares. Dans l'espace de peu de jours, De Haën en a fait rendre dix-huit à une femme de trente ans, et le docteur Bremzer en a observé jusqu'à deux ou trois chez une seule personne.

Le tænia large, *tænia lata* de Rudolphi, ou *tænia vulgaris* de Gmelin, est une autre espèce d'entozoaire que quelques auteurs ont rangée dans le genre bothriocéphale, que l'on nomme communément en français *tænia non armé*, et dont nous devons la première description exacte à Charles Bonnet. Plat, mince, blanchâtre ou d'un gris clair, ce tænia a la tête alongée et dépourvue de la couronne de crochets qui entoure la bouche du précédent. Son cou, comme lanugineux et hérissé de filamens, lui a mérité quelquefois le nom de *tænia à épines*; chacune des marges de ses anneaux offre un pore latéral, tandis qu'une seule en présente dans le tænia armé; ces anneaux sont larges et courts; par suite de son séjour dans l'alkohol, il devient gris, et c'est lui que Pallas a alors désigné sous le nom de *tænia grisea*. Fort communément long de dix-huit à vingt pieds, ce ver en a quelquefois plus de cent. Goëze en avait reçu de Bloch un individu de la taille de soixante aunes un quart, et Boerrhaave prétend en avoir fait rendre à un Russe un de la longueur de trois cents aunes; sa largeur s'élève parfois à un pouce. C'est cette espèce qui est surtout répandue en France, en Suisse, en Russie et en Pologne. Quoique très-fâcheuse et fort difficile à détruire, elle cause néanmoins moins de douleurs que le tænia armé n'en produit avec ses crochets. C'est à elle qu'il faut rapporter comme variété d'âge simplement, le *tænia tenella* de quelques auteurs, et le *tænia dentata* de Batsch, lequel est généralement confondu par les médecins avec le *tænia lata* de Linnæus.

Peut-être faut-il aussi regarder comme une nouvelle espèce de tænia un entozoaire qui n'a encore été observé que par le professeur Bosc, et encore incomplétement, puisque ce savant observateur n'en a vu que des fragmens rendus par une femme pendant les efforts d'un violent vomissement. Ces fragmens étaient composés d'anneaux presque cornés et ayant à peine une demi-ligne de largeur. Peut-être aussi appartient-il au cucurbitain cartilagineux de Bruguières.

On a vu aussi le *tænia canina* ou celui du chien être expulsé du corps de l'homme. Celui-ci, dont la tête est armée, est étroit, grêle, petit, offre un pore sur chaque côté des articulations, et a été signalé comme ennemi de notre espèce par Linnæus, Buniva, Werner et quelques autres.

Enfin, pour ce qui est du *tænia visceralis* de certains auteurs, ce n'est, comme l'a démontré Laënnec, que le résultat de la confusion de plusieurs entozoaires différens les uns des autres, et parmi lesquels il faut signaler la *fasciole du foie*.

Il ne paraît point, au reste, que le tænia armé et le tænia non armé puissent exister à la fois chez un même individu.

Ainsi donc, ce que nous venons de dire des tænias semble propre à confirmer ce que l'on sait des entozoaires en général, qui diffèrent spécifiquement les uns des autres suivant l'animal qu'ils attaquent, et dont chaque sorte est particulière à tel ou tel âge, à tel ou tel pays. Tandis, en effet, que les ascarides tourmentent particulièrement l'enfance, on voit les tænias se développer spécialement dans l'adulte. Mais leur production comme la leur est particulièrement secondée par une faiblesse radicale de tout le système vivant, et surtout par un état d'asthénie survenu dans les organes de la digestion. Voilà pourquoi ils se rencontrent de préférence chez les individus d'un tempérament mou et lymphatique, et chez les personnes d'une constitution débile ou minée par des maladies de long cours, chez les gens pauvres et mal nourris; voilà pourquoi aussi ils paraissent plus communs chez les femmes que chez les hommes. Mais il est faux, complétement faux, qu'ils puissent naître spontanément au sein de la corruption due au rassemblement de mucosités intestinales dans certains foyers en fermentation. Cette opinion doit être laissée, en considération de leur ignorance, à ceux-là seuls qui osent encore publier des traités de médecine populaire *sur les foudroyans effets des glaires*. Nous connaissons trop bien aujourd'hui la théorie des fonctions des membranes pour croire qu'une diathèse muqueuse puisse devenir la cause habituelle et constante de la formation d'un entozoaire quelconque. Une fois, au reste, que ces êtres ont pris naissance dans nos voies digestives, ils s'y développent à la manière des autres animaux, et pompent dans nos humeurs et nos solides les fluides propres à leur nutrition, ce qui les oblige à périr avec l'individu auquel ils se sont attachés, et chez lequel ils donnent lieu cependant à de plus ou moins graves accidens. Pendant la durée de leur existence, on voit en effet se développer une série de symptômes particuliers, qui dénotent, d'une manière plus ou moins sûre, la présence de ces hôtes importuns, et à l'assemblage desquels on peut, avec le professeur Alibert, assigner la dénomination fort exacte d'*helminthiasie*.

Quoi qu'il en soit, les signes indicateurs des tænias, souvent obscurs et équivoques, sont très-variés, très-nombreux et peuvent simuler toute espèce de maladie, quelque rare, quelque extraordinaire qu'elle puisse être. Dès le principe, les individus qui en sont atteints ont le ventre enflé, empâté, et ressentent des borborygmes et des douleurs abdominales variées, tantôt vagues, tantôt fixes, et fortes ou légères. La couleur de leur visage est altérée, et est tantôt rouge, tantôt pâle, tantôt plombée, tantôt disposée par plaques. Leurs yeux, fixes, larmoyans et moins vifs qu'à l'ordinaire, ont la pupille très-dilatée, et sont bordés en dessous par un demi-cercle azuré. Leurs paupières, spécialement l'inférieure, sont tuméfiées et jaunâtres; ils éprouvent un prurit insupportable vers les narines, et souvent des hémorrhinies. La surface de leur langue est blanchâtre, piquetée de points pourpres; la pointe en est rouge et enflammée; la teinte de leurs joues varie à chaque instant. Plus tard, d'autres phénomènes se manifestent : des céphalalgies fréquentes et intenses; des étourdissemens; l'agrypnie; une vive douleur orbitaire; la polyorexie ou l'anorexie, c'est-à-dire une faim excessive et revenant par accès irréguliers, ou le dégoût pour les alimens et le défaut d'appétit; le trouble de l'urine, qui est laiteuse, limoneuse et comme jumenteuse; des sueurs d'une odeur acide, fétide, dite *vermineuse* par les praticiens; le froid des extrémités; les grincemens de dents; les bourdonnemens d'oreilles; l'affluence incommode de la salive dans la bouche; des hoquets; des nausées; des renvois de gaz d'une odeur aigre particulière; la fétidité de l'haleine; une appétence marquée pour les boissons froides; une soif nocturne ou continuelle; des frissons intérieurs; un sentiment de gêne et de pesanteur dans les viscères; des vomissemens d'une bile jaune ou porracée; une petite toux sèche; de la cardialgie ; de fréquentes lipothymies ; une respiration difficile, stertoreuse, et même anhéleuse pendant le sommeil, qui est d'ailleurs inquiet et agité; des accès de somnambulisme; des trémoussemens dans les membres; des vertiges répétés; des palpitations de cœur; de la dureté, de la fréquence, de l'inégalité, de l'intermittence dans le pouls; un sentiment vague de piqûre et de déchirement dans toute la cavité de l'abdomen; de la diarrhée ou une constipation opiniâtre; le ténesme ou une vive démangeaison à l'anus; une fièvre irrégulière et anomale; un état fongueux des gencives; la teinte livide des lèvres; un amaigrissement de tout le corps, qui contraste souvent avec le désir immodéré des alimens; un rire sardonique, des flots d'écume à la bouche; des anxiétés; de l'ennui; quelquefois même une sorte d'affaiblissement moral; tels sont les symptômes les plus ordinaires de l'état que détermine dans l'économie la présence du tænia adulte, symptômes qui s'apaisent après les repas, mais qui recommencent avec plus d'intensité qu'auparavant, aussitôt que la digestion est finie, et auxquels il faut joindre l'habitude où sont les malades de se coucher sur le ventre de préférence, et le mieux-être qu'ils éprouvent après l'ingestion d'un verre d'eau froide.

Parmi ces symptômes, il est facile de reconnaître, pour peu qu'on y fasse attention, que les uns sont purement locaux et que les autres sont sympathiques, et tiennent aux relations qui lient le système digestif irrité au reste de l'économie. On voit aussi, au premier coup d'œil, que le nombre de ces derniers est des plus considérables. C'est ce qui explique comment, outre tous les accidens que nous avons énumérés, on voit souvent, sous l'unique influence de ces fâcheux entozoaires, survenir des coliques vives, la catalepsie, des fureurs maniaques, l'hystérie et l'épilepsie; comment M. Alibert a vu, à l'hôpital Saint-Louis, un tænia déterminer un véritable état de tétanos chez une jeune fille. Quant aux symptômes locaux, ils dépendent entièrement de la sensation pénible qui est la suite de la présence d'un pareil ennemi dans l'intestin, et l'on conçoit sans peine combien est fatigant pour nos organes le mouvement ondulatoire qu'il exécute dans sa progression ou plutôt dans sa reptation, surtout lorsque les voies digestives ne sont plus embarrassées par les alimens ou par les matières excrémentitielles.

Pour résumer donc, on peut dire que les phénomènes qui annoncent la présence du tænia dans les intestins sont principalement : la dilatation des pupilles, la démangeaison des ailes du nez, l'odeur aigre de l'haleine, la lividité ou la paleur de la face, les irrégularités dans l'exercice de la digestion, l'amaigrissement, un sentiment de reptation ou de déchirement dans l'abdomen, le ptyalisme. Tous ces signes réunis, ou du moins observés en grande partie, sont une forte présomption en faveur de l'existence du ver. Mais il faut toujours être fort réservé dans le diagnostic, car l'on voit des personnes rendre des portions de tænia sans que rien ait pu antécédemment faire soupçonner la présence de celui-ci, tandis que d'autres, au contraire, présentent tous les caractères d'une helminthiasie téniacée, sans pourtant qu'il existe. Le professeur Bréra cite le cas singulier en ce genre d'un homme qui offrit, à la Clinique médicale de Paris, tous les symptômes propres au tænia, et qui n'avait qu'une colique flatulente, laquelle céda à un régime excitant. Il faut convenir, d'ailleurs, que le seul signe véritablement pathognomonique de la présence du tænia dans la cavité de l'intestin est l'évacuation de quelques-uns de ses anneaux, à quoi l'on peut ajouter que le malade éprouve un mieux sensible à la suite de cette évacuation. C'est donc surtout par l'examen des selles que le médecin sera éclairé dans le diagnostic qu'il a à porter, au moins dans la généralité des cas. Il est bon de noter aussi que, quoique le plus communément on ne rencontre qu'une seule espèce d'entozoaire à la fois dans le corps de l'homme, certains auteurs ont vu rendre simultanément des ascarides des deux sortes et des tænias. Rosen, entre autres, cite le cas d'un enfant de quatre ans, très-faible, qui, après avoir pris un peu d'eau-de-vie de grain, rendit une innombrable quantité d'ascarides vermiculaires, quatre aunes d'un tænia mince, et dix lombricoïdes.

La connaissance de tous les faits exposés précédemment n'est, aux yeux des médecins, qu'un moyen qui leur enseigne à diriger avec plus de sûreté, contre les tænias, les remèdes qui doivent déterminer leur élimination. Plusieurs méthodes de traitement ont été conseillées dans ce but; et ces méthodes varient beaucoup entre elles par suite même de la difficulté qu'on éprouve à détruire des ennemis aussi tenaces; chacune d'elles a été préconisée à son tour, puis abandonnée bientôt, car il n'en est aucune qui mérite une préférence absolue, et telle qui a échoué dans la généralité des cas vient à réussir dans des circonstances où l'effet de telle et telle autre, plus généralement digne d'estime, est resté nul.

Quelle que soit, au reste, la méthode pour laquelle on se décide, on l'emploie ordinairement à l'époque à laquelle on reconnait l'existence du ver, à moins qu'on n'ait à combattre d'abord les accidens d'une phlegmasie intestinale ou d'une fièvre intense; mais on ne s'astreint plus, comme autrefois on le faisait, et comme le font encore les amis de la routine, à attendre, pour agir, le déclin de la lune.

Or, toutes les fois que l'on a à combattre les attaques d'un tænia, la première indication curative consiste à débarrasser les voies digestives de toutes les matières muqueuses qui les remplissent; la seconde à le faire périr et l'expulser de l'intérieur du corps, ce à quoi mettent naturellement obstacle sa longueur énorme, ses replis multipliés, et peut-être une adhérence spéciale.

Ensuite, pour rendre la cure complète, on cherche, par un régime approprié, par des médicamens convenables, à corroborer les organes, à les ramener à leur état normal.

Dans tous les cas aussi il y a des précautions à prendre, dont il est indispensable d'être préliminairement instruit. C'est ainsi que, pour rompre l'adhérence de l'animal aux parois des voies digestives, pour l'ébranler, l'étonner pour ainsi dire, l'administration d'un vomitif convient, dans la vue d'imprimer une vive secousse aux organes attaqués. En pareille occurrence, on doit préférer, pour les enfans et les individus nerveux ou débilités, les diverses préparations d'ipécacuanha, comme le sirop, le décoctum ou l'infusum de cette racine à doses convenables, seuls ou avec addition de tartrate de potasse et d'antimoine. Pour des hommes robustes, et que l'on a plus de peine à ébranler par les médicamens, on choisira plutôt ce dernier sel, et on le donnera en solution dans l'eau distillée. Souvent aussi, on obtient un effet analogue à celui que produisent les émétiques, en ayant recours aux cathartiques qui sont surtout indiqués si l'ennemi qu'on veut expulser est logé dans le gros intestin. Sous ce rapport, l'emploi des sulfates de soude, de potasse et de magnésie, du phosphate de soude, du tartrate de soude et de potasse, est suivi de quelque succès. De même que le calomélas, l'huile fraîche de ricin est encore d'une utilité incontestable. Il faut encore, lorsque dans le cours du traitement mis en usage, une portion de tænia sort de l'anus, ne point opérer de tractions sur elle dans la vue d'extraire entièrement le ver. Bréra et beaucoup d'observateurs regardent cette extraction comme impossible, et, dès le moment où l'on cherche à tirer ainsi, le patient éprouve dans le ventre un sentiment de tortillement tel, qu'il tombe en convulsions si l'on ne cesse les tractions ou si l'on ne coupe le ver. Si, au lieu de pratiquer cette section, on fait la ligature de la portion sortie, elle rentre dans l'abdomen d'abord, mais elle ne tarde point à se présenter de nouveau à l'anus. Dès que le ver paraît au dehors, le malade doit se placer sur un siége percé, et y rester patiemment assis jusqu'à l'entière évacuation de l'ennemi. Souvent celle-ci n'a lieu qu'avec une certaine difficulté, soit parce que la tête du tænia est accrochée à la membrane muqueuse de l'intestin, soit parce que son corps est roulé en un peloton trop gros, soit par l'obstacle qu'oppose une masse de matière muqueuse concrétée. Alors on doit administrer au malade, toujours sur le siège, des doses répétées d'une infusion aqueuse de fleurs de camomille romaine ou le solutum d'une once de sulfate de magnésie.

Quant aux anthelminthiques proprement dits que l'on dirige contre le tænia, il faut toujours les choisir parmi les médicamens les plus forts de leur classe; car les vermifuges ordinaires, comme le *semen contrà*, la mousse de Corse, l'ail, la santoline, l'aurone, sont ici sans efficacité. Ces remèdes doivent être doués d'une propriété spéciale, et en vertu de laquelle ils empoisonnent le ver, sans pour cela être un poison pour l'individu qui en fait usage. Quelques-uns agissent aussi en asphyxiant l'animal, et d'autres, en petit nombre, en l'irritant d'une manière mécanique. Le choix de ces moyens est, d'ailleurs, constamment subordonné au degré d'irritation locale et aux lésions sympathiques. Nous ne présenterons point ici à nos lecteurs la foule des formules qui ont été dirigées avec plus ou moins de succès contre le *ver solitaire*. Nous nous contenterons de leur présenter la revue succincte des méthodes le plus généralement accréditées.

Méthode d'Alston, médecin écossais. — Quoique M. Bremzer ait reconnu qu'Alston donnait à ses malades de la poudre de zinc incorporée dans du sirop ordinaire, et à la dose d'une demi-once à une once à la fois, la plupart des praticiens qui ont adopté en France ce mode de traitement donnent à leurs malades depuis douze grains jusqu'à une demi-once et même une once de limaille d'étain très-pur et réduit en bols à l'aide de la thériaque ou d'un extrait amer. Le traitement est précédé d'un purgatif. La dose de l'étain est répétée tous les quatre ou cinq jours, et l'on administre un drastique dans chaque intervalle.

Pallas a beaucoup préconisé le procédé thérapeutique d'Alston, que le docteur Bremzer n'a jamais vu complétement réussir, et qui n'est que rarement employé de notre temps. Deux fois pourtant, les seuls cas où j'aie eu occasion de le mettre ou de le voir mettre en pratique, il a été couronné d'un succès durable.

Méthode de Beck. — Elle a été publiée, par M. Lange, dans le journal de médecine de Hufeland, tome XVII, et elle consiste à donner, vers quatre ou cinq heures de l'après-midi, dans une cuillerée d'eau simple ou d'eau de gruau, un scrupule de mercure doux et dix grains de corne de cerf calcinée et de cinabre en poudre; le soir, et après avoir mangé un potage, deux onces d'huile d'amandes douces; et le matin, dans du thé édulcoré avec du sirop de fleurs de pêcher, une poudre composée d'un scrupule de racine de fougère mâle et de dix grains de jalap, de gomme-gutte, d'herbe de chardon bénit, d'ivoire calciné, poudre qui, dans l'espace de deux heures, détermine ordinairement deux ou trois vomissemens, après lesquels on en administre une seconde dose, puis une troisième si besoin est, le tout étant suivi de l'injection d'un clystère, composé avec un décoctum de plantes amères et une suffisante quantité de sulfate de magnésie. Quand le ver n'est pas expulsé par ce moyen, on donne au malade, dans l'espace de trois heures et en trois paquets, une poudre composée d'un gros de racine de jalap et d'un scrupule de gratiole. On n'a que peu d'exemples de la réussite de ce procédé.

Méthode de Buchanan, ou *méthode indienne*. — Après avoir fait fondre un peu de sucre dans la bouche, on donne un gros de graines de *convolvulus nil* et d'*erythrina monosperma* pulvérisées à dose égales, et, à des intervalles rapprochés, une tasse de décoctum chaud d'une demi-livre d'écorce fraîche de racine de grenadier dans trois pintes d'eau commune jusqu'à réduction de deux. Nous verrons bientôt que l'efficacité de l'écorce fraîche de la racine de grenadier est incontestable, et que la méthode indienne mérite quelque attention.

Méthode de Closs ou *Clossius*. — Décrite d'abord dans les Annales de Fritze, puis dans le Magasin de Baldinger, cette méthode consiste à administrer en premier lieu, et comme remède explorateur, une dose convenable de térébenthine de Venise. Si, par son moyen, l'existence du ver est prouvée, on condamne le malade, pendant un mois, à ne se nourrir que d'alimens salés et piquans, de fromage, de poisson sec, de saucisson, de jambon, etc., et à boire plus de vin que de coutume. Ensuite, durant quelques jours, on administre, tous les soirs, un grain d'opium ou une dose équivalente de laudanum liquide de Sydenham; et, enfin, vers quatre ou cinq heures de l'après-midi, on fait prendre, en poudre et dans une cuillerée d'eau, douze grains de calomélas et d'yeux d'écrevisse précipités, avec six grains d'espèces céphaliques. Plus tard, on permet un souper léger, et au moment du coucher on donne une once et demie d'huile d'amandes douces, à laquelle on fait succéder, le lendemain matin, dans une tasse de thé, une poudre faite avec douze grains de gomme-gutte, trois grains de racine d'angélique, sept grains de chardon bénit et de poudre épileptique; ce qui doit, en deux heures, amener deux ou trois vomissemens et quelques selles, que l'on peut faciliter par l'usage du bouillon léger. Si, au bout de ce temps, le ver ne se trouve pas encore en entier dans les excrémens, on fait avaler une seconde dose de la même poudre, et, si besoin est, une troisième au bout de deux autres heures encore. Closs fait observer qu'il est des malades chez lesquels ces remèdes ne causent ni vomissemens, ni évacuations alvines, et qui cependant rendent le ver dans l'espace de vingt-quatre heures.

Méthode de Bourdier. — Elle consiste à employer l'éther sulfurique; on en donne un gros le matin à jeun, dans un verre de décoctum de racine de fougère mâle, et on le fait suivre, au bout de quatre à cinq minutes, par un lavement du même décoctum, et contenant aussi un gros d'éther; une heure après, on donne deux onces d'huile de palma-christi avec une once de sirop de fleurs de pêcher, ce qu'on répète trois jours de suite. Cette méthode réussit plus souvent quand le tænia est logé dans l'intestin grêle que quand il a établi son domicile dans le gros intestin, mais elle est, en tous cas, une de celles dont l'expérience a démontré l'efficacité. Feu Bourdier, MM. J. J. Le Roux, Mérat et autres en ont retiré nombre de fois de grands avantages, et je pourrais joindre le résultat de mes observations à celui des travaux de ces praticiens distingués, car souvent, pendant la durée de mon service à l'hôpital de la Clinique interne, j'ai, avec son seul secours, débarrassé des malades des tænias qui les tourmentaient.

Méthode de Chabert. — Cette méthode n'a guère encore été mise en usage que dans la médecine vétérinaire. Elle consiste à employer l'huile animale de Dippel unie à l'essence de térébenthine, dans une tisane appropriée et à la dose d'un gros. Quatre ou cinq heures après l'ingestion de l'huile, qu'on doit répéter neuf à dix jours de suite, on donne un ou deux lavemens.

Méthode de Desault de Bordeaux. — Elle consiste à administrer alternativement aux malades une friction mercurielle sur l'abdomen, et du calomélas à dose purgative.

Méthode de Richard de Hautesierck. — On donne, en une fois tous les huit jours, deux bols faits avec dix grains de gomme-gutte, trois grains de coloquinte, une amande amère et suffisante quantité de sirop d'absinthe, en même temps qu'on administre matin et soir deux pilules d'asa fœtida et d'aloës sucotrin unis au sel volatil d'absinthe et à l'huile essentielle de romarin, et qu'on fait prendre, dans la journée, deux gros d'une poudre composée d'étain pur, de mercure coulant et de coquilles calcinées à parties égales, et incorporée dans de la conserve d'absinthe.

Méthode d'Herrenschwand, médecin de Vienne. — Le matin à jeun, et deux jours de suite, on fait prendre aux malades deux gros de fougère femelle, ou même de fougère mâle, séchée à l'ombre, délayée dans de l'eau ou enveloppée dans du pain azyme. On renouvelle cette dose le soir après un léger souper, et le troisième jour on administre une poudre composée de douze grains de carbonate de potasse, de deux grains de savonule de térébenthine, ce qui occasione communément deux ou trois vomissemens et autant de selles. Trois heures après on fait avaler dans une tasse de bouillon une once d'huile de ricin d'Amérique, ce qu'on recommence au bout d'une heure, et le soir, si le ver n'est point rendu, on ordonne un lavement d'hydrogala avec trois onces de la même huile. Cette méthode paraît avoir réussi souvent; Pallas la vante beaucoup.

Méthode du professeur Hufeland de Berlin. — On fait boire tous les matins au malade, qui ne doit se nourrir que de mets salés et âcres, du lait dans lequel on a fait bouillir de l'ail, et dans la matinée, dans l'après-midi et le soir, on lui administre une cuillerée d'huile de ricin. En outre, chaque jour aussi, on lui donne une demi-once de limaille de zinc incorporée dans de la conserve de roses, et on fait sur l'abdomen plusieurs frictions avec le pétrole; le soir on injecte du lait dans le rectum. Cette méthode exige une durée de plusieurs semaines; on en favorise le succès à l'aide des eaux de Pyrmont et de Driburg. Je ne l'ai jamais employée contre le tænia; elle m'a été utile contre les lombricoïdes.

Méthode de Mathieu, apothicaire de Berlin.—Le secret en fut acheté par le roi de Prusse, Guillaume III, et consiste dans l'administration des deux électuaires suivans : Le premier est composé d'une once de limaille d'étain de Cornouailles, de six gros de racine de fougère mâle récente; d'une demi-once de *semen contrà;* d'un gros de jalap et de sulfate de potasse, le tout incorporé dans suffisante quantité de miel. Le second est fait avec quarante-huit grains de jalap et de sulfate de potasse, vingt-quatre grains de scammonée et dix grains de gomme-gutte incorporés dans du miel également. Avant l'administration de ces remèdes, on met pour quelques jours le malade à un régime convenable, consistant en bouillons maigres, en potages légers, en légumes, en poisson salé, etc.; puis, toutes les deux heures, on donne une cuillerée à café du premier électuaire, et cela pendant deux ou trois jours; on finit par le second, donné de la même manière, et le ver est souvent expulsé, sans autre secours accessoire que celui de l'huile de ricin en lavement.

Méthode de madame Nouffer, du canton de Berne.—Ce remède de madame Nouffer, qui a fait beaucoup de bruit dans le courant du siècle dernier, et que l'on emploie encore fréquemment en Russie et en Allemagne, consiste à donner le décoctum de racine de fougère mâle conjointement avec les drastiques. Dès 1776, on en a publié la recette à Paris, par ordre du roi.

Méthode d'Odier.—Elle consiste dans l'administration de l'huile de ricin à la dose de trois onces aux adultes, et aux enfans, par cuillerées à café, plusieurs fois par jour.

Méthode de Rathier.—Celle-ci consiste à prendre matin et soir un bol composé de dix grains de sabine en poudre, de sept grains de semences de rue; de cinq grains de mercure doux et de quantité suffisante de sirop de fleurs de pêcher, et à boire par dessus un verre d'infusum vineux de noyaux de pêches.

Méthode de Schmucker.—Elle consiste dans l'administration de la cévadille, tant en poudre qu'en bols.

Nous terminerons en disant que le décoctum de l'écorce de la racine fraîche du grenadier (*voyez* ce mot) est aujourd'hui le remède le plus généralement et le plus heureusement dirigé contre le tænia, contre lequel on a aussi préconisé la poudre de gui, l'or mussif, l'essence de térébenthine à haute dose, le sel de Glauber, l'élixir vitriolique de Mynsicht, le lait de jument, l'infusum aqueux de lin vert, et qui est attaqué avec un succès certain en Abyssinie à l'aide du *brayera anthelminthica* de Kunth, plante qui forme un nouveau genre dans la feuille des rosacées auprès des aigremoines. (H. CLOQUET.)

TAFFETAS, s. m. Ce nom, auquel on ajoute une désignation qui sert à le caractériser, telle que *agglutinatif*, *gommé*, est employé en pharmacologie pour exprimer une espèce particulière de sparadrap fait avec des bandes de soie. *Voyez* SPARADRAP.

TAIE, s. f. Nom sous lequel on a désigné différentes affections de la cornée, qui ont été décrites aux mots ALBUGO, LEUCOMA et NÉPHÉLION. *Voyez* ces mots.

TAILLE, s. f. *Voyez* LITHOTOMIE.

TALON, s. m., *talus*, *calx*; partie postérieure et inférieure du PIED, qui fait une légère saillie au-delà du niveau de la circonférence du tiers inférieur de la jambe, saillie formée par l'os calcanéum. (MARJOLIN.)

TAMARIN, s. m. On désigne sous ce nom la *pulpe du tamarinier*, *tamarindus indica*, L., grand arbre de la triandrie monogynie et de la famille des légumineuses qui croît naturellement dans l'Inde et la plus grande partie de l'Afrique, et qui a été naturalisé dans l'Amérique méridionale. Cette pulpe est renfermée dans des gousses solides, indéhiscentes, longues de quatre à cinq pouces, sur environ un pouce de largeur, un peu aplaties et recourbées en forme de lame de sabre. Avant de mettre la pulpe de tamarin dans le commerce, on l'extrait des gousses avec leurs graines, et on la fait réduire à un feu doux dans de grandes bassines de cuivre. C'est après avoir subi cette préparation qu'on nous l'envoie en Europe. Elle est demi-solide, d'un rouge noirâtre; contenant encore les graines qui sont grosses et très-dures, sans odeur marquée, mais d'une saveur très-astringente et légèrement sucrée, quand elle est récente et qu'elle n'a pas subi de fermentation. Très-souvent cette pulpe contient du cuivre métallique, qui provient des vases où elle a été préparée. Une lame de fer plongée dans cette pulpe servira à faire reconnaître le cuivre en devenant rougeâtre. On doit rejeter le tamarin ainsi altéré.

M. Vauquelin, à qui nous devons une analyse de la pulpe de tamarin, a trouvé que sur cent parties, elle était à peu près composée des matériaux suivans : acide citrique, 9,40; acide tartarique, 1,55; acide malique, 0,45; surtartrate de potasse, 3,25; sucre, 12,50; gomme, 4,70; gélatine végétale, 6,25; parenchyme, 34,35; eau, 27,55.

Le tamarin est un médicament rafraîchissant et laxatif. Une once de tamarin bouillie pendant cinq minutes dans deux livres d'eau, passée et convenablement édulcorée, forme une tisane tempérante que l'on prescrit dans les fièvres bilieuses ou les autres irritations peu intenses des organes gastriques. Si, au contraire, on emploie deux ou trois onces de la même pulpe avec la même quantité d'eau, et que l'ébullition soit prolongée pendant environ une demi-heure, on obtient alors une boisson laxative, qui donne lieu à des déjections alvines plus ou moins abondantes. Ainsi, la pulpe de tamarin agit différemment suivant la dose à laquelle on l'administre. Comme ce médicament contient une grande quantité de substances acides, sa décoction doit être préparée dans des vases de terre vernissée et non de cuivre ni d'un autre métal. (A. RICHARD.)

TAMBOUR, s. m., *tympanum*. On nomme *caisse du tambour* ou *du tympan* la cavité située entre le conduit auditif externe et l'oreille interne, et qui constitue l'oreille moyenne. *Voyez* OREILLE. (MARJOLIN.)

TAMPONNEMENT, s. m. On désigne sous ce nom l'introduction de bourdonnets, de tampons de charpie ou de toute autre corps, que l'on accumule et que l'on presse sur la surface d'une plaie ou dans une cavité que l'on veut obstruer complétement, afin d'arrêter le sang qui s'en écoule; tel est le tamponnement qu'on pratique dans le vagin, dans les fosses nasales, pour suspendre une métrorrhagie, une épistaxis dangereuses. *Voyez* ces mots.

TAN, s. m. On donne le nom de tan à l'écorce de chêne moulue ou pilée, et destinée au tannage des peaux d'animaux. Ce même nom s'applique à toutes matières végétales qui, contenant en plus ou moins grande proportion le principe particulier nommé *tannin*, ou toute autre substance susceptible de se combiner aux matières animales et de les rendre imputrescibles, sont ou peuvent être employées au même usage que l'écorce de chêne. Telles sont les écorces de saule, des diverses espèces de sumac, du redoul, etc. On a consacré un article à ceux de ces végétaux qui présentent quelque intérêt sous le point de vue médical; nous renvoyons au mot TANNIN les détails du mode d'action que les matières tannantes exercent sur les substances animales.

(J. PELLETIER.)

TANAISIE, s. f., *tanacetum vulgare*, L., Rich., *Bot. méd.*, t. 1, p. 382. Grande plante vivace de la famille des synanthérées, tribu des corymbifères, qui croît très-communément dans les lieux incultes de presque toutes les provinces de la France. Ses tiges hautes de deux à trois pieds sont presque simples, cylindriques, garnies de feuilles alternes sessiles, très-profondément pinnatifides, et à divisions alongées, aiguës, presque pinnées. Les fleurs d'un jaune doré forment des capitules assez petits, très-déprimés, disposés en une sorte de corymbe à l'extrémité des tiges. Toute la plante répand une odeur extrêmement forte et aromatique, et peu agréable; sa saveur est âcre, chaude et amère; en un mot, tout décèle dans les sommités fleuries de la tanaisie un médicament énergique, dont l'action stimulante est principalement due à l'huile volatile qu'elle contient en grande abondance. On pourrait donc avoir recours à ce médicament dans tous les cas où l'on jugerait nécessaire l'emploi des médicamens stimulans, comme par exemple dans certaines aménorrhées; mais en général on ne l'emploie guère que comme vermifuge. Sous ce dernier rapport, c'est un médicament assez énergique, et qui agit à peu près de la même manière que l'absinthe, l'armoise, la camomille et plusieurs autres plantes de la tribu des corymbifères. On la prescrit en général en infusion, plus rarement en poudre dont la dose varie de quelques grains à un gros, suivant l'âge et le tempérament de l'individu. (A. RICHARD.)

TANNIN, s. m. On a donné le nom de *tannin* à un principe qu'on supposait exister dans certains végétaux, et qu'on caractérisait spécialement par son affinité pour la plupart des matières animales avec lesquelles il formait des combinaisons insolubles, et qui n'était plus susceptible de passer à la décomposition putride. En effet, les infusions et les décoctions d'un grand nombre de végétaux jouissent de la singulière propriété que nous venons de signaler. Mais cette propriété appartient-elle exclusivement à un principe immédiat *sui generis*, de nature et de composition constante, ou est-elle commune à plusieurs principes immédiats, ou même n'est-elle due qu'à des combinaisons particulières? La première opinion a été défendue par M. Deyeux, à qui l'on doit une analyse de la noix de galle qui, à l'époque où elle a été publiée, était un excellent travail; c'est aussi l'opinion qu'a soutenue M. Bouillon-Lagrange, qui s'est beaucoup occupé du tannin; plus nouvellement M. Davy et Berzelius semblent avoir penché pour elle; mais les importans travaux de M. Chevreul sur les matières tannantes, les travaux de M. Hachette sur les tannins artificiels, les analyses de plusieurs substances végétales par M. Vauquelin, et si j'osais me nommer ici, les matières tannantes que j'ai formées en unissant des acides avec des matières colorantes, et d'autres faits encore, tendent à établir que le tannin n'existe point comme principe immédiat des végétaux : toutefois voici les propriétés qui lui sont attribuées par les chimistes qui admettent son existence. Le tannin est blanc quand il n'a pas été desséché, car alors il est brun et même noir; il est soluble dans l'eau, sa saveur est légèrement amère et très-astringente; il est soluble dans l'alcohol faible, insoluble dans l'alcohol absolu; il forme avec la chaux et les alcalis des combinaisons moins solubles qu'il ne l'est lui-même. Il s'unit aux acides et donne lieu à des composés plus ou moins solubles. Le tannin dissous dans l'eau précipite la gélatine de ses solutions aqueuses, et forme avec cette substance un composé insoluble et imputrescible; il s'unit aussi très-bien avec la fibrine, le caséum, et autres substances animales; les alcalis lui enlèvent cette propriété, les acides la rétablissent. Il se combine aussi avec la plupart des bases salifiables minérales ou organiques, et précipite certains oxydes de leur combinaison. Le précipité noir qu'il produit dans les sels de fer péroxidé est *caractéristique*. C'est en raison de la propriété qu'a le tannin (considéré comme principe ou comme combinaison, peu importe ici) de former avec la plupart des oxydes des combinaisons insolubles, qu'on a proposé la teinture de noix de galle, administrée avec prudence, comme remède contre l'empoisonnement par certains sels métalliques. Et d'après quelques recherches que je n'ai pas encore publiées, je le regarde, du moins tel qu'il existe dans la noix de galle, comme pouvant être employé avec avantage dans les empoisonnemens par la morphine et les autres alcalis végétaux.

On a donné beaucoup de procédés pour obteuir le tannin de la noix de galle, où il se trouve en grande abondance. Les uns ont proposé de verser dans l'infusion de noix de galle du sous-carbonate de potasse en cristaux, ou du carbonate d'ammoniaque; ils regardent comme étant le tannin la matière qui se précipite. D'autres ont proposé d'employer l'acide hydrochlorique, ou l'acide sulfurique affaibli jusqu'à certain point. Des procédés plus compliqués, mais que leurs auteurs ont cru meilleurs, ont été indiqués par Tromsdorff, Merat-Guillot, etc.; mais les produits obtenus par ces diverses méthodes, sont loin d'être identiques, et ne peuvent l'être, si, comme nous l'avons déjà dit, le tannin n'est lui-même qu'une combinaison. Plusieurs matières astringentes extractiformes, tel que le *cachou*, la *gomme kino*, sont regardées par les chimistes comme des variétés de tanhin.

Nous croyons devoir renvoyer aux ouvrages de chimie ce qui regarde les tannins artificiels qui n'offrent aucun intérêt sous le point de vue médical. (J. PELLETIER.)

TAPIOKA, s. m.; espèce de fécule qu'on retire de la racine du *jatropha manihot*, L., de la famille des euphorbiacées (*voy.* MÉDICINIER MANIOC). Cette fécule est très-blanche, en grains assez gros, durs, brillans, ayant, sauf la couleur, quelque ressemblance avec le sagou; de là le nom de *sagou blanc*, sous lequel on la désigne fréquemment. Elle est sans odeur; sa saveur a quelque analogie avec celle de la sève. Elle jouit de toutes les propriétés chimiques des autres fécules, et on l'emploie aux mêmes usages, c'est-à-dire que l'on en fait des potages, des gelées, tout-à-fait semblables à ceux que l'on prépare avec le sagou, l'arrow-root, et la fécule de pommes de terre. *Voyez* FÉCULES. (A. RICHARD.)

TARENTISME ou TARENTULISME, s. m. On a désigné sous ce nom une maladie que l'on dit être endémique dans la Pouille, et produite par la morsure de la tarentule, qui est commune dans cette contrée. Cette maladie est, dit-on, caractérisée principalement par une propension irrésistible à danser, ou par un désir effréné d'entendre de la musique. D'autres, au contraire, ont dit que le tarentisme ou l'affection produite par la morsure de la tarentule, qui consiste quelquefois en un état de somnolence, ayant été guérie par la musique, il s'était formé l'opinion vulgaire que la musique était nécessaire pour combattre le venin de la tarentule, qui était expulsé avec la sueur excitée par la danse. Quoi qu'il en soit, des expériences positives ont prouvé l'innocuité de la tarentule. Peut-être arrive-t-il quelquefois dans les pays méridionaux, avec des prédispositions particulières, quelques accidens cérébraux à la suite de la morsure de cette espèce d'araignée. Mais il est avéré que s'il a existé ou s'il existe dans la Pouille une monomanie endémique dont le besoin extraordinaire de danser a été le principal symptôme, on ne peut l'attribuer à un prétendu venin de la tarentule.

TARSE, s. m., *tarsus*. Nom donné à la moitié postérieure du pied, formée par sept os, dont les articulations sont décrites dans un autre article. *Voyez* PIED.

TARSES (les cartilages) sont deux lames cartilagineuses situées dans l'épaisseur du bord libre de chaque PAUPIÈRE. Le cartilage supérieur est plus long et beaucoup plus large que l'inférieur; tous les deux sont transversalement demi-elliptiques, alongés, aplatis d'avant en arrière, recourbés dans le même sens. Leur face antérieure est couverte par la peau et le muscle palpébral ou orbiculaire, et leur face postérieure par la conjonctive. Cette dernière présente des sillons qui sont au nombre de 30 à 40 sur le cartilage tarse supérieur, et de 20 à 30 sur l'inférieur : ces sillons rapprochés, placés verticalement et parallèlement les uns aux autres, plus longs sur la partie moyenne que sur les parties latérales des cartilages, forment tantôt des ligneé droites, tantôt des lignes flexueuses; ils sont remplis par des follicules arrondis, d'un blanc jaunâtre, situés les uns à côts des autres, communiquant entre eux, et s'ouvrant par les points ciliaires sur le bord libre de l'une et l'autre paupières. Ces follicules, qu'on nomme *glandes de Meibomius*, sécrètent l'humeur épaisse qui contribue à adoucir les frottemens des paupières sur le globe de l'œil, et à empêcher dans l'état ordinaire que les larmes ne tombent sur les joues; on appelle chassie cette humeur grasse et onctueuse. Le bord adhérent des cartilages tarses est mince, convexe, donne attache aux ligamens PALPÉBRAUX, et le supérieur au muscle releveur de la paupière supérieure; leur bord libre correspond à celui des paupières et se trouve couvert par la conjonctive. Leur extrémité interne, assez épaisse, se continue avec le tendon direct du muscle orbiculaire, tandis que l'extrémité externe se termine en pointe dans la commissure externe des paupières. Les usages des cartilages tarses sont en grande partie mécaniques : ils consistent à maintenir les deux paupières étendues transversalement, et empêchent ainsi que l'ouverture de l'œil puisse être rétrécie dans ce sens.

TARSIEN, NNE, adj., *tarseus*, qui est relatif au tarse.

TARSIENNES (les articulations) qui sont décrites avec détail dans un autre article (*voyez* PIED), résultent de l'assemblage des os du tarse entre eux.

TARSO-MÉTATARSIEN, NNE, adj., *tarso-metatarseus*, qui a rapport au TARSE et au MÉTATARSE.

TARSO-MÉTATARSIENNES (les articulations) résultent de la réunion de cinq os du métatarse avec ceux de la rangée antérieure du tarse. *Voyez* PIED. (MARJOLIN.)

TARTARIQUE ou TARTRIQUE (acide), s. m. Cet acide, appelé d'abord acide tartareux, puis acide tartarique, a été découvert par Scheele, qui l'a retiré du tartre, dans lequel il est uni à la potasse en formant avec elle un sel acide. Le procédé employé par Scheele pour obtenir l'acide tartrique est, à quelques modifications près, celui qui est encore usité à présent. Il consiste à saturer l'excès d'acide de la crême de tartre par du carbonate de chaux : de là résulte du tartrate de potasse neutre ou tartrate de chaux.

Ce tartrate de chaux bien lavé est décomposé par l'acide sulfurique qu'on emploie dans la proportion de trois sur cinq de tartrate de chaux. Il faut étendre l'acide de quatre parties d'eau avant de le faire réagir sur le tartrate de chaux; car l'acide sulfurique concentré exercerait une action élémentaire sur l'acide tartarique et l'altérerait. On le sépare alors du sulfate de chaux par filtration, on concentre les liqueurs, puis on les place dans un lieu frais. L'acide tartrique cristallise. Ainsi préparé, il n'est pas chimiquement pur, et retient un peu d'acide sulfurique. On peut enlever ce dernier acide à l'aide d'une petite quantité de litharge en poudre fine; mais alors, pour être sûr que l'acide tartrique ne retienne pas un peu de plomb, il faut y faire passer un courant de gaz hydrogène sulfuré. L'acide tartrique a une saveur très acide; il est extrêmement soluble dans l'eau, aussi ne peut-il cristalliser que lorsque la solution est très-concentrée. Ces cristaux sont des prismes qui paraissent dériver du tétraèdre; en général ils sont confus, et n'ont pas été bien déterminés dans leur forme. Exposé à l'action d'une chaleur qui n'excède guère 100 degrés du thermomètre centigrade, il se fond, et perd quatre pour cent d'eau de cristallisation; à une température plus élevée, il se décompose, fournit un acide particulier nommé *pyrotartarique* et des *sels*.

A l'état de pureté, cet acide est de peu d'usage en médecine; il peut servir à préparer des limonades acides. Uni aux bases salifiables, il forme des sels dont nous allons parler. Suivant M. Berzelius, il est formé de : hydrogène, 3,951; carbone, 36,167; oxygène, 59,822. Ces nombres diffèrent un peu de ceux donnés par MM. Gay-Lussac et Thénard; mais il paraît que cela dépend de la cristallisation dont abstraction a été faite dans l'analyse de M. Berzelius.

TARTRATES, s. m. Combinaisons de l'acide tartrique avec les bases salifiables. Plusieurs de ces sels étant employés en médecine, nous les étudierons d'une manière générale.

Les tartrates sont solubles ou insolubles dans l'eau, suivant la nature de leur base; ils sont tous décomposés par le feu en répandant une odeur qui leur est particulière. Quelques-uns se rencontrent dans la nature; presque tous sont le produit de l'art. En général les tartrates se combinent très-fortement entre eux, et forment des sels doubles.

Dans les tartrates neutres l'oxygène de la base est à la quantité d'acide comme les nombres 1 et 8 sont entre eux. On peut d'après cela établir la composition de chacun de ces sels.

Les tartrates les plus employés en médecine sont ceux de potasse, de potasse et de soude, de potasse et d'antimoine, de potasse et de fer.

TARTRE. *Voy.* POTASSE (tartrate acide de). (J. PELLETIER.)

TARTRE DENTAIRE; nom donné à l'incrustation de couleur jaunâtre qui se forme à la base des dents, et qui est formée de 66 parties de phosphate de chaux, de 9 de carbonate de chaux, de 3 de phosphate de magnésie et d'oxyde de fer, de 14,6 de mucus, et de 7 d'eau. *Voyez* DENT, t. VI, p. 473.

TAUPE, s. f., *talpa;* dénomination vulgaire par laquelle on désigne les loupes qui se développent sous le cuir chevelu, et que leur forme, généralement aplatie, a fait comparer à l'animal dont elles ont reçu le nom. *Voyez* LOUPE.

TAXIS, s. m., *taxis*, τάξις, de τάσσω, arranger, ordonner. Ce nom grec est passé sans altération dans la langue française pour désigner la manœuvre qui a pour but de réduire une *hernie*. *Voyez* ce mot.

TÉGUMENT, s. m., *tegumentum*, *tegumen*. Nom donné à la membrane d'enveloppe du corps de l'homme et des animaux : son analogie de structure et de fonctions avec la membrane muqueuse gastro-intestinale chez l'homme, a fait nommer cette dernière par opposition avec la peau, *tégument interne*. *Voyez* PEAU, MUQUEUX (tissu). (MARJOLIN.)

TEIGNE, s. f., *tinea*; mot par lequel les traducteurs des auteurs arabes ont rendu les mots *al tin*, *al thin* ou *al thim*, employés pour désigner plusieurs éruptions du cuir chevelu, et appliqué aujourd'hui, avec plus de discernement, à quelques inflammations pustuleuses, contagieuses et chroniques de la peau.

Sous les noms génériques de *teignes* et de *porrigo*, les uns ont à peu près indistinctement désigné toutes les inflammations du cuir chevelu, tandis que d'autres ont restreint le sens de ces expressions à quelques maladies qu'ils ont considérées comme des variétés ou des espèces d'une même affection. Le nombre de ces espèces varie suivant les opinions particulières des nosologistes; et ce qui est plus fâcheux encore, leurs nomenclatures et leurs descriptions sont rarement comparables. Ainsi, tel auteur a intitulé *porrigo* des maladies qu'il a décrites sous les noms d'*eczéma*, d'*impétigo*, de *psoriasis*, *etc.*; tel autre admet des teignes *furfuracée*, *amiantacée*, *etc.*, sans indiquer les caractères qui distinguent ces affections d'une foule d'autres qu'il a désignées sous le nom vague et indéterminé de *dartres*. Pour éviter cette confusion et les méprises fâcheuses auxquelles elle a donné lieu, j'ai dû commencer par classer les observations que j'avais recueillies sur les inflammations du cuir chevelu, et séparer des teignes les exemples de *pityriasis*, de *psoriasis*, de *lèpre*, d'*impétigo*, d'*eczéma*, de *syphilides*, développés sur les tégumens du crâne; car la nature de ces maladies ne change pas par cela seul qu'elles se montrent sur une région du corps couverte de poils. Cette marche analytique m'a conduit à n'admettre, en définitive, que quatre espèces de teignes : la teigne *faveuse*, la teigne *annulaire*, la teigne *granulée*, et la teigne *muqueuse*. Je préviens de suite que je regarde ces quatre inflammations pustuleuses comme bien distinctes les unes des autres, et non comme des espèces ou des variétés d'une même affection. Leur existence individuelle repose sur des caractères aussi tranchés que celle des autres inflammations pustuleuses de la peau. Parmi ces teignes, les unes sont contagieuses, et les autres ne le sont pas; circonstance qui détruit toute supposition d'identité de nature entre ces diverses maladies : enfin, elles peuvent d'autant moins être considérées comme des variétés d'une même inflammation qu'elles se compliquent rarement entre elles. Je n'ai donc employé la dénomination générique de *teignes*, pour désigner ces quatre maladies, que parce qu'elle était depuis longtemps consacrée, et non pour indiquer entre ces affections une identité de nature qui n'existe pas réellement.

§ I. *Teigne faveuse.* — La teigne faveuse est une inflammation chronique et contagieuse de la peau, caractérisée par de très-petites pustules, dont le sommet ne tarde pas à se couvrir de croûtes jaunes, sèches, très-adhérentes et *déprimées en godet.* Celles-ci, suivant la disposition des pustules, sont tantôt isolées et circulaires, tantôt agglomérées et transformées en larges incrustations dont les bords sont saillans et relevés, tandis que leur surface présente de nombreuses dépressions.

La teigne faveuse se déclare spécialement sur les régions de la peau qui correspondent à un tissu cellulaire dense et serré; elle se développe ordinairement sur le cuir chevelu, s'étend quelquefois sur les tempes et les sourcils, sur le front, plus rarement sur les épaules, à la partie inférieure des omoplates, aux coudes et aux avant-bras. Je l'ai vue occuper toute la partie postérieure du tronc jusqu'au sacrum, les genoux et la partie interne et supérieure des jambes, chez un enfant de douze ans dont le cuir chevelu n'en était point affecté.

Lorsque la teigne faveuse se développe sur le *cuir chevelu*, elle débute par de très-petites pustules, peu distinctes à l'œil nu, qui dépassent à peine le niveau de la peau, et dont le sommet est déjà couvert d'une petite croûte jaune, dès les premiers temps de leur formation. En effet, ces pustules ne contiennent qu'une gouttelette d'une humeur jaunâtre, qui ne s'échappe point au dehors et qui se dessèche dans leur intérieur; leurs croûtes s'élargissent, se dépriment dans leur centre, et prennent la forme d'un petit godet. Leurs dimensions augmentent successivement en conservant toujours la forme circulaire et déprimée qui leur est propre; ces croûtes peuvent même acquéri jusqu'à cinq ou six lignes de diamètre. Quelque temps après l'apparition des premières pustules, il s'en élève d'autres dans leur voisinage ou sur d'autres régions du cuir chevelu. Lorsque les pustules faveuses sont nombreuses et confluentes sur quelques points, les croûtes se confondent par leurs bords correspondans, et forment par leur aggrégation de larges incrustations d'une étendue très-considérable; quelquefois même une espèce de calotte croûteuse couvre toute la tête, sur laquelle on peut encore reconnaître la disposition en godet des croûtes. Ces godets ont été tour à cour comparés aux alvéoles des ruches à miel (*favus*), aux dépressions qu'on observe sur les semences de lupin (*porrigo lupinosa*), ou aux cupules des lichens qui couvrent certains arbres. Lorsque ces croûtes ne sont pas très-anciennes, elles sont jaunes ou d'une couleur fauve. A mesure qu'elles vieillissent et se dessèchent, elles deviennent d'un jaune plus clair et blanchâtre; elles se brisent et se détachent du cuir chevelu, sous la forme d'une poussière qui ressemble à du soufre pulvérisé. Les croûtes faveuses cessent alors d'affecter une forme régulière. En général, elles sont très-adhérentes à la peau, dont on ne peut les détacher sans provoquer l'écoulement de quelques gouttelettes de sang; ces croûtes repullulent avec les caractères qui leur sont propres.

Après leur chute ou leur arrachement, l'odeur exhalée par les pustules et les croûtes de la teigne faveuse est aussi dégoûtante que son aspect; cette odeur se rapproche singulièrement de celle de l'urine de chat. Lorsqu'on fait tomber les croûtes avec des cataplasmes émolliens, cette odeur change de nature; elle devient fade, nauséabonde et analogue à celle des os qu'on a fait bouillir avec leurs ligamens.

La peau située entre les groupes de pustules ou entre les croûtes faveuses est quelquefois saine; mais lorsque les groupes sont nombreux et très-rapprochés, elle est souvent atteinte d'un érythème chronique, qui est suivi d'une desquamation furfuracée.

Lorsqu'on détache les croûtes d'une teigne faveuse *récente*, ramollies par l'effet réitéré des cataplasmes, la peau présente encore une disposition particulière à cette maladie : ce sont de petites excoriations lenticulaires, rougeâtres, superficielles, et qui correspondent aux croûtes faveuses isolées. Sur chacune d'elles on distingue un petit point rouge central, souvent traversé par un poil, et un petit cercle rouge qui correspond au bord de la croûte. Sous quelques croûtes on trouve la peau d'un rouge violacé, légèrement déprimée et un peu ramollie; le corps réticulaire est enflammé et dénudé, mais il n'est pas ulcéré, même dans les points où les croûtes paraissent comme enfoncées dans la peau. Les larges empreintes qui correspondent aux croûtes confluentes sont moins caractéristiques. Toutes ces parties se couvrent bientôt d'un liquide visqueux et jaunâtre qui, en se desséchant, prend de nouveau la forme et les dimensions des croûtes primitives.

Suivant l'étendue, le degré d'acuité ou d'ancienneté de la teigne faveuse, le cuir chevelu peut présenter d'autres altérations accidentelles : 1° une teinte érythémateuse ou une disposition furfuracée entre les croûtes et les pustules; 2° de petits ulcères de trois à quatre lignes de diamètre, au-dessous des croûtes isolées, lorsque l'inflammation est ancienne; 3° la peau recouverte de larges incrustations, offre quelquefois de semblables ulcères et des gerçures plus ou moins profondes; 4° les bulbes des poils, étrangers à l'inflammation dans le début de la maladie, s'enflamment toujours lorsqu'elle est devenue chronique, et c'est cette circonstance qui en rend alors le traitement si long et si difficile. L'altération et la chute des poils sont les conséquences ordinaires de cette inflammation; et ceux qui sont reproduits par les bulbes affectés sont blanchâtres, minces et lanugineux; 5° si la teigne faveuse dure depuis plusieurs années, et qu'on n'en ait point arrêté les progrès, elle donne souvent lieu à une alopécie partielle ou générale, permanente; et sur les points où la chute des cheveux s'est opérée, la peau reste lisse et luisante; 6° les tégumens peuvent être altérés ou détruits sur quelques points, dans toute leur épaisseur; et par suite des progrès de l'inflammation, la peau se perfore et se résout en filamens de forme et de dimensions variées. Au reste, cette disposition n'est bien apparente que lorsqu'on examine sous l'eau un morceau de peau affecté de teigne faveuse, confluente et ancienne; 7° on a vu le tissu cellulaire sous-cutané enflammé être le siége de petits dépôts; enfin, dans les teignes faveuses très-anciennes, très-graves et très-invétérées, l'inflammation se propage quelquefois au périoste et aux os du crâne, qu'on trouve plus ou moins altérés.

Cette inflammation pustuleuse du cuir chevelu entraîne souvent celle des ganglions lymphatiques du col et de l'occiput.

Toutefois cette ganglionite n'est pas constante, et j'ai vu des individus atteints de teignes faveuses anciennes qui n'en avaient point été affectés. Il ne faut pas confondre ces inflammations secondaires des ganglions lymphatiques avec celles dont les individus scrofuleux peuvent être atteints, avant ou après le développement de la teigne faveuse.

Les poux pullulent ordinairement en très-grand nombre sous les croûtes du favus; la surface du cuir chevelu en est quelquefois tellement couverte, que la masse entière des croûtes semble agitée de leurs mouvemens. La présence de ces insectes augmente les démangeaisons insupportables produites par le développement des pustules. Les enfans trouvent une sorte de jouissance à écorcher le cuir chevelu avec leurs ongles, mais bientôt après ils éprouvent les cuissons les plus vives. Le sang et l'humeur que fournit la teigne faveuse coulent abondamment, et forment en se desséchant des croûtes d'une teinte différente de celle des croûtes faveuses ordinaires.

Le favus du cuir chevelu peut être accidentellement compliqué avec l'ophthalmie et le coryza; mais une de ses complications les plus graves est sans contredit celle des inflammations chroniques de l'estomac et de l'intestin. J'ai aussi remarqué que les facultés morales et physiques étaient faiblement développées chez plusieurs individus affectés de teigne faveuse.

Lorsque la teigne faveuse se montre sur d'*autres régions du corps* que sur le cuir chevelu, elle peut y faire des progrès plus ou moins graves. Toutefois l'inflammation pénètre moins profondément, et lorsqu'elle est ancienne, elle se termine moins souvent par ulcération. On en obtient aussi plus facilement la guérison, qui est rarement suivie de cicatrices. La teigne faveuse du tronc ou des membres n'est presque jamais accompagnée d'une autre inflammation de la peau, et elle vient rarement compliquer les autres espèces de phlegmasies cutanées. Cependant j'ai soigné un homme atteint d'un impétigo *sparsa* des membres inférieurs, et qui présentait à la partie externe d'une des jambes une seule croûte de favus, très-bien caractérisée, et au-dessous de laquelle on voyait le point central et le petit cercle rouge ordinairement situés au-dessous de semblables croûtes.

Le siége des pustules faveuses est primitivement borné au corps réticulaire et papillaire de la peau, et non établi dans les aréoles profondes du derme ou dans les follicules pileux, comme quelques pathologistes l'ont pensé. Lorsque la teigne faveuse est très-intense ou très-ancienne, les tissus sous-jacens, le chorion, le tissu cellulaire sous-cutané, les follicules pileux, le périoste, les os du crâne eux-mêmes peuvent s'enflammer par contiguïté; mais ces lésions consécutives ne constituent pas le caractère essentiel et primitif de la teigne faveuse. L'altération des bulbes des poils n'a pas lieu dès le début du favus, et elle peut être consécutive à d'autres phlegmasies du cuir chevelu. Je dois ajouter cependant que l'inflammation des follicules pileux se développe dans presque toutes les teignes faveuses anciennes, et qu'elle mérite une attention toute particulière, au moins sous le rapport des modifications importantes qu'elle entraîne dans le traitement.

La teigne faveuse est la plus fréquente de toutes les inflammations pustuleuses du cuir chevelu; elle atteint indistinctement les deux sexes, et peut se développer depuis la naissance jusqu'à un âge avancé, mais dans une proportion inégale. Le plus grand nombre des admissions faites au bureau central des hôpitaux correspond aux septième, huitième et neuvième années, et surtout à la septième.

Cette maladie est contagieuse et se transmet facilement parmi les enfans qui se servent du même peigne ou de la même brosse, surtout s'il existe quelques petites excoriations du cuir chevelu. Dans un autre ouvrage (*Traité théor. et pratiq. des Maladies de la peau*), j'ai cité un exemple remarquable d'inoculation de la teigne faveuse; en voici un second fort curieux. La nommée M..., demeurant rue de la Bucherie, avait l'habitude de porter sur ses bras un de ses enfans atteint de la teigne faveuse; il survint bientôt à cette femme, sur un des avant-bras, celui sur lequel appuyait la tête de l'enfant, un petit groupe de pustules faveuses, dont les croûtes, jaunes, sèches, ombiliquées et caractéristiques, étaient très-bien dessinées. Cette femme et son enfant m'avaient été adressés par MM. Ollivier (d'Angers) et Bricheteau; ils se sont assurés, comme moi, qu'il n'existait de pustules ou de croûtes de favus sur aucune autre région du corps. J'ai guéri ce favus, évidemment contracté par contagion, en cautérisant, avec le nitrate d'argent, les points affectés. Je dois ajouter qu'il en est au reste de la contagion de la teigne faveuse comme de celle de plusieurs autres maladies transmissibles par contact ou inoculation; et que l'application des croûtes de favus sur la peau est loin d'entraîner constamment la formation de semblables pustules. La malpropreté prédispose à leur développement.

La teigne faveuse n'a de commun avec les autres inflammations pustuleuses qui se montrent sur le cuir chevelu que le nom générique qui leur a été imposé. Nulle autre maladie n'est caractérisée par de petites pustules à peine élevées au-dessus du niveau de la peau, et qui ne se rompent point; nulle autre ne se termine pas des croûtes sèches disposées en godet, et ne laisse des empreintes rouges et lenticulaires sur la peau dépouillée de ces incrustations.

On a vu des personnes, dans l'espoir d'être exemptées du service militaire, tenter de simuler la teigne faveuse en produisant, avec l'acide nitrique, des croûtes jaunes circulaires sur le cuir chevelu; mais ces croûtes ne sont point déprimées en godet, et un médecin éclairé ne peut être dupe de cette supercherie. Lorsque la teigne faveuse apparaît sur d'autres régions du corps, on la distingue aux mêmes caractères; elle diffère en particulier de l'impétigo, en ce que les croûtes de ce dernier sont bombées, tandis que celles de la teigne faveuse sont déprimées en godet.

Abandonnée à elle-même, la teigne faveuse peut guérir spontanément après quelques mois de durée; mais le plus souvent elle se prolonge pendant plusieurs années. En général elle exige un traitement long et d'autant plus difficile, qu'elle occupe une plus grande surface du cuir chevelu plus ou moins profondément altéré, que les inflammations consécutives qui peuvent la compliquer sont elles-mêmes plus nombreuses et plus graves.

Lorsque la teigne faveuse se développe spontanément vers le déclin d'une affection grave, aiguë ou chronique, ou bien encore lorsqu'elle atteint des enfans faibles et valétudinaires, dont la santé s'est améliorée après son apparition, il faut, dans ces cas rares, ajourner indéfiniment la guérison de cette maladie, ou au moins, avant d'en tenter le traitement, lui substituer une inflammation chronique artificielle.

Les diverses méthodes curatives employées contre la teigne faveuse peuvent être rattachées à deux principales. Dans les unes, on s'est uniquement proposé de combattre, d'une manière rationnelle ou empirique, l'inflammation pustuleuse de la peau; dans les autres, l'avulsion des cheveux a toujours été, quel qu'en ait été le motif, la condition principale du traitement.

De toutes les méthodes qui composent la première série, la méthode *antiphlogistique* et *dérivative* est la seule qui puisse être aujourd'hui de quelque utilité. Le nombre des cas où elle pourrait être employée serait plus considérable, si on était plus souvent appelé à soigner la teigne faveuse peu de temps après son invasion. Les émissions sanguines sont rarement nécessaires; les lotions avec l'eau de lin, et les cataplasmes émolliens appliqués sur la tête, dont on a rasé les cheveux, font tomber les croûtes et diminuent l'inflammation de la peau; mais seuls ils ne procurent pas ordinairement une guérison radicale. Cette heureuse terminaison est moins rare, lorsqu'on associe à ces moyens rationels l'action de deux vésicatoires appliqués aux bras et entretenus pendant deux ou trois mois. J'ai fait, en 1817, de nombreuses expériences sur cette méthode, qui peut être employée avec succès dans les teignes faveuses récentes, et qui est exempte des dangers qu'on reproche à la plupart des autres pratiques. Elle doit être inconstestablement préférée à tout autre mode de traitement dans les teignes muqueuses et granulées aiguës.

Après un emploi convenable de ces médications antiphlogistiques et dérivatives, lorsque la peau, atteinte de la teigne faveuse, est peu excitable, les pommades et les lotions sulfureuses sont de toutes les préparations extérieures celles dont les effets sont le plus constamment utiles. Il est même rare que la teigne faveuse résiste à l'action successive des bains tièdes et des bains sulfureux, lorsqu'elle s'est développée sur le tronc ou sur les membres. Dans ce cas, après l'avulsion des croûtes on obtient quelquefois une guérison rapide en cautérisant avec du nitrate d'argent les points affectés : les croûtes noires produites par la cautérisation sont ombiliquées comme celles du favus; après leur chute, une tache rouge et circulaire indique les petites surfaces qu'elles ont occupées.

Mais du moment où l'inflammation s'est propagée aux follicules pileux, et cette extension de la maladie a constamment lieu dans des teignes faveuses anciennes, toute méthode de traitement dans laquelle on n'opère pas l'avulsion ou la chute des cheveux est incomplète et non curative. Cette avulsion des poils est une condition aussi indispensable au succès du traitement que l'arrachement des ongles dans certaines onyxis. C'est ce dont ont été frappés les médecins et les chirurgiens qui ont proposé les diverses *méthodes épilatoires*. On en compte trois principales : dans l'une, on arrache violemment la masse des cheveux, à l'aide d'une *calotte* de poix appliquée sur le cuir chevelu; dans l'autre, on les saisit et on les arrache, un à un, avec de petites *pinces;* enfin le troisième procédé consiste à provoquer la chute des cheveux à l'aide de pommades et de poudres épilatoires.

La plus ancienne des *méthodes épilatoires* consistait à arracher violemment les cheveux à laide d'un emplâtre aglutinatif, vulgairement connu sous le nom de *calotte :* pour préparer ce topique, on délayait, dans une bassine, quatre onces de farine de seigle dans une pinte de vinaigre blanc ; on les mettait sur le feu, en ayant soin d'agiter continuellement le mélange; on y ajoutait une demi-once de deuto-carbonate de cuivre (vert-de-gris) en poudre; on faisait bouillir doucement, pendant une heure; ensuite on ajoutait quatre onces de poix noire, quatre onces de résine et six onces de poix de Bourgogne. Lorsque le tout était fondu, on jetait aussitôt dans l'emplâtre six onces d'éthiops antimonial en poudre fine (alliage de mercure et d'antimoine obtenu par une longue trituration). On agitait le mélange jusqu'à ce qu'il eût pris une consistance convenable; on étendait cet emplâtre sur de la toile noire un peu forte, et avant de s'en servir, on le fendait en différens sens, afin qu'il ne fit aucun pli et qu'il pût être détaché par lambeaux.

On appliquait la calotte sur la tête, après avoir fait tomber les croûtes ramollies par des cataplasmes, et après avoir coupé les cheveux avec des ciseaux, le plus près possible de la peau. Au bout de trois à quatre jours, on enlevait brusquement l'emplâtre à contre-poil; puis on en mettait un second, qu'on arrachait trois ou quatre jours après. On renouvelait ensuite l'emplâtre de deux jours en deux jours, en ayant soin de raser la tête, lorsque cela paraissait nécessaire. En enlevant l'emplâtre, on arrachait une plus ou moins grande quantité de cheveux; les premiers pansemens produisaient des douleurs inouies; elles devenaient moins fortes à mesure qu'on avançait dans le traitement. Cependant après un mois de ces pansemens, la douleur était telle encore, qu'on voyait des enfans jeter des cris affreux lorsqu'on leur arrachait la calotte; après le troisième mois, la douleur devenait supportable; mais quelle cruelle épreuve!

On ne peut contester qu'on n'ait obtenu un certain nombre de guérisons à l'aide de ce moyen, dans des cas graves contre lesquels plusieurs remèdes avaient échoué, et dans lesquels l'avulsion des cheveux était indispensable; mais dans ce procédé barbare, l'action de la calotte ne peut être limitée aux cheveux malades, et l'arrachement des cheveux sains irrite et enflamme encore le cuir chevelu.

Dans le but de prévenir les douleurs atroces qu'entraîne l'arrachement simultané d'un grand nombre de cheveux, quelques personnes ont conseillé de les épiler, un à un, avec de petites *pinces;* mais cette opération, qui est beaucoup plus longue que la précédente, est elle-même très-douloureuse.

De toutes les méthodes *épilatoires*, celle de MM. Mahon frères, chargés du traitement des teigneux dans les hôpitaux de Paris, est sans contredit la plus avantageuse; elle a évidemment pour but, 1° de nettoyer la surface du cuir chevelu et de l'entretenir dans la plus grande propreté; 2° d'opérer, *sans douleur*, la chute des cheveux malades, et dont les follicules sont enflammés.

MM. Mahon commencent par couper les cheveux à deux pouces du cuir chevelu, afin de pouvoir les faire tomber plus facilement avec le peigne; ils détachent ensuite les croûtes avec du saindoux, ou à l'aide de cataplasmes de farine de lin; puis ils lavent la tête avec de l'eau de savon. Ces onctions et ces lotions sont répétées avec soin pendant quatre à cinq jours, jusqu'à ce que la surface du cuir chevelu soit nettoyée.

C'est alors que commence le second temps du traitement, qui a pour but d'obtenir *lentement et sans douleur* l'avulsion des cheveux, qu'on opérait autrefois d'une manière vraiment barbare à l'aide de la *calotte.* Sur tous les points où la teigne faveuse s'est développée, on fait tous les deux jours des onctions avec une pommade épilatoire; ces onctions doivent être continuées plus ou moins long-temps, selon que la maladie est plus ou moins invétérée. Les jours où on ne met pas de pommade, on passe à plusieurs reprises un peigne fin dans les cheveux, qui se détachent sans douleur; après quinze jours de ces pansemens, on sème dans les cheveux, une fois par semaine, quelques pincées d'une poudre épilatoire; le lendemain on passe le peigne dans les cheveux sur les points malades, et on y pratique une nouvelle onction avec la pommade épilatoire. On continue ainsi pendant un mois ou un mois et demi; on remplace alors la première pommade épilatoire par une seconde faite avec du saindoux et une poudre épilatoire plus active avec laquelle on pratique également des onctions sur les points affectés, pendant quinze jours ou un mois, suivant la gravité de la maladie. Après ce terme, on ne fait plus ces onctions que deux fois par semaine, jusqu'à ce que les rougeurs de la peau soient entièrement disparues. Les jours où on ne fait pas usage de la pommade, on peigne les malades une ou deux fois en vingt-quatre heures, en ayant soin de ne pas trop appuyer le peigne, qu'on imprègne de saindoux ou d'huile.

Pendant les années 1807, 1808, 1809, 1810, 1811, 1812 et 1813, quatre cent trente-neuf individus du sexe féminin, atteints de la teigne faveuse, ont été guéris par cette méthode, au bureau central des hôpitaux; et la durée moyenne du traitement a été de cinquante-six pansemens. Dans le même laps de temps, quatre cent soixante-neuf garçons ont été guéris de la même manière, et la durée moyenne du traitement a été de cinquante-trois pansemens. Il a été constaté que les cheveux repoussaient constamment sur les points où l'on avait ainsi opéré une alopécie artificielle, et que les poudres épilatoires employées par MM. Mahon n'altéraient ni le cuir chevelu, ni aucun autre organe.

Plusieurs faits consignés sur les registres du bureau central prouvent en outre qu'à l'aide de cette méthode on est parvenu non-seulement à guérir des teignes faveuses qui avaient résisté à divers traitemens, mais encore d'autres inflammations chroniques du cuir chevelu, dans lesquelles les bulbes des cheveux s'étaient consécutivement enflammés. Ainsi, ont été guéris, par MM. Mahon, en 1808, huit teigneux qui avaient été traités inutilement par la calotte; dix-huit enfans qui avaient été soignés à l'hôpital Saint-Louis par l'oxyde de manganèse, pendant plusieurs années; neuf autres enfans traités à l'hôpital des Enfans, par le charbon, pendant deux ans; en 1809, deux enfans qui avaient été traités sans succès par la calotte; en 1811, huit enfans déjà traités par la calotte; en 1813, trois individus traités par la poudre de charbon pendant plusieurs mois, et cinq déjà traités à Paris, à Boulogne, à Meaux et à Arvilliers; en 1824, un enfant qui avait été traité à l'hôpital des Enfans, par l'oxyde de manganèse, pendant deux mois, et un autre traité par la calotte pendant trois mois; en 1816, un individu traité par la calotte aux Dames Saint-Thomas, pendant six ans, et trois autres traités par le même procédé pendant un an; un autre traité à Versailles pendant deux ans; en 1817, un teigneux traité au Val-de-Grâce par différentes pommades pendant deux ans, et un second qui avait subi l'opération de la calotte pendant neuf mois; cinq autres traités aux Dames Saint-Thomas par la calotte pendant deux, quatre et cinq ans; en 1818, neuf déjà traités par la calotte pendant un, deux, trois, quatre, dix et douze ans; en 1819, vingt-un traités par la calotte pendant un deux, trois et six ans; cinq traités à Saint-Louis par la calotte et l'oxyde de manganèse pendant huit et dix-huit mois, et quatre et cinq ans, etc.

En résumé, suivant que la teigne faveuse sera bornée au corps réticulaire de la peau, ou qu'elle se sera propagée aux follicules pileux, elle devra successivement être combattue par des lotions et des applications émollientes sur le cuir chevelu, par des vésicatoires au bras, par de légers laxatifs, lorsque l'état des organes digestifs le permettra; enfin, par la méthode épilatoire de MM. Mahon.

J'ajouterai qu'à défaut de leur *poudre épilatoire*, dont ils n'ont pas publié la composition, je me suis servi, avec succès, de la suivante : ♃ chaux du commerce ℥ j; sous-carbonate de potasse ʒ ij; charbon pulvérisé ʒ j; on incorpore dabord ce mélange à de l'axonge dont on augmente ou dont on diminue la quantité suivant que le cuir chevelu est plus ou moins enflammé.

Une foule de topiques, les uns à peu près inertes, comme le charbon, l'oxyde de manganèse, la pommade oxygénée, etc., les autres doués de propriétés plus ou moins actives, tels que les cataplasmes de ciguë, de morelle, de douce-amère, etc.; les pommades de cantharides, l'onguent napolitain, l'onguent de nitrate de mercure, les pommades de proto-chlorure ammoniacal, ou de deuto-chlorure de mercure, etc., ont été employés dans le traitement de la teigne faveuse, dans des conditions mal déterminées et avec des résultats trop peu favorables pour être recommandés.

§ II. *Teigne annulaire.*—La teigne annulaire est une inflammation chronique et contagieuse, caractérisée par des groupes *circulaires* de petites pustules qui se développent ordinairement sur le cuir chevelu; elles se dessèchent sous la forme de croûtes minces et peu adhérentes.

La teigne annulaire s'annonce par des taches rouges circulaires, enflammées, sur lesquelles s'élèvent de petites pustules d'un blanc jaunâtre, dont le centre est ordinairement traversé par un poil. Peu à peu le cercle s'agrandit et acquiert d'un demi pouce à un pouce et demi de diamètre; l'humeur des pustules s'épaissit et se transforme en croûtes minces, dures, peu adhérentes, au-dessous desquelles la peau est rouge et enflammée. Dans l'espace de deux ou trois septenaires, non-seulement les aires des premiers groupes s'étendent, mais il s'en forme de nouveaux, soit d'une manière spontanée, soit à la suite des inoculations successives produites par l'humeur des pustules dont les doigts des enfans s'impreignent lorsqu'ils grattent le cuir chevelu. Si cette inflammation est abandonnée à elle-même, les groupes devenus très-nombreux peuvent se confondre par leurs bords correspondans, et former des surfaces plus ou moins irrégulières. Cependant la disposition circulaire des groupes primitifs est encore indiquée par les arcs de cercle qu'on distingue à la circonférence des aires de ces groupes irréguliers; la peau devient rouge et squameuse dans le voisinage des groupes. L'inflammation se propage très-souvent aux follicules pileux, et c'est pour cela sans doute que MM. Luxmore et Underwood ont pensé que le siége primitif de cette maladie était dans les bulbes des poils. Les cheveux se rompent ou se détachent de la peau; ils sont bientôt remplacés par d'autres qui plus tard tombent comme les premiers, si la peau reste enflammée, couverte de squames, ou devient le siége d'une nouvelle éruption pustuleuse. L'alopécie n'est permanente que dans les cas rares où le cuir chevelu a été profondément ulcéré, ou lorsque les follicules pileux ont été détruits.

Si la teigne annulaire est abandonnée à elle-même, elle peut exister pendant plusieurs années, dénudant tour à tour plusieurs points de la surface du cuir chevelu. Tant qu'il existe de la rougeur ou une desquamation furfuracée à la peau, on doit craindre de voir se développer de nouvelles pustules. La guérison est prochaine, au contraire, lorsque la rougeur morbide des tégumens disparaît, et lorsque les cheveux reproduits sur les points dénudés ont la même couleur et la même force que ceux qui sont restés étrangers à la maladie.

La teigne annulaire attaque ordinairement les enfans depuis l'âge de deux ans jusqu'à la puberté; elle est contagieuse à un haut degré. Willan a vu un enfant la propager à cinquante autres, dans une même école, dans l'espace d'un mois. A cette occasion, il blâme avec raison l'usage où l'on est dans quelques-uns de ces établissemens de se servir d'un même peigne pour plusieurs enfans. J'ai soigné de cette maladie un petit garçon, âgé de cinq ans, dont la mère contracta plusieurs pustules sur les doigts, pour lui avoir lavé la tête, deux fois par jour, avec une décoction émolliente. Deux sœurs de cet enfant, avec lesquelles il avait des rapports habituels, furent atteintes de semblables pustules sur la lèvre supérieure et sur les doigts.

L'insertion de l'humeur des pustules de la teigne annulaire dans la peau est ordinairement suivie d'une inflammation pustuleuse bornée aux piqûres. La malpropreté, l'existence d'une autre inflammation du cuir chevelu, telle que le psoriasis et le pityriasis, prédisposent au développement de la teigne annulaire, qui peut quelquefois avoir lieu d'une manière spontanée et indépendamment de la contagion.

Les pustules et les croûtes de la teigne annulaire ne peuvent être confondues ni avec les pustules ni avec les croûtes déprimées en godet de la teigne faveuse. La teigne annulaire diffère de la teigne granulée par la disposition *circulaire* des groupes de ses pustules et de ses croûtes, par le mode d'extension de ses groupes, enfin par la propriété contagieuse bien manifeste des pustules. Bateman et M. Samuel Plumbe semblent donc s'être trompés en regardant la teigne granulée comme une variété du *ringworm* du cuir chevelu. Enfin, les pustules de l'impétigo *figurata* sont bien disposées en groupes comme celle de la teigne annulaire, mais l'impétigo n'est point contagieux. J'ajouterai même que j'ai vu des eczéma *impetiginodes*, disposés en groupes, parfaitement circulaires ou ovales, se couvrir de croûtes analogues à celles de la teigne annulaire, et qu'il serait très-difficile de les en distinguer, si on ne tenait pas compte du caractère contagieux ou non contagieux de l'affection. Car, dans l'un et l'autre cas, au-dessous des croûtes, on trouve la peau couverte de petits mamelons rouges, ordinairement plus prononcés vers la circonférence des groupes ; ceux-ci guérissent le plus souvent du centre à la circonférence, et plus rarement sur plusieurs points à la fois. Néanmoins une circonstance peut rendre le diagnostic moins incertain : en effet, on trouve parfois des vésicules à la circonférence des groupes de l'eczéma *impetiginodes* circulaire; et de nouveaux groupes vésiculeux et pustuleux apparaissent parfois aussi dans le voisinage des premiers.

La teigne annulaire est une des inflammations les plus rebelles du cuir chevelu. Lorsqu'elle se développe accidentellement sur un enfant d'une classe élevée de la société, on est presque toujours appelé à la traiter peu de temps après son invasion : a cette époque, elle peut être combattue avec succès par la méthode antiphlogistique et dérivative. Les enfans du peuple se présentent dans des conditions bien différentes; l'inflammation du cuir chevelu a presque toujours fait des progrès considérables, qu'aucun remède rationnel n'a entravés; elle s'est propagée aux follicules pileux. Dans de sémblables circonstances, je pense avec M. Samuel. Plumbe, et contre l'opinion de Willan et de Bateman, que l'épilation est une condition indispensable au succès du traitement. Ainsi, après avoir combattu les symptômes inflammatoires, à l'aide de divers moyens que j'ai déjà indiqués, en exposant le traitement de la teigne faveuse, on provoquera la chute des cheveux sur toute l'étendue des points affectés. Le procédé de MM. Mahon est applicable à ces teignes annulaires rebelles; il est bien préférable à l'arrachement violent qu'on obtient avec la calotte, et à l'épilation avec de petites pinces, recommandée par M. Samuel Plumbe.

Lorsque la teigne annulaire se développe sur le tronc ou sur les membres, son traitement doit être dirigé d'après les mêmes principes que celui de l'eczéma *impetiginodes* en groupes, et consister principalement dans l'emploi des émissions sanguines, des bains émolliens, frais ou tempérés, et dans l'usage habilement dirigé des lotions fraîches, qui calment le prurit désagréable dont cette inflammation est constamment accompagnée.

§ III. *Teigne granulée.*—La teigne granulée est caractérisée par de petites pustules, moins profondément implantées que celles de la teigne faveuse, irrégulièrement disséminées sur le cuir chevelu, et qui se dessèchent en croûtes grises ou brunes, non déprimées en godet, et flottant quelquefois détachées dans les cheveux.

La teigne granulée attaque exclusivement le cuir chevelu; ordinairement elle n'envahit pas une aussi grande surface que la teigne faveuse. Elle s'annonce par de petites pustules jaunâtres, qui apparaissent d'une manière successive à la partie postérieure et supérieure de la tête. Elles fournissent une humeur visqueuse, qui s'épaissit, se dessèche par le contact de l'air, et se transforme ensuite en de petites croûtes brunes ou d'un gris obscur, semblables à des fragmens de mortier grossièrement brisé, ou à du plâtre tombé des murs, et sali par l'humidité et la poussière. Ces croûtes n'ont, dans aucun cas, leur surface creusée en godet, comme celles de la teigne faveuse; elle sont bosselées, anguleuses, et n'affectent aucune forme particulière. Lorsqu'elles ne sont pas abreuvées par le pus, elles ont une consistance très-dure et comme pierreuse, que les cataplasmes ramollissent difficilement; le vulgaire les désigne sous le nom de *galons;* elles paraissent quelquefois comme collées aux cheveux.

La peau atteinte de la teigne granulée exhale une odeur fade et nauséabonde, qui se rapproche beaucoup de celle du beurre rance ou du fromage qui commence à se putréfier. Cette odeur n'est bien prononcée que lorsque les croûtes sont encore humides, et qu'il s'opère un suintement considérable à la surface du cuir chevelu; elle diminue à mesure que les croûtes se dessèchent et acquièrent une dureté qui les fait ressembler à une matière gypseuse ou crétacée. Les démangeaisons produites par la teigne granulée sont très-vives; elles sont souvent augmentées par le développement d'une très-grande quantité de poux.

La teigne granulée est quelquefois compliquée d'une inflammation sympathique des ganglions lymphatiques du cou. Les enfans pauvres chez lesquels elle se développe présentent souvent aussi des symptômes non équivoques d'affections thoraciques et abdominales. La durée de cette maladie varie entre quelques mois et plusieurs années; ce n'est que dans ce dernier cas qu'elle se propage au bulbe des cheveux, et qu'elle peut être suivie d'une alopécie plus ou moins considérable.

On ne trouve jamais sur la peau qu'un petit nombre de pustules intactes: la plupart sont desséchées; les croûtes sont peu adhérentes à la peau; le corps réticulaire est rouge et enflammé,

Dans les teignes granulées chroniques, l'inflammation se propage à toute l'épaisseur du derme, et la peau présente quelquefois des ulcérations de formes et de dimensions variées.

On observe rarement la teigne granulée chez les adultes; elle attaque surtout les enfans pauvres et malpropres; elle est bien moins fréquente dans les hôpitaux que la teigne faveuse. Au bureau central des hospices, sur un nombre déterminé de teigneux, la teigne granulée s'est trouvée, relativement à la teigne faveuse, dans la proportion de 329 à 908. Encore dois-je ajouter que le nombre des teignes granulées est ici réellement exagéré, puisqu'on y a compris les teignes annulaires.

La teigne granulée diffère de la teigne faveuse, 1° par ses pustules, qui sont constamment humides à leur début, tandis que celles du favus sont sèches et ne sont jamais fluentes; 2° par la forme des croûtes; celle de la teigne granulée sont irrégulières, hérissées de rugosités et d'inégalités; leurs sommets sont bosselés, et ne sont point déprimés en godet comme dans la teigne faveuse; 3° par la propriété contagieuse de la teigne faveuse, caractère que ne paraît pas présenter la teigne granulée. Enfin ces deux maladies sont si distinctes, qu'on ne les a peut-être jamais vues réunies sur la même tête, ni se transformer de l'une en l'autre. Les signes qui distinguent la teigne granulée de la teigne annulaire et de la teigne muqueuse ont été ou seront ultérieurement exposés. Il est plus difficile d'indiquer les caractères qui séparent de la teigne granulée certains impétigo développés chez l'homme, sur la peau du cou, du menton et des joues couverts de barbe. Les pustules de l'impétigo m'ont toujours paru plus petites que celles de la teigne granulée; mais il est des cas dans lesquels toutes les pustules sont transformées en croûtes et dont le diagnostic offre une grande obscurité.

La teigne granulée est, en général, moins rebelle que la teigne faveuse, mais elle est plus grave que la teigne muqueuse. Lorsque la teigne granulée n'est pas très-ancienne, il convient de la combattre par la méthode *antiphlogistique* et *dérivative*, surtout si l'inflammation conserve quelque acuité. Si la maladie existe déjà depuis plusieurs mois ou depuis plusieurs années, si les croûtes sont très-sèches et semblables à du plâtre, si la peau située au-dessous d'elles est peu enflammée, le traitement de MM. Mahon me paraît préférable. Cette dernière pratique, appliquée indistinctement à toutes les teignes grapulées qui se sont présentées au bureau central, quel qu'en fût le degré d'intensité ou d'ancienneté, a été suivie d'un grand nombre de guérisons. Cependant la durée du traitement a été au moins de quatre-vingt-dix jours, puisque le nombre des pansemens, terme moyen, s'est élevé à quarante-cinq pour chaque teigneux.

§ IV. *Teigne muqueuse.*—La teigne muqueuse est une inflammation de la peau, caractérisée par de petites pustules disposées en groupes irréguliers, qui se développent sur la face ou sur le cuir chevelu. Elles fournissent abondamment une humeur qui enduit et colle les cheveux en masse et par couches. Ces pustules, en se desséchant forment, des croûtes minces, lamelleuses, jaunes ou brunâtres.

La teigne muqueuse *de la face* (*porrigo larvalis*, Willan) apparaît ordinairement sur le front et sur les joues. Les petites pustules qui la caractérisent sont blanches, disposées en groupes, et dépassent à peine le niveau de la peau. Celle-ci acquiert bientôt une teinte érythémateuse, les pustules se rompent au bout de quatre à cinq jours, et donnent issue à un fluide visqueux et jaunâtre qui se concrète et se transforme en croûtes minces, jaunes et verdâtres. De nouvelles pustules ne tardent pas à se développer à la circonférence de ces groupes ou dans leur voisinage. Elles se rompent à leur tour, et l'humeur qu'elles sécrètent s'épanche à la surface de la peau. En même temps, un suintement assez considérable s'établit au-dessous des premières croûtes, dont il augmente l'étendue et l'épaisseur. Si cette inflammation est abandonnée à elle-même, plusieurs éruptions de semblables pustules ont lieu successivement, à des époques plus ou moins rapprochées, jusqu'à ce que toute la face soit pour ainsi dire enveloppée d'une large croûte en forme de masque (*larva*), d'où est venue l'épithète *larvalis*, assignée par Willan à ce *porrigo*. Cependant les paupières et le nez sont rarement affectés.

Cette maladie pustuleuse de la face peut présenter une foule de nuances dans son développement, dans sa marche et son intensité. Tantôt l'inflammation est très-aiguë; l'humeur sécrétée par les pustules est abondante; la peau est d'un rouge très-animé au-dessous des croûtes; elle se gerce et s'excorie sur les joues, vers les commissures des lèvres et dans l'enfoncement qui les sépare du menton; tantôt, au contraire, dès son début la teigne muqueuse présente tous les caractères d'une inflammation chronique; les pustules sont rares, leur développement est lent et successif; l'écoulement, d'abord peu abondant, se tarit bientôt, et la peau se couvre d'une croûte sèche et brune. Au reste, que la teigne muqueuse de la face soit abandonnée à elle-même ou qu'elle soit combattue par l'art, sa guérison est annoncée par les phénomènes suivans : la sécrétion de la peau se tarit; les croûtes se détachent sans se reproduire; la peau, pourvue d'une épiderme très-mince, reste encore quelque temps érythémateuse, et devient le siége d'une desquamation furfuracée; mais je n'ai jamais observé que les excoriations et les fissures qui accompagnent souvent la teigne muqueuse de la face fussent suivies de cicatrices.

La teigne muqueuse *du cuir chevelu* s'annonce, comme celle de la face, par de petites pustules pleines d'une humeur blanchâtre ou jaunâtre. Elles se rompent spontanément ou à la suite des manœuvres de l'enfant qui se gratte continuellement. La peau devient le siége d'excoriations superficielles, très-humides, à la surface desquelles suinte abondamment une humeur d'un jaune paille ou rougeâtre, semblable à du miel liquide et très-corrompu. Cette humeur agglutine les cheveux, les colle en masse et par couches, et se transforme en croûtes molles et jaunes. Si la maladie est abandonnée à elle-même, elle envahit successivement presque tous les points du cuir chevelu. L'inflammation se propage quelquefois au tissu cellulaire sous-cutané; il se tuméfie et forme de petites tumeurs proéminentes que le vulgaire désigne sous le nom de *bosses*. Je les ai souvent observées près des apophyses mastoïdes. Ces petits phlegmons produisent une douleur tensive très-aiguë, et se terminent ordinairement par suppuration. Si la teigne muqueuse *du cuir chevelu* est long-temps abandonnée à elle-même, l'inflammation prend un caractère chronique et devient plus profonde; les bulbes des cheveux s'enflamment quelquefois, et leur chute peut avoir lieu sur une surface plus ou moins considérable. Enfin la teigne muqueuse peut atteindre à la fois la face et le cuir chevelu, et même se propager sur les oreilles, la nuque et les épaules.

La teigne muqueuse est toujours accompagnée d'une très-vive démangeaison qui interrompt le sommeil des enfans. J'ai soigné une petite fille qui se grattait tellement, pendant la nuit, qu'elle produisait journellement des excoriations qui fournissaient une assez grande quantité de sang. Cette affection de la peau est quelquefois compliquée d'une inflammation de la conjonctive ou de la membrane muqueuse de la bouche, du conduit auditif externe ou des fosses nasales; elle est presque toujours accompagnée d'une inflammation des ganglions lymphatiques du cou; elle peut aussi être accidentellement associée à d'autres inflammations, au muguet, à la roséole, au strophulus, aux parotides, à la gastro-entérite et aux pneumonies chroniques, etc.

La teigne muqueuse n'est point contagieuse ; elle attaque le plus souvent les enfans à l'époque de la première ou de la seconde dentition. Chez les enfans à la mamelle, les mauvaises qualités du lait ont une influence très-marquée sur le développement de cette maladie. Elle est beaucoup plus fréquente qu'on ne serait porté à le croire, d'après les relevés faits au bureau central des hôpitaux ; le nombre des admissions faites pour cette maladie est bien faible comparativement à celui des cas de teigne faveuse, puisqu'il ne se trouve que dans le rapport de 71 à 908. Cette circonstance tient certainement à ce que la méthode épilatoire exclusivement employée au bureau central est rarement applicable à cette maladie.

Les pustules fluentes de la teigne muqueuse ne peuvent être confondues avec les pustules sèches de la teigne faveuse. Les croûtes larges, humides et lamelleuses de la première sont bien distinctes des croûtes circulaires et déprimées en godet, caractéristiques de la seconde. Les pustules de la teigne granulée sont plus volumineuses que celles de la teigne muqueuse. Les unes sont suivies de croûtes brunes, granulées, arrondies et proéminentes; les autres se dessèchent sous la forme de croûtes minces, jaunes et lamelleuses. Enfin, la disposition particulière des pustules et des croûtes de la teigne annulaire, la sépare non-seulement de la teigne muqueuse, mais encore de toutes les autres. Mais il est plus difficile de distinguer la teigne muqueuse des eczéma du cuir chevelu. En effet, cette inflammation vésiculeuse, après avoir ordinairement débuté par les oreilles, se propage quelquefois successivement sur toute la tête. Comme la teigne muqueuse, elle fournit d'abord une humeur jaunâtre qui aglutine les cheveux; plus tard le cuir chevelu prend un aspect squameux furfuracé, ou amiantacé; et lorsque cette maladie se prolonge, les poils se détachent de la peau, sur les point affectés. Or, ces eczéma du cuir chevelu, que j'ai plusieurs fois observés chez des vieillards, sont une maladie de la peau fort tenace et très-rebelle.

Le développement de la teigne muqueuse peut être considéré comme favorable, toutes les fois qu'il coïncide avec une diminution de quelque inflammation intérieure; mais il est des cas où cette espèce de teigne constitue une véritable complication, qu'il importe de détruire par un traitement rationnel. La cessation brusque de l'écoulement de la teigne muqueuse est toujours un symptôme fâcheux. Elle annonce ordinairement l'invasion d'une maladie grave, ou l'exacerbation d'une inflammation chronique.

Quoique la durée de la teigne muqueuse ne puisse être assignée d'une manière précise, il est certain que cette maladie se termine le plus souvent d'une manière assez prompte, lorsqu'elle est convenablement traitée. Je dois prévenir cependant qu'au moment où la guérison paraît prochaine, il peut survenir tout à coup une exacerbation qui ranime tous les symptômes. Storck assure que lorsque cette inflammation est sur le point de se terminer, l'odeur de l'urine des malades devient semblable à celle de l'urine de chat, et que cette affection se prolonge indéfiniment tant que cette humeur excrémentitielle conserve son odeur habituelle. J'ai constaté que cette assertion était trop générale, et qu'elle souffrait de nombreuses exceptions.

Dans la teigne muqueuse, la méthode *antiphlogistique* et *dérivative* a des avantages incontestables sur tous les autres modes de traitement. Chez les enfans à la mamelle atteints de la teigne muqueuse *de la face*, l'usage habituel des bains tièdes émolliens et des lotions mucilagineuses avec la décoction de racine de guimauve, avec le lait, etc., suffit ordinairement pour modérer l'éruption des pustules, et pour en obtenir graduellement la guérison. Lorsque les enfans sont plus âgés, ou lorsque l'inflammation de la face est assez vive pour leur causer de l'agitation et de l'insomnie, il convient d'appliquer au-dessous des oreilles ou de la mâchoire inférieure, deux, quatre ou six sangsues, suivant l'âge des enfans et l'étendue de l'inflammation. Si ces accidens n'éprouvent pas une rémisson marquée, il faut appliquer et entretenir au bras un petit vésicatoire.

Si la teigne muqueuse s'est développée sur le cuir chevelu, ou à la fois sur le cuir chevelu et sur la face, après avoir rasé la tête, ou mieux après avoir coupé les cheveux avec des ciseaux courbes sur le plat, on la couvrira d'un cataplasme émollient qu'on aura soin de renouveler deux ou trois fois par jour; la tête sera lavée avec une décoction de graine de lin; et si la santé générale de l'enfant est forte, on appliquera aux tempes ou à la nuque un nombre de sangsues proportionné à l'intensité de l'inflammation. Si un ou plusieurs petits abcès sous-cutanés se forment, ils seront ouverts avec une lancette dans leur point le plus déclive. Quelques jours après, un vésicatoire sera établi au bras, et il sera entretenu jusqu'à ce que la guérison de l'inflammation du cuir chevelu ait été bien constatée. Elle a lieu ordinairement dans l'espace d'un à deux mois.

Dans le traitement de la teigne muqueuse aiguë, je me suis presque toujours abstenu de faire sur les parties enflammées des onctions avec la pommade d'oxyde de zinc, ou avec le cérat saturné. Les purgatifs mercuriels ont été recommandés pour opérer une révulsion momentanée sur le canal intestinal: cette médication est quelquefois dangereuse et souvent inutile.

Lorsque la teigne muqueuse est chronique, la méthode antiphlogistique et dérivative doit être d'abord employée; il faut même persister dans cette direction jusqu'à ce que la peau soit devenue peu irritable. On se sert ensuite des lotions sulfureuses ou des onctions avec la pommade de nitrate de mercure, pour changer le mode d'irritation des parties affectées. La méthode épilatoire de MM. Mahon n'est applicable qu'au très-petit nombre de cas dans lesquels les follicules pileux sont eux-mêmes enflammés. Les teignes muqueuses traitées par cette méthode ont exigé pour leur guérison trente-neuf pansemens, c'est-à-dire au moins soixante-dix-huit jours.

Les maladies qui compliquent accidentellement la teigne muqueuse, l'ophthalmie, l'otite, la gastro-entérite, la stomatite, etc., exigent des soins particuliers, qui sont exposés avec beaucoup de détails dans les articles consacrés à ces diverses maladies.

§ V. Sous le nom générique de teignes on a d'abord embrassé toutes les inflammations du cuir chevelu. Haly-Abbas admit six espèces de teignes (*tinea favosa*, *tinea ficosa*, *tinea ichorosa*, *tinea lupinosa*, *tinea furfurosa*) reproduites par Guy de Chauliac, Ambroise Paré, Forest, Sennert, etc., et adoptées par quelques modernes. M. Alibert a décrit cinq espèces de teignes, savoir:

la teigne *faveuse*, la teigne *granulée* et la teigne *muqueuse*, dont l'existence, comme lésions distinctes, paraît démontrée. Quant à la teigne *furfuracée* et à la teigne *amiantacée* du même auteur, suivant moi, elles n'existent pas. En effet, les caractères assignés par M. Alibert à la *teigne furfuracée* ont été empruntés à l'eczéma, au lichen et au psoriasis du cuir chevelu. Les observations II, IV et VI, consignées dans son ouvrage, sont de véritables eczéma que M. Alibert décrit sous le nom de *dartre squameuse* lorsqu'ils sont situés dans le voisinage du cuir chevelu, sur les oreilles par exemple. Les observations I, II et V sont trop incomplètes pour être jugées; ce sont probablement des cas de psoriasis, de lichen ou d'eczéma desséchés et invétérés. Quant à la description générale de la *teigne furfuracée*, elle est évidemment née du rapprochement de faits dissemblables, et ne peut être conservée. J'ai plusieurs fois observé sur des malades atteints d'eczéma chroniques l'*état* squameux et amiantacé du cuir chevelu, décrit sous le nom de *teigne amiantacée* par M. Alibert. Trois observations rapportées dans son ouvrage me paraissent être de ces eczéma chroniques. Les autres observations ne sont pas accompagnées de détails assez circonstanciés pour être jugées. Il est probable qu'on aura regardé comme des teignes *amiantacées* des cas de lèpre et de psoriasis du cuir chevelu. En résumé, la teigne *amiantacée* ne pourra être admise, comme lésion distincte, que lorsque son existence aura été établie par des observations particulières plus rigoureuses, et dans lesquelles les diverses périodes de cette maladie auront été soigneusement retracées. (P. RAYER.)

TEINTURE, s. m. *tinctura*, de *tingere*, teindre. On donne ce nom, en pharmacologie, à l'alcohol chargé par digestion des principes actifs d'une ou de plusieurs substances médicamenteuses. Telle est en général l'acception du mot *teinture*, lorsqu'on n'y ajoute aucune épithète propre à le caractériser. Mais comme on donne également ce nom à un médicament analogue préparé avec l'éther au lieu d'alcohol, il serait plus convenable de distinguer toujours ces deux compositions par les expressions *teinture alcoholique*, *teinture éthérée*, comme on le fait souvent. La précision du langage demanderait qu'on rejetât cette dénomination de *teinture*, qui n'indique nullement la préparation et la nature du médicament, qui est même tout-à-fait vicieuse en ce qu'elle entraîne avec elle l'idée d'une coloration donnée par la substance employée pour faire la teinture, tandis que plusieurs de ces médicamens sont tout-à-fait incolores. On a proposé avec raison des expressions plus convenables, telles que *alcohol de*, *infusion alcoholique de*, *infusion éthérée de*, mais l'usage a prévalu. Nous allons donc traiter succinctement des teintures alcoholiques et des teintures éthérées.

1° *Teintures alcoholiques.*— Comme l'alcohol qu'on emploie n'est jamais absolu, qu'il contient toujours une certaine quantité d'eau, il agit de deux manières sur les corps avec lesquels on le met en contact : par sa portion d'eau, il en dissout les sels, le mucilage, l'extractif; par sa portion d'alcohol, il en dissout les résines et les huiles essentielles. Il en résulte donc que, suivant le degré de concentration de l'alcohol employé, il y a une variation dans la nature du médicament obtenu. Ainsi, il faudra employer un alcohol plus ou moins concentré suivant les substances que l'on voudra soumettre à la macération alcoholique. On se servira d'un alcohol à 36° si elles sont résineuses, comme le gaïac, le quinquina, le benjoin, le succin, etc.; l'alcohol ne marquera que 22° si l'on veut dissoudre simplement des matières extractives, comme dans la cannelle, le cachou, la valériane; enfin si les principes actifs de la substance sont gommo-résineux, comme dans le castoréum, l'assa fœtida, etc., l'alcohol doit avoir 32°. Pour préparer la teinture alcoholique, il faut que les substances soient bien desséchées, afin que leur humidité n'affaiblisse pas l'alcohol; si l'on emploie des substances fraîches, il faut compenser l'humidité qu'elles fournissent en augmentant le degré de concentration de l'alcohol. Elles seront bien divisées, c'est-à-dire concassées, si elles sont facilement perméables à l'alcohol comme le quinquina; pulvérisées, si elles sont dures, comme le succin. On facilitera l'action de l'alcohol par la digestion, c'est-à-dire par une température d'étuve à 35 ou 37° centigrades. Les matras dans lesquels on prépare les teintures ne présenteront qu'une petite ouverture pour le passage de l'air dégagé par la chaleur. On agitera de temps en temps pour renouveler la surface, surtout si la substance est en poudre; la digestion sera plus ou moins long-temps prolongée, suivant la texture plus ou moins serrée du corps. L'on mettra une quantité de substance suffisante pour que l'alcohol en soit saturé; l'on filtrera après avoir passé à travers un linge qui permette l'expression du résidu. Enfin, si la teinture est composée, c'est-à-dire préparée avec plusieurs substances, on soumettra séparément et les premières à l'action de l'alcohol les substances les moins solubles, et l'on ajoutera ensuite celles dont la solubilité est la plus facile. Nous nous bornerons à ces règles générales, que nous avons extraites des *Élémens de pharmacie* de MM. Chevalier et Idt, renvoyant pour plus de détails aux ouvrages spéciaux.

Les teintures sont, comme nous venons de le dire, simples ou composées, c'est-à-dire préparées avec une seule substance ou avec plusieurs. Nous n'avons rien à dire des teintures simples, dont les propriétés médicales varient suivant la nature du principe fourni par la substance employée (*voyez* les articles consacrés à chacun des médicamens où il est parlé de cette forme d'administration). Quant aux teintures composées, elles ont été jadis fort en usage et sont maintenant fort peu employées; elles sont généralement connues sous des noms particuliers, tels que ceux de *baume*, *d'élixir*, *etc.*, et il en a déjà été question sous ces dénominations. Le *Codex* français, qui en a considérablement restreint le nombre, a donné les formules de plusieurs qu'il nous suffira d'énumérer : *teinture d'absinthe composée*, qui s'emploie comme la teinture d'absinthe simple ; elle n'en diffère que par la réunion de la grande et de la petite absinthe, et par l'addition des clous de girofle, à parties égales, et d'une petite quantité de sucre; *teinture balsamique* ou baume du commandeur de Perme; *teinture aromatique* ou eau de Bonferme, composée de noix muscade, cannelle, girofle, fleurs de grenade, employée principalement à l'extérieur comme résolutif et pour exciter le sens de l'odorat; *teinture aromatique composée*, ou eau vulnéraire spiritueuse, eau rouge, qui est préparée avec un grand nombre de labiées, et dont on se sert de même que de la précédente; *teinture aromatique avec l'acide sulfurique* ou élixir vitriolique de Mynsicht; *teinture fébrifuge d'Huxham*, préparée avec le quinquina rouge principalement, avec des oranges amères, la serpentaire de Virginie, le safran et la cochenille, et qu'on peut administrer à peu près de la même manière que la teinture simple de quinquina; *teinture ammoniacale* ou élixir pour les scrofules; *teinture purgative* ou eau-de-vie allemande, composée principalement avec le jalap, et avec le turbith et la scammonée, dans laquelle la proportion du purgatif à l'alcohol est d'environ comme 1 à 8,5, et qu'on prescrit à la dose de deux gros à une once mêlée à un sirop;

teinture amère ou élixir de Stoughton; *teinture d'aloës composée* ou élixir de longue vie.

2° *Teintures éthérées.*—Ce sont les teintures qui ont l'éther pour excipient; on emploie le plus ordinairement l'éther sulfurique; il doit être très-pur et concentré à 56°. Les substances devront être réduites en poudre très-fine; on n'emploiera jamais la digestion, mais la macération à froid: au lieu de matras, on se servira de flacons bouchés à lémeri et tenus constamment à l'abri de la chaleur. La vaporisation de l'éther, soit qu'on filtre, soit qu'on se borne à décanter, doit être évitée, parce que les principes qui y sont dissous étant fixes, ils seraient concentrés sous un petit volume, ce qui changerait les proportions du médicament, et rendrait son emploi incertain, souvent même dangereux: c'est de cette manière qu'on prépare la teinture éthérée de digitale pourprée.

On a encore désigné sous le nom spécial de *teinture* des médicamens qui diffèrent essentiellement de ceux que nous venons d'indiquer; tels sont les *teintures minérales de Fowler, de Pearson. Voyez* SOLUTIONS ARSÉNICALES.

TÉLÉPHIEN, adj. Les anciens ont donné le nom d'*ulcère téléphien* à tout ulcère de mauvaise nature, difficile à guérir, parce que, selon la fable, la blessure que la lance d'Achille fit à Télèphe dégénéra en un pareil ulcère. *Voyez* ULCÈRE.

TELLURE, s. m. Métal de la quatrième classe (*voyez* MÉTAL), que l'on trouve dans la nature combiné avec le fer et l'or, avec l'or et l'argent, et avec d'autres métaux et le soufre. Il est solide, blanc bleuâtre, très-éclatant, d'un tissu lamelleux, très-fragile, et d'une pesanteur spécifique de 6,115; il est un peu moins fusible que le plomb, et peut être volatilisé. Chauffé avec le contact de l'air ou du gaz oxygène, il fournit un oxyde sous forme de vapeurs blanches, d'une odeur de raifort, soluble dans quelques acides et susceptible de s'unir à la potasse, à la soude et à l'ammoniaque. L'hydrogène peut se combiner avec le tellure et donner deux composés, un *hydrure* solide, et l'acide *hydrotellurique* : cet acide est gazeux, incolore, d'une odeur semblable à celle de l'acide hydrosulfurique, soluble dans l'eau, susceptible de brûler avec une flamme bleue, et en déposant de l'oxyde de tellure. Le tellure n'agit point sur l'eau. Les acides sulfurique, nitrique, et l'eau régale, l'oxydent et le dissolvent. Il n'est pas employé. (ORFILA.)

TEMPÉRAMENS, s. m. pl., *temperamenta*; φύσεις, *naturæ*,

κρασεις, *mixturæ*. On appelle ainsi certaines différences que présentent les hommes dans leur organisation, différences qui, consistant simplement en des disproportions de volume et d'activité entre les divers organes, sont compatibles avec la conservation de la vie et de la santé, mais qui, dues à des disproportions dans des organes importans et qui influent d'une manière sensible sur tout l'organisme, ne sont pas bornées à ces organes, mais sont étendues à l'économie entière qui a vraiment alors une physionomie distincte.

Pour que l'homme jouisse de la santé, c'est-à-dire de l'accomplissement facile et complet de toutes les facultés de la vie, il faut sans doute que les diverses parties qui composent son corps soient dans de certains rapports de volume, d'activité : mais ces rapports comportent une certaine latitude; certains organes peuvent, sans obstacles pour la santé, être plus ou moins développés, plus ou moins actifs que d'autres; il en résulte seulement des différences entre les hommes dans leurs apparences extérieures, dans le caractère de leurs fonctions, de leurs facultés, dans l'ensemble de leur vie. Ces différences, dont plusieurs frappent aussitôt les yeux, sont innombrables, car il n'est aucune partie solide ou liquide du corps humain qui ne puisse offrir quelques particularités, et il peut y avoir mille variétés dans les proportions des unes et des autres : elles sont en quelque sorte aussi multipliées que le sont les individus, qui ont chacun, comme on le dit, leur *constitution propre;* mais elles n'ont pas un égal degré d'importance. 1° Quelques-unes semblent tenir à l'organisation primitive de l'homme, et semblent contredire l'idée de l'unité de son espèce; ce sont celles qui fondent ce qu'on appelle les *races humaines;* 2° d'autres ne portent que sur des organes qui n'exércent aucune influence générale sur l'économie, et sont d'ailleurs si légères, qu'elles n'impriment aucun caractère nouveau à la fonction dont ces organes sont les agens; cette fonction seulement se montre un peu plus ou un peu moins énergique; 3° d'autres, bien que portant encore sur un seul organe et sur un organe qui reste isolé, sont cependant assez considérables pour imprimer à la fonction de cet organe un caractère insolite, irrégulier, qui fait contraste avec celui qu'elle présente ordinairement; et ce sont celles-ci qu'on appelle *idiosyncrasies;* 4° enfin, il en est qui résident en des organes qui exercent sur toute l'économie une grande influence, et qui ne peuvent par conséquent offrir quelques spécialités, quelques disproportions de développement et d'énergie, sans imprimer à l'homme une physionomie physique et morale particulière; et ce sont celles-là qu'on appelle *tempéramens*.

Il ne doit être question dans cet article que des dernières. Les tempéramens sont donc des différences organiques entre les hommes, compatibles avec la conservation de la santé, et dues à une diversité de proportion et d'activité entre les diverses parties du corps humain, et assez importantes pour modifier toute l'économie. Ces deux dernières conditions sont de rigueur; si la disproportion porte sur des organes qui ne sont pas assez influens pour entraîner une modification générale de l'économie, la différence individuelle n'est que locale, et n'est pas un tempérament; si la disproportion est telle que la santé ne puisse plus persister, ce n'est pas encore un tempérament, mais un état morbide.

De là résulte, que les tempéramens doivent reconnaître pour causes la prédominance ou l'infériorité des systèmes et organes qui sont les plus influens dans l'économie; savoir, ceux qui font le sang, ce stimulus obligé de toutes les parties, comme les appareils pulmonaire et digestif; ceux qui influent sur la crase de ce fluide, comme les organes sécréteurs urinaires, biliaires, spermatiques; ceux qui président à l'innervation, cette autre condition première de la vie; ceux qui, par leurs associations sympathiques, réagissent aisément, promptement et fortement sur toute l'économie; ceux enfin qui, formant une grande masse dans le matériel de l'homme, ou qui, occasionant une grande dépense lors de leur service, ne peuvent agir plus ou moins sans modifier l'équilibre général de tout le corps.

La meilleure organisation, sans contredit, serait celle où chaque système, chaque organe ne serait avec tous les autres que dans les proportions les plus convenables au libre et complet exercice de la vie; et celle-là seule mériterait rigoureusement d'être appelée *tempérament*, car ce mot veut dire *mélange*. Il nous vient des anciens qui supposaient les corps organisés formés d'élémens divers associés pour les constituer, mais dans des proportions telles qu'ils se *tempéraient* les uns les autres. Mais cette organisation, parfaitement équilibrée, ne se rencontre pas, ou du moins presque jamais dans la nature; presque toujours on naît avec des disproportions entre les divers organes; et en supposant que cela ne fût pas, il en surviendrait bientôt par le fait seul du cours de la vie; il y a donc des tempéramens.

Cela étant, quels sont-ils? et combien y en a-t-il? La réponse à ces deux questions est des plus difficiles. D'un côté, comme il y a dans le corps humain beaucoup d'organes, qu'il faut pour l'appréciation des tempéramens tenir compte de chacun d'eux, et que leurs combinaisons entre eux, sous le rapport des proportions, peuvent être très-multipliées, les variétés des tempéramens sont infinies. D'autre part, pour apprécier complétement les tempéramens, il faut avoir la connaissance exacte de toutes les réactions qu'exercent respectivement les uns sur les autres les divers organes du corps, et c'est ce qui manque en partie encore dans l'état actuel de la science. Sous le premier point de vue, on est jeté dans une infinité de faits individuels, qu'il est difficile de ramener à un certain nombre de genres et d'espèces; et sous le second point de vue, on manque des données propres à servir de base à cet établissement de genres et d'espèces, propres à faire porter le flambeau de l'analyse dans ces faits individuels si multipliés et si complexes.

Toutefois, outre que la nature a mis elle-même des bornes à toutes les variétés, attendu que toutes les combinaisons ne sont pas possibles, la prédominance de certains systèmes ne pouvant jamais coïncider avec celles de certains autres, on s'est attaché à celles de ces combinaisons qui sont les plus saillantes; et tour à tour on a admis quatre ou six tempéramens principaux, qu'on a diversement dénommés selon la physiologie du temps.

Ainsi, les anciens, disions-nous tout à l'heure, considéraient les corps organisés comme formés par l'association d'élémens divers, se tempérant les uns les autres. Si ces élémens étaient dans de justes proportions, il en résultait le *tempérament tempéré* ou *parfait*. Si, au contraire, il existait entre eux des disproportions, mais compatibles avec la santé, cela constituait les *tempéramens proprement dits* ou *mixtes*. Si la disproportion était excessive et prédisposait à une maladie, cela constituait une *intempérie;* enfin, on appelait *constitutionnelle* la maladie à laquelle donnait lieu cette disproportion. Les élémens constituans du corps étaient dits le *chaud,* le *froid,* le *sec* et l'*humide;* ils formaient quatre combinaisons, le *chaud avec le sec,* le *chaud avec l'humide,* le *froid avec le sec,* et le *froid avec l'hu-*

mide; à chacune de ces combinaisons correspondait la prédominance d'une humeur, celle de la *bile* à la première, celle de l'*atrabile* à la seconde, celle du *sang* à la troisième, et celle de la *pituite* à la quatrième; enfin de là résultaient quatre tempéramens, le *bilieux* ou *colérique*, le *mélancolique* ou *atrabilaire*, le *sanguin*, et le *pituiteux* ou *phlegmatique*. Chacun de ces tempéramens était caractérisé par une habitude extérieure particulière, un état spécial des fonctions physiques et morales, un genre propre de maladie; et il est inutile d'en tracer ici un tableau qui se trouve partout. Enfin à chacun de ces tempéramens les anciens rattachaient encore un des âges de la vie, une des saisons de l'année, un des climats du globe; par exemple, la jeunesse, le printemps, les climats tempérés, au tempérament sanguin; l'âge mur, l'automne et les pays équatoriaux, au tempérament atrabilaire; l'âge adulte, l'été, et les climats chauds, au tempérament bilieux; et la vieillesse, l'hiver, et les pays humides et froids, au tempérament pituiteux.

Telle était la doctrine des anciens sur les tempéramens, doctrine qui a joui long-temps du plus grand crédit, mais qu'ont renversée, depuis, de nombreuses et fortes objections. D'une part, que sont ces quatre élémens, chaud, froid, sec et humide, que l'on dit former les parties constituantes du corps humain? et quels rapports peut-il exister entre ces prétendus élémens et les humeurs qu'ils sont supposés rendre prédominantes? Aujourd'hui qu'on a distingué les différens solides et fluides qui composent le corps humain, peut-on voir ailleurs que dans les proportions respectives de ces solides et de ces fluides, les bases d'une théorie des tempéramens, et peut-on conserver celles toutes métaphysiques des élémens? D'autre part, les caractères assignés à chacun des quatre tempéramens admis sont loin d'être tous exacts; plusieurs peuvent être contestés; et, par exemple, ce qu'on a dit de l'état de la peau et des cheveux, et des facultés intellectuelles et morales en chacun d'eux, est faux. On trouve souvent des bilieux avec des cheveux blonds, des sanguins avec la peau jaune, etc.; et rien ne prouve qu'il y ait une coïncidence nécessaire entre l'état de ces parties tégumentaires du corps, et celui des appareils intérieurs seuls propres à constituer les tempéramens, et qu'ils traduiraient à l'extérieur. De même, les différences si fréquentes et si saillantes que présentent les hommes dans leur moral, ne tiennent nullement aux tempéramens ; elles sont dues toutes aux modifications, aux spécialités de l'organe cérébral; les tempéramens, qui consistent exclusivement en influences organiques, ne peuvent y avoir part qu'en influant sur la mesure d'activité du cerveau; et, comme nous l'avons prouvé au mot *encéphale*, les anciens ont fait la faute de confondre ici les *tempéramens* et les *caractères*. Cependant, bien qu'il soit impossible d'admettre aujourd'hui la théorie des anciens sur les tempéramens, il est juste de dire qu'il y a quelque chose de vrai dans la distinction des quatre tempéramens qu'ils avaient consacrés; et ce qui le prouve, c'est que depuis on n'a fait que les reproduire, en en changeant seulement l'explication.

Les *humoristes*, par exemple, qui rapportaient les tempéramens aux disproportions des humeurs, avaient admis aussi quatre tempéramens; le *sanguin*, dû à la prédominance du sang; le *bilieux*, dû à celle de la bile; le *mélancolique*, à celle de l'atrabile; et le *pituiteux*, à celle de la pituite. On voit que c'est la même chose; et en beaucoup de points, la théorie n'en est pas meilleure, car, qu'est-ce que l'atrabile? qu'est-ce que la pituite? Il en a été de même des *solidistes;* selon que prédominaient dans l'homme les appareils circulatoire, hépatique, lymphatique, etc., ils ont reconnu des tempéramens *sanguin*, *bilieux*, *phlegmatique*, ou *lymphatique*, ou *pituiteux*, etc. Seulement aux quatre tempéramens primitivement admis ils en ont ajouté deux autres : un tempérament *nerveux*, dû à la prédominance du système de ce nom, caractérisé par un développement excessif du système nerveux coïncidant avec une faiblesse extrême du système musculaire; et un tempérament *musculaire* ou *athlétique*, qui a une cause inverse, c'est-à-dire, la prédominance du système musculaire, et des traits anatomiques et physiologiques tout opposés. Du reste, les humoristes et les solidistes convenaient également que, si le tempérament tempéré des anciens était une chimère, chacun des six tempéramens admis ne se rencontrait pur que très-rarement; que presque toujours les élémens de l'un étaient mêlés, compliqués avec ceux de l'autre, et cela, en des proportions infinies; qu'ainsi il y avait des tempéramens *bilioso-sanguins*, *nervo-sosanguins*, etc.

Cependant, quelques médecins ont nié tout ce point de doctrine; il y a, ont-ils dit, impossibilité, quand on veut juger la constitution d'un individu, d'évaluer la part qu'y a chacun des nombreux systèmes qui le composent; les tableaux qu'on a tracés des tempéramens, l'ont été d'après le dogme, et non d'après la nature; et celle-ci n'offre jamais qu'une combinaison des uns et des autres. Tel était Zimmermann, qui se fondait sur ce que dans la pratique de la médecine on trouve plus de cas d'exception à la doctrine des tempéramens, que de cas qui la confirment. Tel est, de nos jours, M. Georget, qui considère la théorie des tempéramens comme une superstition que nous a léguée l'humorisme, et qui croit que le cerveau seul, parmi les organes, a le pouvoir, par sa prédominance ou son infériorité, de modifier tout l'organisme. Nous avouerons que les tempéramens admis se rencontrent rarement purs, et que jamais, dans la pratique, celui d'un individu n'est tout à fait semblable à celui d'un autre. Nous avouerons aussi qu'on a exagéré les secours que le médecin peut tirer de la connaissance du tempérament de ses malades. Mais, d'autre part, il ne peut exister prédominance ou infériorité de tel système influent du corps, sans qu'il n'en résulte une modification générale déterminée, c'est-à-dire un tempérament; et la consécration des six tempéramens indiqués est trop générale, pour qu'il n'y ait pas quelque chose de vrai dans l'observation qui les a fait signaler dans tous les siècles; c'est la théorie des tempéramens qui seule était mauvaise; or, de nos jours, Hallé et M. Rostan ont donné de leurs bases organiques une analyse anatomique et physiologique plus judicieuse.

M. Hallé place les fondemens anatomiques des tempéramens, 1° dans les systèmes généraux qui sont répandus dans toutes les parties, système vasculaire, nerveux et musculaire; 2° dans les principales régions du corps et les principaux organes. Aux dispositions des premiers sont dus ce qu'il appelle des *tempéramens généraux*; et à celles des régions et des organes, ce qu'il appelle des *tempéramens partiels*. Ainsi, les *vaisseaux* sont de deux sortes, sanguins et lymphatiques, et il peut exister l'une ou l'autre des trois choses suivantes : excès du système lymphatique sur le sanguin, excès du système sanguin sur le lymphatique, et enfin état moyen de l'un et de l'autre. La première disposition correspond au tempérament *pituiteux* des anciens; la seconde, au tempérament *bilieux*, et la troisième au tempérament *sanguin*. M. Hallé fait ici la même remarque que nous avons déjà faite relativement aux caractères tirés des cheveux, des excrétions muqueuses, de la sécrétion biliaire;

les traits pris dans ces parties de l'organisme ne sont que des coïncidences, assez fréquentes sans doute, mais qui cependant souffrent trop d'exceptions pour qu'on les considère comme signes certains des tempéramens. Sans doute, puisqu'on voit les cheveux, par exemple, changer selon les âges, il faut bien admettre que ces parties se ressentent assez prochainement de l'état des systèmes généraux, et peuvent par conséquent faire préjuger l'état de ces derniers; mais encore une fois, trop de variétés sont possibles, pour qu'on puisse établir les tempéramens sur ces dispositions secondaires. Relativement au *système nerveux*, M. Hallé considère le degré de susceptibilité de ce système, la durée des impressions qu'il reçoit, la promptitude avec laquelle ces impressions s'associent et se succèdent. La susceptibilité peut être extrême, ou faible, ou modérée; et bien que chacune de ces dispositions puisse coïncider avec les dispositions diverses dépendantes de l'état des vaisseaux, d'où beaucoup de tempéramens divers, cependant l'observation montre que la susceptibilité extrême est ordinairement compagne des tempéramens *bilieux*, la susceptibilité faible celle des tempéramens *lymphatiques*, et la susceptibilité modérée celle des tempéramens *sanguins*. La durée des impressions est aussi, toutes choses égales d'ailleurs dans la vivacité de ces impressions et l'intérêt qui leur est attaché, ou extrême, ou faible, ou modérée; et l'observation montre encore que la première est plus particulièrement propre au *bilieux*, la seconde au *lymphatique*, et la troisième au *sanguin*. Quant à la successibilité, elle est, ou extrême, d'où résulte une continuelle mobilité; ou très-lente, d'où résulte ce qu'on appelle l'abstraction. Enfin dans le système musculaire, le dernier des systèmes généraux auxquels M. Hallé rapporte les tempéramens généraux, ce savant considère la masse et l'influx nerveux qui régit. La première, qui s'apprécie par le volume et la densité des fibres musculaires, est forte, faible, ou moyenne : le second est ce qu'on appelle l'excitabilité, et est aussi fort, faible, ou moyen : il y a beaucoup de variétés dans la mesure dans laquelle se combinent ces deux dispositions; mais entre toutes les combinaisons qui sont possibles, deux surtout sont assez tranchées pour constituer des tempéramens, savoir : l'association de peu d'excitabilité avec une masse musculaire énorme, d'où le *tempérament athlétique* des anciens; et au contraire, l'association d'une grande excitabilité avec une masse musculaire faible, d'où le *tempérament nerveux convulsif.* Il est aisé de voir, dans cette analyse des tempéramens généraux de M. Hallé, qu'au fond ces tempéramens sont ceux des anciens, dont seulement les bases anatomiques sont mieux indiquées. Il en sera de même de ce qu'il a appelé les tempéramens partiels. Ceux-ci sont dus à l'état qu'affectent, dans les diverses régions du corps, dans certains viscères, les systèmes généraux, vaisseaux et nerfs; ils sont décelés par certains phénomènes perturbateurs, des hémorrhagies par exemple, ou des maladies dites constitutionnelles. Ainsi, les diverses tendances hémorrhagiques annoncent autant de tempéramens partiels, car il ne peut être indifférent ni semblable qu'il survienne habituellement une épistaxis, une hémoptysie, des hémorrhoïdes; chacune de ces hémorrhagies accuse une disposition différente des systèmes vasculaires et nerveux dans chacune des trois cavités splanchniques; et il est d'autant plus important de noter ces dispositions, qu'elles présagent les maladies qui peuvent survenir, et qui souvent sont en opposition avec ce que les apparences extérieures feraient augurer d'autre part de l'état général de tout le système circulatoire. De même, si des maladies constitutionnelles, celles du système lymphatique, par exemple, attaquent successivement dans la suite des âges la tête, le col, le thorax, l'abdomen; n'est-ce pas que successivement ces cavités se sont trouvées dans autant de dispositions d'organisations diverses, et formant alors comme autant de tempéramens partiels? Qui pourrait nier que chaque organe n'a un degré de susceptibilité spécial, qui le prédispose plus ou moins à devenir un point de fluxion, le lieu où se fixera une maladie constitutionnelle? et ces maladies constitutionnelles ne sont-elles pas ce qui accuse le mieux les dispositions spéciales qu'a le système nerveux dans chaque région du corps, dans chaque organe? Quant aux tempéramens partiels tenant à des dispositions particulières de quelques viscères, il en est en quelque sorte autant qu'il y a d'organes importans dans le corps; chaque homme n'a-t-il pas sa mesure spéciale dans sa température, son action de transpiration, le caractère de ses déjections alvines? Mais M. Hallé en signale surtout trois principaux; le *pituiteux*, caractérisé par la surabondance des excrétions muqueuses, des glaires, qui s'observe souvent dans la vieillesse, et qui a pour contraire le *tempérament sec*;

le *bilieux proprement dit*, caractérisé par la surabondance de la bile, et que décèlent la couleur jaune du visage, du blanc des yeux, et la fréquence des embarras gastriques; enfin le *mélancolique*, dû à un état particulier des viscères hypocondriaques et à un mode de sensibilité spécial du centre nerveux épigastrique. Ce dernier correspond au tempérament atrabilaire des anciens, et peut-être trouvera-t-on que ses fondemens anatomiques sont aussi vaguement spécifiés dans la théorie de M. Hallé que dans celles des élémens et des humoristes.

M. Rostan veut qu'on substitue au mot de *tempérament* celui de *constitution*, et en admet six principales fondées sur le degré de prédominance ou d'infériorité des divers appareils de l'économie : 1° L'une est marquée par la prédominance de l'appareil digestif, appareil dans lequel il faut comprendre, outre l'estomac et l'intestin, les divers organes sécréteurs qui versent des humeurs dans ces viscères pour la digestion, et surtout le foie. Dans cette constitution, l'appétit est impérieux, la digestion prompte; un chyle abondant et nutritif est fourni au sang et à tous les organes, et par suite toutes les parties sont dans un bon état de nutrition et de développement. La bile étant sécrétée en grande quantité, une partie en est résorbée, et va teindre la peau et stimuler diversement les organes intérieurs. 2° Une autre constitution est due au grand développement des appareils respiratoire et circulatoire, organes qui ont le même but, et qui par conséquent sont toujours dans les mêmes conditions : une poitrine large, des poumons vastes, un cœur volumineux, des mouvemens respirateurs grands et faciles, un pouls développé et fort, un sang abondant et riche; tels sont les traits locaux de cette constitution, qui, fournissant aux organes un sang excellent, doit déceler partout l'activité : l'habitude extérieure est bien nourrie, la peau colorée; il y a développement complet et facile de tous les phénomènes de la vie. Comme ici la bile n'abonde pas, conséquemment n'est pas autant résorbée, il y a moins d'éréthisme que dans la constitution précédente. 3° Dans une troisième constitution l'encéphale prédomine, et par contre il y a moins d'activité et de développement de tous les systèmes organiques. Ses traits locaux sont un grand crâne, un grand cerveau, un grand besoin de sensations, de travaux intellectuels, d'affections, de passions. Ses influences générales s'expliquent par les deux lois de balancement et d'irradiation nerveuse qui régissent l'économie : à raison de la première, tous les autres organes languissent, l'habitude extérieure est amaigrie, desséchée, toutes les parties sont moins bien nourries et développées; à raison de la seconde, toutes les fonctions organiques sont non-seulement plus faibles, mais facilement troublées. Au lieu des maladies gastriques et inflammatoires auxquelles étaient prédisposées les deux premières espèces de constitutions, dans celle-ci ce sont les maladies nerveuses. 4° Une constitution inverse est celle où domine l'appareil locomoteur, caractérisée physiquement par le grand développement des systèmes osseux et musculaire : ses traits physiologiques sont une grande force musculaire, et une grande diminution des fonctions sensoriales et génitales; comme elle suppose une assez grande dépense, elle exige toujours coïncidemment un assez grand développement des appareils digestif, respiratoire et circulatoire. 5° Nos lecteurs auront certainement reconnu dans ces quatre constitutions les tempéramens *bilieux*, *sanguin*, *nerveux* et *musculaire*, que nous avons vus figurer dans les théories précédentes. Voici une constitution qui ne leur a pas encore été signalée, celle qui est marquée par la prédominance de l'appareil génital. Le grand changement qui se fait à la puberté prouve assez la grande influence exercée par l'appareil génital sur toute l'économie; car si on voulait rapporter les changemens généraux qui caractérisent cette époque de la vie à un développement coïncident des autres organes, et non à l'influence des organes génitaux, on serait démenti par ce qu'on observe chez les eunuques. En effet, castre-t-on l'homme avant la puberté? cet être traverse cet âge sans éprouver les changemens généraux qui décèlent sa virilité; est-il castré après la puberté, mais jeune encore? il perd en partie les traits que cet âge lui avait imprimés, et d'autant plus qu'il est plus jeune, et qu'il avait l'appareil génital plus actif. Il y a donc un tempérament génital, et le nom de *tempérament*, donné exclusivement dans le monde à la prédominance de cet appareil, est même une preuve de l'observation instinctive qui en avait été faite : ses traits sont un grand développement des organes génitaux, la grande activité de leurs fonctions, l'exagération des formes nouvelles qu'on revêt à la puberté, l'épaisseur de la barbe, l'abondance des poils sur tout le corps, la gravité de la voix, etc. 6° Enfin, M. Rostan signale une constitution caractérisée par l'atonie de tous les appareils, et qui correspond au tempérament lymphatique. La plupart des modernes font consister ce tempérament dans l'inertie du système lymphatique; M. Broussais, au contraire, l'attribue à sa prédominance. M. Rostan croit que les premiers ont pris l'effet pour la cause, et que si dans cette constitution les sucs blancs, l'embonpoint, la graisse, prédominent, c'est consécutivement à l'inertie de tous les appareils et de toutes les fonctions; l'habitude extérieure est pâle, bouffie, non colorée, les chairs molles, etc.

Telle a été la succession des idées des médecins sur les tempéramens; et l'on voit que, tout en différant sur les noms et sur les explications qu'ils ont données de ces différences de l'homme, leur observation a toujours signalé à peu près les mêmes nuances. Il ne pouvait en être autrement : les tempéramens consistant dans des disproportions des systèmes influens du corps, comme il n'y a qu'un petit nombre de ceux-ci, il ne pouvait y avoir aussi qu'un nombre restreint de tempéramens, et ces tempéramens ne pouvaient être que les mêmes. C'est dans la physiologie, qui fait connaître le degré d'importance respective des divers organes, l'influence continuelle qu'ils exercent les uns sur les autres, qu'il faut en puiser la théorie. Certes, il ne peut être sans importance pour l'économie que les appareils digestif, respiratoire et circulatoire, qui font et distribuent le sang à tous les organes, que les sécrétions urinaire, biliaire, spermatique, qui influent sur la crâse de ce liquide, soient plus ou moins prédominans. Il ne peut être non plus indifférent que les organes qui ont une grande puissance sympathique, qui sont la source d'irradiations continuelles dans l'économie, soient plus ou moins développés, plus ou moins actifs. Enfin, comme en vertu des lois de balancement et d'irradiation, aucun organe ne peut agir sans diminuer la mesure d'activité des autres ou la perturber, on conçoit qu'aucun organe ne peut être impunément plus actif ou prédominant. Ainsi donc peuvent s'expliquer toutes les différences individuelles des hommes, et particulièrement les tempéramens; seulement nous voudrions que, dans les descriptions de ceux-ci, on séparât avec soin les *traits locaux* tenant à la prédominance ou à l'infériorité des appareils qui la constituent, des *traits généraux* qui sont les effets fonctionnels ou sympathiques des premiers. Ainsi l'attention serait portée d'abord sur ce qui constitue la différence d'organisation, et tous les autres traits seraient attachés à celle-ci comme à sa cause ; ainsi ne seraient plus réunis pêle-mêle des caractères qui n'échappent à l'esprit que parce qu'ils ne sont pas disposés dans l'ordre de leur dépendance, et qui souvent même se contre-indiquent et ne doivent pas se rencontrer ensemble. L'espace nous manque pour faire une exposition des tempéramens d'après ce plan ; nous allons terminer cet article par quelques considérations sur ce qu'on appelle *force* ou *faiblesse de la constitution.*

Par ce mot *force* nous n'entendons pas le degré de puissance musculaire, mais la stabilité dans la santé, la mesure de résistance qu'on oppose aux influences morbifiques. Les hommes diffèrent à cet égard : tel a une *constitution forte*, qui, s'il n'en abuse pas, le fera pousser plus loin sa carrière, et pendant son cours résister mieux aux influences délétères ; tel autre, ayant une *constitution faible*, sera plutôt vieux et plus accessible à des maladies. Cette différence, qu'on peut devoir à sa naissance, aux qualités de ses père et mère, on peut encore l'acquérir dans le cours de sa vie par le régime que l'on suit, le mode dans lequel on use de ses organes ; par des soins bien entendus, on fortifie une constitution primitivement faible, comme par des abus et des influences délétères on affaiblit une constitution primitivement forte. Il s'agit de spécifier les causes organiques auxquelles est due la force de la constitution, et à quels signes on la reconnaît.

D'abord, qu'on se garde de faire de la force un être particulier ; elle n'est que la résultante de toutes les actions organiques. En premier lieu, pour que la constitution soit forte, il faut un développement convenable des appareils qui président aux conditions fondamentales de la vie, sang artériel et innervation ; s'il y a développement imparfait, monstruosité quelconque des appareils digestif, respiratoire, circulatoire, etc, il en résultera un vice quelconque dans la sanguification, et par suite nutrition et stimulation moindre des organes, faiblesse de toute l'économie, et risque plus grand d'une fin prématurée, d'une mort accidentelle. En second lieu, il faut que tous les organes soient autant que possible dans une juste proportion entre eux ; s'il y a prédominance, plus grande activité de quelques-uns ; d'un côté, ce sera au détriment de quelques autres qui auront alors une énergie moindre ; de l'autre, les organes prédominans auront par cela même une susceptibilité morbide plus grande. Plus il y aura entre tous les organes l'équilibre nécessaire pour l'accomplissement le plus facile et le plus complet de toutes les facultés, pour la succession la plus douce et la plus mesurée des phases de la vie, plus la constitution sera forte. Enfin la force de la constitution a encore pour cause la mesure de l'innervation, élément aussi inconnu dans son essence qu'incalculable dans ses proportions. Le système nerveux en effet ne dispense-t-il pas à tous les organes l'influx qui les fait agir? et qui ne voit que ce système agit dans les divers hommes, et dans un même homme dans les diverses circonstances de sa vie, avec un degré divers d'énergie qui fixe ce qu'on appelle leur force ? Si la force de la constitution change selon les âges, augmente dans le premier, diminue dans le dernier, n'est-ce pas en raison du degré d'énergie que possède le système nerveux? Si l'exercice prolongé d'une action organique, normale ou morbide, jette toute l'économie dans la faiblesse, n'est-ce pas consécutivement aux pertes qu'a faites le système nerveux? et la restauration qu'amène alors le sommeil n'en est-elle pas une preuve? Enfin on voit des hommes dont l'organisation sous le rapport des fonctions nutritives paraît faible, et qui cependant ont une force de constitution remarquable, et probablement ils doivent celle-ci à une plus profonde énergie intrinsèque du système nerveux.

Ainsi, développement convenable des principaux appareils du corps, proportions heureuses entre ces organes, et énergie du système nerveux ; telles sont les trois conditions organiques auxquelles la constitution doit d'être forte ; la faiblesse est due aux conditions inverses : il y a relativement à chacune d'elles mille différences possibles entre les hommes, et on est ramené ici à des individualités. Les disproportions des organes sont surtout ce qu'il y a de plus fréquent ; et soit par une influence originelle, soit par le cours de la vie, toujours il y a des inégalités de force entre les divers organes ; non-seulement chaque organe peut être seul fort ou seul faible, mais encore dans un même individu un organe peut être fort, tandis qu'un autre sera faible ; de sorte que la constitution sera tout à la fois forte sous un rapport, et faible sous un autre. La loi de balancement doit même faire pressentir que cela doit être le plus souvent ; et c'est ainsi qu'il ne faut pas considérer exclusivement d'une manière générale les idées de force et de faiblesse, mais qu'il faut les appliquer aussi à chacun des organes du corps en particulier. Du reste, dans ces disproportions inévitables de force que présentent les organes, les chances de maladie et les risques de mort accidentelle seront d'autant plus grands, que l'organe qui est plus faible est un des plus importans, un des plus employés, et un de ceux qui doivent naturellement, ou à cause de notre situation sociale particulière, supporter de la part des corps extérieurs le plus d'influences contraires.

Quant aux signes extérieurs auxquels on reconnaîtra le degré de force ou de faiblesse de la constitution, ces signes, anatomiques et physiologiques, seront pris dans le degré de développement des organes, et dans le mode selon lequel ils accomplissent leurs fonctions. Ainsi, lorsque, examinant l'habitude extérieure, les proportions des diverses parties, le volume des os, des chairs, l'état des articulations, de chacune des cavités splanchniques, de chacun des systèmes, des appareils, etc., on trouve toutes ces parties bien conformées, convenablement développées, on a lieu de croire à une assez grande force dans la constitution. Il en est de même, si observant attentivement chacune des fonctions, on voit l'accomplissement s'en faire avec régularité, aisance et énergie. On peut aussi prononcer d'après la résistance qu'oppose l'économie aux influences perturbatrices auxquelles on la soumet, d'après la promptitude avec laquelle cette économie se rétablit quand une maladie l'a dérangée. Il faut enfin consulter et l'âge de l'individu, puisque le fonds de vie n'est pas le même en chacun, et la manière dont il a vécu, puisqu'il a pu entretenir, ménager, économiser ses forces, comme les épuiser. (ADELON.)

TEMPÉRANT, adj., *temperans*, de *temperare*, modérer. On désigne ainsi les médicamens qui diminuent l'irritation, et en particulier l'activité de la circulation. Les antiphlogistiques sont des tempérans; mais on a plus particulièrement désigné sous ce nom les *acidules*. *Voyez* ce mot.

TEMPÉRATURE, s. f., *temperies*, degré appréciable de chaleur qui règne dans un lieu ou dans un corps. *Voyez* AIR, CHALEUR, CLIMAT.

TEMPE, s. f. On donne ce nom à la dépression que présente la tête sur ses parties latérales, entre le front et l'œil qui sont en avant et l'oreille qui est en arrière. Elle correspond à la fosse temporale. (MARJOLIN.)

TEMPORAL, adj. et s. m., *temporalis*, qui est relatif aux tempes.

TEMPORALE (l'aponévrose), qui recouvre le muscle de ce nom et donne en même temps insertion à un grand nombre de ses fibres, occupe toute l'étendue de la fosse temporale, s'insère à toute la ligne courbe temporale supérieure, au bord postérieur et supérieur de l'os de la pommette, et au bord supérieur de l'arcade zygomatique. Cette aponévrose est simple à son insertion à la ligne courbe supérieure de l'os temporal, mais inférieurement elle se divise en deux feuillets séparés par un écartement rempli de tissu adipeux, dont l'un est externe, recouvert par des ramifications de l'artère temporale, des filets nerveux nombreux, le *fascia superficialis* de la tête, etc., et s'attache au bord supérieur et externe de l'arcade zygomatique, tandis que l'autre, qui est interne, se fixe à la face interne de la même arcade : ce dernier est moins dense et moins résistant que le précédent. C'est à l'accumulation plus ou moins considérable de tissu adipeux dans l'écartement des deux lames de l'aponévrose temporale qu'on doit attribuer en partie la saillie de cette région de la tête chez certains sujets, où l'on observe au contraire une dépression marquée, une véritable excavation chez les individus très-maigres.

TEMPORALES (les artères) sont au nombre de trois de chaque côté, et naissent toutes de l'artère CAROTIDE externe : l'une, très-considérable, forme avec la maxillaire interne la terminaison de ce vaisseau; les autres, très-petites, sont fournies par cette dernière branche, et ont été décrites avec elle. *Voyez* MAXILLAIRE.

L'artère *temporale*, proprement dite, résultant de la division du tronc de la carotide externe au niveau du condyle de l'os maxillaire inférieur, se porte obliquement en dehors et en haut entre la branche de cet os et le conduit auditif, derrière la glande parotide, passe sous l'arcade zygomatique, et devient sous-cutanée. Les branches de l'artère temporale sont antérieures, internes et postérieures : les premières se rendent toutes soit au muscle masséter, soit à l'articulation temporo-maxillaire. L'une d'elles se nomme *massétérine supérieure* à cause de sa destination; une autre plus considérable, *la transversale de la face*, naît quelquefois immédiatement de la carotide externe, se porte d'arrière en avant dans la direction du conduit de Stenon qu'elle accompagne, pénètre dans le muscle orbiculaire des paupières, et s'anastomose avec les artères faciale, buccale et sous-orbitaire. Un autre rameau, et qui est interne relativement aux deux qui précèdent, est désigné sous le nom d'*artère temporale moyenne;* immédiatement après s'être détaché du tronc principal, il passe au travers d'une ouverture de l'aponévrose temporale entre les deux lames de laquelle il se place, et se termine d'un côté dans le muscle temporal en s'anastomosant avec les artères temporales profondes, tandis que de l'autre il devient superficiel, et communique avec des ramifications de l'artère auriculaire postérieure.

Les branches postérieures de l'artère temporale sont en nombre indéterminé; les unes se distribuent à la partie inférieure et antérieure de la conque de l'oreille sous le nom commun d'*auriculaires antérieures*, ainsi qu'une autre qui se rend à la partie supérieure et antérieure de la même partie et au muscle auriculaire supérieur; les autres, ordinairement au nombre de deux ou trois, sont nommées *temporales postérieures*, se dirigent en arrière et en haut, se subdivisent un grand nombre de fois en formant des flexuosités multipliées, et s'anastomosent avec l'artère occipitale. Après avoir fourni ces branches, l'artère temporale se dirige obliquement vers la région frontale, où elle se divise en une multitude de rameaux, dont les uns se joignent à ceux de l'artère frontale et sourcilière, branches de l'ophtalmique, tandis que les autres se prolongent sur le sommet de la tête, et se réunissent à ceux de l'artère temporale du côté opposé. Ces différentes ramifications se distribuent aux muscles occipito-frontal, sourcilier, palpébral, et aux tégumens.

TEMPORALE (la fosse) est formée par une dépression qu'on observe sur chacune des parties latérales de la tête, au niveau de l'os temporal. Cette fosse est remplie par le muscle temporal qui s'y attache, et formée par l'os temporal et le sphénoïde en bas, et par le pariétal et le frontal en haut; une crête transversale la sépare de la fosse zygomatique, et antérieurement elle est complétée par l'os de la pommette.

TEMPORAL (le muscle) est large, aplati, triangulaire, situé dans la fosse temporale qu'il remplit; ses fibres s'insèrent à la face interne de l'aponévrose temporale, à la ligne courbe temporale, au périoste de la fosse temporale, et à l'os de la pommette. De ces différentes insertions les fibres charnues du muscle temporal, convergeant les unes vers les autres, viennent s'attacher à la face externe et à la face interne d'une aponévrose large et assez épaisse, placée au milieu d'elles, qui se rétrécit progressivement de haut en bas, et forme un tendon qui passe derrière l'arcade zygomatique, et s'insère à l'apophyse coronoïde de l'os maxillaire inférieur. Le muscle temporal correspond en dedans à la fosse temporale, à l'artère maxillaire interne, aux muscles ptérygoïdien interne et buccinateur; en avant à l'aponévrose épicrânienne, aux muscles auriculaires antérieur et supérieur, au masseter, à l'arcade zygomatique, aux vaisseaux et aux nerfs temporaux superficiels. Ce muscle rapproche l'os maxillaire inférieur de l'os maxillaire supérieur, en appliquant les dents les unes contre les autres : il est un des principaux agens de la mastication.

TEMPORAUX (les nerfs) qu'on désigne sous les noms de nerfs *temporaux profonds* et de *temporal superficiel* ou *auriculaire*, sont des filets du nerf maxillaire inférieur avec lequel ils ont été décrits. *Voyez* MAXILLAIRE.

TEMPORAL (l'os) est du nombre des os pairs, non symétriques, situé sur les parties latérales et inférieures du crâne qu'il concourt à former. Cet os, très irrégulier, divisé par beaucoup d'anatomistes en trois portions, l'une supérieure ou écailleuse, l'autre postérieure ou mastoïdienne, et la troisième interne ou pierreuse, présente deux faces : l'une externe ou auriculaire, et l'autre interne ou crânienne. La première, qui présente de haut en bas une surface convexe, parcourue par quelques sillons artériels, et formant une grande partie de la fosse temporale, constitue la portion écailleuse; au-dessous, l'apophyse zygomatique dont la base se divise en deux prolongemens ou racines, l'un externe, qui circonscrit en haut et en arrière le conduit auditif, tandis que l'autre est interne, transversal, désigné sous le nom d'*éminence articulaire*, et borne en avant la cavité glénoïde : l'apophyse zygomatique donne attache par son bord supérieur à l'aponévrose temporale, par son bord inférieur et sa face interne au muscle masseter; sa face externe est recouverte par la peau, son sommet s'articule avec l'os de la pommette. La cavité glénoïde située entre les deux racines de l'apophyse zygomatique est oblongue, revêtue de cartilage, articulée en avant avec le condyle de l'os maxillaire inférieur, divisée par la fente ou fissure de Glaser, qui communique dans la cavité du tympan (*voyez* OREILLE), et que traversent le muscle antérieur du marteau et le filet nerveux nommé *corde du tympan*. Derrière la cavité glénoïde, le conduit auditif externe, inégal et rugueux à son orifice dont le contour donne attache au fibro-cartilage de l'oreille. En arrière de ce conduit est la portion mastoïdienne du temporal, où se remarque d'abord l'apophyse mastoïde, qui donne attache au muscle sterno-mastoïdien; en arrière une surface à laquelle s'insèrent une partie du même muscle, le splénius, le petit complexus; et plus postérieurement le trou mastoïdien qui donne passage à l'artère et à la veine de ce nom.

La face interne ou crânienne de l'os temporal concave est immédiatement recouverte par la dure-mère, et correspond au lobe moyen du cerveau; inférieurement et en arrière, elle est creusée par une gouttière large et profonde qui longe une partie du sinus latéral (*voyez* MÉNINGE), et dans laquelle s'ouvre l'orifice interne du trou mastoïdien. Du milieu de la face crânienne du temporal s'élève une éminence pyramidale, triangulaire, dirigée obliquement en avant et en dedans, qu'on nomme *le rocher*, et qui présente trois faces: l'une supérieure, l'autre postérieure, et la troisième inférieure. La première offre un sillon qui aboutit dans un trou nommé *hiatus* de Fallope, par lequel s'introduit un filet nerveux du ganglion sphéno-palatin. Dans ce sillon on trouve les ouvertures de deux canaux décrits par Jacobson, et qui donnent passage à des filets dont cet anatomiste a fait connaître le premier la disposition (*voy.* MAXILLAIRE, t. XIV, p. 30). Ces canaux sont situés l'un au-dessous de l'autre. Le premier est court, et se rend dans le demi-canal destiné au muscle interne du marteau; le supérieur, plus long, traverse obliquement la substance de l'os, et s'ouvre sous l'extrémité inférieure de ce canal, que Winslow appelle *apophyse cochléiforme*. De cette ouverture naît un sillon, qui commence par suivre l'un des bords du trou ovale, passe ensuite sur le promontoire, arrive sur le bord antérieur du trou rond, et là devient un canal qui descend dans le sillon par lequel le canal carotidien est séparé du golfe de la veine jugulaire, et finit par se terminer entre ces deux canaux en une petite fossette, que Cotugno avait découverte, et qu'Andersch a nommée *receptaculum ganglium pe-*

trosum. La seconde face du rocher, ou la face postérieure, présente à la partie moyenne l'orifice inférieur de l'aqueduc du vestibule, et en avant l'orifice du conduit auditif interne, traversé par les nerfs acoustique et facial. La face inférieure du rocher est placée hors de la cavité crânienne; on y remarque le trou stylo-mastoïdien que traverse le nerf facial, l'apophyse styloïde, éminence grêle, alongée, qui donne attache aux muscles stylo-hyoïdien, stylo-glosse et stylo-pharyngien, aux ligamens stylo-maxillaire et stylo-hyoïdien, et dont la base est embrassée par une lame ou gaîne vaginale; une facette encroûtée de cartilage et articulée avec l'occipital, une excavation nommée *fosse jugulaire*, et faisant partie du trou déchiré postérieur, l'orifice inférieur du canal carotidien, lequel monte d'abord verticalement, se recourbe, devient horizontal et se dirige en avant et en dehors jusqu'au sommet du rocher où il se termine : ce canal donne passage à l'artère carotide interne et à des nerfs : enfin, près de cet orifice on voit une surface inégale à laquelle s'insèrent le muscle péristaphylin interne et le muscle interne du marteau. Les trois surfaces du rocher sur lesquelles on observe les divers objets qui viennent d'être énumérés sont limitées par trois bords, dont un supérieur est creusé par une gouttière qui loge le sinus pétreux supérieur; le second, inférieur, est uni avec l'occipital, et présente une échancrure qui fait partie du trou déchiré postérieur, et l'ouverture de terminaison de l'aqueduc du limaçon (*voyez* OREILLE); quant au troisième bord, il est antérieur, et s'articule avec le sphénoïde.

La circonférence de l'os temporal considéré dans son ensemble est irrégulière; elle est formée en haut par un bord demi-circulaire, taillé en biseau aux dépens de la lame interne, et articulé avec le pariétal; en avant par un bord étroit correspondant à la grande aile du sphénoïde; en arrière par un bord inégal épais, qui s'articule avec l'occipital. A sa réunion avec le bord antérieur du rocher, la circonférence forme un angle rentrant dans lequel on remarque deux ouvertures séparées par une lame : la supérieure donne passage au muscle interne du marteau, l'inférieure forme l'orifice et la portion osseuse de la trompe d'Eustache. Les parties profondes de l'os temporal appartenant à l'oreille interne ont été décrites avec cet organe. *Voyez* OREILLE.

On voit, d'après les recherches de Béclard, que le temporal

s'ossifie successivement par diverses parties, qui sont la portion zygomatique, la portion écailleuse, la portion tympanale, la portion pétrée, la portion mastoïdienne et la portion styloïdienne. La première, ou la portion zygomatique, s'ossifie chez le fœtus de quarante à quarante-cinq jours : elle est d'abord bornée à la portion articulaire de sa base, qui ne se prolonge que plus tard pour circonscrire le méat auditif et former la partie supérieure du cadre du tympan; le sommet de l'apophyse ne s'alonge que progressivement. La portion écailleuse, ossifiée isolément à quarante-cinq jours, s'unit vers cinquante à la base de l'apophyse zygomatique. La portion tympanale ne consiste d'abord que dans un cercle incomplet dont les deux extrémités ne se joignent que vers trois mois à la racine postérieure de l'apophyse zygomatique. Il encadre la membrane du tympan, et est complet vers six mois; à sept mois ses extrémités se croisent sans s'unir, et se soudent vers l'époque de la naissance avec la portion zygomatique. C'est alors que le bord externe de ce cercle osseux s'alonge, et constitue insensiblement une lame qui forme les parties antérieure, inférieure et postérieure du conduit auriculaire. La portion pétrée, ou le rocher, ne s'ossifie qu'après que le labyrinthe qu'elle renferme est lui-même ossifié, transformation qui commence à s'effectuer vers deux mois et demi environ. Cette ossification, qui comprend le cartilage au milieu duquel sont plongées les diverses parties de l'oreille interne, suit les progrès de la formation de ces parties, et enveloppe en même temps l'artère carotide autour de laquelle il ne se forme un canal complet qu'au bout du neuvième mois. Quant aux osselets du tympan, leur ossification commence vers trois mois et demi et quatre mois, et est achevée de quatre mois et demi à cinq mois. La portion mastoïdienne n'est autre chose, dans la plupart des cas, que la base du rocher dont l'ossification s'étend en partant du rocher lui-même. Quant à la portion styloïdienne, d'abord uniquement fibreuse, et formée par le ligament stylo-hyoïdien, elle ne devient osseuse que plusieurs années après la naissance : isolée d'abord de sa base par un cartilage épiphysaire, elle n'est soudée au rocher que vers dix-huit à vingt ans.

TEMPORO-MAXILLAIRE, adj., *temporo-maxillaris*, qui appartient à la fois au temporal et à l'os maxillaire.

TEMPORO-MAXILLAIRE (l'articulation) résulte de la réunion du condyle de l'os maxillaire inférieur avec la partie antérieure de la cavité glénoïde de l'os temporal. Entre les deux surfaces articulaires existe une lame fibro-cartilagineuse, épaisse à sa circonférence, mince et quelquefois même trouée à son centre, qui favorise les mouvemens de l'articulation, laquelle se compose de deux membranes synoviales et de trois ligamens. De ces derniers, deux sont latéraux : l'un, externe, attaché en haut à la saillie qui existe à la bifurcation de l'apophyse zygomatique, et en bas au côté externe du col du condyle de l'os maxillaire inférieur ; l'autre, interne, fixé supérieurement à l'apophyse épineuse du sphénoïde, et inférieurement au petit tubercule qui surmonte l'orifice supérieur du canal dentaire inférieur. Le troisième ligament de l'articulation temporo-maxillaire est désigné sous le nom de *stylo-maxillaire ;* il s'insère en haut au sommet de l'apophyse styloïde du temporal, en bas à l'angle de l'os maxillaire inférieur, dans l'intervalle qui en mesure l'épaisseur. Les membranes synoviales sont au nombre de deux : l'une recouvre la portion articulaire de la cavité glénoïde et la face supérieure du fibro-cartilage inter-articulaire ; l'autre se déploie sur la face inférieure de ce même fibro-cartilage et sur le condyle de l'os maxillaire.

L'articulation temporo-maxillaire exécute des mouvemens d'abaissement, d'élévation, et un mouvement latéral.

(MARJOLIN.)

TENAILLE, s. f., *tenacula ;* on donne en chirurgie le nom de *tenaille incisive* à un instrument qui, par sa forme et son mécanisme, ne diffère pas de celui qui est si usité dans les arts pour retenir avec force les objets ; mais les mors sont tranchans aux bords qui se touchent, et permettent de diviser avec netteté les corps les plus durs. On s'en sert pour reséquer des esquilles d'os, pour enlever certaines tumeurs.

TENDINEUX, EUSE, adj., *tendinosus*, qui a rapport aux tendons. On appelle *centre tendineux* du diaphragme la portion centrale de ce muscle formée par la réunion et l'entrecroisement d'un grand nombre de ses fibres aponévrotiques (*voyez* DIAPHRAGME); un des muscles de la partie postérieure de la cuisse porte le nom de DEMI-TENDINEUX (*voyez* ce mot).

TENDON, s. m., *tendo.* Faisceau ligamenteux, rond ou aplati, plus ou moins long, composé de fibres ligamenteuses intimement unies entre elles. Les tendons, qu'on nomme encore ligamens des muscles, et qui donnent insertion aux fibres musculaires, ont généralement la forme de cordons alongés et étroits; d'autres sont au contraire larges, membraniformes, et on les appelle tendons aponévrotiques, ou aponévroses d'attache. Leur couleur, qui est blanche, resplendissante, azurée, leur donne un aspect nacré et chatoyant. La plupart sont situés aux extrémités des muscles qu'ils servent à fixer, tandis que quelques-uns sont placés au milieu des fibres musculaires et forment des tendons d'intersection. Parmi les plus nombreux, ou les tendons d'insertion, il en est qui consistent en une multitude de fascicules fibreux, isolés, de longueur variable; d'autres forment des arcades attachées par leurs deux extrémités et sous lesquelles passent des vaisseaux; ceux qui ont la forme d'un cordon s'élargissent assez souvent à l'une de leurs extrémités, ou bien, étant simples d'un côté, se divisent de l'autre en plusieurs cordons secondaires ou en lames minces. La jonction des fibres charnues avec les tendons est tellement intime, qu'on a prétendu qu'il y avait continuité de tissu entre ces parties : mais en examinant au microscope l'arrangement de ces fibres à leur jonction, on voit évidemment que celles des tendons ont une direction différente de celle des muscles : d'ailleurs, la densité et la couleur des unes et des autres sont très-différentes. Les tendons reçoivent beaucoup moins de vaisseaux que les muscles, dont ils se séparent par la décoction : une macération prolongée les réduit en gelée; leur tissu n'est point irritable comme celui des muscles, ils se continuent seulement avec le tissu cellulaire de ces derniers. L'extrémité des tendons opposée à celle qui adhère aux fibres musculaires est généralement fixée aux os près des articulations : il n'y a que quelques tendons aponévrotiques qui s'épanouissent et se confondent avec les enveloppes des muscles, au lieu de s'attacher directement aux os.

Le glissement des tendons contre les parties qu'ils avoisinent est favorisé tantôt par le tissu cellulaire lâche qui les entoure, tantôt par des bourses muqueuses qui leur sont adhérentes; et quelques-uns sont maintenus dans le déplacement que leur impriment les contractions musculaires par des anneaux ou des gaînes ligamenteuses. Le tissu ligamenteux qui les compose contient assez ordinairement dans les plus gros du tissu cellulaire et des vaisseaux sanguins très-visibles, et l'intervalle des fascicules renferme parfois des vésicules adipeuses. Quand les tendons frottent contre quelque partie résistante comme les os, leur texture est véritablement fibro-cartilagineuse là où s'opère le frottement, et quelquefois même ils deviennent osseux : plusieurs contiennent un véritable os. *Voyez* SÉSAMOÏDE.

Les tendons jouissent des mêmes propriétés que le tissu qui les forme (*voyez* LIGAMENTEUX); mais ce qui les caractérise surtout, c'est leur inextensibilité et leur force de cohésion qui les rend propres à transmettre aux os l'action des muscles. Ils sont plus longs proportionnellement chez les enfans, et leur développement coïncide chez le fœtus avec celui du tissu musculaire dont ils sont une dépendance (*voyez* MUSCLE, MUSCULAIRE, LIGAMENT, LIGAMENTEUX). Indépendamment des lésions mécaniques auxquelles les tendons sont sujets par suite de leurs fonctions, telles que des déchirures, une rupture, etc., ils offrent les mêmes altérations que le reste du tissu LIGAMENTEUX. Quand ils sont blessés par un instrument piquant, ce genre de lésion détermine dans le point correspondant un gonflement indolent qui ne se dissipe qu'avec lenteur.

TENDON D'ACHILLE : tel est le nom du tendon commun aux muscles JUMEAUX et SOLÉAIRE, qui s'implante à l'extrémité postérieure du calcanéum.

(MARJOLIN.)

TENDU, adj., *tensus;* on caractérise ainsi le pouls lorsque le doigt, appliqué sur l'artère, reçoit l'impression que pourrait produire une corde tirée fortement vers son extrémités. *Voyez* POULS.

TENESME, s. m., *tenesmes*, de τείνω, tendre. On désigne sous ce nom la douleur qui accompagne l'excrétion des matières alvines à laquelle se joint un besoin continuel et inutile d'aller à la selle, avec chaleur, cuisson et tension à la région de l'anus. C'est un symptôme propre à la dysenterie (*voyez* ce mot). On a également donné le nom de *tenesme*, en le caractérisant de *tenesme vésical*, *tenesme au col de la vessie*, à l'envie continuelle d'excréter l'urine, avec chaleur et cuisson rapportée au col de la vessie. *Voyez* RÉTENTION D'URINE.

TENETTE, s. f., *tenaculum*, *volsella*. Les chirurgiens donnent ce nom à un instrument en forme de pince dont ils se servent pour saisir et faire l'extraction des calculs vésicaux. *Voyez* LITHOTOMIE.

Les tenettes doivent être confectionnées avec du bon acier, dont la trempe ne soit ni trop molle, ni trop dure. Il faut, en général, qu'elles soient assez fortes pour ne pas se fausser lors de l'extraction de la pierre. Leurs dimensions et leurs formes éprouvent d'assez nombreuses variétés; il y en a de grandes, de moyennes et de petites pour répondre aux différens âges des malades. La situation des calculs dans la vessie, qui n'est pas toujours la même, exige que cet instrument soit tantôt droit, tantôt courbe, etc.

Chaque tenette est composée de deux pièces croisées unies sur un axe commun; ces pièces ont la figure de deux *SS* fort alongées. La partie de cet instrument destinée à être portée dans la vessie, est appelée *mors;* elle a la forme de deux petites cuillers, dont la concavité est garnie d'aspérités propres à bien fixer le calcul et empêcher qu'il ne glisse entre elles. La courbure des mors, qui ne présente qu'une épaisseur de sept à huit lignes sur neuf de largeur, favorise l'entrée de la tenette dans la vessie. La partie opposée de cette espèce de pince est garnie d'anneaux pour recevoir les doigts du chirurgien.

On se servait anciennement de tenettes dont les branches, parallèles et légèrement concaves du côté par lequel elles se regardent, se croisent à la manière des ciseaux ou des pinces à pansement dans l'endroit où elles sont unies ensemble par le moyen d'un clou sur lequel elles se meuvent.

Frère Côme a proposé de substituer à cet instrument décrit dans Marianus Sanctus, Franco, Paré, Fabrice d'Aquapendente, des tenettes croisées dont il a puisé l'idée dans le second écrivain que je viens de citer. La grandeur de ces tenettes varie depuis dix à douze pouces jusques à six pouces et quelques lignes. La longueur de cet instrument est partagée entre les cuillers et les branches, de manière que dans une tenette longue, par exemple, de dix à onze pouces, la longueur des cuillers est de trois pouces, et les branches de huit environ. La largeur des cuillers augmente depuis les branches jusqu'à neuf lignes de leur extrémité; elle diminue ensuite un peu jusqu'à leur extrémité qui est arrondie. La face externe des cuillers est convexe et très-lisse; les bords présentent la même disposition. La face interne, au contraire, est concave et garnie d'aspérités dans le quart de leur longueur du côté de leur extrémité. Lorsque la tenette est fermée, les bouts des cuillers laissent entre eux un espace d'une à deux lignes pour empêcher les parois de la vessie d'être pincées. Les branches des tenettes croisées sont plates du côté par lequel elles se touchent, et légèrement arrondies du côté opposé. Leur largeur, qui est de quatre lignes près des anneaux, augmente un peu jusqu'à l'endroit où elles sont jointes ensemble au moyen d'un clou à vis. Leur épaisseur est de deux lignes; elles sont droites jusqu'à dix ou douze lignes des anneaux où elles se courbent dans le sens de leur largeur. Les deux branches sont appliquées l'une sur l'autre du côté des cuillers dans l'étendue de deux pouces; ensuite elles laissent entre elles un écartement qui augmente jusqu'aux anneaux où elles s'appliquent de nouveau l'une sur l'autre en se croisant. Ce sont ces dernières tenettes dont on se sert le plus ordinairement. Cependant leurs branches ont un inconvénient assez grave : lorsqu'on les introduit à une certaine profondeur dans la vessie, les anneaux s'écartant beaucoup alors même que les cuillers ne présentent qu'une ouverture médiocre, il est difficile de charger les pierres un peu volumineuses, sans distendre et froisser le canal de l'urètre. On a cherché à remédier à cette construction vicieuse en inclinant les deux branches l'une vers l'autre, de manière à ce qu'elles ne représentent qu'une tige unique terminée par les anneaux : on a même été plus loin; ces branches ont été aplaties d'un côté à l'autre, et croisées à leur tour de telle sorte, qu'elles sont de niveau alors que les cuillers sont presque à demi ouvertes. Ces perfectionnemens sont très-utiles; toutefois il faut éviter que cet instrument ne perde en solidité ce qu'il peut gagner sous le rapport de sa commodité.

Il est quelquefois nécessaire d'avoir à sa disposition des tenettes dont les mors s'approchent dans toute leur longueur, de manière à représenter un bec de canne; elles sont utiles pour faire l'extraction des calculs d'un petit volume. Les tenettes destinées à saisir la pierre dans le bas-fond de la vessie ou derrière les pubis doivent avoir leurs cuillers courbées.

Bromfield a imaginé une tenette à quatre branches pour l'extraction des pierres hérissées d'aspérités; les deux branches auxiliaires sont ajustées de manière à pouvoir s'appliquer commodément à la tenette. Le Cat employait pour les calculs friables une tenette composée de deux branches qui s'ouvrent parallèlement et peuvent être fixées, de degré en degré, depuis une ligne jusqu'à trois pouces. M. Francis Cluley, fabricant d'instrumens de chirurgie à Sheffield, a proposé de se servir de tenettes à deux branches, qui présentent trois cuillers fenêtrées. Ces sortes de cuillers servent à protéger la plaie et à bien fixer le calcul.

Frère Côme annonça, en 1748, dans le journal de Verdun, qu'il avait inventé une tenette propre à briser les grosses pierres dans la vessie en comprimant fortement les branches; c'est une sorte de tenette dont les mâchoires sont limées à plat dans leur intérieur, et sur lesquelles sont ajustées deux dents carrées et de forme pyramidale On trouve gravée dans la chirurgie de Bell une tenette *brise-pierre ;* elle est armée de dents longues et fortes; une vis sert à en serrer les branches : les occasions de se servir de ces sortes de tenettes sont très-rares. *Voyez* LITHOTOMIE. (MURAT.)

TENSEUR, adj., pris dans une acception générale comme synonyme d'*extenseur.* On applique particulièrement ce nom au muscle du *fascia-lata*, ou muscle *tenseur de l'aponévrose crurale.* Ce muscle, alongé, aplati, plus large en bas qu'en haut, s'attache à l'épine iliaque antérieure et supérieure, entre les muscles couturier et moyen fessier par un tendon court dont la partie antérieure s'élargit, s'amincit, et forme une aponévrose assez sensible. De cette attache, les fibres musculaires se portent de haut en bas en divergeant et en formant un faisceau d'autant plus mince qu'il est plus inférieur, et qui se termine dans l'écartement de deux feuillets qui l'embrassent, et qui résultent du dédoublement de l'aponévrose fascia-lata. Ce muscle, recouvert par les tégumens et le feuillet aponévrotique externe, se trouve séparé des muscles droit antérieur et crural par le feuillet aponévrotique interne, et recouvre aussi une portion des muscles petit et moyen fessier, auxquels il est uni médiatement par l'aponévrose.

Indépendamment de la tension de l'aponévrose crurale que ce muscle détermine d'abord, et par laquelle il seconde l'action des muscles sous-jacens, il concourt à la rotation de la cuisse de dehors en dedans, mouvement pour lequel le muscle demi-tendineux agit de concert avec lui. Quand les muscles antagonistes s'opposent à cette rotation, le tenseur de l'aponévrose crurale devient abducteur de la cuisse; en outre, il incline le bassin de son côté, et lui fait exécuter une légère rotation en dehors dans la station sur un pied. (MARJOLIN.)

TENSIF, adj., *tentivus ;* qui est accompagné de tension : *douleur, chaleur tensive.*

TENTE, s. f., *turunda, penicillus, penicillum;* nom donné à des petits rouleaux de charpie un peu durs, de forme cylindrique ou pyramidale, liés à leur partie moyenne, et destinés à être introduits dans des plaies ou des foyers purulens dont on veut remplir la cavité. *Voyez* ABCÈS, PANSEMENT, PLAIE.

TENTE DU CERVELET, *tentorium;* on nomme ainsi un repli de la dure-mère qui sépare les lobes postérieurs du cerveau, des lobes du cervelet. *Voyez* MÉNINGE.

TÉRÉBINTACÉES, s. m. pl., *terebintaceæ.* Nom d'une famille naturelle de plantes décotylédones polypétales à étamines périgynes, qui se compose d'arbrisseaux ou de grands arbres, dont les feuilles alternes et sans stipules sont tantôt simples, tantôt et plus souvent composées. Leurs fleurs sont généralement petites et de peu d'apparence, hermaphrodites ou plus souvent unisexuées, monoïques ou dioïques. Leur calice est monosépale, à trois ou cinq divisions profondes; la corolle, qui manque quelquefois, se compose d'un nombre de pétales égal à celui des divisions du calice. Les étamines au nombre de cinq à six sont libres; elles alternent avec les pétales et sont insérées avec eux au rebord d'un disque périgyne et glanduleux. L'ovaire est libre et simple, tantôt à une seule loge contenant un seul ovule, tantôt à plusieurs loges; de son sommet part un style simple, souvent très-court, terminé par un stigmate trilobé ou trois stigmates distincts. Le fruit est une drupe sèche ou charnue, contenant un ou plusieurs noyaux monospermes; dans quelques genres le péricarpe est sec, friable, et forme une capsule indéhiscente.

La famille des térébintacées, par l'ensemble de ses caractères, offre de grands rapports avec les légumineuses; néanmoins elle en diffère par la régularité constante de sa corolle, par ses étamines toujours libres, par son disque périgyne et le manque de stipules. Considérée sous le point de vue de ses propriétés médicales, la famille des térébintacées offre une assez grande uniformité. Le nombre considérable de substances résineuses qu'elle produit forme le caractère le plus saillant des végétaux de ce groupe. Ainsi le genre *amyris* nous donne la résine Élémi, le baume de Judée ou de la Mecque, et très-probablement la myrrhe. C'est du genre *pistacia* que découlent la térébentine de Chio et le mastic; la résine tacamahaca, la résine chibou, l'oliban de l'Inde, et une foule d'autres substances résineuses sont également des produits de cette famille, et montrent l'uniformité des médicamens qu'elle fournit à la thérapeutique. Plusieurs térébintacées contiennent un principe astringent souvent fort développé, comme on le remarque dans le *rhus coriaria*, arbre que l'on connaît sous le nom de *roure des corroyeurs*, parce qu'en effet son écorce est employée au tannage des cuirs. Cette saveur astringente existe aussi dans le *schinus molle*, le *rhus glabrum*, dont l'écorce est employée comme fébrifuge. Elle se retrouve également dans quelques-uns des fruits pulpeux de cette famille, qui sont alors employés, soit à préparer des boissons rafraîchissantes, soit même comme alimens : tels sont ceux du *mangifera indica* et du *spondias monbin*. L'amande de plusieurs térébintacées a une saveur douce et agréable, et l'on mange particulièrement celles du pistachier, de l'anacarde et de la noix d'acajou. Elle contient en général une certaine quantité d'huile grasse, et on peut l'employer à la préparation d'émulsions tempérantes.

Mais à côté de cette uniformité dans les principes des térébintacées, se trouvent quelques espèces qui y forment de véritables exceptions. Tel est surtout le sumac vénéneux (*rhus toxicodendron*) et quelques autres espèces du même genre. Nous avons dit en effet en parlant de cet arbrisseau, qu'il peut occasioner des pustules et une irritation plus ou moins vive de la peau, non-seulement par le contact de ses feuilles ou du suc laiteux qu'elles contiennent avec quelque partie du corps, mais aussi uniquement par l'effet des émanations qu'il dégage, lorsqu'il est placé à l'ombre. Il paraît aussi qu'en Amérique, une espèce du genre *amyris*, d'ailleurs si uniforme dans ses propriétés, possède un mode d'action analogue à celle du sumac, et à pour cette raison reçu le nom de *amyris toxicaria*. Cependant en réfléchissant que les accidens causés par le sumac vénéneux sont dus, soit au suc laiteux qu'il renferme, soit au gaz qu'il dégage quand il est exposé à l'ombre, et que ce suc ou ce gaz n'existe dans aucune autre térébintacée, on cessera de s'étonner, et cette exception bien réelle n'altérera en rien la loi de l'uniformité de propriétés dont cette famille nous offre un exemple. (A. RICHARD.)

TÉRÉBENTINE ou TÉRÉBENTHINE, s. f. On appelle ainsi une résine dissoute naturellement dans une huile essentielle. Les térébentines sont des liquides de consistance oléagineuse, en général incolores au moment où ils découlent de l'arbre qui les produit, mais prenant avec le temps une teinte jaunâtre plus ou moins citrine. Plusieurs térébentines sont vulgairement et à tort désignées sous le nom de baumes. Ces derniers diffèrent des térébentines par la présence de l'acide benzoïque. L'odeur des térébentines est forte et aromatique, leur saveur est âcre, chaude et très-désagréable. Elles jouissent des mêmes propriétés que les autres substances résineuses, c'est-à-dire qu'elles sont solubles dans l'alcohol, l'éther, miscibles aux huiles grasses, au jaune d'œuf, etc. Comme les propriétés médicales de ces diverses substances sont à peu près les mêmes pour toutes; nous allons d'abord tracer les caractères de chacune d'elles, après quoi nous traiterons de leur mode d'action dans un article général.

La plupart des térébentines usitées en médecine ou dans les arts sont produites par des arbres de la famille des conifères; quelques-unes cependant découlent de végétaux appartenant aux térébintacées, nous en traiterons d'abord.

TÉRÉBENTINE DE COPAHU, vulgairement BAUME DE COPAHU. *Voyez* COPAHU.

TÉRÉBENTINE DE LA MECQUE. Elle est connue sous les noms vulgaires de *baume de la Mecque*, de *Judée*, de *Giléad*, ou enfin d'*Opobalsamum*, et est produite par l'*amyris opobalsanum*, L. petit arbre de la famille des térébintacées et de l'octandrie monogynie, qui croît naturellement dans l'Arabie heureuse, et qu'on cultive en Égypte et dans quelques parties de la Judée. Le baume de la Mecque que l'on trouve dans le commerce s'obtient par la décoction des rameaux et des feuilles dans l'eau; il est liquide, s'épaississant lorsqu'il est gardé pendant long-temps, blanchâtre et louche lorsqu'il est très-récent, prenant avec le temps une teinte citrine. Il est une autre espèce de baume de la Mecque extrêmement rare dans le commerce, transparent, et qu'on obtient en pratiquant de simples incisions aux grosses branches de l'arbrisseau.

TÉRÉBENTINE DE CHIO. On la retire du *pistacia terebintus*, L. arbrisseau de la famille des térébintacées, qui croît naturellement dans les îles de la Grèce et particulièrement à Chio, où elle est l'objet d'un grand commerce. On pratique au tronc et aux branches de cet arbrisseau des incisions par lesquelles elle s'écoule. Elle est très-épaisse, à demi-solide, d'un jaune verdâtre, transparente, d'une saveur agréable, et d'une odeur qui participe à la fois de celles du citron et du fenouil.

La famille des conifères fournit à la matière médicale un grand nombre de produits résineux liquides, connus sous le nom de térébentines. Nous mentionnerons ici les suivans :

TÉRÉBENTINE DU CANADA. On la connaît encore sous les noms de *baume du Canada*, *faux baume de Giléad*. On la retire du tronc et des branches principales de l'*abies balsamea*, grand arbre qui croît naturellement dans les forêts de l'Amérique Septentrionale, et parfaitement acclimaté dans nos jardins; il suffit de pratiquer au tronc des incisions ou des entailles plus ou moins profondes, par lesquelles s'écoule un liquide oléagineux, assez épais, d'un jaune clair, d'une odeur forte mais agréable, d'une saveur très-âcre et désagréable. C'est cette résine que l'on trouve communément dans le commerce sous le nom de baume du Canada. Il en existe encore une autre beaucoup plus rare, d'une odeur très-suave, que l'on substitue assez souvent aux baumes de la Mecque ou de Giléad, et qu'on obtient en crevant les espèces d'utricules qui se forment sous l'épiderme, dans l'épaisseur même de l'écorce. On la trouve très-rarement dans le commerce.

TÉRÉBENTINE DE BORDEAUX OU TÉRÉBENTINE DU PIN. On la retire du *pinus maritima*, L. grand arbre très-commun dans les Landes maritimes, entre Bordeaux et Bayonne, où il est cultivé et exploité pour cet objet. C'est en pratiquant successivement des entailles d'environ un pouce de profondeur, de la base du tronc jusqu'à cinq ou six pieds de hauteur, et dans différens sens que l'on obtient ce produit résineux. Avant de le livrer au commerce on le purifie, soit en le liquéfiant à une douce chaleur et le faisant passer à travers un filtre de paille, soit en le plaçant dans une grande caisse de bois dont le fond est percé d'un grand nombre de petits trous, et l'exposant ainsi au soleil. Par ce dernier procédé, on ne le prive pas de son huile volatile, tandis que dans le premier la chaleur lui en fait perdre une quantité notable.

Nous croyons inutile d'entrer dans de plus grands détails sur les diverses sortes de térébentines, qui non-seulement jouissent absolument des mêmes propriétés chimiques et médicales, mais qui pour la plupart ne diffèrent entre elles que par des nuances peu sensibles. Nous nous contenterons de les énumérer simplement ici.

TÉRÉBENTINE DE VENISE OU DU MÉLÈZE. Elle est produite par le mélèze, *larix europæa*, Rich.; elle découle spontanément des gerçures qui se forment à l'écorce de l'arbre, qui croît dans les montagnes de la France, de l'Italie, de l'Allemagne, etc.

TÉRÉBENTINE DE STRASBOURG OU DU SAPIN. Elle suinte à travers l'écorce du sapin (*abies taxifolia*) et s'amasse souvent sous l'épiderme où elle forme des espèces de vésicules. On la recueille surtout dans les Vosges et les Alpes.

En soumettant la térébentine à la distillation, on en obtient l'huile ou l'essence de térébentine; c'est un liquide limpide, tout-à-fait incolore, d'une odeur et d'une saveur analogues à celles de la térébentine, mais encore plus développées.

Les diverses espèces de térébentines dont nous venons de parler précédemment sont toutes des médicamens excitans; leur mode d'action est à peu près le même pour toutes ces substances, et nous renvoyons à ce que nous en avons déjà dit au mot *Copahu*. On peut dire d'une manière générale que ce sont des médicamens essentiellement stimulans; mais néanmoins ils exercent une action favorable dans les diverses espèces de catarrhes, lorsque tous les symptômes d'irritation ont disparu (*voyez* COPAHU). Ces médicamens font partie d'un grand nombre de préparations pharmaceutiques, tels que des baumes, des emplâtres, des onguens, etc.

Quant à l'essence de térébentine, elle agit avec plus d'énergie et de promptitude que les térébentines proprement dites. Ainsi plusieurs praticiens l'ont employée avec succès contre le tænia. Mais pour agir avec efficacité, elle doit être donnée à une dose très-élevée, comme deux et même trois onces; elle agit alors de deux manières, en tuant le ver par son action irritante, et en en facilitant l'expulsion, par l'irritation qu'elle détermine dans le canal alimentaire. M. Kennedy a récemment publié plusieurs observations qui attestent l'efficacité de l'essence de térébentine comme vermifuge. Ce médicament n'étant pas décomposé par l'estomac, passe avec toutes ses propriétés dans le canal digestif et fait périr les vers qui s'y trouvent rassemblés. Il est utile d'aider l'action de l'essence de térébentine par l'administration d'un purgatif, tels que le mercure doux, la résine de jalap ou l'huile de *croton tiglium*. On a dans ces derniers temps vanté les heureux effets de l'essence de térébentine, à la dose d'un à deux gros, contre l'épilepsie. C'est en Angleterre que cette méthode de traitement a été mise en usage; mais il est bien peu de cas où l'on doive se promettre du succès de ce remède dans cette cruelle maladie. Enfin on emploie aussi quelquefois avec succès l'essence de térébentine, dans la névralgie sciatique.

Ce médicament s'administre soit en pillules, soit en suspension dans un véhicule aromatique et sucré; mais de quelque manière qu'on le donne, c'est toujours un médicament extrêmement désagréable, et beaucoup de personnes ne peuvent le supporter. On peut alors l'essayer en lavement, on l'a vu souvent réussir par ce mode d'administration. (A. RICHARD.)

TERRE, s. f., *terra*. La terre, considérée par les anciens philosophes comme un des quatre élémens, est au moins composée de deux principes; tantôt on y trouve de l'oxygène et un autre corps, comme dans la silice, la zircone, l'alumine, l'yttria et la glucyne; tantôt il y a plusieurs oxydes métalliques combinés; ainsi les terres les plus composées sont formées de silice, d'alumine, de chaux, de magnésie, d'oxydes de fer et de manganèse, ou de quelques-uns de ces oxydes seulement. Toutes les terres sont solides, inodores, insipides et insolubles dans l'eau. La *terre calcaire* n'est autre chose que le sous-carbonate de chaux. La *terre de Lemnos*, employée en Égypte comme astringent, est préparée avec la pulpe du fruit du *baobab*, arbre qui croît en Afrique. La *terre foliée de tartre* est l'acétate de potasse. Enfin, la *terre sigillée* n'est que la *terre de Lemnos* disposée en grosses pastilles, sur lesquelles on imprime le sceau du grand-seigneur. (ORFILA.)

TESTES; mot latin conservé dans le langage anatomique, et employé pour désigner les tubercules quadrijumeaux inférieurs, et les distinguer des supérieurs qu'on nomme *nates*.

TESTICULAIRE, adj., *testicularis*, qui appartient, qui est relatif aux testicules. Ce mot est synonyme de *spermatique*; ainsi on dit les vaisseaux et le cordon testiculaires. *Voyez* SPERMATIQUE.

TESTICULE, s. m., *testiculus*; nom donné aux deux organes qui sont situés dans le scrotum, et destinés à la sécrétion du sperme. Les enveloppes des testicules méritant un examen particulier, nous allons les décrire d'abord : l'une d'elles, le *scrotum*, est la plus extérieure et commune à l'un et à l'autre testicule; tandis que les autres, qui sont au nombre de cinq, sont particulières à chacun de ces organes, et placées de dehors en dedans dans l'ordre suivant : 1° le dartos; 2° la tunique commune au cordon et au testicule; 3° la tunique érythroïde; 4° la tunique vaginale; 5° la tunique albuginée. Nous ne répéterons pas ici la description du SCROTUM, qui a été donnée ailleurs. *Voyez* ce mot.

Les *dartos* sont deux membranes celluleuses, vasculaires, rougeâtres, dépourvues de graisse, insérées aux branches des pubis et des ischions, se dirigeant de là vers le raphé auquel elles adhèrent intimement, et qui se réfléchissent ensuite de bas en haut en s'adossant, et viennent se fixer à la partie inférieure de l'urètre. Les dartos enveloppent ainsi les testicules de toutes parts, forment dans le scrotum une cloison médiane et verticale, correspondent par leur surface interne à la tunique commune du cordon et du testicule, ainsi qu'à la tunique vaginale, en adhérant à l'une et à l'autre par un grand nombre de prolongemens filamenteux. L'existence de la cloison médiane des dartos a été niée par quelques anatomistes; mais elle est réelle. Winslow, Duverney, Sabatier, etc., regardent le tissu des dartos comme musculaire; Haller, Lieutaud, M. Chaussier, sans l'assimiler à ce tissu, pensent qu'il jouit de la contractilité, tandis que Monro, Ruisch, M. Boyer, etc., regardent les phénomènes qu'on attribue à cette propriété comme le résultat des contractions des muscles crémasters. M. Meckel regarde comme très-probable que le tissu des dartos établit le passage du tissu cellulaire au tissu musculaire, et qu'il existe entre lui et les autres muscles le même rapport à peu près qu'entre les muscles des animaux supérieurs et ceux des animaux inférieurs chez lesquels la structure fibreuse est peu prononcée. Les recherches de MM. Chaussier, Lobstein et Breschet tendraient à faire admettre que les dartos n'existent pas dans le scrotum avant que les testicules n'y soient parvenus, et qu'ils sont formés par l'épanouissement du *gubernaculum testis*.

La *tunique commune au cordon et au testicule* est d'une texture fibro-celluleuse; elle naît du contour de l'anneau inguinal, enveloppe tout le cordon, et se termine inférieurement sur la tunique vaginale et sur l'épididyme auquel elle adhère. Quelques-unes de ses fibres s'entre-croisent inférieurement avec les filamens du dartos. Cette membrane est très-mince, transparente, et à peine visible dans l'état normal; mais chez les individus affectés depuis long-temps de hernie scrotale ou d'hydrocèle, elle devient épaisse, opaque, manifestement fibreuse; et dans certains cas elle semble même formée de plusieurs couches membraniformes.

La *tunique érythroïde*, *rouge* ou *musculaire*, est formée par le muscle CRÉMASTER, dont les fibres recouvrent plus ou moins complétement la tunique précédente. Cette enveloppe musculaire, qui n'existe pas chez le fœtus avant la descente du testicule dans le scrotum, tantôt s'étend simplement sur la partie antérieure du cordon et du testicule, et tantôt les entoure de toutes parts.

La *tunique vaginale*, *élythroïde*, ou *péritonéale*, forme comme toutes les membranes séreuses un sac sans ouverture : en avant et extérieurement, elle est recouverte par les deux tuniques précédentes; en arrière elle se réfléchit sur l'épididyme, sur la tunique albuginée à laquelle elle adhère très-intimement, et sur la partie antérieure et inférieure du cordon; sa face interne est lisse, polie, humectée d'une vapeur séreuse, et en contact avec elle-même. Cette membrane, mince, diaphane, appartient presque autant, chez les jeunes sujets, au cordon qu'au testicule; ce n'est qu'à l'époque de la puberté qu'elle abandonne presque entièrement le cordon en se déployant sur le testicule dont le volume s'accroît alors rapidement. Avant que les testicules ne soient descendus dans le scrotum, la tunique vaginale consiste en un prolongement digitiforme dont la cavité communique avec celle du péritoine; ce n'est qu'à mesure que ces organes s'éloignent de l'anneau, que ce canal s'alonge, se rétrécit, que ses parois se rapprochent, finissent par adhérer entre elles, et que la cavité cesse d'exister du côté de l'anneau inguinal, tandis que le cul-de-sac du prolongement péritonéal, conservant sa capacité, constitue une cavité isolée qui entoure le testicule. La sixième ou dernière enveloppe, la *tunique albuginée*, formant une des parties constituantes du testicule, nous joindrons sa description à celle de cet organe.

Les testicules sont deux organes glanduleux, vasculaires, ovoïdes, comprimés de droite à gauche, situés obliquement dans le scrotum au devant de l'épididyme et de la partie inférieure du cordon testiculaire. On dit avoir trouvé trois, quatre et même cinq testicules chez le même individu; mais il est probable que des tumeurs de l'épididyme, du cordon, ou certaines hernies épiploïques auront causé cette erreur. Il arrive quelquefois qu'on ne rencontre qu'un testicule dans le scrotum; ordinairement alors celui qui manque est resté dans l'abdomen appliqué contre l'anneau ou même engagé en partie dans le canal inguinal. Les testicules ne sont pas ordinairement situés à la même hauteur; le droit descend un peu moins bas que le gauche. Leur volume, habituellement égal des deux côtés, présente des différences très-sensibles suivant les individus. Leur consistance, leur pesanteur spécifique, et leur rénitence, sont assez grandes chez les adultes; mais chez la plupart des vieillards ils se flétrissent, s'amollissent, et éprouvent une sorte d'atrophie. D'après leur forme et la direction dans laquelle ils sont placés, on peut y distinguer deux faces latérales légèrement convexes, un bord inférieur incliné en devant, un bord supérieur tourné en arrière correspondant à l'épididyme, et deux extrémités dont l'une est antérieure et supérieure, l'autre postérieure et inférieure. Ils sont en quelque sorte suspendus dans cette situation par les cordons spermatiques, et soutenus dans tout leur contour par les dartos, et médiatement par le scrotum. Les parties qui concourent à former les testicules sont une membrane fibreuse, des vaisseaux sécréteurs et efférens, des vaisseaux sanguins et lymphatiques, des nerfs et du tissu cellulaire.

La membrane *fibreuse* ou *albuginée* est blanche, un peu moins épaisse que la sclérotique, presque opaque, très-résistante, et cependant susceptible d'une assez grande distension quand la cause de sa dilatation agit lentement, comme dans certains engorgemens du testicule; elle est aussi pourvue d'une rétractilité assez prononcée. Cette membrane donne et conserve aux testicules leur forme, et les protége contre l'atteinte des agens extérieurs. Sa surface externe est revêtue par la partie postérieure de la face externe de la tunique vaginale à laquelle elle adhère très-intimement dans toute son étendue, mais un peu moins dans le voisinage de l'épididyme. Sa face interne, immédiatement appliquée sur la substance du testicule, donne naissance à un assez grand nombre de prolongemens filiformes ou aplatis qui se dirigent tous vers le bord postérieur de l'organe où ils se terminent, et qui séparent ainsi la cavité de la membrane albuginée en un certain nombre de loges triangulaires, occupées par les vaisseaux séminifères qu'ils soutiennent ainsi que les ramifications artérielles répandues dans leurs intervalles. Cette surface présente aussi le long du bord postérieur du testicule une saillie oblongue, un peu plus large supérieurement qu'inférieurement, nommée *corps d'hygmore*, que M. Chaussier appelle *sinus des vaisseaux séminifères*, que plusieurs anatomistes décrivent comme un corps solide, que d'autres considèrent comme le réceptacle commun des vaisseaux séminifères, et qui n'est autre chose qu'un renflement de la membrane albuginée, traversé obliquement vers sa partie supérieure par les vaisseaux efférens qui se rendent dans la tête de l'épididyme.

La substance du testicule, considérée en masse, a l'aspect d'une pulpe molle, jaunâtre ou grisâtre, nuancée de rouge, partagée en plusieurs lobules situés les uns au-dessus des autres. Cette substance est principalement composée d'une innombrable quantité de canaux très-déliés, simples, non ramifiés et entrelacés les uns avec les autres : ce sont les *conduits séminifères*. Chaque lobule renferme un de ces conduits. Leurs circonvolutions et eux-mêmes sont unis ensemble d'une manière très-lâche par un tissu cellulaire fort délié. On peut, à l'aide de la macération, constater assez facilement leur nombre vraiment extraordinaire, puisqu'il s'élève à trois cents environ. Chacun d'eux a seize pieds de long sur un deux centième de pouce de large, en sorte que placés les uns à la suite des autres ils représenteraient une longueur de cinq mille pieds environ. Ces conduits se réunissent vers l'extrémité supérieure du testicule en plusieurs canaux plus volumineux, moins nombreux, qu'on nomme *efférens*, dans lesquels on peut injecter du mercure, lesquels s'anastomosent entre eux, et réunis ainsi en dix ou douze troncs principaux, traversent, comme nous venons de le dire, le renflement de la membrane albuginée, forment de nombreuses flexuosités quand ils l'ont traversée, et se terminent dans la tête de l'épididyme, dont ils sont, à proprement parler, les radicules.

L'*épididyme* est un petit corps oblong, curviligne, renflé à ses deux extrémités, mince à sa partie moyenne, aplati de haut en bas, qui embrasse une partie de l'extrémité supérieure du testicule, et se prolonge jusque vers son extrémité opposée en cotoyant son bord supérieur. Le lobe antérieur ou la tête de l'épididyme en est la partie la plus volumineuse; on remarque à sa surface plusieurs saillies onduleuses; elle adhère intimement au testicule et reçoit les vaisseaux efférens de cet organe. La partie moyenne de l'épididyme est tantôt en contact immédiat avec le testicule, tantôt plus ou moins écartée de cet organe, maintenue dans l'un et l'autre cas par la tunique vaginale qui se replie sur elle. Quant à son extrémité postérieure ou la *queue*, elle est très-adhérente au testicule, et se réfléchit en arrière et en haut en se continuant avec le canal déférent. L'épididyme est formé par un canal grêle, à parois très-épaisses relativement à son calibre, replié un très-grand nombre de fois sur lui-même, et dont les flexuosités très-multipliées sont unies entre elles par la tunique vaginale et du tissu cellulaire très-serré. Monro a évalué à trente-un pieds la longueur de ce canal.

Le *canal déférent* n'est autre chose que la continuation de l'extrémité inférieure de l'épididyme; il remonte en décrivant quelques flexuosités derrière le testicule, et rentre dans l'abdomen avec les autres parties qui l'accompagnent, et qui constituent le cordon SPERMATIQUE (*voyez* ce mot). Quand il est parvenu dans la cavité abdominale, il abandonne les vaisseaux spermatiques, descend en arrière et en dedans, passe derrière l'artère ombilicale, et parvient sous la partie postérieure et inférieure de la vessie en croisant la direction de l'uretère au devant duquel il est placé dans le reste de son trajet, il cotoie le bord interne de la vésicule séminale qui lui correspond, en se rapprochant du conduit déférent du côté opposé sans communiquer avec lui, et se termine derrière la prostate en s'abouchant avec la vésicule séminale, et en se continuant avec le canal éjaculateur. Le conduit déférent est assez grêle près de son origine; dans sa partie moyenne il a environ une ligne de diamètre; il s'aplatit et devient plus volumineux sous la vessie. Ses parois, d'une couleur blanchâtre et terne, sont très-résistantes; sa cavité est très-étroite relativement à sa grosseur. Les parois du conduit déférent sont formées de deux parties très-distinctes; l'une, externe, dont l'épaisseur est quelquefois d'une demi-ligne, et la couleur d'un jaune brunâtre, paraît jouir de l'irritabilité, quoiqu'on n'y ait distingué des fibres que fort rarement; M. Meckel en a observé quelquefois qui étaient circulaires, et Leuwenhoeck en avait vu de longitudinales. La membrane interne du canal déférent est unie peu intimement au tissu dont on vient de parler : elle a tous les caractères des membranes muqueuses, et paraît être un prolongement ou au moins une continuation de celle de l'urètre : elle est lisse dans la plus grande partie de sa longueur, mais réticulée inférieurement dans l'étendue d'un pouce ou deux.

Les *vésicules séminales*, annexées aux conduits déférens dont elles paraissent être la continuation, et situées en dehors de chacun d'eux, sont aplaties de haut en bas, bosselées sur tout leur contour, entourées d'un tissu cellulaire assez abondant, d'artères et de veines, placées obliquement de dehors en dedans et de haut en bas au-dessous du péritoine, entre la vessie et le rectum, derrière la prostate, en dedans des muscles releveurs de l'anus. Les vésicules sont très-éloignées l'une de l'autre supérieurement, tandis qu'inférieurement elles ne sont séparées que par les conduits déférens ; elles n'ont d'ailleurs entre elles aucune communication, et consistent en un canal flexueux, terminé supérieurement par un cul-de-sac qui donne latéralement naissance à des appendices simples ou composés, dont le nombre varie de vingt à vingt-quatre. Les flexuosités du canal principal et ses appendices sont très-rapprochées les unes des autres par un tissu cellulaire dense et serré, et dans certains cas ce sont ces replis multipliés qui simulent des appendices latéraux, car les vésicules n'ont souvent pas d'autre apparence que celle d'une portion élargie du canal déférent, diversement repliée sur elle-même. La largeur des vésicules séminales est peu considérable proportionnellement à leur longueur : elles ont environ deux ou trois lignes de largeur sur quatre à cinq pouces de long. Elles sont formées de deux membranes : l'une, extérieure, blanchâtre, celluleuse, assez dense ; l'autre est interne, muqueuse, réticulée, et présente sous ce rapport beaucoup d'analogie avec celle qui tapisse l'intérieur de la vésicule biliaire. Ces lacunes, par leur ressemblance avec celles qu'on observe sur les parois des cavités auriculaires du cœur, auraient-elles une organisation analogue, et la membrane muqueuse contiendrait-elle dans ses replis des fibres charnues ? La cavité des vésicules séminales renferme une quantité plus ou moins considérable d'un fluide épais, opaque, jaunâtre, quelquefois d'un vert olivâtre chez les vieillards, et qui paraît être un mélange de sperme et du mucus sécrété par la membrane interne de la vésicule. Ces réservoirs, destinés à contenir momentanément le sperme transmis par le canal déférent, et peut-être à contribuer à son excrétion par la contraction de leurs parois, sont peu développés et vermiformes jusqu'à l'âge de la puberté. Chez les vieillards on les trouve quelquefois assez larges, mais affaissés, et d'autres fois atrophiés. La partie antérieure ou inférieure de chaque vésicule séminale est canaliculée, et se prolonge dans l'étendue d'une ligne et demie à deux lignes avant de se continuer avec l'extrémité inférieure du conduit déférent. Cette jonction a lieu à angle très-aigu, et donne naissance aux *canaux éjaculateurs*. Ces derniers sont placés parallèlement l'un à l'autre dans l'épaisseur de la prostate, et au-dessous du canal de l'urètre, dans lequel ils s'ouvrent après un trajet d'environ un pouce. L'orifice des canaux éjaculateurs est très-étroit, oblong; et situé à la partie antérieure de chacune des faces latérales de la crête urétrale. Ces canaux sont plus larges en arrière qu'en avant, aussi parvient-on toujours facilement à les sonder, en introduisant un stylet délié par la partie inférieure du conduit déférent. Ils terminent ainsi le long conduit excréteur de chaque testicule.

On réunit ordinairement à la description de l'appareil de la génération chez l'homme, celle de la PROSTATE, des glandes de Cooper et du PÉNIS. Ces parties ayant été décrites dans des articles séparés (*voyez* ces mots), nous n'y reviendrons pas ici. Les artères des testicules viennent des SPERMATIQUES (*voyez* ce mot), qui, parvenues à quelque distance de ces organes, se divisent en deux branches, l'une destinée à l'épididyme, et l'autre au testicule. La branche testiculaire se partage ordinairement en deux ou trois rameaux qui traversent la membrane albuginée dans le voisinage de l'épididyme, et s'enfoncent transversalement dans la substance du testicule; leurs ramifications flexueuses et déliées suivent les prolongemens qui se détachent de la membrane albuginée, et donnent un grand nombre de ramuscules capillaires aux vaisseaux séminifères. Les membranes d'enveloppe des testicules reçoivent encore d'autres artères provenant des artères épigastriques, honteuses externes, et des artères de la cloison. Les veines spermatiques naissent dans l'intérieur des testicules par des ramifications très-déliées. Les premiers rameaux formés par leur réunion suivent les prolongemens de la membrane albuginée, et sont plus nombreux que les artères correspondantes: quelques-uns s'anastomosent assez souvent sous cette membrane, d'où résultent des troncs assez gros. Toutes ces vésicules traversent la membrane albuginée le long du bord postérieur du testicule, et se réunissent bientôt aux veines de l'épididyme pour former le plexus pampiniforme. Quant aux vaisseaux lymphatiques des testicules, ils sont très-nombreux, naissent des membranes vaginale et albuginée, dans la substance même du testicule, se réunissent à ceux de l'épididyme, forment de six à douze troncs qui remontent le long du cordon SPERMATIQUE, et se terminent pour la plupart dans les glandes lombaires où ceux d'un côté communiquent avec ceux du côté opposé. Les nerfs sont fournis par le grand SYMPATHIQUE; mais leur extrême ténuité et leur grande mollesse ne permet pas de les suivre jusqu'à leur terminaison. Les vaisseaux de l'épididyme ont la même source que ceux du testicule. Quant à ceux des vésicules séminales, ils viennent des hypogastriques, et leurs nerfs du plexus de ce nom.

Les testicules ne se développent pas primitivement dans le scrotum, mais bien dans l'abdomen, où ils ont avec le péritoine des rapports semblables à ceux que cette membrane présente avec tous les organes qu'elle recouvre. Ils sont situés contre la paroi postérieure de cette cavité : et, au milieu du troisième mois, leur extrémité supérieure est encore en contact avec la partie inférieure des reins; leur volume est alors proportionnellement très-considérable, car leur longueur est de deux lignes environ, tandis que celle de l'embryon tout entier est de deux pouces à peu près. Leur forme est oblongue, ils reposent sur un pli très-large du péritoine qui se porte de l'épididyme au testicule lui-même. L'épididyme se trouve au même niveau que le testicule, descend à côté de lui d'avant en arrière, et un peu de dedans en dehors, et se continue avec le conduit déférent qui se porte directement dans le petit bassin. De la partie inférieure de chaque testicule et de l'épididyme qui lui correspond, on voit naître un cordon celluleux, court, très-délié, recouvert en devant par le péritoine, et qui se rend dans un enfoncement de la paroi inférieure de cette membrane, situé à peu près au milieu de l'arcade crurale. Ce cordon, qui constitue le *gubernaculum* de Hunter, devient plus gros au quatrième mois, et paraît s'implanter dans la région de l'anneau inguinal. Les testicules sont situés un peu plus bas, et assez distans des reins, ce qui résulte sans doute de l'accroissement des os iliaques; leur volume proportionnel diminue à partir de cette époque. Dans le mois suivant, leur situation a peu changé; ils sont encore éloignés de plus d'une ligne de la paroi inférieure du péritoine; leur épaisseur est augmentée et donne plus de rondeur à leur forme; l'épididyme est flexueux à sa partie inférieure; le gubernaculum est conoïde, sa base correspond au testicule, tandis que son sommet se continue avec quelques filamens isolés qui naissent de la partie supérieure du scrotum, et traversent l'anneau en recevant quelques fibres des muscles oblique interne et transverse de l'abdomen. A six mois, la situation des testicules est à peu près la même, l'épididyme s'élève un peu au dessus du niveau de leur surface, et présente des flexuosités plus marquées; le gubernaculum est creux, et se trouve toujours enveloppé par un prolongement péritonéal. A sept mois, le testicule est appliqué immédiatement contre l'ouverture supérieure du canal inguinal, ou même engagé en partie dans son intérieur; à huit mois, il le traverse, et continue de descendre jusqu'à la fin du neuvième mois. Il occupe alors le fond du scrotum. Dans ce déplacement il entraîne avec lui le prolongement péritonéal qui le revêt, et qui, se trouvant considérablement alongé, forme une cavité oblongue communiquant avec l'abdomen, laquelle, se rétrécissant peu à peu, comme on l'a dit plus haut, finit par s'oblitérer dans sa partie supérieure.

Les changemens de position qui viennent d'être exposés ne s'opèrent pas constamment de la même manière pour l'un et l'autre testicules; on a vu qu'il arrive quelquefois que l'un d'eux reste dans la cavité ventrale, tandis que l'autre descend dans le scrotum. Toutefois quand ces changemens ont lieu, il en résulte des différences notables sous le rapport des enveloppes de ces organes. En effet, tant qu'il est dans l'abdomen, le testicule n'est enveloppé que par la membrane albuginée et la portion du péritoine qui la recouvre; mais quand il est descendu dans le scrotum, les autres enveloppes que nous avons décrites se forment aux dépens du gubernaculum et du repli péritonéal. Ce dernier devient le feuillet externe et libre de la tunique vaginale, tandis que la tunique commune au cordon et au testicule est formée par le tissu cellulaire qui remplit l'intérieur du gubernaculum. D'un autre côté, les fibres qui provenaient des deux muscles abdominaux, et qui étaient ascendantes, se portent à l'extérieur, deviennent descendantes, et constituent le crémaster ou la tunique érythroïde: quant aux dartos, ils existaient dans le scrotum avant que les testicules n'y fussent parvenus. Ces différens changemens dépendent spécialement de ce que le gubernaculum se retourne peu à peu sur lui-même, en sorte que ses parties extérieures deviennent internes, et son extrémité supérieure se trouve inférieure. Le déplacement progressif du testicule, de haut en bas, paraît résulter de la rétraction successive du gubernaculum, et l'anatomie comparative fournit à ce sujet des données plausibles ; car on observe un développement remarquable des fibres musculeuses du gubernaculum chez certains animaux, dont les testicules sont susceptibles d'exécuter des mouvemens alternatifs qui les font tour à tour rentrer dans l'abdomen et sortir de cette cavité.

Les testicules manquent quelquefois, et ici il ne s'agit pas de leur absence dans le scrotum lorsqu'ils sont restés dans l'abdomen. Ils sont quelquefois d'une petitesse extrême : c'est ce qu'on rencontre dans certains cas d'hermaphrodisme. Ils peuvent rester accolés contre la paroi postérieure de l'abdomen, au-dessous du rein, déplacement qui résulte de la persistance de la situation qu'ils avaient pendant les premiers temps de la vie embryonaire. La communication primitive de la cavité de leur enveloppe péritonéale avec celle de l'abdomen peut persister ; de là l'hydrocèle et les hernies inguinales congénitales. On a trouvé le canal déférent interrompu dans sa longueur et terminé en cul de sac. Il existe aussi des exemples d'absence complète des vésicules séminales. Quant à la multiplicité des testicules, nous avons déjà dit ce qui avait pu faire croire à l'existence de cette monstruosité, et aucun fait bien constaté ne prouve qu'il y ait eu réellement plus de deux testicules chez le même sujet. Il est extrêmement rare de trouver aussi plus de deux vésicules séminales : il peut arriver, au contraire, qu'il n'y en ait qu'une avec deux testicules bien conformés. (Meckel, dissertation citée de H. Bosch.)

(MARJOLIN.)

TESTICULE (pathologie). Les testicules sont exposés aux mêmes lésions extérieures que les autres organes, et peuvent être contus, écrasés, déchirés et divisés dans les mêmes circonstances que le scrotum. Leur texture délicate les rend très-sensibles à l'action des corps contondans : aussi le coup le plus léger, la moindre pression suffisent pour y déterminer une inflammation assez forte, accompagnée de beaucoup de douleur et de gonflement. Si la cause vulnérante n'a pas causé d'altération profonde de leur tissu, ce que leur grande mobilité empêche d'arriver fréquemment, cette inflammation se termine par résolution; mais elle devient souvent chronique si l'on néglige d'abord l'emploi de moyens convenables pour la combattre, et si l'on ne met pas le testicule à l'abri des causes qui peuvent l'entretenir; il peut même en résulter des engorgemens plus ou moins volumineux, ou des altérations variées de cet organe. On obvie à ces suites fâcheuses, en apportant dès le principe tous les soins que nécessite la CONTUSION (*voy.* ce mot), et l'on combat ensuite l'inflammation qui peut en être la conséquence par un traitement antiphlogistique modifié suivant l'intensité des accidens. On a soin de faire administrer des lavemens chaque jour pour éviter tout effort de la part du malade, en même temps que ce moyen s'oppose à la stase sanguine que pourrait produire l'accumulation de matières dans le rectum. Si la contusion a été assez violente pour désorganiser le testicule, une partie de la substance de cet organe peut être entraînée au-dehors par la suppuration qui s'y forme à la suite d'une inflammation excessivement douloureuse, et qui donne lieu à des phénomènes de réaction plus ou moins graves.

Les plaies des testicules, soit par déchirure ou par instrument tranchant, sont ordinairement accompagnées de la sortie d'une portion plus ou moins considérable de la substance des canaux séminifères : cet effet est dû à la contraction de la membrane albuginée qui revient aussitôt sur elle-même après sa division, et de telle sorte quelquefois que l'organe peut se vider ainsi tout entier à la suite d'une plaie peu étendue. Ce resserrement de la tunique albuginée s'observe surtout quand la plaie est produite par un corps contondant, parce que le gonflement inflammatoire ne peut que favoriser la hernie de la substance du testicule. Dans tous les cas on doit apporter toute son attention dans le pansement de ces plaies, afin de ne pas entraîner les canaux séminifères en abstergeant la suppuration, ce qui peut aisément arriver, comme J. L. Petit nous l'a appris. Excepté les cas où elles sont très-petites, les plaies des testicules sont assez souvent accompagnées d'accidens inflammatoires fort intenses, d'où résulte la perte de l'organe : toutefois il existe quelques exemples qui prouvent que ces plaies ne sont pas constamment dangereuses et qu'elles sont susceptibles de guérison sans que l'organe perde de son volume ou subisse quelque altération de son tissu : mais de semblables exceptions sont rares, et la fréquence d'accidens graves doit faire employer de bonne heure, pour prévenir l'inflammation, tous les moyens répercussifs et antiphlogistiques connus : une diète sévère et des topiques émolliens et anodins sur la plaie. Si le scrotum était déchiré en lambeaux et laissait ainsi le testicule à nu, on pourrait employer quelques points de suture lâche pour rapprocher les bords de la déchirure et recouvrir le testicule. Si ce dernier est lui-même blessé, on fait bien attention, dans chaque pansement, de ne pas confondre son tissu avec la suppuration quand cette dernière est établie. La guérison des plaies du testicule est souvent suivie de la diminution du volume de cet organe par suite de la déperdition de substance qui a eu lieu.

L'inflammation des testicules, qu'on désigne assez communément sous le nom d'engorgement inflammatoire des testicules, se développe souvent à l'occasion de la cause la plus légère, en raison de la sensibilité extrême de ces organes; nous venons de voir qu'une simple pression, un léger froissement suffisent pour la déterminer. Mais indépendamment de ces causes traumatiques, il en est une autre qui en est bien plus fréquemment la source; c'est la phlegmasie de la membrane muqueuse de l'urètre (*voyez* BLENNORRHAGIE), et son irritation prolongée par le séjour des sondes; on a vu quelquefois cette phlegmasie résulter du défaut d'évacuation de la liqueur séminale; mais ces cas sont très-rares : on l'appelle alors *spermatocèle*. L'inflammation testiculaire se manifeste par la douleur et le gonflement d'un ou des deux testicules, et ces phénomènes ont d'abord leur siége dans l'épididyme; en même temps le scrotum est rouge, tendu, la sensation douloureuse se propage fréquemment le long du cordon spermatique jusque dans la région lombaire, et le plus léger mouvement du testicule l'augmente notablement. Si la phlegmasie devient plus vive, le pouls s'accélère, l'urine est rare, briquetée. La marche de cette inflammation à l'état aigu est ordinairement très-rapide, et dans certains cas on a vu le testicule acquérir un volume et une tension extrêmes en quelques heures : elle peut offrir les diverses terminaisons de l'inflammation, mais la résolution est la plus commune et la plus heureuse, quoique souvent elle soit incomplète, et que le testicule, ou au moins l'épididyme, reste plus gros qu'il ne l'était avant la maladie. Toutefois, cette augmentation de volume, qui peut persister plus ou moins long-temps, n'entraîne aucun accident. L'inflammation testiculaire dure fréquemment plusieurs semaines, et si la période d'acuité se dissipe rapidement, il n'en est pas de même de celle qui amène la résolution qu'on n'obtient pas habituellement avant trois semaines, un ou plusieurs mois. A l'état chronique, soit que la phlegmasie ait débuté sous cette forme, ou qu'elle ait succédé à l'état aigu, la douleur et la chaleur locales sont ordinairement peu prononcées, quelquefois même à peine sensibles, en sorte que la maladie n'est manifestée que par l'augmentation du volume et du poids de l'organe affecté; cependant il s'y développe parfois des douleurs lancinantes, mais il ne faut pas s'en laisser imposer par ce phénomène, et le considérer comme l'indice d'une dégénérescence squirrheuse commençante qui doit exiger l'ablation du testicule : on a vu plusieurs fois des praticiens se hâter de pratiquer ainsi cette opération, quand l'organe était encore susceptible de guérison : on doit donc ne se décider à l'emploi de ce moyen extrême que dans les cas où l'on observe des signes plus certains de la désorganisation profonde du testicule (*voyez* SARCOCÈLE). Quand la phlegmasie a passé à l'état chronique, il est rare, lors même qu'elle paraît se dissiper complétement, que le testicule qui en a été le siége ne reste pas un peu plus volumineux, et particulièrement l'épididyme qui conserve en même temps plus de dureté.

Dans le traitement de l'inflammation testiculaire, on doit d'abord insister sur la saignée générale et spécialement sur les saignées locales, moyens dont on seconde les effets par l'application de cataplasmes émolliens et narcotiques, les bains tièdes, le repos absolu, l'usage de boissons délayantes, les lavemens émolliens et la diète. Si l'engorgement est survenu peu de temps après l'introduction de sondes dans l'urètre, il suffit de retirer cet instrument du canal, ou de ne l'y maintenir que passagèrement pour voir la tuméfaction se dissiper. Lorsque les premiers accidens inflammatoires sont calmés, on peut avoir recours aux topiques astringens, tels que la vapeur de vinaigre, l'eau de Goulard, les cataplasmes avec la décoction d'écorces de grenade et la farine de graines de lin, de riz ou de seigle, avec la décoction de roses de Provins, avec la terre cimolée pétrie avec le vinaigre, etc., etc.—Les emplâtres de *Vigo cum merc.*, les frictions mercurielles, peuvent être associés à ces moyens pour combattre la phlegmasie chronique des testicules quand elle persiste malgré l'emploi des émolliens et des saignées locales. Il faut toujours avoir soin de faire porter un suspensoir au malade afin de maintenir l'organe affecté dans le repos le plus complet, et éviter qu'il ne soit froissé et abandonné à son propre poids, ce qui suffirait pour entretenir l'irritation qu'on veut détruire (*voyez* BLENNORRHAGIE). Quand l'usage prolongé de ces différens moyens reste sans effet, il est à craindre que le testicule ne soit devenu squirrheux; toutefois on ne doit se décider à opérer son ablation qu'après avoir épuisé toutes les ressources que l'art indique. Si, dans le cours de la maladie, il s'était formé un abcès au centre du testicule, il vaut mieux en abandonner l'ouverture à la nature que la pratiquer; car, dans un cas comme dans l'autre, il en résulte toujours l'écoulement de la substance de cet organe, et conséquemment sa destruction. Nous ne décrirons point ici les formes variées que présente l'altération désignée sous le nom de *sarcocèle*, et qui dans bien des cas est le résultat de l'inflammation testiculaire : on en a donné la description ailleurs. *Voyez* SARCOCÈLE.

L'atrophie des testicules consiste dans une diminution plus ou moins grande de leur volume, d'où résulte la perte absolue des fonctions de ces organes. Elle peut affecter un seul ou les deux testicules à la fois; elle dépend de diverses causes : on l'a vue survenir chez des enfans atteints de hernie à la suite de la compression continue du cordon spermatique par des bandages mal construits. Il paraît que la pression du liquide dans l'hydrocèle peut aussi la produire (Boyer). Nous avons vu précédemment que telle pouvait être la conséquence de la suppuration qui détruit la substance de ces organes. Il est rare qu'elle survienne à la suite de l'inflammation testiculaire spontanée; des topiques astringens et résolutifs long-temps continués semblent avoir causé, dans certains cas, la flétrissure des testicules. Enfin, on a aussi observé ce phénomène sans aucune maladie antécédente et sans cause appréciable. Quand l'atrophie n'affecte qu'un testicule, elle n'exerce aucune influence sur l'économie, et ne diminue en rien la puissance génératrice de l'individu; mais quand les deux testicules en sont atteints, si ce changement a eu lieu dans le bas âge, le scrotum se resserre, le pénis cesse de se développer, et quelquefois diminue de grosseur; à la puberté, la voix reste grêle comme dans l'enfance, et les poils ne se développent pas dans les diverses régions qu'ils commencent à recouvrir à cette époque de la vie. L'individu conserve tous les caractères de l'enfant, il est inhabile à la propagation de l'espèce, et offre pendant le reste de sa vie les mêmes phénomènes physiques que les sujets qui ont subi la castration dès leur bas âge. L'atrophie des testicules est une affection incurable. *Voyez* pour les autres maladies du testicule et de ses dépendances, les mots HYDROCÈLE, SARCOCÈLE, VARICOCÈLE.

(OLLIVIER.)

TÉTANOS, s. m., *rigor, distentio nervorum*; τέτανος de τετανόω, je tends. Maladie caractérisée par la rigidité, la tension convulsive d'un plus ou moins grand nombre de muscles, et quelquefois de tous les muscles soumis à l'empire de la volonté.

Le mot *tétanos* emprunté à un symptôme, la rigidité musculaire, restera sans doute encore long-temps, si, pour le remplacer, on attend un mot qui exprime la nature du mal dont ce même symptôme dépend. En effet, nous ne sommes guère plus avancés à cet égard que les premiers observateurs, et cependant il y a long-temps que le tétanos a attiré l'attention des médecins. Indiqué d'une manière assez précise par Hippocrate (*de morb.*, lib. 3), bien décrit par Celse, traité avec détails par Arétée, Cœlius Aurélianus, etc.; objet des commentaires de Galien, il n'a été omis dans aucun ouvrage marquant de médecine ou de chirurgie moderne, comme on peut le voir par les œuvres d'Ambroise Paré, de Fernel, de Sauvages, de Cullen, de Pinel, de Frank, de MM. Richeraud, Boyer, etc.; il a en outre été le sujet d'un très-grand nombre de monographies, parmi lesquelles il me suffira de citer Baumer, Bajon, Patuna, Dazille, Valentin, Fournier-Pescay, et surtout Trnka. Ce dernier a laborieusement réuni dans son ouvrage plus de deux cents cas particuliers. Il les a discutés et analysés avec un soin tel que, si les matériaux de l'histoire du tétanos pouvaient se trouver dans les faits déjà connus, toutes les difficultés touchant cette maladie seraient complétement résolues. Mais on verra combien il s'en faut que nous en soyons arrivés là, quand j'aurai exposé ce que nous savons de positif relativement, 1° à ses causes, 2° à ses symptômes, 3° à son traitement.

§ I. *Causes du tétanos.* — La distinction scholastique des causes en prédisposantes et en efficientes est assez applicable au tétanos. Nous rapporterons au premier genre de causes l'action spéciale des agens physiques (Edwars) dans certaines circonstances. Ainsi les climats chauds, principalement ceux des régions inter-tropicales et des pays voisins; certaines saisons de l'année, l'extrême chaleur ou le grand froid disposent d'une manière incontestable au tétanos. Le sexe féminin, l'enfance et la jeunesse y sont aussi plus exposés que le sexe masculin, l'âge adulte et surtout la vieillesse, bien que, sur ce dernier point, Arétée ait eu le tort de soutenir une opinion opposée. Toutefois ces diverses causes, malgré leur influence bien réelle, sont rarement capables de développer le mal sans le concours de causes dites efficientes, qui sont à peu près celles du plus grand nombre des maladies. Ainsi nous retrouverons parmi elles les vives affections morales; les suppressions brusques de transpiration; l'impression du froid, le corps étant en sueur; le refroidissement occasioné par la pluie; l'exposition nu à l'air; les excès d'alimens et de boissons, et surtout les indigestions auxquelles ils donnent si souvent lieu; les évacuations abondantes, l'empoisonnement, les vers intestinaux, les excès vénériens, les rétrocessions d'exanthêmes, les coups, les chûtes, etc. Mais il est à remarquer qu'à l'exception des violences extérieures qui, comme les coups portés sur la région cervicale postérieure, peuvent immédiatement, et sans le concours d'aucune autre circonstance, développer le tétanos par une lésion directe du centre nerveux, les autres causes ne le font guère naître que quand elles agissent sur des sujets déjà affectés depuis plus ou moins long-temps de plaies en voie de suppuration; aussi tous les auteurs ont-ils mis ces solutions de continuité au nombre des causes tout à la fois prédisposantes et efficientes les plus actives du tétanos.

L'espèce de plaies, piqûres, déchirures, plaies contuses, par arrachement, la manière de les panser, etc., sont d'autres circonstances fort importantes que je me contente d'indiquer en masse, car il faudrait faire un gros livre comme Trnka, pour épuiser les détails relatifs à chacune d'elles; on n'y verrait du reste rien que de conforme aux idées générales qui viennent d'être émises. Mais, après ce travail, il resterait encore à dire comment des causes communes à la plupart des maladies peuvent produire une affection d'un caractère aussi spécial que le tétanos. Là se trouve un problème que jusqu'à présent les auteurs ont vainement essayé de résoudre et dont on n'exigera pas, j'espère, que je donne la solution.

§ II. *Symptômes du tétanos.*—Par sa marche, le tétanos appartient aux maladies aiguës; par son type, aux affections continues. On cite, il est vrai, plusieurs cas de tétanos prolongés pendant un fort long temps au delà de quarante jours, et dont les uns ont été suivis de la mort, les autres de guérison. Reste à savoir s'il ne faut pas les rapporter à des affections convulsives d'un autre genre, par exemple, à ce que Galien appelait *catochus*. Quant au type, il nous semble que tous les exemples de tétanos intermittens rapportés par les auteurs ne sont autres que des fièvres pernicieuses, masquées par des accidens convulsifs graves. On peut voir en effet dans Casimir Médicus que la plupart de ces cas ont cédé à l'administration méthodique du quinquina. Ainsi ils ne prouvent nullement contre le type continu du tétanos, ils montrent seulement que, comme toutes les autres, cette maladie peut être simulée par des affections d'un caractère différent du sien. J'ajouterai seulement que malgré la continuité qui la distingue, elle présente souvent encore dans son cours des rémissions plus ou moins marquées; au reste, c'est là une des lois des affections continues qui, comme on sait, sont rarement *continentes*.

D'après le nombre des parties qu'affecte le tétanos, on le dit général ou partiel. Général, il maintient tout le corps dans un état permanent de rigidité, sans le fléchir dans aucun sens; c'est le tetanos *droit*. Quand il est partiel, il peut affecter la moitié antérieure, postérieure ou latérale du corps, et il prend alors le nom d'*opisthotonos*, d'*emprosthotonos*, de *pleurosthotonos*, suivant qu'il courbe le corps en avant, en arrière ou sur le côté. Porté sur les muscles de la mâchoire, il s'appelle *trismus*, vulgairement mal de mâchoire: sur les membres, il emprunte son nom de celui de la partie affectée. Toutes ces distinctions admises pour la plupart depuis un très-long-temps par les auteurs (Hippocrate, Celse, Arétée, Cœlius-Aurelianus, etc.) peuvent très-bien être conservées, si l'on veut se rappeler en même temps que le nombre et l'espèce des parties musculaires atteintes par la rigidité ne changent rien à la nature de la cause dont elle dépend, et que dans tous les cas la marche et les dangers de la maladie sont à peu près les mêmes; c'est tout au plus si elle présente quelques différences notables dans sa durée. Je la décrirai à cause de cela d'une manière générale, sans m'attacher beaucoup à ses différences d'espèces, afin d'éviter d'inutiles répétitions.

Quand elle n'est pas due à l'irritation d'une plaie, elle éclate ordinairement d'une manière brusque et sans symptômes précurseurs. Néanmoins Cœlius-Aurelianus assure que son invasion est souvent annoncée par des bâillemens qui ne tardent pas à être suivis de raideur dans le col (*Acut. morb.*, lib. 3, cap. 7). Au contraire, lorsque c'est une plaie irritée d'une façon quelconque qui détermine le tétanos, on voit assez souvent, avant son début, les malades éprouver une douleur, une tension insolite dans la partie affectée, accompagnées d'irradiations convulsives qui semblent se diriger vers le centre nerveux. Ils sont tristes, moroses, tourmentés d'insomnie, perdent l'appétit, ont la bouche amère, la langue chargée, souffrent de la tête, etc. Presque toujours quand de pareils symptômes se manifestent, il devient impossible d'en arrêter les progrès ultérieurs; cependant on y parvient quelquefois par des pansemens convenables, des débridemens méthodiques, etc. Mais si l'emploi de ces moyens échoue, les symptômes du prélude s'aggravent, deviennent de plus en plus intenses, et le mal se montre avec tous ses caractères, c'est-à-dire que les mouvemens convulsifs, d'abord faibles, rares et de peu de durée, acquièrent chaque fois plus d'intensité, se succèdent rapidement, et enfin deviennent continus. Quels que soient les muscles qu'ils frappent, ils se comportent à tous ces égards d'une manière uniforme.

Dans l'affection générale, tous les muscles du tronc étant simultanément convulsés, tout le corps, excepté les doigts qui, suivant Sprengel (*Inst. méd.*, t. IV, p. 599), gardent leur flexibilité, devient raide, immobile et inflexible comme une statue; les plus grands efforts pour fléchir un membre amèneraient plutôt une déchirure de ses muscles qu'ils ne surmonteraient leur force de contraction. Très-souvent ces mêmes contractions sont douloureuses à la manière des crampes, et arrachent aux malades des cris déchirans. Après un temps plus ou moins long, suivant les sujets, suivant l'acuité de la maladie, elles présentent ordinairement une sorte de rémission, quelquefois même elles s'arrêtent complétement; mais jamais, pendant leur cessation, les mouvemens ne reprennent toute leur aisance naturelle. Presque toujours, au contraire, ils ne s'exécutent qu'avec un sentiment de gêne et de raideur douloureuse. Au reste, la rémission dont je parle est toujours de peu de durée : bientôt la rigidité convulsive qui l'avait précédée se montre de nouveau, et plus intense et plus prolongée.

. Chose affreuse, au milieu des angoisses qu'elle détermine, les malades conservent, pour la plupart, leur connaissance : le délire, quoique n'étant pas très-rare, n'en doit pas moins être considéré comme une complication étrangère au caractère essentiel de la maladie. Les uns courbés violemment dans un sens ou dans un autre restent dans les positions les plus pénibles, sans pouvoir en aucune manière s'en défendre; chez d'autres les membres se tendent ou se courbent avec violence, ou bien les mâchoires se serrent de manière à briser les dents; il n'est pas jusqu'au sphincter de l'anus qui, resserré sur lui-même, ne rétrécisse cet orifice au point de rendre impossible l'introduction d'une mince canule et la sortie des excrémens. D'autres fois, au contraire, les contractions des muscles de l'abdomen rendent les déjections alvines involontaires. Les mêmes choses s'observent pour les urines, qui tantôt s'accumulent dans la vessie, tantôt en sortent involontairement, sans que l'une ou l'autre de ces deux circonstances épartienne en propre à une espèce de tétanos plutôt qu'à l'autre, comme l'a prétendu Arétée.

On sent que des crises aussi violentes ne peuvent durer et se répéter, sans épuiser les forces et sans donner lieu à une foule d'accidens secondaires. Chez les uns il survient une forte douleur de tête que d'autres éprouvent dès le début. La soif se développe et devient excessive dans les cas surtout où les contractions convulsives de la gorge empêchent les malades de boire; alors la langue se sèche et rougit sur les bords, l'urine est foncée en couleur, la peau sèche, aride et chaude. Il est, au contraire, des sujets qui n'éprouvent d'autre accident notable que les convulsions et l'épuisement que leur persistance amène infailliblement; cependant le pouls qui, dans les premiers temps, était resté à peu près naturel et assez développé, commence à s'affaiblir; la face, que l'on avait quelquefois vue au commencement rouge et vultueuse, pâlit alors; les traits s'affaissent, l'expression de la physionomie offre quelque chose de profondément altéré, et qui fait peine à voir, surtout quand les muscles des yeux éprouvent aussi la rigidité tétanique, comme il arrive assez souvent. Dès cet instant les rémissions deviennent de moins en moins marquées, sont remplacées par une rigidité continue; en même temps le corps se recouvre d'une sueur froide et visqueuse, la respiration s'embarrasse, et les malades meurent comme asphyxiés au bout d'une courte agonie, le deuxième, huitième ou dixième jour au plus tard. Les cas où le mal se prolonge au-delà de ce dernier terme sont en général assez rares.

C'est en effet presque toujours par la mort que se termine le tétanos. Cependant il y a plusieurs exemples dans lesquels on a vu cette maladie, ou au moins une série d'accidens bien propres à la simuler, diminuer d'une manière graduelle, après avoir acquis une très-grande intensité, et finir par disparaître au bout d'un temps plus ou moins long, ordinairement sans crises marquées. Mais ceux qui échappent à de pareils dangers conservent pendant long-temps, quelquefois même pendant le reste de leur vie, une disposition très-grande aux mouvemens convulsifs dans les parties qui en ont été le siége, lesquelles sont souvent en outre affectées, d'une manière irrémédiable, de distorsions, de changemens de rapports plus ou moins fâcheux.

Les symptômes indiqués jusqu'à présent appartiennent presque tous à la maladie considérée dans l'état de simplicité qu'elle présente le plus ordinairement, ce qui ne l'empêche pourtant pas d'offrir de temps à autre de véritables complications; tels sont l'état saburral des premières voies, l'existence d'une phlegmasie, et surtout d'une fièvre marquée. Aucune de ces circonstances, comparée au mal principal, n'est d'une bien grande importance, et je les mentionne uniquement pour ne pas paraître les ignorer. Je n'en excepte même pas la fièvre qui, suivant Hippocrate, guérit le tétanos quand elle survient pendant sa durée (sect. 4, aph. 59), par la raison que l'expérience me semble contredire cette opinion, comme Cœlius-Aurelianus l'a dit il y a long-temps (*acut. morb.*, lib. 3). Mais je ne traiterai pas aussi légèrement le délire, d'abord parce que c'est un symptôme grave en lui-même, ensuite parce qu'il paraît, dans la plupart des cas, dépendre d'une inflammation de l'encéphale ou de ses enveloppes.

On devrait croire aussi qu'une affection analogue de quelques points de l'axe médullaire produit le tétanos, comme divers auteurs, notamment Réid, ont cherché à l'établir. Mais cette opinion a besoin d'être appuyée sur des recherches ultérieures d'anatomie pathologique. Voici en attendant le point où la science me semble arrivée à cet égard.

Deux des trois observations rapportées par Morgagni parlent d'altérations notables de l'appareil nerveux encéphalo-spinal, qui peuvent à juste titre être considérées comme ayant donné lieu aux accidens tétaniques observés pendant la vie (*De sed. et caus.*, *etc. Epist.* x, art. 2, et *epist.* LIV, art. 49). Vogel, E. Tyson et Coïter ont vu des cas semblables, au rapport de Trnka (*Comment.*, *etc.*, p. 172). Depuis, M. Fournier Pescay a également trouvé, à l'ouverture des cadavres des sujets morts de tétanos, des lésions graves de l'appareil nerveux central. Les observations fort détaillées publiées par Thomas Bayne, par Wansbrough (*Bibl. méd.*, novembre 1820, et septembre 1822), et par Philippe Uccelli (*Arch. gén. de Méd.*, juin 1824, p. 299), donnent les mêmes résultats. Ajoutons, pour corroborer les inductions à déduire de ces faits, que, dans l'empoisonnement produit par la noix vomique qui, comme on sait, amène la mort en produisant des accidens en tout semblables à ceux du tétanos, on trouve des désordres anatomiques qui bien évidemment dépendent d'une vive irritation, sinon d'une véritable inflammation des enveloppes immédiates du cerveau et de la moelle épinière (*Arch. gén. de Méd.*, mai 1825).

Comparativement aux cas dans lesquels les centres nerveux ont présenté des lésions plus ou moins graves et facilement appréciables, on n'en citerait qu'un bien petit nombre où ils se seraient trouvés intacts, tandis que d'autres organes présentaient des désordres, à l'influence sympathique desquels on pouvait raisonnablement attribuer les développemens des convulsions tétaniques. Cependant il existe encore un assez grand nombre de faits de ce genre, et tout récemment M. Andral en a rencontré un (*Clin. méd.*, t. IV); mais on doit, ce me semble, les regarder comme des exceptions. Quant à M. Laurent, qui fait dépendre exclusivement le tétanos de l'irritation occasionnée par les vers intestinaux (*Mémoire sur le tétanos chez les blessés*), et à Trnka qui l'attribue à une tension toute mécanique des filets nerveux (*Comment. de tétanos*, p. 225), ces opinions, ce me semble, ne méritent point une réfutation sérieuse; je me garderai bien d'en dire autant des médecins qui pensent que le tétanos peut se développer indépendamment de toute lésion organique appréciable aux sens. C'est au contraire en adoptant leurs idées que je me crois fondé à admettre trois variétés de cette maladie, savoir : 1° le tétanos symptomatique que produit une affection matérielle quelconque des centres nerveux, ce qui s'observe le plus ordinairement, 2° le tétanos sympathique, comme celui que peut amener une inflammation de l'estomac; 3° enfin le tétanos essentiel et véritablement nerveux, c'est-à-dire indépendant de toute lésion organique; mais les cas où on le rencontre sont, je le répète, bien plus rares que ceux de la seconde et surtout de la première espèce. Leur nombre relatif diminuera sans doute encore, à mesure que des recherches d'anatomie pathologique mieux faites apprendront à signaler des désordres qui passent à présent inaperçus.

§ III. *Traitement du tétanos.*—Le grand nombre des moyens employés pour combattre une maladie indique en général leur insuffisance. Cette remarque s'applique surtout au traitement du tétanos, dans lequel on a fait entrer la plupart des médications actives dont se compose la thérapeutique. Malgré cela cependant, on ne réussit guère mieux à le guérir que ne le fesait Arétée, aux principes duquel je subordonnerai en grande partie le traitement de cette maladie, après avoir dit quelques mots des principaux moyens curatifs essayés contre elle par les médecins modernes.

On peut voir dans Trnka de très-longs détails sur l'emploi des émétiques et des cathartiques, des diaphorétiques et des diurétiques, du quinquina, des fleurs d'arnica, du phosphore, du musc, du castoréum, de l'opium, de l'huile, du vin, de l'eau, de la glace, du mercure, de la saignée, des lavemens, des frictions, des onctions, des bains chauds et froids, des fomentations, des errhins, des vésicatoires, de l'électricité, et enfin de l'insufflation de l'air dans le tissu cellulaire. En parlant de chacune de ces médications ou médicamens, il rapporte un plus ou moins grand nombre de faits particuliers dans lesquels ils ont été mis en usage. La conclusion à tirer de son travail est qu'excepté un petit nombre de remèdes sur lesquels je me réserve de revenir, tous les autres ont été ou nuisibles ou inutiles. Il ne paraît pas non plus qu'il y ait beaucoup à compter sur les bains de fumier dont Amb. Paré a fait usage, sur l'alkali volatil et sur l'administration extérieure et intérieure du carbonate de potasse, qui n'a pas été connue de Trnka. On cite, il est vrai, quelques exemples de guérison par suite de ce dernier traitement combiné avec l'usage de l'opium; mais comme on a aussi obtenu des succès avec les autres remèdes, rien ne prouve encore en faveur du dernier venu. Dans un tel état de choses, et bien persuadé que, quand il n'existe pas d'indication spéciale tranchée, on doit en thérapeutique s'en tenir à une méthode sagement expectante, et se borner à remplir les indications générales, il me semble qu'on pourrait, sans inconvénient, ordonner de la manière suivante le traitement du tétanos.

Quoique la raideur des membres ait dû d'abord engager à porter les remèdes sur eux, comme ils reçoivent de l'intérieur l'impulsion désordonnée qui les agite, on doit bien peu compter sur l'emploi des moyens extérieurs. Cependant il ne sera jamais nuisible de recourir aux frictions huileuses, aux fomentations, aux applications émollientes et autres secours de ce genre. Mais on aurait grand tort d'employer des irritans tels que les sinapismes, les vésicatoires, l'électricité, etc. On ferait sans doute encore plus de mal en donnant intérieurement l'opium, le musc, le castoréum et autres remèdes dits anti-spasmodiques; aussi sont-ils à peu près généralement proscrits par les praticiens expérimentés. Reste donc la diète, le repos, un coucher convenable, les boissons délayantes, l'usage des lavemens émolliens, des bains tièdes, comme faisant la base du traitement.

En cas de surcharge gastro-intestinale bien évidente, on pourrait en outre avoir recours aux émétiques et aux purgatifs, tandis que la plupart du temps on s'en tiendrait à l'usage des saignées générales, à l'application de sangsues aux tempes ou sur les jugulaires, et aux fomentations froides sur la tête. Toutefois, malgré les symptômes d'apparence ordinairement inflammatoire de la maladie, il n'en faut pas moins être très-réservé dans l'emploi des évacuations sanguines : sa tendance à produire la syncope en fait un précepte, dont Arétée a très-bien établi l'importance. On ne devra donc jamais le perdre de vue. On n'oubliera pas davantage qu'il ne convient jamais d'employer la force pour surmonter les contractions musculaires : cette manœuvre toujours très-douloureuse ne pourrait, on le sent de reste, remédier à la cause du mal. C'est à cause de cela que dans les cas de trismus, où il est impossible aux malades de desserrer les dents, on devra, pour les faire boire, recourir à l'introduction d'une sonde de gomme élastique portée dans l'ésophage à travers les narines, ou mieux encore introduite dans la bouche par l'intervalle qui se trouve entre la branche de la mâchoire et la dernière dent mollaire. Casser une dent pour cela, ouvrir forcément la bouche avec un coin, comme on l'a pratiqué autrefois, sont des moyens barbares dont l'art ne saurait maintenant tolérer l'emploi.

Il faut pourtant s'y attendre; même en suivant avec méthode et persévérance les règles de conduite qui viennent d'être prescrites, on verra périr le plus grand nombre des malades. Ce n'est cependant point là une objection à élever contre l'indication du traitement antiphlogistique et la nature inflammatoire du tétanos. En effet, s'il est vrai que certaines phlegmasies sont presque nécessairement mortelles, par exemple, suivant M. Guersent, la méningite aiguë arrivée à sa seconde période (*Dict. de Méd.*, t. XIV, p. 172); le tétanos pourrait bien être dans le même cas, sans cesser d'être la plupart du temps produit par une phlegmasie. Cette opinion admise, il resterait à savoir si les guérisons qu'on a rapportées comme lui appartenant n'étaient pas fournies par des affections d'une nature différente, quoique lui ressemblant beaucoup par l'ensemble de leurs symptômes. On serait tenté de se prononcer pour l'affirmative en voyant dans plusieurs de ces cas la maladie se prolonger entre quarante et cinquante jours, comme l'ont observé Campet, M. François d'Auxerre et autres (*Traité pratique des maladies graves, etc.*, p. 24 et 25. — *Mém. inédit sur le Tétanos*), et surtout en entendant Lecat assurer qu'il n'a jamais vu guérir une seule fois le tétanos traumatique.

S'il est difficile de se défendre d'un sentiment réel de tristesse, lorsque l'on considère l'insuffisance du traitement curatif, on trouve une sorte de dédommagement dans l'efficacité bien démontrée du traitement préservatif. Elle est telle, en effet, au moins pour ce qui concerne la possibilité d'éloigner un certain nombre de causes, que l'on prévient de nos jours un très-grand nombre de tétanos qui se seraient autrefois infailliblement développés. Ainsi, la manière rationnelle et maintenant vulgaire de panser les plaies, surtout les plaies d'armes à feu (*voyez* PLAIE et PANSEMENT), empêche presque toujours le développement des accidens auxquels elles donnaient naguère si fréquemment lieu. Bien plus, dans les régions même où le tétanos semblait avoir fixé son empire, dans les Antilles où, à peine y a-t-il cinquante ans, les petits négrillons étaient emportés par centaines par le tétanos (*mal de mâchoire*), on l'a vu devenir incomparablement plus rare, et, comme on doit bien le penser, cet heureux résultat tient aux soins que l'on prend à présent des nouveau-nés. Abrités dans d'assez bonnes cases, ayant des vêtemens suivant leurs besoins, ils évitent en outre, par la manière dont on soigne maintenant le cordon ombilical après l'avoir lié, les ulcérations de l'ombilic, qui, suivant la remarque de Campet, occasionaient si souvent le tétanos à Cayenne (*Traité pratique, etc.*, p. 59). D'un autre côté, on n'a pas été moins heureux à prévenir le tétanos auquel les grandes opérations passaient pour devoir presque infailliblement donner lieu. Voilà comment, avec de sages précautions, l'influence du climat s'est vue en grande partie surmontée.

Mais cette possibilité de s'opposer au développement de la maladie ne doit pas nous détourner de chercher à découvrir des moyens efficaces pour la combattre lorsqu'on n'a pas pu l'empêcher de naître. Peut-être les essais de thérapeutique restés jusqu'à cette heure presque sans résultats avantageux, seront-ils un jour couronnés par le succès. L'anatomie pathologique pourrait aussi de son côté éclaircir plusieurs questions sur lesquelles elle ne nous a encore rien appris de très-positif. En attendant, il convient, ce me semble, de faire remarquer que la rareté des occasions où l'on peut observer le tétanos retardera sans doute encore long-temps les progrès dont son histoire est encore susceptible; car il est impossible de perfectionner un point quelconque de pathologie avec des observations empruntées aux autres, quand on n'en a pas recueilli soi-même un certain nombre d'analogues. Tel est, si je ne me trompe, l'état des choses à l'égard d'une maladie qui mérite d'attirer sérieusement l'attention des observateurs : j'ai cru parler dans l'intérêt de la science, en l'exposant sans détour. (ROCHOUX.)

TÊTE, s. f., *caput*, κεφαλη des grecs; partie supérieure du tronc, composée du CRANE et de la FACE, représentant dans son ensemble un ovoïde, comprimé antérieurement et latéralement, arrondi dans sa partie supérieure, excavé en dessous, et dont la grosse extrémité se trouve en haut et en arrière, tandis que la petite extrémité, dirigée en bas et en avant, correspond au menton. Les formes de la tête dépendant spécialement de la charpente osseuse qui la constitue, nous présenterons d'abord une description générale de cette portion du squelette dans laquelle on distingue six régions. La première, qu'on nomme *antérieure* ou *faciale*, est oblongue, oblique en avant, limitée supérieurement par le front, inférieurement par la base de la mâchoire inférieure, et latéralement par les os malaires; elle offre successivement de haut en bas sur la ligne médiane, l'os frontal et la bosse nasale, une suture transversale qui unit les os nasaux avec le frontal, et qui se continue de chaque côté avec la suture résultant de la jonction de ce dernier os avec l'apophyse montante des os maxillaires supérieurs; plus bas, les os nasaux qui soutiennent le NEZ, réunis latéralement avec les mêmes apophyses, et au milieu s'articulant entre eux par une suture verticale, formant une partie du contour de l'ouverture antérieure des fosses NASALES qui est cordiforme, plus large inférieurement que supérieurement, complétée par les os maxillaires supérieurs, et offrant en bas et dans son milieu l'épine nasale antérieure; au-dessous de cette dernière, la suture verticale formée par l'articulation réciproque des os maxillaires, les arcades dentaires supérieure et inférieure, la symphyse et l'apophyse du menton. De chaque côté de la partie moyenne de la région faciale, on trouve, de haut en bas, la bosse frontale, l'arcade sourcilière, l'orbite, la face externe de l'os de la pommette, la suture de cet os avec le maxillaire supérieur, la fosse canine, le trou sous-orbitaire, la fosse incisive, les arcades dentaires, la face externe du corps de l'os maxillaire inférieur et la ligne oblique externe qui y existe. Les os nombreux qui composent cette région (*voyez* FACE) sont joints par des articulations immobiles qui consistent en des engrenures autour de la face, et dans des articulations par juxta-position sur la ligne médiane: il n'y a que l'os maxillaire inférieur dont l'articulation soit mobile.

A la description de la région antérieure de la tête se rattache celle de deux cavités qui méritent un examen particulier: les unes, nommées *fosses nasales*, ont été déjà décrites (*voyez* NASAL); les autres sont nommées *orbites* ou *fosses orbitaires*. Ces dernières sont situées de chaque côté et en haut de la région antérieure de la tête; elles sont destinées à loger les yeux, et ont chacune la forme d'une pyramide creuse, quadrangulaire, dont la base serait tournée en avant et le sommet en arrière: elles offrent conséquemment quatre parois. L'une, supérieure, qu'on appelle la *voûte*, est concave, formée en avant par la face orbitaire de l'os frontal, et en arrière par la petite aile du sphénoïde. La réunion de ces deux os est indiquée en arrière par une suture derrière laquelle on observe le trou optique. La paroi inférieure ou le *plancher* de l'orbite est dirigée en dehors, formée postérieurement par la facette supérieure de l'apophyse orbitaire de l'os palatin, au milieu par la face orbitaire de l'os maxillaire supérieur, et en avant par l'os de la pommette; on voit sur cette paroi les deux sutures qui unissent ces os, et le canal sous-orbitaire. La paroi externe, dirigée obliquement de dehors en dedans, et d'avant en arrière, est plane, formée en avant par l'os de la pommette, en arrière par le sphénoïde, et présente à sa partie moyenne la suture verticale qui unit ces os. La paroi interne est la moins large, formée antérieurement par l'os unguis, au milieu par l'ethmoïde, en arrière par le sphénoïde : deux sutures verticales correspondent à la jonction de ces os. Ces quatre parois se réunissent en formant quatre angles rentrans, dont deux supérieurs et deux inférieurs : des premiers, l'un est *externe*, offre en arrière la fente sphénoïdale, et en avant l'articulation de l'os frontal avec le sphénoïde et l'os malaire; l'*interne* correspond à la suture qui joint l'os frontal à l'ethmoïde et à l'os unguis, et est traversé par les trous orbitaires internes qui sont distingués en antérieurs et postérieurs. Des deux angles rentrans inférieurs, l'*externe* est interrompu dans sa partie postérieure par la fente sphéno-maxillaire ou orbitaire inférieure, qui fait communiquer l'orbite avec la fosse zygomatique : cette fente est plus large à ses extrémités qu'à sa partie moyenne, et formée en haut par le sphénoïde, en bas par les os maxillaire supérieur et palatin, et en avant par l'os malaire. L'angle inférieur *interne* répond à la suture qui résulte de l'articulation des os maxillaire supérieur et palatin avec l'ethmoïde et l'os unguis. La base ou le contour de l'orbite, dirigée obliquement en avant et en dehors, est irrégulièrement quadrilatère, plus large en dehors qu'en dedans, formée en haut par l'arcade orbitaire, en bas par les os malaire et maxillaire supérieur, en dehors par l'os frontal et l'os malaire, en dedans par l'os unguis qui présente le commencement de la gouttière lacrymale, laquelle est formée en avant par l'écartement des deux lèvres du bord postérieur de l'apophyse montante de l'os maxillaire, en arrière par l'os unguis, et qui se continue inférieurement avec le canal nasal. Le sommet de la cavité orbitaire résulte du rapprochement des quatre parois; il est traversé en dedans par le trou optique, et correspond à la réunion des fentes sphénoïdale et sphéno-maxillaire. L'axe de l'orbite est dirigé obliquement de dehors en dedans de telle manière, qu'en le prolongeant en arrière il se croiserait derrière la fosse pituitaire avec celui de l'orbite du côté opposé; toutefois, la paroi interne de la cavité ne concourt pas à produire cette obliquité, car elle se porte directement d'arrière en avant, parallèlement à celle de l'autre cavité.

La région *postérieure* ou *occipitale*, et la région *supérieure*, appartenant au crâne, ont été décrites avec cette portion de la tête (*voyez* CRANE); il ne nous reste donc à examiner que la région inférieure et les régions latérales. La région *inférieure* de la tête est très-inégale, et s'étend de l'occiput au menton; sa partie postérieure fait partie de l'extérieur du *crâne*, mais sa partie antérieure appartient aux fosses nasales et à la cavité de la bouche. Elle est bornée en arrière par les bords parotidiens de l'os maxillaire inférieur, et par la base de cet os en dehors et en avant. Elle offre au milieu et en arrière les ouvertures postérieures des fosses nasales, séparées l'une de l'autre par le bord postérieur du vomer, bornées en haut par le sphénoïde; en bas, par la portion horizontale de l'os palatin, et en dehors, par l'aile interne de l'apophyse ptérygoïde. En dehors de chaque ouverture des fosses nasales, on remarque la fosse ptérygoïdienne formée par la réunion des deux branches de l'apophyse ptérygoïde avec la tubérosité de l'os palatin. L'espace qui sépare cette fosse de la branche de l'os maxillaire inférieur est rempli dans l'état frais par des muscles, des nerfs et des vaisseaux. Le reste de la région inférieure fait partie de la bouche, présente une excavation dont le fond a reçu le nom de *voûte palatine*, et dont les parois antérieures et latérales sont verticales et formées par les arcades alvéolaires ou les dents, et la face interne de l'os maxillaire inférieur; la voûte palatine est concave, parabolique, dirigée horizontalement, divisée sur la ligne médiane par une suture longitudinale, résultant de la jonction des os palatins et maxillaires de l'un et l'autre côté : cette suture se termine en arrière par l'épine nasale postérieure, correspond en avant à l'orifice inférieur du canal palatin antérieur, et se trouve croisée dans son tiers postérieur par la suture qui unit les os palatins aux os maxillaires. Enfin, en dehors et en arrière de la voûte palatine, on voit de chaque côté l'orifice inférieur du canal palatin postérieur.

Les régions *latérales* de la tête sont aplaties, irrégulièrement triangulaires, limitées en haut par la ligne courbe temporale, en arrière par l'apophyse mastoïde et le bord postérieur de la branche de l'os maxillaire inférieur, en bas par la partie la plus reculée de la base de cet os, et en avant par l'os malaire. Elles sont divisées horizontalement par l'arcade zygomatique, de telle sorte que la portion qui est au-dessus de cette arcade appartient à la fosse temporale, et celle qui est au-dessous constitue la fosse zygomatique. La première, ou la fosse temporale, formée spécialement par le frontal, le pariétal, le temporal, et une portion des grandes ailes du sphénoïde, présente les sutures qui résultent de la jonction de ces différens os : elle est limitée en bas par l'arcade zygomatique, arcade osseuse, convexe en dehors et en haut, formée par les os temporal et malaire qui sont réunis vers le milieu de sa longueur par une suture dentelée et oblique; en avant la fosse temporale est complétée par la face postérieure de l'os de la pommette, tandis qu'en bas et en dedans, une crête transversale appartenant au sphénoïde la sépare de la fosse zygomatique. Cette dernière comprend toute l'excavation qui existe entre le bord postérieur de l'aile externe de l'apophyse ptérygoïde et le bord mousse qui descend de la tubérosité malaire au bord alvéolaire supérieur : on y trouve en avant la tubérosité maxillaire, en arrière l'aile externe de l'apophyse ptérygoïde, au milieu une fente profonde et verticale qui forme le sommet de la fosse zygomatique, et qu'on nomme *fente ptérygo-maxillaire*. Cette fente se réunit supérieurement presqu'à angle droit avec la fente sphéno-maxillaire, et son fond, qui est formé par la portion verticale de l'os palatin, se trouve limité en avant et en arrière par deux sutures verticales qui unissent cette même portion osseuse avec l'os maxillaire supérieur et l'aile interne de l'apophyse ptérygoïde. Cinq trous viennent s'ouvrir dans la fente ptérygo-maxillaire : en dedans, le trou sphéno-palatin, en arrière, les orifices antérieurs des conduits vidien, ptérygo-palatin, et du trou maxillaire supérieur; en bas, l'orifice supérieur du canal palatin postérieur.

La description que nous venons de présenter, réunie à celle

qui a été donnée à l'article CRANE, complète la description de la tête entière. Chez le fœtus, la région antérieure ou la face est très-développée dans sa partie supérieure par suite de l'accroissement précoce de l'os frontal et de la capacité des orbites, tandis que le reste de cette région est à peine dessiné, les os maxillaires supérieurs ayant leur bord alvéolaire en quelque sorte confondu avec la base des orbites, et l'os maxillaire inférieur qui contient les germes des dents ayant une forme arrondie, aplatie de haut en bas, au lieu d'être alongé et aplati d'avant en arrière, comme il le devient quand les dents sont sorties de leurs alvéoles : de là le rétrécissement du diamètre perpendiculaire de la face dans sa partie inférieure. L'étendue transversale de cette région est également plus grande proportionnellement en haut qu'elle ne le sera plus tard, et la présence des germes dentaires, augmentant l'épaisseur des bords alvéolaires, conserve au reste de la face une proportion à peu près la même que chez l'adulte. La portion gutturale de la face chez le fœtus offre très-peu de hauteur et une obliquité très-remarquable, et sur les côtés la branche de la mâchoire inférieure est très-oblique et presque dans la direction du corps de l'os. La région gutturale a peu d'étendue d'avant en arrière, son diamètre transversal est plus proportionné à celui de l'adulte. Quant aux régions zygomatiques, elles sont principalement formées par la tubérosité maxillaire dont la saillie est déterminée chez l'adulte par le développement des sinus, et chez le fœtus et l'enfant par les dents qu'elle contient; d'où il suit que son volume est, dans le premier âge, assez proportionné à celui qu'elle aura plus tard. A mesure que l'accroissement s'opère, le crâne acquiert moins d'étendue proportionnellement que la face, parce que le développement des fosses nasales, des sinus maxillaires, l'éruption des dents, l'aplatissement et l'alongement des os maxillaires, le redressement des branches de la mâchoire, augmentent surtout le diamètre vertical de cette région de la tête. Chez le vieillard, elle subit d'autres changemens : les éminences sourcilières, la bosse nasale, deviennent plus prononcées, le diamètre vertical diminue de longueur par la chute des dents, la disparition des alvéoles et le resserrement des mâchoires; l'os maxillaire supérieur se rétrécit au niveau de son bord alvéolaire, et se porte en dedans; l'os maxillaire inférieur se déjette en devant par sa partie inférieure, et embrasse la mâchoire supérieure dans l'arc qu'il forme, en sorte que les bords alvéolaires de l'une et l'autre mâchoire ne se correspondent plus, la mastication devient presque impossible, le menton s'alonge et se rapproche du nez quelquefois au point de lui être contigu. Quant aux changemens que le crâne présente suivant les âges, ils ont été exposés ailleurs. *Voyez* CRANE.

Les os de la tête ne diffèrent pas moins les uns des autres par leur forme que des autres os du corps, néanmoins en en considérant quelques-uns isolément ou réunis, on est frappé de la grande analogie qu'ils présentent, soit entre eux, soit avec les vertèbres. Ainsi, l'occipital, le sphénoïde réuni au frontal, et les deux temporaux, pris collectivement avec les pariétaux, forment trois appareils dont chacun correspond à une vertèbre, en sorte que le crâne se trouve composé de trois vertèbres, placées à la suite l'une de l'autre d'arrière en avant. Ce rapprochement peut être pleinement justifié par l'examen de la forme, du mode de développement et des fonctions de ces pièces osseuses; mais nous nous bornerons à l'indiquer sans entrer dans des détails qu'il serait trop long d'énumérer dans un article du genre de celui-ci. L'éthmoïde peut aussi représenter une quatrième vertèbre crânienne, enclavée entre les autres, non développée en anneau, mais aplatie latéralement. Quant à l'analogie des os de la face avec les vertèbres, elle est moins sensible et me paraît même forcée. Quoi qu'il en soit, la tête osseuse tout entière peut être comparée, suivant Meckel, à une grande vertèbre, composée d'autres vertèbres plus petites, articulées entre elles d'une manière immobile, et accompagnées de quelques rudimens de côtes soudées ensemble. Il considère cette manière de voir comme d'autant plus admissible, que les os du crâne et quelques-uns de ceux de la face ont beaucoup de tendance à se souder en une seule pièce; qu'il n'est pas rare de trouver, même chez les jeunes gens, toutes les sutures effacées, et qu'alors la tête se trouve composée de trois os seulement, mobiles les uns sur les autres, la mâchoire inférieure et l'hyoïde en avant, les os du crâne et toutes les autres pièces en arrière.

La tête présente aux diverses époques de la vie des différences dans sa forme, sa masse, le nombre de ses os et leur mode d'union, et dans le rapport qui existe entre le crâne et la face. Dans les premiers temps de la vie embryonnaire elle est beaucoup plus ronde qu'elle ne le sera plus tard, par suite du peu de développement de la face que le crâne dépasse de tous côtés, et qui est d'autant plus petite que l'embryon est plus jeune. La tête offre aussi d'autant plus de différence entre sa plus grande longueur et sa plus grande largeur, que l'embryon se rapproche davantage de l'époque de sa formation; elle est en même temps plus bombée sur tous les points de sa circonférence, ce qui ajoute plus de rondeur à sa forme générale. Dans les premiers mois de la vie intra-utérine, le crâne est beaucoup plus large et moins resserré aux tempes qu'il ne le sera plus tard, et l'on observe aussi alors beaucoup plus de convexité dans le frontal, les pariétaux et l'occipital. Cette forme plus arrondie du crâne dépend également du développement moins considérable de sa base, qui est plus courte, plus étroite, et qui se joint aux faces latérales et à la face postérieure sous des angles plus obtus : ajoutons que les os de la tête ont d'autant moins d'aspérités et d'éminences saillantes, que le sujet est moins avancé en âge. Quant à sa masse, envisagée dans sa portion osseuse, la tête présente une grande différence suivant les âges; ainsi, les os qui la composent augmentent progressivement en étendue, en épaisseur et en poids, jusqu'à leur entier développement : dans l'âge adulte, et après cette époque, jusqu'à la vieillesse, ils diminuent successivement sous ses trois rapports. Les os de la tête sont loin d'être également nombreux aux diverses périodes de la vie; ils sont en petit nombre dans les premiers temps, parce que l'ossification ne commence pas dans tous les points à la fois; ils sont ensuite très-multipliés, parce que plusieurs se forment de parties primitivement isolées; ils restent tous distincts après leur achèvement depuis douze jusqu'à seize ou dix-huit ans environ; des intervalles cartilagineux les séparent et concourent à joindre leurs articulations; mais dans la vieillesse ils se soudent complétement les uns avec les autres, et ne forment plus qu'un seul tout.

Enfin, le rapport de la face et du crâne change aussi d'une manière notable dans le cours de la vie intra-utérine et extra-utérine; nous en avons déjà eu la preuve en étudiant le développement de la face. Mais quand l'accroissement de l'individu est achevé, l'examen de ce rapport peut donner lieu à plusieurs considérations importantes. En effet, les dimensions respectives du crâne et de la face sont loin d'être les mêmes chez les divers individus, et les différences qu'on observe à cet égard dépendent de causes faciles à apprécier. Ainsi, les cavités de la face étant occupées par les organes des sens et de la mastication, plus ces organes sont développés, plus la face acquiert de grandes proportions relativement au crâne; tandis que le crâne offre des proportions qui l'emportent d'autant plus sur celles de la face, que le cerveau qu'il contient présente un développement plus considérable. Plus les organes du goût et de l'odorat sont prononcés, plus l'obliquité de la face est grande, plus elle s'alonge, et vient proéminer en avant du crâne; d'un autre côté, le crâne offrant d'autant plus de capacité relativement à la face que l'encéphale est plus parfait, et cet organe étant le centre commun où aboutissent toutes les perceptions, l'instrument au moyen duquel l'homme combine et compare ces perceptions, et en tire des résultats, en un mot, réfléchit et pense : on peut conclure que la proportion respective du crâne et de la face, qui montre ainsi celle du cerveau avec deux des principaux organes extérieurs, le goût et l'odorat, est un indice du plus ou moins de perfection des facultés intérieures comparées avec les extérieures, et peut servir jusqu'à un certain point à juger du degré d'intelligence des divers individus. Mais il résulte de ces observations une autre conséquence non moins intéressante, ainsi que l'a fait remarquer M. Cuvier : les sens du goût et de l'odorat sont ceux qui agissent sur les animaux avec le plus de force, et les maîtrisent le plus puissamment à cause de l'énergie que deux des besoins les plus pressans, la faim et l'amour, communiquent à leurs impressions. Les actions déterminées par ces besoins sont celles dans lesquelles il entre le plus d'aveugle fureur et de brutalité. Il n'est donc pas étonnant, d'après cela, que la forme de la tête et les proportions des deux parties qui la composent soient les indices des facultés des animaux, de leur instinct, de leur docilité, en un mot, de tout leur être sensible. C'est là ce qui rend l'étude de ces proportions si importante pour le naturaliste. Ajoutons que l'homme, qui est placé au plus haut degré de l'échelle animale par la supériorité de son intelligence, est celui de tous les animaux qui a le crâne le plus grand et la face la plus petite, et que plus les animaux s'éloignent de ces proportions, plus ils deviennent ou stupides ou féroces.

Parmi les différens moyens qu'on a employés pour apprécier avec justesse les proportions du crâne et de la face, l'un des plus simples consiste dans la mesure de l'angle facial, ainsi que l'a indiqué Camper. Une première ligne, ou *ligne faciale,* est censée passer par le bord des dents incisives supérieures et par le point le plus saillant du front; une seconde ligne passe sous la base du crâne, coupe longitudinalement en deux un plan passant par les trous auditifs externes et par le bord inférieur de l'ouverture antérieure des narines. On voit évidemment que plus le crâne augmente en volume, plus le front doit faire saillie en avant, et conséquemment plus l'angle que la ligne faciale fait en rencontrant la ligne de la base du crâne, sera ouvert; au contraire, plus la capacité crânienne diminue, et plus la ligne faciale s'incline en arrière, en sorte que l'angle devient plus aigu ou moins ouvert. M. J. Cloquet fait observer avec raison que dans cette manière de déterminer l'angle facial, on ne tient pas compte de la saillie que peuvent former la mâchoire supérieure et les dents au delà de l'épine nasale, et de l'alongement de ces mêmes parties dans le sens vertical; comme le développement des mâchoires en avant et en bas a une grande influence sur les caractères des têtes des différens peuples et des animaux, cet anatomiste pense qu'il vaut mieux faire rencontrer les lignes verticale et horizontale au niveau des dents incisives de la mâchoire supérieure. L'écartement de l'angle facial diminue à mesure qu'on s'éloigne de plus en plus de l'homme, et qu'on se rapproche davantage des animaux qui occupent les derniers rangs dans l'échelle, en sorte qu'il en est chez lesquels on voit les mâchoires s'alonger tellement et le crâne offrir une si petite capacité, comme les reptiles et beaucoup de poissons, que la tête semble formée presqu'en totalité par deux mâchoires horizontales qui se trouvent sur le même niveau que le crâne. Chez l'homme, l'angle facial déterminé à la manière de Camper est ordinairement de 80° dans les têtes européennes, de 75° dans les têtes mongoles, et de 70° dans celles de nègres; on conçoit qu'il existe des variations de quelques degrés suivant l'âge et les individus. Ainsi, chez les enfans dont la face est moins longue parce que les dernières molaires ne sont pas développées, la ligne faciale est plus droite et conséquemment l'angle plus ouvert, disposition qui concourt à rendre leur visage plus constamment agréable, tandis qu'il enlaidit presque toujours avec l'âge. Cet angle varie environ de 65° à 85° chez l'adulte, et chez le vieillard il approche de 90° par suite du rétrécissement des mâchoires et de la chute des dents.

Cette manière d'apprécier les proportions du crâne et de la face est loin d'être constamment exacte, parce que le développement plus ou moins considérable des sinus frontaux peut souvent rendre le front plus saillant, et conséquemment l'angle facial plus ouvert, sans que pour cela la capacité du crâne soit plus considérable. Au contraire, si l'on examine le crâne et la face dans une coupe verticale et longitudinale de la tête, comme le conseille M. Cuvier, on découvre des rapports bien plus précis. Ainsi, relativement à leur proportion respective, le crâne occupe dans cette coupe une aire tantôt plus grande, tantôt moindre, tantôt à peu près égale à celle qu'occupe la face : dans l'européen, l'aire de la coupe du crâne est à peu près quadruple de celle de la face, en n'y comprenant pas la mâchoire inférieure; dans le nègre, le crâne restant le même, l'aire de la coupe de la face augmente d'environ un cinquième : elle n'augmente que d'un sixième dans le kalmouck. On peut aussi considérer la coupe verticale transversale du crâne, c'est-à-dire celle qui se fait par un plan perpendiculaire à son axe : dans l'homme, elle forme une portion très-considérable d'un cercle, dont il ne manque qu'un segment vers le bas, qui fait un peu moins du tiers de la circonférence; le crâne du nègre est un peu plus plat sur les côtés que celui de l'européen, parce que ses fosses temporales sont plus grandes et plus enfoncées; c'est ce qui lui rétrécit le visage par le haut, tandis qu'il s'élargit par en bas à cause de la proéminence des pommettes. Un autre rapport proportionnel entre la capacité du crâne et du canal rachidien a été signalé par Sœmmering, qui, ayant observé que de tous les animaux l'homme est celui dont la moelle épinière est la plus petite relativement au volume de l'encéphale, a, d'après ce fait, établi une échelle de proportion entre la capacité des deux cavités qui contiennent ces centres nerveux, basée sur la comparaison de l'aire du grand trou occipital avec l'aire du crâne; ce savant anatomiste a ainsi reconnu que la grandeur relative du trou occipital va en augmentant à mesure qu'on l'examine sur les animaux qui s'éloignent de plus en plus de l'espèce humaine. La situation du trou occipital forme aussi un des caractères de la tête chez l'homme; il est tourné directement en bas, et placé à peu près au centre de la région inférieure de la tête qui est en équilibre sur le rachis. Chez le nègre, cette ouverture se porte déjà un peu plus en arrière, et devient de plus en plus postérieure chez les autres animaux, en sorte que dans les poissons elle est placée directement en arrière de la tête.

Indépendamment des différences que nous venons de signaler, la tête en présente d'autres non moins remarquables suivant les sexes, et dans chacune des races de l'espèce humaine. Comparée aux autres parties, elle est plus considérable chez la femme que chez l'homme : chez elle aussi, le crâne est plus grand relativement à la face, et sa partie antérieure est plus rétrécie par rapport à la partie postérieure. On sait que rien n'est plus variable que le volume et la conformation de la tête chez les divers individus d'un même peuple, et l'on ne pourrait indiquer, d'une manière générale, toutes les différences qu'elle peut offrir. Mais dans les principales races humaines, ces différences sont caractéristiques, ainsi que Blumenbach l'a démontré. Dans la *race caucasienne*, le développement du crâne l'emporte de beaucoup sur celui de la face, et la largeur et la saillie du front sont telles qu'il semble couvrir la face quand on regarde la tête par sa partie supérieure; l'angle facial se rapproche beaucoup de l'angle droit; la face est régulière et d'un aspect agréable, ses contours sont arrondis, le nez est pyramidal et très-prononcé, les pommettes sont petites et peu écartées, les arcades dentaires arrondies, les dents verticales, le menton marqué et proéminent. Dans les quatre races suivantes, la partie antérieure et supérieure du crâne offre un développement moins considérable, et la face est généralement plus prononcée que dans la race caucasienne; dans la *race mongole*, la tête est arrondie, la face large, aplatie et oblique en avant, les pommettes larges et fort écartées; la bosse nasale et les os du nez qui sont petits et déprimés, se trouvent à peu près sur le même plan que les os de la pommette; les arcades sourcilières sont à peine prononcées, l'ouverture des fosses nasales est étroite, la fosse canine peu profonde, le bord alvéolaire est arrondi, et le menton saillant; dans la *race nègre* ou *éthiopienne*, le front est rétréci et aplati, la cavité du crâne est étroite dans sa circonférence et ses diamètres transverses, le trou et les condyles de l'occipital sont placés plus en arrière, les fosses temporales sont larges et profondes; ce qui caractérise encore les peuples de cette race, c'est le grand développement de la face, la saillie des mâchoires assez prononcée pour qu'elles forment une sorte de museau, l'obliquité en avant des dents, l'alongement de l'angle facial, le peu de saillie du menton, la largeur et l'épaisseur des arcades zygomatiquès, la largeur de l'ouverture des fosses nasales; enfin, l'aplatissement et l'écrasement des os nasaux. Dans la *race américaine*, les pommettes sont élargies, mais ces os sont plus arrondis, plus arqués et moins étendus transversalement que dans la race précédente; le front est étroit, déprimé et très-oblique en arrière, les orbites profonds et dirigés en haut, l'ouverture des fosses nasales est large, et toute la partie inférieure de la face est très-développée et saillante au devant du crâne. Enfin, dans la *race malaise*, le crâne est légèrement rétréci et oblique en avant, la face large et très-développée, la saillie des mâchoires plus ou moins prononcée (*voyez* RACE). Ces différentes formes naturelles de la tête sont d'ailleurs modifiées diversement chez quelques peuples par les pressions mécaniques qu'ils exercent sur cette partie dans un sens ou dans un autre, dès le moment de la naissance : c'est ainsi que plusieurs peuplades de l'Amérique, attachant une idée de beauté à l'aplatissement extrême du front, appliquent sur la tête des enfans nouveau-nés une planchette garnie de coton qu'ils fixent en arrière avec des liens, et produisent cette déformation en exerçant une pression continue sur la partie antérieure de la tête. Nous n'examinerons pas ici les rapports qui peuvent exister entre la conformation extérieure de la tête chez les divers individus, et leurs dispositions intellectuelles et affectives; cette étude, qui constitue la crâniologie ou la crânioscopie, se rattache à la physiologie du cerveau. *Voyez* ENCÉPHALE.

On donne aussi le nom de TÊTE à certaines parties des os qui sont arrondies, sphériques, et le plus souvent continues avec le reste de l'os par une portion rétrécie qu'on appelle *col* : c'est ainsi qu'on désigne sous le nom de *tête de l'humérus, du fémur*, l'extrémité supérieure et articulaire de chacun de ces os. (C. P. OLLIVIER.)

TEXTURE, s. f., *textura*; mot qu'on emploie pour désigner l'arrangement, la disposition particulière des tissus qui forment les différens organes. Dans les uns, cette texture est dense, serrée : exemple, les aponévroses; elle a, au contraire, beaucoup de laxité dans le tissu cellulaire général, dans les organes spongieux, caverneux. (MARJOLIN.)

THÉ, s. m., *thea viridis*. L. Rich., *Bot. méd.*, t. II, p. 699. Ce sont les feuilles d'un arbrisseau originaire de la Chine et du Japon, où il est l'objet d'une culture presque générale et d'un commerce extrêmement étendu. Les différentes sortes de thés qu'on trouve dans le commerce ne sont pas produites par des espèces botaniques distinctes; elles appartiennent toutes à une seule espèce, qui, de même que toutes celles qu'on cultive depuis long-temps, est susceptible d'un grand nombre de variétés. Elles dépendent donc, soit des variétés de la plante, soit de l'âge et de la saison à laquelle on récolte les feuilles, mais surtout des différens modes de préparations qu'on leur fait subir. Cependant un grand nombre de botanistes, à l'exemple de Linné, avaient distingué deux espèces principales; savoir : le thé vert, *thea viridis*, L., dont les fleurs offrent neuf pétales; et le thé bout, *thea bohea*, L., qui n'en a que six. Mais tous ceux qui ont eu l'occasion d'examiner le thé dans les lieux où on le cultive en abondance, ont reconnu que, dans ce genre, le nombre des pétales est extrêmement variable, et ne peut par conséquent servir de caractères pour la distinction de deux espèces. On s'accorde donc généralement aujourd'hui à n'admettre qu'une seule espèce de thé comme la souche des variétés nombreuses que le commerce nous présente. Cette espèce est un arbrisseau communément de cinq à six pieds d'élévation, parce qu'on le taille, ou même qu'on le recèpe fréquemment pour que ses feuilles acquièrent un plus grand développement et que la récolte en soit plus facile; car abandonné à lui-même, il peut s'élever jusqu'à vingt-cinq et même trente pieds de hauteur. Ses feuilles, alternes et portées sur des pétioles très-courts, sont elliptiques aiguës, dentées, assez fermes, glabres, luisantes; d'un vert assez intense, longues communément de deux à trois pouces sur un pouce environ de largeur. Les fleurs sont blanches, assez grandes, courtement pédonculées, solitaires ou réunies en petit nombre à l'aisselle des feuilles supérieures. Leur calice est monopétale, persistant, à cinq divisions obtuses. La corolle se compose de trois, six à neuf pétales arrondis et étalés. Les étamines sont fort nombreuses. Le fruit est formé généralement de trois coques globuleuses, adhérentes entre elles par leur axe commun, à une seule loge, s'ouvrant par une fente longitudinale, et contenant une seule graine globuleuse. Quelquefois le fruit ne se compose que de deux ou même d'une seule coque. Le genre *thea* appartient à la Polyandrie-Monogynie de Linné. M. de Jussieu l'avait placé dans la famille des orangers; mais M. Mirbel l'en a retiré, et, avec quelques autres genres, il en a formé une famille naturelle distincte, sous les noms de *camelliées* ou de *théacées*.

Non-seulement l'arbre à thé croît naturellement à la Chine et au Japon, mais il y est aussi cultivé en abondance. Tantôt on le place sur la lisière des champs, tantôt on en fait des plantations plus vastes et en pleine campagne. Du reste, il n'exige pas de grands soins; il suffit, quand le pied a atteint neuf à dix ans, de le recéper, afin que de la souche il s'élève de nouveaux rejets, dont les feuilles sont en général plus grandes et plus nombreuses. La récolte des feuilles se fait à plusieurs époques de l'année. On la commence en général à la fin de février ou au commencement de mars. Les feuilles sont alors très-petites, non développées et recouvertes d'un léger duvet. Le thé que l'on prépare avec elles est le plus estimé. On le réduit en général en poudre, et, comme c'est le plus cher, et celui dont l'empereur de la Chine fait usage, on le désigne sous le nom de *thé impérial*. La seconde récolte, qui est la plus productive, est faite dans le courant du mois d'avril. A cette époque, on cueille indifféremment toutes les feuilles, quel que soit leur état plus ou moins complet de développement; mais on a soin, après la cueillette, de séparer en plusieurs lots les diverses feuilles, suivant qu'elles sont plus ou moins avancées. Enfin, une dernière récolte a lieu au mois de juin. Les feuilles sont alors très-développées, un peu coriaces, le thé qui en provient est d'une qualité inférieure, et le peuple seul en fait usage.

Immédiatement après la récolte, commence la préparation qu'on fait subir aux feuilles. Elle a lieu dans de grands bâtimens uniquement destinés à cet usage. Des fourneaux hauts d'environ trois pieds, surmontés d'une poële en fer, très-large et très-plate, sont les principaux instrumens qui servent à cette manipulation. Un ouvrier, placé sur le côté de chaque fourneau, est occupé à remuer vivement avec ses doigts les feuilles fraîches qu'un autre a placées sur la poële. Ces feuilles ont préalablement été jetées dans l'eau bouillante, dont on les a retirées presque immédiatement. Cette première opération dure jusqu'à ce que les feuilles se soient ramollies. On les enlève alors de la poële, et on les jette sur des tables basses, recouvertes de nattes, autour desquelles sont rangés des ouvriers qui les roulent avec leurs mains, toujours dans le même sens, sur les nattes. Par ce moyen, on en exprime en grande partie le suc qu'elles contiennent, et qui paraît avoir des qualités délétères. Le mouvement doit durer jusqu'à ce qu'elles soient complètement refroidies; et pour que le refroidissement ait lieu plus rapidement, d'autres ouvriers, placés derrière les premiers, sont occupés à éventer ces feuilles. Ces deux opérations de la torréfaction et de l'enroulement des feuilles doivent être répétées deux ou trois fois, pour que celles-ci perdent toute l'humidité qu'elles contiennent, et qu'elles puissent se conserver sans s'altérer. Cela fait, on place le thé dans de grandes caisses, d'où on le retire environ deux mois après pour le dessécher de nouveau. Le thé, complétement préparé, est ensuite mis dans des caisses de bois vernissé, doublées intérieurement de lames de plomb; et c'est dans cet état qu'il nous est apporté par la voie du commerce. Pour le conserver sans altération, il doit être garanti, non-seulement de l'humidité, mais encore du contact de l'air et de la lumière. Les vases de porcelaine sont sans contredit les plus convenables, tandis que ceux de verre ou de cristal sont les moins favorables. Et le thé, bien conservé, acquiert par le temps de la qualité, surtout quand il a voyagé par terre. Aussi, dit-on que les Chinois recherchent beaucoup le thé que les Européens réexportent à la Chine.

Par lui-même, le thé a une odeur assez marquée, et qui ne laisse pas que d'être assez agréable. Cependant, l'arome suave et délicat qu'il présente, lorsqu'il a été bien préparé, lui est étranger et communiqué par son mélange avec d'autres végétaux odorans. Mais, comme les Chinois et les Japonais, en leur qualité de peuples ignorans, cachent avec grand soin aux Européens tous les procédés relatifs à la manipulation du thé, on ne sait pas encore positivement quelle est la plante dont ils se servent à cet effet. Cependant les récits des voyageurs, et surtout ceux des missionnaires qui ont séjourné dans cette partie de l'Asie, joints aux fragmens de végétaux qu'on a trouvés quelquefois mélangés dans les caisses à thé, portent à croire qu'ils se servent de plusieurs plantes différentes. Celle qui paraît être le plus souvent employée à cet effet est l'olivier odorant (*olea fragrans*, L.). On se sert aussi des fleurs du *camellia sesanqua*, L., du *magnolia yulan*, du *nyctanthes sambac*, de l'anis étoilé, et de plusieurs autres végétaux. Il nous suffit d'avoir fait observer que l'odeur du thé lui a été communiquée.

Quoique la préparation du thé soit à peu près uniforme, cependant les degrés de grillage et d'enroulement des feuilles varient singulièrement et constituent les sortes nombreuses de thé que l'on trouve dans le commerce. Nous indiquerons ici les principales, surtout parmi celles qui sont les plus estimées. On distingue les espèces de thé en deux classes, savoir : les thés verts et les thés noirs. Les thés verts se font remarquer par une couleur plus ou moins verte, quelquefois glauque et comme grisâtre. Ils sont en général plus roulés, d'une odeur plus suave et d'une saveur plus prononcée que les thés noirs. Ceux-ci sont tantôt en feuilles plates et brisées, tantôt roulés comme les thés verts; très-souvent ils sont mêlés de petits fragmens de branches; leur couleur est d'un brun plus ou moins intense, leur odeur et leur saveur sont moins fortes que dans les thés verts. Ces qualités différentes dépendent de ce que les feuilles de thé noir sont plus fréquemment et plus complétement grillées, ce qui leur ôte nécessairement de leur activité. Aussi les thés noirs sont-ils plus doux et agitent-ils moins que les verts. Dans ces deux classes de thés, on distingue un grand nombre de variétés. Ainsi, parmi les thés verts on trouvé, 1° le *thé hayswen* ou *hysvin*. C'est l'une des meilleures sortes et des plus répandues dans le commerce. Quand il a été bien préparé, ses feuilles sont entières, bien roulées, d'une couleur verte glauque, d'une odeur très-prononcée et très-agréable. Il est très-pesant. 2° le *thé perlé* diffère de l'hayswen par ses feuilles plus jeunes, plus petites, plus complétement roulées et presque globuleuses. Du reste, sa couleur et son odeur sont les mêmes, mais sa saveur est plus douce. 3° Le thé poudre à canon diffère du thé perlé par ses feuilles encore plus petites. Il est, dit-on, choisi feuille à feuille parmi les différentes sortes de thés verts. On le recherche beaucoup à cause de la suavité de son odeur et de sa saveur. Aux thés verts on rapporte encore les thé impérial et téhulan, qui sont fort estimés, mais très-rares dans le commerce. Au nombre des thés noirs, nous distinguerons, 1° le *thé saotchaon* ou *souchon*, qui est le plus estimé et le plus rare des thés noirs. Il se compose de feuilles très-jeunes, roulées soigneusement, d'une couleur brunâtre et comme violacée, lourdes, un peu pulvérulentes, d'une odeur très-suave, qui rappelle un peu celle du melon. On ne l'exporte que dans de très-petites caisses, très-joliment ornées. Son prix est très-élevé. Les Danois et les Suédois en font le plus grand cas; et il paraît que c'est aussi un de ceux que les Chinois recherchent le plus. 2° Le *thé bout* a long-temps été considéré comme une des bonnes sortes de thé noir. Mais celui que l'on trouve aujourd'hui sous ce nom dans le commerce est un mélange de feuilles fort différentes par leurs qualités; elles sont d'un brun jaunâtre, brisées et pulvérulentes. 3° On appelle *thé pekao* ou *peko* un thé noir très-estimé, qui se compose de feuilles très-jeunes, encore couvertes de leur duvet, petites, roulées et blanchâtres à leur extrémité. On y trouve des fragmens de jeunes rameaux. Il est rare qu'il conserve long-temps son parfum, qui paraît plus fugace que celui des autres variétés.

On ignore depuis quelle époque les Chinois ont commencé à faire usage du thé. Mais son introduction en Europe ne remonte pas au-delà du milieu du XVIIe siècle. Les Hollandais, qui ont long-temps été les seuls peuples qui fissent le commerce avec la Chine, furent les premiers qui l'apportèrent en Europe. De la Hollande il passa en Angleterre, et ensuite successivement chez les autres peuples de l'Europe. Les deux auteurs qui en parlèrent les premiers furent Tulpius, médecin hollandais, qui, en 1641, fit connaître, dans son *Recueil d'observations*, les usages et les principales propriétés du thé, et Jonquet, médecin français, qui, à peu près à la même époque, fit un très-grand éloge de cette substance. Plus tard, le thé devint l'objet d'un très-grand nombre d'écrits, non-seulement de la part des médecins, mais aussi des naturalistes et des voyageurs, et en particulier de Kæmpfer, qui, dans ses *Amœnitates exoticæ*, nous a donné des détails fort curieux sur la culture, la récolte et les usages des feuilles du thé.

Quelques chimistes se sont occupés de rechercher les principes constituans de ces feuilles. Mais les analyses qui en ont été publiées, ont jeté peu de jour sur leur composition chimique. Lettsom et Cadet-de Gassicourt sont les seuls dont les travaux méritent d'être cités; ce dernier a reconnu dans le thé: 1° de l'extractif, 2° du mucilage, 3° beaucoup de résine, 4° de l'acide gallique et du tannin. Mais ces analyses ne rendent pas raison des effets que produit ce médicament. En effet, le thé contient, surtout quand il est à l'état frais, un principe plus ou moins âcre. Les ouvriers chargés de sa préparation en éprouvent souvent des accidens graves, occasionés par ce principe actif, dont on le débarrasse en grande partie par les opérations qu'on lui fait subir, et dont on ne retrouve même aucune trace par le moyen des réactifs chimiques.

L'usage du thé est aujourd'hui si général, il est devenu un besoin si puissant pour certains peuples de l'Europe, et en particulier pour les Anglais; les Hollandais, et la plus grande partie des habitans du nord, que son commerce est un des plus importans que l'Europe fasse avec l'Asie. D'après un relevé exact, dans la période de 1772 à 1780, les Européens ont acheté en Chine 169,543,252 livres de thé. En 1805 il en a été importé en France environ 700 milliers pesant. Or si l'on réfléchit que depuis une douzaine d'années l'usage du thé est devenu beaucoup plus commun dans notre pays, on peut facilement supposer qu'il s'en consomme plus de 1200 mille livres par année. Depuis long-temps les différens gouvernemens de l'Europe ont senti combien il serait important pour eux de s'affranchir des tributs qu'ils payent aux Chinois, tributs d'autant plus onéreux que ce peuple ne prend en échange aucun des produits de notre industrie. Aussi a-t-on tenté de naturaliser dans les colonies l'arbre à thé. C'est d'abord à la Martinique, puis à Cayenne, et jusque dans l'île de Gorse et même en Provence que ces essais ont été faits, mais jusqu'à présent avec assez peu de succès, puisque tout le thé du commerce nous arrive toujours exclusivement de la Chine et du Japon.

Nous nous étendrons peu sur l'usage du thé, il est tellement répandu, qu'il est en quelque sorte vulgaire. De même que pour la plupart des autres substances exotiques qui sont devenues d'un usage général, on a beaucoup disserté pour connaître les causes de l'espèce d'engouement dont ils ont été l'objet, et de la préférence presque exclusive qu'on leur accorde dans certaines contrées; tels sont le thé en Hollande et en Angleterre, le chocolat en Espagne et le café en France. Mais nous ne croyons pas qu'on doive rechercher ces causes dans le besoin que les conditions topographiques imposent à ces peuples. En effet il est très-probable qu'il y a deux siècles, malgré l'humidité de leur climat, les Hollandais ne se portaient pas moins bien que depuis qu'ils boivent du thé, que les Espagnols n'étaient pas autres avant la découverte du Nouveau-Monde, qui leur a fait connaître le cacao, ou que les Français avaient moins d'esprit ou de gaîté avant que Soliman Aga leur ait appris ce que c'était que le café. Mais il me semble qu'il en existe une cause bien simple et bien naturelle, celle de l'intérêt. Pendant long-temps les Hollandais et ensuite les Anglais ont pu seuls, de tous les peuples de l'Europe, commercer librement avec la Chine; il a donc fallu qu'ils employassent, afin de la faire connaître et ensuite d'en répandre l'usage, la marchandise qui faisait l'objet principal de ce commerce. De là l'habitude qu'ils en ont contractée, qui bientôt est devenue un besoin impérieux. De même les Espagnols, possesseurs des plus riches contrées de l'Amérique, où l'on recueille le cacao, et les Français à cause de l'importance de leurs plantations de café dans les Antilles, ont dû faire pour ces deux substances ce que les Anglais et les Hollandais avaient fait pour le thé.

L'infusion du thé si généralement usitée est une boisson légèrement excitante, mais dont l'action finit par s'affaiblir considérablement par suite de l'habitude. Chez les individus qui n'en font pas journellement usage, elle provoque l'insomnie et exerce une action qui a quelque analogie avec celle du café. Ainsi elle facilite la digestion, dispose à la diaphorèse et augmente la sécrétion des reins. On a même dit qu'à cause de son action diurétique, elle devait être considérée comme propre à prévenir la formation des calculs vésicaux; mais le nombre des opérations de lithotomie que l'on pratique journellement en Angleterre repousse cette assertion. Néanmoins on ne saurait contester son action diurétique, et comme telle, l'infusion de thé peut être utile aux individus affectés de gravelle; elle rend plus facile l'expulsion des petits graviers qui s'amassent dans la vessie et dans les reins. L'abus de cette boisson peut causer des accidens souvent très-graves. Il provoque à la longue un amaigrissement plus ou moins considérable, des vertiges et souvent une maladie organique des reins, qui amène une sécrétion excessivement abondante d'une urine trouble, filante, en un mot, un véritable diabétès. Ces accidens se montrent surtout chez les personnes maigres et naturellement irritables, qui habitent des climats secs et chauds; tandis que les individus replets, d'une constitution molle, qui séjournent dans des lieux bas et humides, sont ceux à qui l'usage du thé est le plus favorable. On emploie bien fréquemment le thé pour remédier aux accidens qui sont la suite des digestions pénibles ou des indigestions. C'est même dans cette circonstance que son usage est le plus vulgaire. Un autre avantage attaché à l'usage du thé, avantage qui le rend précieux pour les Hollandais et les Japonais, c'est de corriger la saveur désagréable des eaux potables dont ces peuples se servent. Enfin, s'il fallait en croire les Chinois et quelques Européens enthousiastes de tout ce qui vient de loin, le thé serait une sorte de panacée propre à guérir la plupart des maladies qui affligent l'espèce humaine. Mais quand on met de côté ces exagérations, on y trouve seulement une substance qui ne manque pas d'une certaine énergie, mais qui néanmoins, à la dose à laquelle on l'emploie habituellement, ne peut être un médicament fort actif.

L'infusion de thé se prépare avec environ un demi-gros ou un gros de thé, sur lequel on verse deux livres d'eau bouillante. On est généralement dans l'usage de mélanger environ un tiers de thé noir avec deux tiers de thé vert. Le premier, comme nous l'avons dit, est plus doux et donne plus de couleur à l'infusion. Dans cet état le thé a une saveur âpre et très-peu agréable pour ceux qui n'y sont pas habitués. C'est néanmoins sans y rien ajouter de plus qu'en Hollande et en Angleterre on en fait souvent usage. Mais généralement on corrige cette saveur en y ajoutant une certaine quantité de sucre et de lait, surtout lors qu'on prend le thé à déjeuner. Ce dernier surtout affaiblit à la fois la saveur âpre de cette boisson, et diminue son activité.

(A. RICHARD.)

THÉNAR, s. m., dérivé du mot grec θέναρ, la paume de la main ou la plante du pied.

THÉNAR (l'éminence) est le nom donné à la saillie que les muscles court abducteur, opposant, et court fléchisseur du pouce, forment à la partie antérieure et externe de la MAIN. *Voyez* ce mot.

THÉNAR (le muscle) de la *main* est formé par les muscles court abducteur, opposant, et la partie antérieure du court fléchisseur du pouce : Riolan et Winslow donnaient ce nom à la masse charnue résultant de la réunion de ces trois muscles.

THÉNAR *du pied*. Winslow appelait ainsi les muscles abducteur et court fléchisseur du gros orteil, réunis. (MARJOLIN.)

THÉORÉTIQUE, THÉORIQUE, adj., *theoreticus*; qui a rapport à la *théorie* (*voyez* ce mot); ainsi l'on dit : *partie théorique de la médecine*.

THÉORIE, s. f., *theoria*; du mot grec θεωρεῖν, qui veut dire voir. La théorie indique les rapports des faits entre eux, elle signale leur ordre de succession et de dépendance, depuis le premier jusqu'au dernier. Arrivée là, elle doit s'arrêter : dans toutes les sciences, dans toutes les branches des connaissances humaines, il y a des faits primitifs, des faits-principes, au-delà desquels on ne peut remonter. La connaissance de la nature des choses n'est pas la science des hommes, c'est la science de Dieu. Malheureusement l'esprit humain n'est pas toujours assez sage pour savoir se borner, et soit qu'il s'exagère sa puissance, soit qu'il se dissimule sa faiblesse, il est toujours prêt à se lancer dans des spéculations qu'il donne pour de véritables théories.

Le but de la théorie étant de saisir la liaison des faits, de faire voir leurs connexions et leur génération, il est évident qu'il faut, avant tout, connaître bien ces faits. Cette réflexion se présente si naturellement qu'elle paraîtra peut-être frivole, et cependant les théoriciens, c'est-à-dire ceux qui ont le plus d'intérêt à se la rappeler, sont les premiers à la perdre de vue. On dit que Newton s'est placé de prime abord, et par les seules forces de son génie, à la source de tout. Si, suivant les expressions de son historien, il lui a été permis de se rendre maître des premiers principes par quelques idées claires et fondamentales pour n'avoir plus qu'à descendre aux phénomènes de la nature comme à des conséquences nécessaires, il ne faut pas oublier que son rival de gloire, Descartes, a fait une loi de s'appuyer d'abord sur les phénomènes pour remonter aux principes, et que cette loi est regardée, avec raison, comme le fondement de toute bonne philosophie.

L'observation est donc la base de la théorie, mais il ne faut pas confondre l'une avec l'autre. Il y a dans toutes les sciences, dans tous les arts, une partie *expérimentale* et une partie *théorique*, laquelle, n'étant au fond que la première réduite en principes, la place naturellement au second rang et comme à sa suite. Mais l'expérience est lente dans sa marche, et rarement on lui reste fidèle. On abandonne un guide sûr, pour suivre un guide plus expéditif; on ignore les faits, et l'on crée la théorie, en sorte que lorsque les faits arrivent à être connus, on les modifie, on les torture de mille manières pour sauver l'honneur de la théorie.

On a tant abusé de ce mot, qu'on est presque dégoûté de la chose, et cependant quoi de plus estimable qu'une bonne théorie! c'est le plus haut degré de perfection auquel l'intelligence humaine puisse atteindre. C'est en effet la théorie qui en établissant la génération des phénomènes démontre cette liaison et cette unité qui forme le trait caractéristique des sciences, car tout se lie, tout s'enchaîne dans une science bien faite et digne de ce nom. L'arithmétique est une science, parce que toutes les opérations qu'elle embrasse se réduisent en dernier résultat à l'addition et à la soustraction. La mécanique est une science, parce que, quelque compliquée que soit une machine, on voit toutes les pièces qui la composent dériver les unes des autres jusqu'à ce que l'on arrive à la plus simple des machines qui est le levier; mais la métaphysique, par exemple, n'est pas encore une science, quoiqu'elle en usurpe le nom. La médecine connaît bien quelques maladies sur lesquelles elle possède des théories satisfaisantes; ainsi elle sait que dans la fistule lacrymale, l'écoulement des larmes sur les joues, la distension et l'ulcération du sac, l'obstruction du canal nasal, tout dépend souvent de l'inflammation de la membrane qui tapisse ce canal; mais il est peu de maladies sur lesquelles on soit aussi avancé; car je ne partage pas l'illusion de ceux qui se persuadent que, quelque variées qu'elles soient dans leurs formes, toutes les infirmités humaines dérivent de l'irritation ou de la faiblesse, et qui croient pouvoir rendre compte de tout avec ces deux principes. Qu'on essaie de faire pour la goutte, le scorbut, la variole, l'épilepsie, etc., ce que nous venons de faire pour la fistule lacrymale, on l'entreprendra vainement. Si l'irritation explique quelques-uns de leurs phénomènes, il en est d'autres qu'elle n'explique pas : on ne les voit donc pas tous sortir les uns des autres; il n'y a donc pas une liaison continue, et nous l'avons dit, sans liaison point de théorie, sans théorie point de science.

Conséquemment à ces principes, je ne crois donc pas que la médecine mérite encore le nom de *science* dans le véritable sens de ce mot. Qu'est-ce qu'une science qui a changé si souvent, qui change encore tous les jours au gré de ceux qui la professent? Une science qui n'était pas hier ce qu'elle est aujourd'hui, une science enfin qui proclame pour son oracle, ici Hippocrate, là Boerhaave, ailleurs Cullen, Brown, Pinel, Barthez, etc.?

Cependant il me semble (je ne sais si je ne me fais illusion) que jamais la médecine ne donna plus d'espérances qu'à l'époque où nous sommes. Ses méthodes sont plus sûres, sa marche mieux réglée; elle a secoué le joug des sciences accessoires qui l'ont si souvent envahie; et depuis qu'elle est rendue à elle-même, depuis qu'elle se connaît mieux, elle a pris plus de goût pour l'observation. Ce goût a porté ses fruits, il est incontestable que la médecine expérimentale a fait depuis le commencement de ce siècle des progrès réels. La médecine théorique n'a pas moins de prétentions, mais il lui reste encore tant à faire, qu'il est beaucoup plus sûr de s'en tenir à la première dans l'exercice de l'art. (COUTANCEAU.)

THÉOSOPHIE, s. f., *theosophia*, θεοσοφία, de θεὸς, Dieu, et σοφὸς, savant; science divine, science des choses divines. Dans son acception primitive, la théosophie était l'état de certains illuminés qui prétendaient se mettre en communication avec la divinité et en recevoir des facultés surnaturelles. Mais on a étendu le sens de ce mot, et sous cette dénomination vague, on a souvent compris les divers genres de superstition dans lesquels l'homme admet l'existence de principes ou d'êtres surnaturels, dont il reçoit et peut diriger ou combattre l'influence. C'est à ce titre qu'on a rangé indifféremment, sous le nom de *théosophie*, de *système* et d'*opinions théosophiques*, les divers genres de mysticité; la croyance à l'intervention de la divinité, de mauvais génies ou du diable, dans certains phénomènes qui semblent contrevenir aux lois de la nature, et qu'on regarde comme miraculeux; la cabale, la magie, l'astrologie et l'alchimie, en tant qu'aux procédés de cette dernière, se lient des principes mystiques ou cabalistiques. S'il est peu de sectes philosophiques dont les principes ne se soient introduits dans la médecine et n'aient donné naissance à des théories et des systèmes particuliers, cette science n'a pas moins subi l'influence de toutes les idées fanatiques et superstitieuses qui ont affligé l'esprit humain. Il a été dans sa destinée de suivre toutes les erreurs qui l'entouraient, de leur donner même une impulsion plus forte par l'intérêt qui s'attache à ses recherches et à ses applications. Nous n'avons pas dessein d'exposer dans cet article tous les principes, c'est-à-dire toutes les absurdités auxquelles a donné lieu la liaison plus ou moins intime des diverses branches de théosophie avec la médecine : ce serait par trop fastidieux; de semblables détails ne doivent se trouver que dans les traités spéciaux sur les folies humaines. Nous nous bornerons à une revue sommaire et rapide.

On pourrait, en quelque sorte, rapporter à la théosophie l'exercice de la médecine dans les temples grecs, et les cures merveilleuses opérées par les prêtres chez presque tous les peuples dans l'enfance des sociétés. Les cérémonies, les pratiques superstitieuses, qui avaient pour but de se rendre favorables les divinités; les amulettes et les divers enchantemens dont il est fait mention dans les temps les plus reculés, annoncent que l'imagination de l'homme a toujours été frappée par des puissances surnaturelles. Mais la superstition n'était pas encore érigée en système, et l'on n'en faisait pas une application directe à la théorie des maladies et de leur traitement. On se bornait à reconnaître une vertu occulte dans certains procédés et dans divers remèdes qu'avaient indiqués des oracles rendus par des dieux ou des mortels inspirés. C'est ce qu'on observe chez les Grecs lorsque la médecine n'était pas publiquement exercée, et chez les différens peuples, comme les Égyptiens, les Scythes, les Celtes, qui restèrent presque toujours sous le joug du despotisme sacerdotal ou dans un état de civilisation peu avancée.

Ce fut particulièrement dans les premiers siècles de l'ère chrétienne qu'éclatèrent avec le plus de violence tous les genres de superstition. Ils envahirent la médecine, qui, jusque là, chez les Grecs et depuis Hippocrate, s'était montrée dégagée de ce futile cortége. Alexandrie, centre de toutes les écoles philosophiques d'alors, fut le point de départ de toutes ces folies qui inondèrent l'Europe, et dont il reste encore aujourd'hui des traces honteuses. La théologie des anciens brames et de Zoroastre, qui dès le VIIe siècle avant l'ère chrétienne dominait en Perse et chez la plupart des nations de l'Orient, fut accueillie par les sophistes d'Alexandrie. Zoroastre avait réduit en système la croyance des nations à l'influence d'esprits sur la production de tous les phénomènes de la nature. Suivant les dogmes orientaux, il existe un bon et un mauvais principe, Ormuzd et Ahriman, d'où émanent les bons et les mauvais démons. L'homme, soumis en partie à ces serviteurs d'Ahriman ou du mauvais principe, parmi lesquels il s'en trouve qui produisent les maladies, ne peut perfectionner son corps et son âme qu'en triomphant des mauvais démons par le secours des bons. Des génies favorables présidaient aussi à la santé et à la guérison des maladies. On secouait le joug des mauvais génies par des prières continuelles, la pratique de toutes les vertus et l'adoration du feu éternel. Un théurge de cette espèce avait la faculté d'exercer la médecine avec l'assistance des démons et à l'aide de certaines paroles magiques. Pythagore, qui avait voyagé en Orient, avait déjà introduit dans la philosophie et la médecine des idées théosophiques analogues : les esprits qui voltigent dans les airs, les démons et les héros envoient aux hommes les songes, qui fournissent les signes de la maladie et ceux de la guérison. Des expiations et des purifications sont nécessaires pour les interpréter. L'art divinatoire, la magie et les autres sciences semblables se rapportent donc à ces émanations de la divinité. Pythagore attribuait aux plantes des vertus magiques, et les employait dans le traitement des maladies; mais ce n'est que long-temps après ce philosophe qu'on accorda aux nombres, sur lesquels il s'était basé pour faire concevoir sa théorie cosmogonique, des propriétés extraordinaires, et qu'on les considéra comme première cause agissante de tous les phénomènes. Les sophistes d'Alexandrie réunirent ces dogmes religieux et philosophiques aux rêveries de Platon. Un siècle et demi avant notre ère, il se forma dans cette ville la secte juive des esséniens ou thérapeutes, ainsi nommés parce qu'ils se vouaient à l'adoration mystique de Dieu (θεραπεία τοῦ ὄντος), et, suivant d'autres, parce qu'ils pratiquaient l'art de guérir. Cette secte médico-théosophique, qui rappelle l'ancienne secte pythagoricienne par la pureté de ses mœurs, par sa réclusion, et même par les vêtemens blancs qu'elle avait adoptés, se livrait à la méditation, à l'explication mystique et allégorique de l'Écriture sainte, aux prières, et au traitement théurgique des maladies. Elle étudiait aussi les vertus des plantes et des pierres, pour les appliquer au traitement des maladies. Avant la venue de Jésus-Christ, ils regardaient le fils de Dieu ou le verbe, émanation lumineuse de la source éternelle de toute lumière, à qui sont subordonnées d'autres puissances à l'image desquelles tous les êtres ont été créés, comme communiquant aux saints le pouvoir de guérir les maladies et d'opérer toute sorte de miracles. L'interprétation de l'Écriture sainte fut poussée si loin par les Juifs, qu'on la regarda comme le dernier terme du savoir humain, comme l'essence de toutes les sciences. C'est ainsi que naquit dans le premier siècle de notre ère la cabale qui s'unit intimement à la médecine. On supposa que des génies émanés de Dieu formèrent plusieurs mondes entre lesquels existait un tel rapport, que tout ce qui arrivait dans l'un était déjà en image dans les autres. La condition principale pour traiter une maladie consistait donc à mettre en activité les forces correspondantes des mondes supérieurs, ce qui ne pouvait être exécuté que par celui auquel la cabale a procuré la connaissance de ces mondes, et qui, par sa piété et sa contemplation, s'est rendu digne de communiquer avec les puissances célestes.

L'alliance, la fusion des divers systèmes des philosophes de la Grèce avec les dogmes des Orientaux, et même avec le christianisme naissant, fut opérée par les sophistes d'Alexandrie. C'est à dater de cette époque seulement que la magie fut érigée en science. Quelle que soit la diversité de leurs doctrines, elles sont toutes basées sur le système oriental des émanations, sur la supposition que de la source éternelle des lumières émanent des génies auxquels l'homme devient égal par la vie contemplative, et sur la sympathie de toutes les parties de l'univers. Un nombre infini de ces génies devait présider à tous les phénomènes de la nature, et surtout aux maladies. On attribuait à certains mots chaldéens, persans, phéniciens et hébreux, le pouvoir de dompter les démons. Quelques-uns même regardaient les mots qui n'offrent pas de sens comme les plus puissans. La sympathie générale conduisit à trouver des rapports entre les astres et les métaux, rapports qui devinrent plus tard un des points principaux de la doctrine médico-théosophique de Paracelse. Nous ne nous étendrons pas davantage sur ces théories mystiques. On peut concevoir tous les développemens qui leur étaient donnés, puisque l'imagination et la crédulité en faisaient seules les frais. Pendant les trois premiers siècles, les païens, les juifs et les chrétiens s'adonnèrent à la magie avec une ardeur qui devint funeste à toutes les sciences, et à la médecine en particulier. L'esprit d'exaltation et de prosélytisme des premiers chrétiens, le besoin d'idées et d'émotions nouvelles, la décadence de l'empire romain, qui s'affaissait insensiblement sous le joug du despotisme impérial et militaire, tout tendait à faire dégénérer les sciences, à éloigner de leur culte, et à favoriser la superstition. Les empereurs romains adoptèrent et protégèrent la magie, ainsi que l'astrologie, qui, cultivée depuis long-temps, ne pouvait manquer de se réunir aux chimères dominantes. L'ignorance et la barbarie, qui allèrent en croissant dans les siècles suivans, ne firent qu'augmenter et affermir tous les préjugés. Les hommes les plus savans ne purent se soustraire entièrement à leur empire. C'est ainsi qu'Oribase, qu'Aetius et Alexandre de Tralles recommandèrent des pratiques superstitieuses. Quoique l'islamisme proscrivît la magie et tous les arts divinatoires, les principes sur lesquels ils étaient établis n'en furent pas moins avidement accueillis par le génie oriental des Arabes. Leurs dialecticiens se formèrent sur les philosophes modernes d'Alexandrie. Farabi, le plus célèbre d'entre eux, fit connaître et aimer aux mahométans le système d'émanation. Ils se livrèrent à toutes les chimères de l'alchimie et de l'astrologie. Mais, ainsi que l'a remarqué Sprengel, contre l'assertion opposée de divers auteurs, cette dernière science, qui avait fait presque partie essentielle de l'art de guérir, ne fut pas introduite dans leur médecine.

Pendant les ténèbres du moyen âge, la superstition n'eut plus de bornes chez les chrétiens d'Occident; elle perdit jusqu'aux formes scientifiques qu'elle avait naguère revêtues. Depuis le VIe siècle, la médecine y était exclusivement exercée par les moines, que les préjugés et l'aversion pour toutes connaissances profanes retenaient dans la plus grossière ignorance. A défaut de l'habileté que ne pouvait donner à ces moines-médecins une étroite routine, ils avaient recours à la puissance des prières, des reliques, de l'eau bénite, de la communion et des saintes huiles. Les croisades, qui commencèrent au XIe siècle, eurent une influence heureuse sur les sciences, en contribuant à relâcher et briser les chaînes de la féodalité. Mais cette influence fut éloignée. La superstition s'accrut dans l'Occident par ce contact avec l'Orient, pays des merveilles et des illusions. Jamais on n'eut plus de foi aux reliques; jamais il ne s'opéra plus de miracles. C'est à cette époque que remonte le prétendu pouvoir des rois de France et d'Angleterre de guérir le goître et les écrouelles par de simples attouchemens.

La médecine, soumise pendant les XIIIe et XIVe siècles à la philosophie scolastique et à l'astrologie, ne pouvait guère se dégager des autres genres de superstition. La cabale et la magie étaient, il est vrai, poursuivies par l'église; mais, dans l'intérêt de sa domination, elle cherchait à retenir de toutes ses forces l'ignorance et la barbarie. Elle proscrivait la science en accusant de magie les hommes qui se distinguaient par leurs connaissances dans les sciences naturelles; en même temps elle favorisait tous les préjugés et toutes les superstitions. Les saints qui opéraient des guérisons extraordinaires devinrent si nombreux qu'on se vit contraint de fixer les lois d'après lesquelles une cure était déclarée miraculeuse et le médecin canonisé.

La direction plus sage imprimée à l'étude de la médecine, après la renaissance des lettres, dans le xve et le xvie siècle, fut bien loin d'affranchir cette science de toutes les absurdités dont elle avait jusque-là marché accompagnée. Ces siècles furent le règne de l'astrologie et de l'alchimie. Il semble que la même ardeur qui portait les esprits vers des idées nouvelles en religion, en politique et dans les sciences, les poussât également vers tous les préjugés : tout était sous l'empire des astres. Malgré l'opposition de plusieurs hommes sages, les connaissances astrologiques décidaient des choses les plus importantes comme des plus légères. On y trouvait l'art de conserver la santé et de prolonger la vie; la cause des épidémies des maladies était dans la conjonction des planètes. Les autres branches de théosophie n'étaient pas moins en honneur. D'un autre côté on étudiait Hippocrate et Galien dans leurs propres ouvrages, au lieu de s'en rapporter à ces traductions infidèles, défigurées par les commentaires de la scolastique. Mais le zèle dont étaient animés ces nouveaux sectateurs de la médecine antique les porta au delà des limites prescrites par la raison. Le respect pour ces grands hommes fut poussé jusqu'à la superstition; on s'attacha moins à l'esprit qu'à la lettre de leurs écrits. La médecine était menacée d'un état stationnaire : alors parut Paracelse au milieu des mouvemens opposés dans lesquels se trouvait entraîné le xvi siècle. Je m'arrêterai un peu davantage sur le système théosophique de cet homme extraordinaire, parce qu'il eut une influence immense sur le sort de la médecine, influence qui fut à la fois et heureuse et funeste. Je regrette de ne pouvoir reproduire en entier le tableau qu'en a tracé Sprengel dans son histoire de la médecine; mais j'en donnerai les principaux traits d'après cet auteur, comme j'en ai déjà usé pour divers autres endroits de cet article.

Déjà le culte presque universellement voué aux oracles d'Hippocrate, de Galien et d'Avicenne, avait été ébranlé par quelques médecins prédécesseurs ou contemporains de Paracelse. Argentier, Joubert, Botal et quelques autres avaient combattu les théories et la pratique consacrées en médecine. D'un autre côté, il régnait un goût général pour les visions de toute espèce. La plupart des savans eux-mêmes subissaient plus ou moins le joug de l'alchimie et de l'astrologie. On croyait aux maladies démoniaques, à la chiromancie et autres genres de superstition. L'étude des anciens fit revivre divers systèmes philosophiques tombés dans l'oubli, qui contribuèrent à propager les préjugés. On vit la physique convertie en véritable théosophie. Les sympathies et les antipathies furent expliquées, comme l'avaient fait les anciens éléatiques, par le passage des atomes indivisibles d'un corps dans un autre; et servirent à défendre les préjugés les plus absurdes. Les atomes de Démocrite furent métamorphosés en démons ou substances spirituelles émanées de la Divinité. Dieu redevint la cause agissante immédiate de tous les phénomènes. L'ancien système de la cabale fut reproduit et étendu; H. Corn. Agrippa l'appliqua à la médecine même avant Paracelse.

Ce fut au milieu de ces circonstances favorables que s'éleva Paracelse. La fougue de son caractère, le ton d'assurance et d'emphase avec lequel il parlait de ses cures merveilleuses, en même temps qu'il foulait aux pieds les ouvrages des plus grands génies, le langage mystique qu'il employait; tout en lui, jusqu'à sa vie aventureuse, devait frapper la foule et l'entraîner. Il serait difficile d'exposer d'une manière exacte et complète son système médical et philosophique, parce que les ouvrages qu'il a laissés sont écrits d'un style entortillé, mystique, surchargé de mots nouveaux, dénués de tout sens, ou détournés de leur acception ordinaire, suivant l'usage de tous les illuminés. Du reste ce système est la réunion incohérente des opinions théosophiques, astrologiques et cabalistiques, qui avaient eu jadis tant de cours et qui avaient repris une nouvelle vogue. En sa qualité de théosophe, auquel la Divinité fait part de ses lumières et de sa sagesse, Paracelse professe un souverain mépris pour toutes les connaissances acquises par le travail et l'application; premier dogme qui ne dut pas lui concilier peu de partisans. Dieu est, suivant lui, le premier et le meilleur écrivain. L'Écriture sainte conduit à toutes les vérités, par conséquent à celles qui concernent la médecine. La Bible avec ses paraphrases est la clef de la théorie des maladies. Dieu agit souvent dans les songes par la lumière de la nature et indique à l'homme les moyens propres à guérir les maladies. Le système d'émanation et d'harmonie générale des premiers théosophes chrétiens paraît encore dans quelques autres dogmes de sa doctrine : un homme qui, en renonçant à toute sensualité et en obéissant aveuglément à la volonté de Dieu, est parvenu à prendre part à l'action qu'exercent les intelligences célestes, possède par cela même la pierre philosophale. Toutes les créatures de la terre et toutes les forces du ciel lui sont soumises, il peut guérir toutes les maladies, et prolonger sa vie même autant qu'il lui plaît.

La théorie physiologique de Paracelse consiste en grande partie dans l'explication des fonctions du corps par les lois de la cabale et de l'astrologie. Chaque organe est en harmonie avec les intelligences célestes ou les constellations. Il existe une connexion intime entre le soleil et le cœur, la lune et le cerveau, Jupiter et le foie, Saturne et la rate, Mercure et les poumons, Mars et la bile, Vénus et les reins. Le médecin doit connaître les planètes du microcosme avant de chercher à expliquer les fonctions et à guérir les maladies. Paracelse négligea les qualités élémentaires de Galien, et leur porta un coup dont elles ne se relevèrent pas. Quant aux élémens, il leur accorde bien de temps en temps une influence sur les fonctions du corps et la théorie des maladies, mais il fait provenir des astres les facultés dont ils sont doués. Le règne de l'alchimie introduisit aussi les principes chimiques, et déjà Isaac le Hollandais et Basile Valentin avaient prétendu que le sel, le soufre et le mercure sont les vrais élémens des choses. Mais Paracelse réunit ces trois élémens à ses idées cabalistiques. C'est à cet auteur qu'est due la première idée de la doctrine de l'archée, démon qui préside dans l'estomac à l'opération des alchimistes, qui sépare le poison des alimens des principes nutritifs, qui donne aux substances alimentaires la teinture en vertu de laquelle elles deviennent susceptibles d'assimilation. Cette archée, par laquelle la nature, la force vitale, était personnifiée, fut adoptée plus tard par Vanhelmont qui en développa la théorie. C'est le premier point de départ des animistes modernes. *Voyez* ARCHÉE, ANIMISTES.

Dans sa théorie des maladies, Paracelse s'éloigne de celle de Galien, en ce qu'il fait usage des principes chimiques pour expliquer chaque maladie en particulier, et dérive la plupart sinon même la totalité des accidens de l'effervescence des sels, de la combustion du soufre, et de la coagulation du mercure. C'est à lui qu'est due la doctrine des âcretés chimiques, qui devint la base du système de Sylvius, c'est-à-dire des théories humorales qui furent substituées au galénisme et ne furent pas moins funestes que celui-ci à l'avancement de la science.

En thérapeutique, la théorie de Paracelse est toute cabalistique. Pour guérir les maladies, il ne s'agit que de reconnaître l'harmonie des constellations. L'or, qui d'après l'échelle mystique est en harmonie avec le cœur, est un spécifique contre toutes les maladies qui dépendent d'une affection de cet organe. D'autres minéraux ont aussi un effet spécial, basé sur cette même échelle. Il faut, quand on se sert des végétaux, prendre en considération leur harmonie avec les constellations, et leur harmonie magique avec les parties du corps et les maladies. Leurs vertus se reconnaissent à l'aide de certaines signatures, c'est-à-dire de signes qui leur sont imprimés par des influences sydériques ; mais il ne faut les employer que sous des conditions astrologiques favorables. Paracelse n'admettait que des propriétés spécifiques, occultes, dans les médicamens. Les arcanes qu'il préconisait pour prolonger la vie renfermaient, suivant lui, la matière première, et réparaient les pertes qu'elle éprouve dans le corps humain. Il pensait que le véritable but de l'alchimie était, non de fabriquer de l'or, mais de préparer les arcanes.

Paracelse n'eut pas même le stérile honneur d'avoir inventé les chimères dont se compose son système ; mais s'il propagea des erreurs et des absurdités, il a le mérite d'avoir contribué au renversement du galénisme, d'avoir déblayé la thérapeutique de ces médicamens informes qu'avait légués la polypharmacie de Galien et des Arabes ; d'avoir enfin introduit l'usage de plusieurs composés minéraux, et représenté la chimie comme un art indispensable pour la préparation des médicamens.

Malgré une opposition assez vive de la part de quelques galénistes, ce que le système de Paracelse avait de bon, c'est-à-dire l'emploi de médicamens plus simples, passa dans la pratique de tous les médecins ; mais les chimères qui en faisaient la plus grande partie, et qui s'adressaient bien moins à eux qu'à la foule ignorante et fanatique, ne trouvèrent que quelques partisans dans leur classe. Cependant, dans la disposition assez générale des esprits, qui avait favorisé la naissance de la doctrine théosophique de Paracelse, ces chimères ne pouvaient guère manquer de germer dans quelques cerveaux malades. Les rose-croix surtout, société d'illuminés qui se forma en Allemagne au commencement du XVIIe siècle, leur donnèrent une telle extension, qu'on a quelquefois hésité à penser que les opinions émises sous leurs noms fussent sérieuses, et que quelque ami de la raison n'ait pas employé les formes satiriques de l'exagération pour guérir la superstition en montrant l'excès d'absurdité auquel elle peut arriver. La lumière de la nature leur révélait toutes les connaissances; ils s'attribuaient une mission spéciale pour la réforme morale de l'univers. Quant à la médecine, il leur était prescrit par un de leurs statuts de ne pas exercer publiquement d'autre profession et de n'exiger aucun salaire des malades. Ils guérissaient toutes les maladies par la foi et l'imagination. Les initiés à leurs secrets ne devaient posséder rien moins que richesses, santé, jeunesse perpétuelle et la pierre philosophale. Une société secrète, analogue à celle des rose-croix, avec laquelle elle a été confondue quoiqu'elle en fût distincte et indépendante, s'éleva en France sous le nom de collége des Rosiens, du nom de Rose son fondateur. Dans cette association, trois des adeptes seuls étaient les dépositaires des trois principaux secrets, le mouvement perpétuel, la médecine universelle, et la transmutation des métaux. Les rêveries théosophiques des premiers chrétiens et celles des XVe et XVIe siècles reçurent tous les développemens que peut créer l'imagination la plus délirante. Robert Fludd, médecin anglais, se fit surtout remarquer par le mysticisme obscur de ses écrits, dans lesquels, et avec une facilité extraordinaire pour combiner les idées les plus incohérentes et les plus disparates, il développa toutes les chimères de la cabale judaïque et de l'astrologie. Le vulgaire, qui, surtout en médecine, n'accueille jamais rien avec plus d'ardeur que ce qui porte l'empreinte du merveilleux et de l'absurdité, recourait de tous côtés aux arcanes, aux teintures d'or, à l'or potable, préconisés par des fanatiques ou des charlatans.

Déjà l'on avait admis l'idée d'un fluide universel et de relations sympathiques établies entre tous les corps de la nature. La polarité de l'aimant récemment découverte, et dont Paracelse avait fait une application au traitement de certaines maladies, fit penser que ce fluide était le même que celui auquel on attribue les phénomènes du magnétisme. L'Écossais Maxwel, disciple de Fludd, et précurseur de Mesmer, développa la théorie du magnétisme animal, expliqua les cures sympathiques par la communication des esprits qui adhèrent à tout ce qui se dégage du corps humain. Ces idées mirent en vogue les poudres de sympathie, les emplâtres merveilleux. Les alchimistes travaillaient avec ardeur à la découverte d'un remède universel. Les cures les plus extraordinaires, opérées même à des distances considérables, étaient publiées. Ce qui s'est passé de nos temps explique facilement la croyance qui y était ajoutée à cette époque où régnaient encore tous les genres de superstition, où certaines maladies nerveuses passaient pour des possessions du démon, où l'on jugeait et brûlait de prétendus sorciers, enfin où ce qu'il y avait en France de plus distingué par ses lumières proclama les guérisons miraculeuses opérées par la sainte épine de la couronne de Jésus-Christ dans l'abbaye de Port-Royal.

Le XVIIIe siècle, ce siècle renommé de la philosophie, vit les prodiges opérés sur le tombeau du diacre Pâris et les exorcismes du prêtre allemand Gassner, qu'un autre prêtre de la même nation, le prince de Hohenlohe, a recommencés il y a quelques années. Toutes ces jongleries, auxquelles les égaremens d'une piété exaltée ont pu quelquefois donner lieu, mais qui le plus souvent ont eu pour motifs des intérêts particuliers d'ambition et de prosélytisme, ont été observées dans tous les temps, et obtiendront un succès certain tant qu'une instruction véritable n'aura pas pénétré dans toutes les classes du peuple. Les plus élevées sont loin d'être à l'abri de ces misérables séductions, et ont été plusieurs fois les premières à les propager. De nos jours, on a cherché, dans certains intérêts politiques et religieux, à ranimer la puissance des reliques et l'influence des prières et d'autres pratiques superstitieuses pour la guérison des maladies. Des cures merveilleuses, des miracles ont été proclamés. Mais ces derniers efforts du fanatisme aux abois, favorisés seulement par quelques esprits faibles, ont été généralement accueillis par la dérision et l'incrédulité. Un autre genre de théosophie, c'est-à-dire de superstition, qui a reculé encore les bornes du charlatanisme, s'est montré avec Mesmer sur la fin du XVIIIe siècle. Les rêveries de Fludd, de Maxwel, ont été reproduites avec les modifications que devait y apporter l'esprit du temps où elles ont été professées. D'autant plus dangereuses qu'elles revêtent les formes scientifiques et qu'elles invoquent les intérêts de l'humanité, les opinions de Mesmer et des magnétiseurs ses disciples et ses successeurs menacent d'envahir la partie même la plus éclairée de la société, mais qui reste étrangère aux études physiologiques et médicales. Ce fait déplorable nous prouverait que les progrès les plus évidens de la philosophie ne peuvent détruire le penchant naturel des hommes pour le merveilleux, et qu'il s'exhale et se manifeste suivant l'avancement de la civilisation par des signes plus ou moins grossiers et plus ou moins absurdes. Mais ce dernier point de théosophie a été traité dans cet ouvrage à l'article MAGNÉTISME ANIMAL. Je n'ai dû m'en occuper que pour marquer la succession et les progrès des idées médico-théosophiques. (RAIGE DELORME.)

THÉRAPEUTIQUE, s. f., *thérapeïa*, *therapeutice*, de θεραπεύω, je guéris. On la définit ordinairement cette partie de la médecine dans laquelle on s'occupe du traitement des maladies. Considérée ainsi dans la plus grande acception du mot, elle embrasserait tous les moyens connus de guérison, et par conséquent toute la partie manuelle de la chirurgie; mais celle-ci se partage en deux divisions très-distinctes, par rapport aux procédés qu'elle met en usage et aux effets qui en résultent. Dans la première partie, l'intention de l'opérateur n'est pas de modifier les fonctions vitales, d'imprimer à tel ou tel organe un changement notable, pour réagir ensuite sur l'affection morbide qu'il a à combattre. Il cherche à remédier directement au principe du mal, soit en enlevant les corps étrangers qui se sont introduits ou développés accidentellement dans l'économie animale, soit en séparant du corps vivant et sain des portions mortes, altérées ou dégénérées, ou en rapprochant et maintenant dans leurs rapports celles qui sont rompues, divisées ou déplacées, ou enfin en rétablissant le cours des liquides par leurs canaux naturels ou par des conduits nouveaux. Quand au contraire l'homme de l'art met en jeu les agens manuels de la seconde partie de la médecine opératoire, c'est qu'il ne peut agir directement sur la cause de la maladie qui est insaisissable pour lui; alors tous ses efforts tendent à produire des effets généraux qui puissent s'opposer au trouble morbide des fonctions et ramener à leur rhythme naturel et régulier les organes qui s'en écartent. Tantôt il diminue la réaction fébrile qui a lieu, et modère l'activité du système circulatoire, en soustrayant une partie du sang qui le stimule;

tantôt il déplace un point d'irritation profondément situé ou qui frappe des organes importans pour la vie, en rappelant à la surface ou sur des organes moins essentiels une partie de la cause vulnérante; et dans tous ces cas, il fait réellement de la thérapeutique. Les différentes sortes de procédés opératoires relatifs aux émissions sanguines, à la compression, à l'ustion, à la vésication, à l'acuponcture, etc., sont autant de moyens de guérir communs à la médecine et à la chirurgie : tous ces procédés appartiennent donc essentiellement à la thérapeutique; tandis que la médecine opératoire, proprement dite, doit en être exclue. Nous proposerons d'après ces idées, de modifier ainsi la définition de cette partie de la médecine : la thérapeutique a pour objet de faire connaître tous les moyens physiques et moraux qui peuvent imprimer aux fonctions d'un ou plusieurs de nos organes quelque modification utile pour combattre la maladie, et de nous indiquer ensuite les moyens de les appliquer. On donne le nom de thérapeutique générale à l'ensemble des considérations qui doivent diriger l'emploi des moyens thérapeutiques dans les maladies en général, et le nom de thérapeutique spéciale aux règles de traitement propres à chaque maladie en particulier. On a pris aussi le nom de thérapeutique spéciale dans le sens de spécifique (*voyez* ce mot). La thérapeutique générale est la seule dont il doit être question dans cet article, l'autre appartient nécessairement à chaque article particulier de pathologie. Le but de la thérapeutique est de guérir les maladies ou au moins de les pallier quand il est impossible de les guérir; cette partie importante de la médecine suppose d'abord la connaissance de l'homme malade, et celle-ci ne peut être établie d'une manière solide que sur la connaissance préliminaire de l'homme sain. L'étude de la physiologie et celle de la pathologie doivent donc nécessairement précéder l'étude de la thérapeutique ; mais la connaissance des moyens thérapeutiques, celle de leur manière d'agir, et leur emploi dans les maladies, constituent essentiellement la science thérapeutique.

§ Ier. *Des moyens thérapeutiques.* — Ils sont ou physiques ou moraux. Les premiers sont ordinairement compris sous le nom de matière de la thérapeutique, ou de matière improprement dite médicale. La matière thérapeutique a été considérée d'une manière bien différente par ceux qui s'en sont occupés, suivant la direction particulière de leurs études, les différentes époques de la médecine où ils ont écrit, et les progrès qu'ont faits les sciences accessoires. De là sont nées une foule de divisions dans la matière thérapeutique. *Voyez* MATIÈRE MÉDICALE et PHARMACOLOGIE.

Les agens thérapeutiques qui appartiennent à la classe des moyens physiques, sont extrêmement nombreux, puisqu'ils comprennent une grande quantité des corps de la nature. Plusieurs d'entre eux nous entourent de toutes parts, agissent sans cesse et immédiatement sur nous, et comme il n'est pas plus possible de se soustraire à leur influence dans l'état de maladie que dans l'état de santé, ils peuvent devenir par conséquent des instrumens de guérison comme de maladies. Indépendamment de ces agens physiques, que le médecin ne peut pas toujours maîtriser à son gré, il en est un grand nombre d'autres qu'il peut manier plus facilement, et à l'aide desquels il peut directement imprimer des changemens notables à l'économie : ainsi les moyens diététiques, ceux qui lui sont offerts dans la partie manuelle de la petite chirurgie, et toutes les substances connues particulièrement sous le nom de médicamenteuses, deviennent autant de moyens qu'il peut faire agir, pour produire telle ou telle modification vitale déterminée. Tous ces moyens, très-variés dans leur nature, doivent être étudiés d'abord séparément, pour être mieux connus et mieux appréciés; et tout ce que l'histoire naturelle, la chimie, la physique, la pharmacie, peuvent nous fournir de lumières pour la connaissance des agens thérapeutiques, doit être mis en œuvre avant que le médecin praticien puisse se les approprier; mais ces connaissances indispensables à la matière de la thérapeutique, ne la composent pas réellement; elle ne doit pas être envahie par l'histoire naturelle, la physique, la chimie, qu'on peut appeler médicale; les sciences accessoires n'en font point partie et ne peuvent être considérées comme des divisions de la thérapeutique. D'une autre part, il ne faut pas, comme on l'a fait trop long-temps, séparer de la thérapeutique la connaissance des agens physiques qui ont tant d'influence sur l'homme sain et malade, et les reléguer ainsi que la diététique dans l'étude de l'*Hygiène*, renvoyer à la médecine opératoire la partie manuelle de la matière médicale, et ne faire consister la thérapeutique que dans l'étude de la pharmacologie, ou, ce qui serait encore tout aussi nuisible, considérer cette partie de la matière thérapeutique comme une branche entièrement isolée des autres quant à ses applications. Elle est sans doute très-distincte de la matière hygiénique et chirurgicale, par rapport aux agens dont elle s'occupe et aux connaissances préliminaires qu'elle exige; mais elle conduit au même résultat, quand on ne considère que les effets des substances médicamenteuses. Il est donc impossible de séparer maintenant les différentes branches de la matière médicale, sous le rapport de leur application. La thérapeutique forme un tout bien distinct; c'est une branche séparée des autres parties de la médecine, dans laquelle le praticien étudie à sa manière les moyens qu'il emploie, sous le point de vue particulier de leurs effets sur l'économie animale. En subdivisant l'étude des agens thérapeutiques dans trois ou quatre parties de l'enseignement médical, on affaiblit les idées lumineuses qui doivent résulter du rapprochement et de la comparaison de leurs effets. On s'expose, en séparant des résultats analogues, à les tronquer et les altérer, ou on se place dans la nécessité de se répéter sans cesse et de donner par conséquent une extension inutile et fastidieuse à des considérations qui reposent essentiellement sur les mêmes bases. C'est en morcelant ainsi la thérapeutique qu'on a véritablement retardé ses progrès; aussi la démarcation qu'on a voulu établir entre la matière médicale, proprement dite, et la thérapeutique générale, est plutôt dans la théorie que dans la pratique, et par conséquent tout-à-fait illusoire. Vouloir les séparer, ce serait chercher à diviser la matière de l'étude de son sujet. Le médecin ne peut connaître les effets des moyens thérapeutiques que par l'application, et ces effets ne peuvent être bien appréciés que sur l'homme malade. Aussi tous les auteurs qui ont écrit sur la matière médicale et la thérapeutique, dans ces derniers temps, ont été forcés de réunir ces deux parties d'un même tout; il suffit de jeter un coup-d'œil sur les ouvrages de Schwilgué, de Plenk, de Barbier, d'Alibert, pour se convaincre de cette vérité. M. Barbier lui-même a tellement senti l'inconvénient de séparer la matière médicale de la thérapeutique, qu'il n'a pas cru possible, après avoir publié son *Hygiène thérapeutique* et sa matière médicale médicamenteuse, de donner ensuite un ouvrage sur la thérapeutique générale, parce qu'il aurait été obligé de se répéter et de retomber dans les mêmes considérations qui avaient servi de base à ses deux premiers livres. Il est en effet impossible de séparer sous le rapport thérapeutique les différentes parties de la matière médicale, puisque l'étude de celle-ci est véritablement l'objet principal de la thérapeutique.

Les agens thérapeutiques tirés des moyens moraux sembleraient seuls pouvoir former une classe à part, puisqu'ils ne peuvent être étudiés de la même manière que les corps physiques. Ce n'est plus en effet dans les sciences accessoires que le médecin peut trouver des renseignemens utiles pour apprécier la nature de ces agens, c'est dans l'observation physiologique de l'homme sain ou malade, dans la connaissance du cœur humain, de l'influence réciproque des passions et des facultés intellectuelles sur l'organisation, et de celle-ci sur le moral. Mais cependant, quoique ici la thérapeutique ne mette plus en jeu des agens matériels, nous verrons que les moyens moraux se comportent à beaucoup d'égards comme les agens physiques, dans leur manière générale d'agir.

§ II. *De la manière d'agir des moyens thérapeutiques.* —De quelque manière que les agens physiques de la thérapeutique soient mis en rapport avec le corps vivant; qu'ils y pénètrent à l'état liquide, gazeux ou solide, par les pores de la peau, ou par les ouvertures naturelles; que ces corps soient appliqués sur la surface des membranes muqueuses, ou enfin qu'ils soient portés directement dans les veines à l'aide d'une injection, ils ne peuvent produire de changemens notables dans l'économie qu'en imprimant quelque modification à nos solides ou à nos liquides. Ils agissent sur les solides, ou en diminuant leur action, ou en l'augmentant, ou en la modifiant d'une manière mixte, comme disait Thémison, de manière à ne produire ni débilité réelle, ni excitation. Ils agissent de même sur les liquides, en augmentant ou en diminuant leur quantité, ou en changeant leurs propriétés. Mais quoique dans quelques cas rares l'impression première des agens thérapeutiques puisse être considérée comme séparée et distincte par rapport aux solides et aux liquides, ou au moins comme n'agissant que successivement, comme on peut le supposer, par exemple, dans les irritations cutanées et dans les injections directes dans les veines, cependant les rapports qui unissent les solides aux liquides dans le corps vivant sont si intimes, que cette distinction semble impossible à admettre autrement que par la pensée. L'action produite sur les solides et les liquides semble dans presque tous les cas devoir être simultanée, ou être réfléchié presque instantanément des uns sur les autres. Il est donc impossible, au moins dans la plupart des circonstances, de séparer dans les phénomènes thérapeutiques les effets qui appartiennent aux solides et ceux qui concernent les liquides. Nous ne pouvons apprécier que les changemens qui se manifestent dans les fonctions d'un ou de plusieurs organes, ou dans l'ensemble de l'organisation. Ces changemens peuvent être rapportés à un certain nombre de phénomènes physiologiques auxquels nous donnons le nom d'effets. Ces effets, très-variés et complexes, sont principalement de deux sortes, ou immédiats et directs, ou secondaires et consécutifs. On ne doit pas confondre sous le nom d'effets immédiats ceux seulement qui succèdent immédiatement et presque instantanément à l'emploi de tel ou tel moyen physique; car plusieurs séries de phénomènes peuvent se succéder et dépendre cependant de l'action immédiate d'une même cause. On doit donner le nom d'effets immédiats à tous ceux qui sont la conséquence plus ou moins prompte, mais toujours directe du moyen mis en usage. Ils sont indépendans de la maladie et peuvent être observés sur l'homme sain comme sur l'homme malade. Les expériences sur les animaux qui pour leur organisation se rapprochent beaucoup de celle de l'homme, peuvent par conséquent concourir beaucoup à éclairer cette partie de la thérapeutique; mais cependant on ne peut avoir une connaissance complète des effets immédiats que lorsqu'on les a observés sur l'homme malade. Il est également nécessaire, pour bien juger des effets immédiats des agens thérapeutiques, de comparer avec soin l'état général des fonctions avant et après l'application des moyens mis en usage; le résultat des différences comparées donnera la proportion moyenne des effets que peut produire tel ou tel agent, en ayant toutefois égard aux causes qui peuvent faire varier la manière d'agir des moyens thérapeutiques.

Les effets secondaires ou consécutifs ne sont plus une conséquence directe et immédiate des moyens thérapeutiques qui ont été mis en usage, ils résultent surtout de l'état particulier de l'individu sur lequel on agit, ils sont par conséquent principalement relatifs à l'altération morbide, et ne peuvent être bien appréciés que sur l'homme malade. Une saignée est pratiquée sur un individu affecté de pneumonie; l'effet immédiat est de diminuer presqu'instantanément le mouvement fébrile, la gêne de la respiration et la chaleur animale; l'effet secondaire est de favoriser la résolution qui tantôt se manifeste par une sueur abondante, tantôt par des évacuations alvines, d'autres fois par l'expectoration, et dans quelques cas seulement par une diminution notable de l'intensité de tous les symptômes. L'effet secondaire est donc variable suivant la disposition du sujet, l'intensité de la maladie et plusieurs autres circonstances concomitantes.

Les deux séries de phénomènes physiologiques que nous venons d'indiquer se subdivisent ensuite en plusieurs groupes distincts par rapport aux différences remarquables qui existent entre les propriétés immédiates des agens thérapeutiques; ces groupes ont reçu le nom de médication (*voyez* ce mot). Les médications peuvent être immédiates ou directes, ou secondaires ou consécutives comme les effets thérapeutiques; les médications immédiates sont générales ou particulières à certains organes; les moyens thérapeutiques qui appartiennent aux médications générales, agissent à peu près de la même manière sur l'ensemble de l'organisation; ceux qui appartiennent au contraire aux médications spéciales n'agissent que sur certains appareils seulement. Les médications générales se subdivisent en débilitantes et fortifiantes; les premières comprennent les médications relâchantés, rafraîchissantes, les débilitantes par abstinence et par suite d'émissions sanguines. Dans la seconde division se trouvent les médications astringentes, toniques, excitantes, diffusibles et irritantes. Les médications particulières à certains appareils seulement comprennent les vomitives, les purgatives, les diurétiques, les sudorifiques et les narcotiques. Pour compléter ce tableau des médications immédiates, il faut y ajouter celles qui sont mixtes et composées de plusieurs des médications précédentes réunies. *Voyez*, pour les détails, les mots MÉDICATION, ASTRINGENS, TONIQUES, etc.

On peut ranger dans le cadre des médications, telles que nous venons de les présenter, presque tous les effets immédiats des agens physiques de la thérapeutique, de quelque nature qu'ils soient, qu'ils appartiennent à la division des agens hygiéniques, chirurgicaux, ou médicamentaux. Ainsi, les effets thérapeutiques de l'air chaud et humide, des bains tièdes, des relâchans, de la diète, appartiennent au même ordre celui des débilitans; l'air sec et froid, les bains froids, les bains chauds et salins, l'électricité, les toniques, les stimulans, les diffusibles sont rangés au contraire dans l'ordre des moyens fortifians.

La manière d'agir des agens moraux de la thérapeutique se rapproche, à beaucoup d'égards, des effets des moyens physiques. La crainte, le découragement, la tristesse, le chagrin, le malheur, produisent des résultats évidemment débilitans sur le moral et sur le physique, tandis que la confiance, l'espérance, la gaîté, le bonheur, augmentent l'énergie vitale et doublent les forces. La confiance et l'espoir, qui se rattachent pour le malade aux conseils que donne le médecin, concourent souvent beaucoup aux succès des moyens qu'il emploie dans les maladies physiques. A plus forte raison, la direction morale qu'il imprime aux idées du malade a-t-elle une influence bien plus grande encore, quand il s'agit de combattre des affections morales et de ramener le calme au milieu du désordre des fonctions intellectuelles. On sait tout ce que la médecine morale a d'utilité dans les maladies mentales et même dans certaines affections morbides de l'appareil nerveux ganglionnaire qui réagissent sur le système cérébral.

Pour compléter le tableau des propriétés immédiates des agens thérapeutiques, on devrait peut-être placer dans un ordre intermédiaire, entre les moyens physiques et moraux, ou à la suite de ceux-ci, un agent thérapeutique encore peu connu, qui, jusqu'à présent, a presque toujours été exploité par les charlatans, quoiqu'il ne soit cependant pas dépourvu d'action sur le physique et sur le moral; on voit que je veux parler du magnétisme animal; mais il est impossible encore de rien annoncer de certain sur les effets thérapeutiques de cet agent singulier; je me contente seulement d'indiquer ici la place qu'il doit occuper. *Voyez* MAGNÉTISME.

Les médications secondaires ou consécutives comprennent tous les phénomènes physiologiques qui peuvent être provoqués d'une manière indirecte ou éloigné par les agens thérapeutiques, mais auxquels concourent plusieurs autres causes accessoires prises dans l'état de l'individu ou hors de lui. Ces médications sont par conséquent beaucoup moins constantes; elles sont souvent le résultat de plusieurs effets immédiats réunis. C'est à ces effets secondaires qu'il faut rapporter les médications résolutive, sédative, antispasmodique, antipériodique, révulsive, altérante, et la plupart de celles qu'on nomme *controstimulantes*.

§ III. *De l'emploi des moyens thérapeutiques dans le traitement des maladies.*—Le traitement des maladies consiste essentiellement dans l'emploi des médications, soit pour combattre les maladies guérissables, soit pour pallier celles qui sont incurables. De là, la division du traitement en palliatif et en curable; l'un et l'autre peuvent être rationnels, empiriques ou perturbateurs. Le traitement rationnel suppose toujours la maladie connue, et l'emploi des médications également apprécié et dirigé vers un but déterminé. Dans le traitement empirique ou expérimental non rationnel, au contraire, ou la maladie est inconnue, et alors le médecin ne se conduit plus que par des analogies plus ou moins incertaines, ou elle est évidente, mais rebelle aux moyens rationnels, et dans ce cas, les tentatives hasardées sont une dernière ressource. Quant au traitement perturbateur, il repose sur des effets thérapeutiques différens, souvent même opposés, et successivement employés, sans autre but que d'imprimer des changemens brusques et souvent indéterminés à l'économie, et de la ramener ainsi à un état meilleur par le désordre même qu'ils produisent. Le traitement des maladies peut être composé de médications plus ou moins énergiques, ou, suivant les cas, de médications peu actives. C'est d'après cette différence qu'on a admis une thérapeutique agissante et expectante.

On reconnaît encore une autre distinction importante dans le traitement des maladies : ou il est simplement dirigé vers les symptômes prédominans, ou il est principalement appliqué à la maladie elle-même. Lorsque l'affection morbide n'est pas bien déterminée, le médecin est nécessairement obligé de s'en tenir seulement à combattre les symptômes. Il est des cas aussi où, quoique la maladie soit évidente, il est nécessaire de s'opposer aux désordres produits par les symptômes prédominans et qui peuvent compromettre la vie, sans s'occuper de leur cause première. La médecine palliative, dans toutes les maladies organiques, n'est presque jamais dirigée que vers les symptômes. Le traitement spécifique est celui qui convient plus particulièrement dans telle ou telle maladie, bien qu'il n'y ait point de moyens spécifiques dans le sens où on l'entendait le plus ordinairement. *Voyez* ce mot.

Quelques distinctions qu'on admette dans le traitement des maladies, il repose essentiellement sur les indications à remplir auprès du malade, et ces indications ne peuvent être tirées que de la connaissance la plus exacte de l'état du malade et des effets des moyens thérapeutiques dans les circonstances données. Il ne suffit pas, pour bien connaître l'état du malade, d'avoir déterminé d'une manière précise la nature de la maladie, son état de simplicité, de complication, et les causes qui ont pu y donner lieu. Il est important en outre, pour appliquer convenablement les moyens thérapeutiques, d'avoir des notions exactes sur l'état physique et moral du malade, et surtout sur la mesure de ses forces comparée suivant les périodes de la maladie. Il faut que le médecin étudie et consulte sans cesse cette force médicatrice de la nature, parce qu'elle est le régulateur des moyens thérapeutiques, et la source première de toutes les guérisons. La nature s'égare souvent quand elle est abandonnée à elle-même; et s'il est quelques maladies qui guérissent spontanément, il en est d'autres qui se terminent presque toujours d'une manière fâcheuse par les seules forces de la nature. Dans le premier cas, la thérapeutique peut être seulement expectante; dans le second, elle doit être plus ou moins active.

Pour faire un bon choix dans les moyens thérapeutiques, la maladie étant supposée connue sous tous ses rapports, il est nécessaire de déterminer les modifications qu'ils doivent présenter suivant l'âge, le sexe, le climat, la profession, les habitudes, l'idiosyncrasie, la mesure des forces de l'individu qui est affecté. C'est de la comparaison de toutes ces considérations que doivent dépendre les indications et les contre-indications des moyens à mettre en usage, et le choix particulier des agens thérapeutiques dans telle ou telle circonstance déterminée. Si nous voulions passer en revue toutes ces considérations, nous serions obligés de descendre dans des détails beaucoup trop étendus pour cet article, et nous nous exposerions nécessairement à des répétitions inutiles que nous pouvons éviter en renvoyant aux articles AGE, CLIMAT, SEXE, HABITUDE, etc. *Voyez* ces mots. La plupart de ces détails sont d'ailleurs indiqués dans les articles généraux ou spéciaux de pathologie. Nous terminerons par une dernière réflexion applicable à l'emploi de presque tous les moyens thérapeutiques; c'est que le médecin doit être très-réservé sur les conséquences qu'il peut tirer des changemens qui surviennent à la suite de telle ou telle médication plus ou moins composée; car il est souvent très-difficile, dans la marche plus ou moins compliquée d'une maladie, de distinguer parmi les phénomènes physiologiques qui se succèdent ceux qui appartient à la force médicatrice de la nature, à l'idiosyncrasie du sujet, aux progrès de la maladie elle-même, aux circonstances dans lesquelles le malade est placé, et aux moyens que le médecin met en usage. Les illusions thérapeutiques sont ici faciles et nombreuses, et trop souvent on est porté à attribuer à l'effet d'un moyen insignifiant, ou même quelquefois nuisible, des mutations favorables qui sont le résultat, ou d'une influence atmosphérique, ou d'une impression morale, ou d'un effort spontané de la nature, qui guérit quelquefois heureusement, même malgré nos erreurs. (GUERSENT.)

THÉRIAQUE, s. f., *theriaca*, de θηρίον, bête fauve, soit parce que la vipère entre dans sa composition, soit parce que la thériaque est employée contre la morsure des animaux venimeux. Quoi qu'il en soit, ce nom bizarre a été donné d'abord par le médecin Nicander à l'électuaire de Mithridate qui avait été perfectionné par Andromachus à la sollicitation de Néron; il a été ensuite appliqué à plusieurs sortes d'électuaires.

La thériaque la plus commune et qu'on emploie encore aujourd'hui est celle d'Andromachus; elle est désignée dans le *Codex* nouveau, sous le nom d'*électuaire opiatique polypharmaque;* elle est composée d'une foule de substances très-différentes que le *Codex* a divisées en douze sections particulières; mais ces substances peuvent être rangées, par rapport à leurs propriétés immédiates, en cinq divisions principales.

Astringens et *toniques.*—On trouve dans cette division le colcothar, les racines de gentiane, de rapontique et de quintefeuille, les sommités de petite centaurée, le scordium, le chamædrys, le chamæpithys, les pétales de rose rouge, les sucs d'hypocyste et d'acacia.

Excitans.—Dans cette seconde division se rencontrent presque tous les excitans : *a*, des gommo-résineux, le galbanum, l'opopanax, le sagapenum; *b*, des balsamiques, tels que le storax calamite, le xilobalsamum, le carpobalsamum, l'opobalsamum, la térébenthine de Chio; *c*, des huileux camphrés, dans lesquels se trouvent les feuilles de stéchas, de dictame de Crète, de marrube, de pouliot, de marjolaine; *d*, des excitants huileux non camphrés, parmi lesquels on remarque les racines de gingembre, de *costus arabicus*, d'*acorus calamus*, de valériane, de *meum*, le bois d'aloès; les écorces de cannelle, de *cassia lignea*, les écorces de citron, les sommités de milpertuis, les feuilles de *malabatrum*, les fruits de poivre long, de poivre noir, les graines de roquette sauvage, de thlaspi, celle de persil, de fenouil, d'anis, de seseli des montagnes, de *daucus* de Crète; *e*, des excitans âcres et purgatifs, parmi lesquels on peut placer les racines d'*asarum*, d'iris de Florence, la pulpe de scille, l'agaric blanc; *f*, des excitans diffusibles, tels que le vin d'Espagne, le *castoreum*.

On ne retrouve de narcotiques dans la thériaque, que l'opium. La quatrième section comprend toutes les substances alimentaires gommeuses, amilacées ou sucrées : telles sont la gomme arabique, la farine d'orobe, la mie de pain, la chair de vipère, le suc de réglisse, et le miel de Narbonne. Enfin, on ne range dans la cinquième et dernière section que des substances inertes, telles que la terre de Lemnos.

On attachait autrefois une très-grande importance à la préparation de la thériaque; elle se faisait avec une certaine pompe; celle de Venise était la plus estimée. Pour préparer cet électuaire, on pulvérise séparément chaque sorte de racines, d'écorces, de résines, de feuilles, de graines, etc.; on les passe ensuite dans un tamis de soie. A l'aide de ces poudres on pulvérise l'opium desséché, ainsi que les sucs de réglisse et d'acacia. On y incorpore ensuite la térébenthine de Chio, le baume de Judée, et on y ajoute la terre de Lemnos. Quand toutes ces substances ont été bien mélangées, on fait liquéfier le miel de Narbonne qu'on écume, on y verse le vin d'Espagne et la poudre de safran; on amalgame ensuite ces poudres avec le sirop de miel. Ces substances ainsi mélangées se gonflent au bout de peu de jours et fermentent quoiqu'on les humecte avec du vin d'Espagne.

Il est impossible de déterminer exactement les changemens qui surviennent dans une quantité si considérable de substances aussi différentes. On sait seulement que la masse prend plus de consistance et de couleur, qu'elle passe au noir, ce qui dépend vraisemblablement de l'action des astringens sur le fer. La fermentation cependant n'altère pas la thériaque autant qu'on pourrait le croire, car M. Guilbert a retrouvé dans la thériaque ancienne le miel avec les caractères qui le distinguent. Voici le résultat de l'analyse faite par ce pharmacien : Il a obtenu par l'eau un principe amer analogue à celui de la gentiane, du miel, du tannin, de l'amidon, et un extrait insipide qui se précipite en lames brillantes; par l'alcohol il a retrouvé des résines, des baumes, de la térébenthine, une huile verte, et une très-petite quantité d'huile volatile. On reconnaît encore dans la thériaque de l'oxyde de fer sulfaté, du muriate et du sulfate de chaux, de la silice et de l'albumine. Ainsi la thériaque est un assemblage monstrueux dans lequel des résines, des baumes, des huiles, des amers sont associés avec les sels de l'opium : cette dernière substance y entre a peu près dans la proportion d'un grain par gros. La thériaque, telle qu'on la prépare aujourd'hui, est un médicament informe, qu'il serait sans doute utile de remplacer par une préparation plus simple et plus en rapport avec l'état actuel des connaissances thérapeutiques. Baumé avait déjà indiqué quelques changemens utiles; Schwilgué avait proposé de la remplacer par un mélange d'opium avec une poudre aromatique et suffisante quantité de miel; mais cette triple combinaison serait insuffisante pour imiter la thériaque d'Andromachus, il faudrait nécessairement y ajouter des baumes, de la gentiane et du fer, afin de suppléer aux toniques qui en font partie. Toutes les modifications proposées ont été rejetées par la plupart des praticiens, et particulièrement par les auteurs du *Codex*. La thériaque, sous le rapport pharmacologique, est un composé dans lequel les propriétés toniques, et surtout excitantes, sont associées aux effets narcotiques de l'opium. C'est à ces propriétés mixtes que sont dus les succès de ce chef-d'œuvre de l'empirisme, ainsi que l'appelle Bordeu. Nous ne sommes plus dans le siècle où les médicamens excitans jouissaient d'une grande vogue, et il y a loin sans doute du temps ou nous vivons à celui où tous les malades de l'hôpital de Montpellier prenaient le soir un bol de thériaque, et où cet électuaire se trouvait chez tous les particuliers dans l'aisance comme un objet de première nécessité. La Thériaque est maintenant reléguée dans les officines d'où elle ne sort que pour quelques cas particuliers.

On l'emploie comme simple tonique, à la dose d'un scrupule par jour, dans les débilités d'estomac; elle est recommandable comme narcotique dans les gastrodynies ou gastralgies qui surviennent chez les sujets affaiblis, soit dans les convalescences, soit à la suite des couches où cette maladie s'observe assez fréquemment. On l'administre alors à l'intérieur, à la dose d'un ou deux scrupules, ou on l'applique en épithème lorsque le malade vomit ou éprouve un degoût invincible par ce médicament. Dans les vomissemens qui dépendent d'un ramollissement de la membrane muqueuse de l'estomac. La thériaque est souvent utile seule ou associée à d'autres narcotiques; la thériaque récente est en général préférable à l'ancienne, lorsque l'on veut mettre en jeu ses propriétés calmantes, tandis qu'au contraire celle-ci agit plus ordinairement comme excitante et comme tonique, ce qui semblerait prouver qu'une partie des sels de l'opium s'altère ou se décompose avec le temps.

La thériaque a perdu son antique réputation comme antidote; on ne l'emploie presque plus contre la morsure des animaux venimeux, excepté cependant quelquefois encore dans les lipothymies et les anxiétés précordiales produites par la morsure de la vipère.

Il est peu de médicamens excitans dont on ait plus abusé que de celui-ci; il était d'un usage presque banal dans toutes les affections lentes des organes de la respiration et de la digestion. Aussi a-t-il souvent donné lieu à des accidens et ramené à l'état aigu des catharres, des pleurésies, des pneumonies et des entérites qui n'avaient qu'une marche chronique.

Quoique la thériaque soit déjà un médicament très-composé, on la fait entrer dans une préparation plus composée encore, et on la distille avec beaucoup de plantes aromatiques et de l'alcohol pour obtenir l'eau théricale; mais la plupart des substances qui entrent dans la thériaque restent au fond de la cucurbite; et les seuls principes volatils sont enlevés par l'alcohol : cet alcohol est employé avec succès comme excitant, principalement à l'extérieur en frictions pour fortifier les parties faibles chez les enfans et les vieillards débiles. On donne aussi quelquefois l'eau thériacale à l'intérieur, à la dose d'un à deux gros dans des potions toniques ou excitantes.

La thériaque céleste est très-analogue à celle d'Andromachus; elle contient encore des amers, mais surtout beaucoup de substances excitantes balsamiques résineuses, gommo-résineuses, huileuses, et de l'opium; le colcothar est remplacé par le cinabre. Toutes ces substances, les unes à l'état pulvérulent, les autres sous forme d'extrait sont humectées avec des huiles volatiles, et le tout forme une masse pilulaire très-compacte et dure, qui ne fermente point parce qu'elle ne contient ni matière sucrée ni autre substance fermentescible.

La thériaque des pauvres, ou *diatessaron*, est composée de quatre substances principales. Les racines de gentiane, d'aristoloche ronde, les baies de laurier et la myrrhe pulvérisées, sont incorporées avec l'extrait de genièvre dans du miel dépuré. Cette thériaque est un médicament tonique et excitant, mais qui n'a aucune action narcotique comme les deux espèces précédentes. Elle est au reste très-rarement employée maintenant, ainsi que la plupart des électuaires.

Thériaque allemande. On donne quelquefois ce nom à l'extrait de genièvre. *Voyez* ce mot. (GUERSENT.)

THERMAL, adj., *thermalis*, de θερμός, chaud; nom donné aux eaux minérales chaudes.

THERMES, s. m. pl., *therme.* Établissement de bains chez les anciens. *Voyez* BAINS.

THERMOMÈTRE, s. m., de θερμός, chaud, et de μέτρον, mesure; instrument qui sert à mesurer la chaleur. Nous avons vu à l'article CALORIQUE les modifications sans nombre que cet agent de la nature fesait subir à tous les corps; nous avons vu que l'une des plus fréquentes de ces modifications était l'augmentation de volume. La chaleur, considérée comme l'effet du calorique, est loin d'être la même dans les différens corps, suivant que la cause qui la produit est plus ou moins énergique; on donne le nom de *températures* à ces inégalités de chaleur, et l'on se sert de la propriété que le calorique possède de dilater les corps pour mesurer exactement les divers degrés de ces *températures.*

Lorsque le calorique pénètre les divers corps de la nature par les interstices qui séparent leurs molécules intégrantes, il augmente leur volume. Bien entendu que nous ne parlons point ici de ces degrés extrêmes où, trop énergique, il brûle et détruit les corps dont il s'empare. Cette augmentation de volume varie beaucoup suivant la nature des corps; elle est généralement en raison inverse de leur densité. Les corps solides sont peu susceptibles de dilatation, et les métaux principalement ne se dilatent qu'avec difficulté. Lorsque le calorique pénètre au contraire des fluides élastiques, il leur fait subir une augmentation de volume considérable. Enfin, il est une troisième classe de corps qui semblent tenir le milieu entre ceux-ci par leur manière d'être (nous voulons parler des liquides), et ces corps semblent le tenir aussi par leur dilatabilité : en effet, ils se dilatent plus que les solides, et beaucoup moins que les fluides élastiques. On peut s'assurer, par un grand nombre d'expériences fort simples, que les liquides se dilatent plus que les solides. L'une des plus faciles et des moins dangereuses consiste à mettre dans une fiole à col étroit une certaine quantité d'eau; lorsqu'on expose cet appareil à la chaleur du feu, on ne tarde pas à voir le liquide s'échapper par dessus les bords du vase. Au commencement de cette expérience, les personnes peu exercées sont en général surprises d'un phénomène assez singulier; c'est qu'avant de s'élever, le liquide descend dans le tube au lieu de monter; ce qui s'explique parfaitement par la raison que le calorique agit d'abord sur les parois du vase avant d'agir sur le liquide qu'il contient. Nous n'entreprendrons pas de prouver que les gaz et les solides sont susceptibles de dilatation; nous renvoyons pour cela à l'article CALORIQUE et aux ouvrages de physique.

Après avoir dilaté les corps en les pénétrant, le calorique leur permet de revenir à leurs premières dimensions, lorsqu'il les abandonne, sans avoir toutefois altéré leur constitution. Ces alternatives de dilatation et de rétraction se répètent autant de fois que leur cause se renouvelle. Cette propriété fournit un moyen fort simple de mesurer les divers degrés de température. En effet, les corps devant se dilater d'autant plus qu'ils sont pénétrés d'une somme plus grande de calorique, on conçoit qu'il ne s'agit que de mesurer cette dilatation pour connaître la quantité de calorique qui les pénètre; mais tous les corps, quoique susceptibles de dilatation et de rétraction, ne sont pas également commodes pour cet usage. Les solides se dilatent d'une manière trop peu appréciable, et les fluides aériformes prennent une telle expansion qu'il est difficile de les coërcer dans un espace circonscrit, lorsque les variations de température sont considérables. Les liquides réunissent le plus de conditions convenables pour mesurer les températures, et parmi eux le mercure tient le premier rang, parce qu'il ne se volatilise qu'à un degré considérable de chaleur, et qu'il ne gèle qu'à un degré de froid très-intense. Cependant on construit aussi des thermomètres avec de l'alcohol qui ne se solidifie qu'à une température très-basse, et quelquefois avec certaines huiles qui ne se volatilisent que par une chaleur très-élevée.

Une des conditions les plus importantes pour obtenir des thermomètres exacts et comparables entre eux, c'est que la matière qui les compose soit parfaitement identique; on y parvient en mettant en usage du mercure parfaitement pur. Dans le commerce, ce métal liquide est ordinairement mélangé avec une foule de substances hétérogènes, terreuses ou autres, et de plus, il est souvent allié avec du plomb, de l'étain, etc. Pour le purifier on le filtre d'abord à travers une peau de chamois, qui le dégage de toutes les substances qui ne sont pas combinées avec lui. Ensuite, mettant à profit la faculté qu'il possède de se sublimer, on le distille dans une espèce d'alambic disposé à cet effet, et on l'obtient de la sorte dans un état de pureté parfaite.

Il s'agit après cela d'enfermer le mercure ainsi purifié dans un appareil qui permette d'en apprécier facilement les dilatations et les concentrations diverses. Un tube de verre pour ainsi dire capillaire ou du moins d'un diamètre fort étroit, renflé à l'une de ses extrémités, est le moyen qu'on emploie pour rendre sensibles les variations de volume produites dans le mercure par le calorique. On conçoit facilement, en effet, qu'après avoir rempli de mercure la boule et une partie du tube, le diamètre du renflement étant de beaucoup supérieur à celui du tube, la moindre dilatation dans le mercure contenu dans la boule se manifestera par des alongemens très-sensibles dans la colonne de mercure renfermée dans le cylindre. Nous ne décrirons pas la manière dont il faut procéder pour obtenir le renflement qui doit servir de réceptacle au mercure, nous supposons que ce renflement ait été produit antérieurement.

Tant qu'on ne fait du thermomètre qu'un objet de pure curiosité, il importe fort peu qu'il soit d'une justesse extrême; mais on ne saurait apporter trop de rigueur dans sa construction, lorsqu'on destine cet instrument à servir de guide dans les recherches chimiques, physiques, astronomiques ou autres, dont les résultats doivent être féconds en applications utiles aux arts qui concourent au bonheur de la vie humaine. C'est alors qu'on doit redoubler de soins et d'attention pour construire cet instrument d'une utilité si journalière, puisque le moindre défaut de justesse peut jeter l'observateur dans les erreurs les plus funestes.

Ce que l'on obtient avec le plus de difficulté, c'est un tube dont le calibre soit parfaitement égal. Il est même pour ainsi dire impossible de l'obtenir d'une égalité parfaite, et l'on est presque toujours obligé d'en corriger les inégalités par un procédé imaginé par M. Gay-Lussac. On conçoit cependant que pour avoir un thermomètre dont les degrés soient parfaitement égaux sous toutes les températures, il serait indispensable que le tube fût d'un calibre égal dans toute sa longueur. Pour vérifier l'égalité d'un tube, il faut introduire dans son intérieur une gouttelette de mercure, qu'on promène ensuite d'un bout à l'autre du cylindre; si la longueur de l'espace qu'elle occupe est la même dans toute l'étendue du tube, c'est que le diamètre est d'une égalité parfaite.

Lorsqu'on choisit un thermomètre, on peut s'assurer de l'égalité de son calibre par un procédé tout-à-fait analogue. On place l'instrument dans une position horizontale; on imprime par un choc rapide une secousse à la colonne de mercure, ce qui ordinairement en produit la séparation; on compte combien de degrés comprend la colonne ainsi détachée, puis en inclinant avec précaution le thermomètre, on ramène cette colonne jusqu'à l'extrémité du tube : si dans toute la longueur elle occupe le même nombre de degrés, c'est que le diamètre du tube est parfaitement égal.

Lorsqu'on a obtenu un tube aussi bien calibré que possible, et qu'on l'a exactement séché en le chauffant avec précaution, il s'agit d'y introduire la quantité de mercure convenable. Pour cela on chauffe la boule de verre, l'air qu'elle contient se dilate et s'échappe, on plonge tout de suite l'extrémité du tube dans le mercure; à mesure que la boule se refroidit, l'air dilaté qu'elle contenait encore revient sur lui-même, et le mercure monte dans le tube par la pression atmosphérique. Il est rare qu'on obtienne dès la première opération la quantité de mercure nécessaire; il faut ordinairement y revenir à plusieurs reprises; l'expérience, le tâtonnement, apprennent à juger quelle est la quantité de mercure qu'il faut introduire dans le tube. Si l'on en met trop, il peut remplir le tube à la température de l'eau bouillante, et même le rompre; si l'on en met trop peu, à la température de la glace fondante il peut rentrer entièrement dans la boule et ne marquer aucun degré.

Il est aussi très-important que le mercure introduit dans le tube soit parfaitement purgé d'air : car s'il en contenait quelques molécules, leurs dilatations, différentes de celles du mercure, produiraient des erreurs très-graves. Pour cela on chauffe la boule de mercure jusqu'à l'ébullition, avant d'avoir fermé le tube par l'extrémité opposée. Mais pour faire ainsi bouillir le mercure sans qu'il s'échappe par l'extrémité libre, il faut que cette extrémité ait été préalablement évasée en forme de ballon. Enfin on ferme hermétiquement, à la lampe de l'émailleur, l'extrémité qu'on avait précédemment évasée, après avoir expulsé par un procédé simple tout l'air contenu dans le cylindre.

Après avoir pris toutes ces précautions, il s'agit de mesurer maintenant les divers degrés de dilatation que font éprouver au mercure les différentes températures.

Pour graduer convenablement un thermomètre, il est indispensable d'avoir quelques points fixes de départ : or, on sait que la neige ou la glace fondantes sont constamment à la même température; car, si le calorique de l'atmosphère est supérieur à celui de la glace ou de la neige qui fond, ce calorique excédant est employé à fondre la neige ou la glace, il est absorbé par elles, et ne se communique nullement aux corps que l'on y plonge. Ce n'est que lorsque la fusion est entièrement opérée que la température commence à changer, à s'élever. On peut donc prendre pour point fixe de départ la température de glace fondante, qu'on peut obtenir à volonté d'une manière constante, invariable. Ce point une fois fixé, il est facile de concevoir que le mercure s'en rapprochera plus ou moins, suivant que l'instrument se trouvera exposé à des températures plus ou moins éloignées de celle de glace fondante.

Si l'on marque sur une échelle à laquelle on aura fixé le tube les diverses hauteurs que prend le mercure sous l'influence de certaines températures, on obtiendra des hauteurs qui ne seront les mêmes que sur l'instrument dont on se sera servi et qui devront varier sur tous les instrumens dont le rapport de la boule avec le tube ne sera pas identique. Ces divers thermomètres ne seront donc point comparables entre eux; et des observateurs placés dans des lieux différens, faisant usage de thermomètres différens, n'obtiendront jamais les même résultats. On parvient à faire disparaître cet inconvénient en fixant un second point également invariable, et en divisant l'espace compris entre ces points en un certain nombre convenu de degrés, par ce moyen, quel que soit le rapport du tube avec son renflement, la même somme de calorique produira toujours une dilatation d'un nombre égal de degrés. Supposons par exemple qu'une quantité donnée de calorique fasse monter d'un pouce le mercure d'un premier thermomètre, et qu'il le fasse élever de deux dans un second; certes si vous n'avez qu'un seul point de départ, cette différence sera énorme; mais si vous avez fixé deux points invariables produits par les mêmes températures sur les deux thermomètres, vous aurez obtenu dans l'un des instrumens un espace double de l'autre, ce qui dépendra du rapport des diamètres des tubes aux boules, et les divisions ou degrés qui sépareront les deux points fixes seront dans l'un des thermomètres doubles de celles de l'autre : dès lors la différence absolue des hauteurs du mercure devient nulle, puisque le nombre de degrés ou de divisions parcouru dans les deux instrumens sera absolument le même. Ces divisions seront seulement plus ou moins espacées suivant que le tube sera plus ou moins étroit.

Pour obtenir le second point fixe dont nous parlons, on plonge ordinairement le thermomètre dans l'eau distillée bouillante. On sait que l'eau bouillante offre une température constamment la même; car si l'on voulait communiquer une chaleur plus grande, l'eau entrerait en vapeur et absorberait ainsi l'excédant de calorique. On marque sur l'échelle la hauteur que le mercure atteint lorsqu'il est ainssi plongé dans l'eau bouillante; l'espace compris entre ces deux points est ensuite divisé en un certain nombre de parties égales. On divise aujourd'hui cet intervalle en 100 degrés; mais la division centésimale, la plus commode pour le calcul, n'est pas la seule employée, et l'on se sert au moins aussi souvent de celle adoptée par Réaumur, c'est-à-dire en 80 degrés. L'on a coutume de prolonger la division au-dessus de 100 degrés et au-dessous de 0, qui est le point de glace fondante, parce que le mercure est loin d'entrer en ébullition ou en congélation aux températures où l'eau prend ces deux états.

Farenheit marque 32 degrés à glace fondante, et 212 au terme de l'eau bouillante.

Pour graduer les thermomètres ordinaires on prend beaucoup moins de précautions; on se contente de marquer les degrés d'après un thermomètre exact, auquel on compare celui que l'on veut établir.

Pour établir des thermomètres parfaitement exacts, il est une foule de soins minutieux à prendre, mais qu'il serait trop long d'indiquer ici; nous devons nous contenter d'avoir mentionné les principaux.

Le mercure n'est pas la seule substance liquide que l'on mette en usage pour la construction du thermomètre; on emploie aussi fréquemment l'esprit de vin. La confection de cette espèce de thermomètre est à peu près la même que celle que nous venons d'exposer avec quelques détails.

On a aussi imaginé de faire servir à mesurer les températures les corps solides et l'air. Le plus simple des thermomètres solides consiste en une lame de laiton fixée sur une lame de verre. Cette lame de métal en s'alongeant et se racourcissant par l'effet des variations de température, fait mouvoir une aiguille dont la grande extrémité parcourt de grands arcs de cercles, et marque les degrés sur une échelle circulaire.

On construit aussi des thermomètres en accolant ensemble plusieurs métaux d'une dilatabilité différente; on en forme des spirales de manière à ce que le métal le plus dilatable se trouve en dehors. Le calorique, en dilatant plus ou moins la lame extérieure, force le ressort à s'ouvrir ou à se fermer; alors une aiguille fixée à l'extrémité de ce ressort marque les degrés de température sur une échelle semblable à la précédente. Ces thermomètres sont dus à Bréguet, et sont très-sensibles. Depuis long-temps on en fabrique d'analogues en Allemagne, mais ils sont moins parfaits. Ces divers thermomètres ont l'inconvénient d'être compliqués, et par conséquent sujets à se déranger.

Les fluides aériformes, se dilatant uniformément, ont paru très-propres à mesurer exactement la chaleur, parce que l'on ne doit plus tenir compte que de la dilatation du corps contenant. De plus, les dilatations étant considérables, on a jugé avec raison qu'on apprécierait facilement par ce moyen un léger changement de température. Amontons inventa un thermomètre à air très-sensible : ce thermomètre consiste dans un tube recourbé, dont l'une des extrémités, celle de la branche la plus courte, est renflée en boule et destinée à contenir de l'air; le reste de l'espace est occupé par un liquide. Lorsque l'air de la boule est échauffé par le calorique, le liquide s'élève dans la branche la plus longue.

C'est à peu près sur les mêmes données qu'est fondé l'instrument que Rumfort a nommé *thermoscope*. Cet instrument consiste en un tube terminé par deux boules contenant de l'air; vers le milieu du tube se trouve une gouttelette de fluide. Lorsque l'air contenu dans les deux boules est également chaud, la gouttelette de fluide que l'on nomme *index* reste stationnaire; mais si l'air de l'une des deux boules vient à être échauffé, alors en se dilatant il chasse l'index vers l'autre extrémité; on peut, de cette manière, apprécier une très-faible quantité de calorique.

(ROSTAN.)

THITYMALE, s. m. L'un des noms anciens des euphorbes, et sous lequel on les désigne encore souvent dans les ouvrages de matière médicale. *Voyez* EUPHORBE. (A. R.)

THORACIQUE ou THORACHIQUE, adj., *thoracicus*, de *thorax*, poitrine, qui appartient, qui est relatif au thorax.

THORACIQUES (les artères), dont le nombre varie de deux à six, sont des branches de l'artère AXILLAIRE (*voyez* ce mot); Bichat a donné le nom de *thoracique interne* à l'artère MAMMAIRE *interne;* Sabatier nommait *thoracique humérale*, l'artère acromiale.

THORACIQUE (le canal) est le tronc où viennent aboutir tous les vaisseaux lymphatiques des membres inférieurs, de l'abdomen, du membre supérieur gauche, ceux de la partie gauche de la tête, du cou, du thorax. Sa description a été donnée à l'article LYMPHATIQUE.

THORACIQUES (les membres) ou membres supérieurs, ainsi nommés parce qu'ils sont articulés avec les parties latérales et supérieures du thorax. *Voyez* MEMBRE.

THORACIQUES (les régions) appartenant au thorax vont être décrites avec cette partie du tronc. *Voyez* THORAX.

THORACIQUES (les veines) suivent le même trajet que les artères de ce nom, et s'ouvrent dans la veine *axillaire*.

THORACIQUES (viscères). On donne ce nom aux organes que renferme le thorax.

THORAX, s. m., *thorax* des Latins, θώραξ des Grecs. Le thorax ou la poitrine est cette portion importante du tronc qui renferme les principaux organes de la respiration et de la circulation, et qui est située au dessus de l'ABDOMEN, au-dessous du cou et entre les membres supérieurs auxquels elle sert de point d'appui et d'attache. Nous suivrons dans sa description la marche que Béclard a adoptée en décrivant l'abdomen, ces deux cavités ayant sous plusieurs rapports beaucoup d'analogie entre elles. On peut considérer dans le thorax les parois, la cavité et les viscères.

Les parois du thorax sont formées postérieurement par la

portion dorsale du tronc, antérieurement par la région sternale, latéralement par les régions costales, supérieurement par la continuation de la poitrine avec le col, et inférieurement par le diaphragme. Considérées dans leur ensemble, ces parois présentent deux surfaces : l'une extérieure, et l'autre intérieure. La surface extérieure se divise elle-même en six faces : la face antérieure ou sternale offre en haut et sur les côtés deux saillies transversales, formées par les clavicules, d'autant plus prononcées que les individus sont plus maigres ; plus bas, les deux mamelles séparées par une rainure qui se prolonge inférieurement jusqu'à l'enfoncement nommé vulgairement *creux de l'estomac*. La face postérieure ou dorsale présente dans son milieu une gouttière longitudinale au fond de laquelle on remarque la série des apophyses épineuses des vertèbres dorsales ; sur les côtés de cette gouttière on voit en haut deux éminences formées par les omoplates, et plus bas deux saillies produites par l'angle postérieur des côtes et la couche musculeuse qui les recouvre. Les faces latérales ou costales sont surmontées par le moignon de l'épaule au-dessous duquel est l'aisselle, dont la cavité est bornée antérieurement par la saillie du muscle grand pectoral, et postérieurement par celle du grand rond et du grand dorsal. La face supérieure ou trachélienne du thorax, continue avec le cou, correspond au milieu à la région laryngo-trachéale, et sur les côtés aux régions sus-claviculaire et carotidienne. La paroi inférieure ou diaphragmatique est située profondément entre la cavité thoracique et la cavité abdominale, qu'elle sépare l'une de l'autre ; elle est concave, s'élève plus ou moins dans la cavité du thorax qu'elle rétrécit ainsi dans le sens vertical, et se trouve du côté de l'abdomen contiguë au foie, à l'estomac et à la rate.

La surface intérieure des parois du thorax, beaucoup moins étendue que l'extérieure, est de forme conique, et présente également six faces, qui correspondent à chacune de celles que nous venons de décrire. La face antérieure donne attache dans son milieu et un peu à gauche au bord antérieur du médiastin ; elle répond au cœur. La face postérieure offre dans sa partie moyenne une saillie longitudinale, arrondie, formée par le corps des vertèbres dorsales ; le bord postérieur du médiastin s'y attache ; des deux côtés de cette saillie sont deux enfoncemens profonds qui correspondent au bord postérieur des poumons. Les faces latérales sont concaves, inclinées de bas en haut et de dehors en dedans, et contiguës aux poumons dans toute leur étendue. La face supérieure ou le sommet du thorax est occupée par les muscles sterno-hyoïdiens et thyroïdiens, par la trachée-artère, l'œsophage, les nerfs pneumo-gastriques, les nerfs diaphragmatiques, les artères carotides et sous-clavières, les veines jugulaires internes et sous-clavières, les nerfs grands sympathiques, les muscles longs du cou, et l'appareil ligamenteux vertébral antérieur. Enfin, la face inférieure, légèrement inclinée en arrière, est convexe, adhérente dans son milieu au péricarde et au bord inférieur du médiastin, contiguë sur les côtés à la base des poumons.

Les parois du thorax n'ont pas toutes la même épaisseur, ni la même composition. En avant, elles sont d'autant plus minces qu'on les examine plus près du sternum et du bas-ventre, et leur épaisseur augmente progressivement à mesure qu'on remonte en dehors; parmi les parties qui les forment se présente d'abord la peau, qui est épaisse et dense dans la gouttière sternale, plus fine et plus extensible sur les parties latérales : au-dessous d'elle on trouve successivement une couche de tissu cellulaire assez dense et non adipeux sur la partie moyenne, plus lâche latéralement, traversé par de nombreux vaisseaux et des filets nerveux assez multipliés, et plus en dehors les glandes mammaires; inférieurement une aponévrose au-devant des muscles droits; une portion des fibres les plus supérieures de ces muscles, les grands pectoraux et la terminaison des tendons des muscles sterno-mastoïdiens; les ramifications des artères thoraciques et de plusieurs autres branches de la sous-clavière et de l'axillaire, des vaisseaux lymphatiques; le sternum, les cartilages costaux, les muscles intercostaux, une couche celluleuse, l'artère mammaire interne, le muscle triangulaire du sternum et la plèvre. La paroi postérieure est la plus épaisse, spécialement dans sa partie moyenne, où se trouve le rachis, et dans les points correspondant aux omoplates; ses parties constituantes sont placées de dedans en dehors dans l'ordre suivant : la peau, qui est fort adhérente sur la ligne médiane, une couche de tissu cellulaire mêlé de tissu adipeux, une membrane cellulo-fibreuse qui renferme les muscles trapèze, grand dorsal, rhomboïde et petits dentelés, les muscles rachidiens profonds, les vertèbres et leurs ligamens, l'extrémité postérieure des côtes, les muscles intercostaux avec les vaisseaux et les nerfs du même nom. Dans les parois latérales ou costales, qui ont peu d'épaisseur, surtout inférieurement, on trouve sucessivement, au-dessous de la peau, un tissu cellulaire abondant et extensible, contenant plus ou moins de tissu adipeux, une membrane cellulo-fibreuse continue d'une part avec les aponévroses du ventre remontant sur le grand dentelé, et se prolongeant d'une autre part sur les faces profondes des muscles grand dorsal et grand pectoral; une partie de ces deux muscles et du trapèze, le petit pectoral, le grand dentelé, plusieurs digitations du grand oblique abdominal, le rhomboïde, les petits dentelés, les muscles intercostaux; les artères intercostales, les ramifications de plusieurs autres branches des sous-clavières et axillaires, des lymphatiques, des nerfs provenant des intercostaux, les côtes et la plèvre. La paroi supérieure, qui comprend tout l'espace que circonscrivent en avant le sternum, en arrière le rachis, et de chaque côté la première côte et son cartilage, est rempli par les organes que nous avons énumérés plus haut en décrivant la surface interne du thorax. Enfin, la région inférieure, qui est la plus mince, est formée tout entière par le diaphragme.

Toutes les parois du thorax, à l'exception de cette dernière et d'une partie de la supérieure, sont enveloppées extérieurement par les tégumens communs, et toutes sont tapissées à l'intérieur par une membrane séreuse. La forme du thorax n'est pas telle qu'elle le paraît lorsque cette partie du squelette est recouverte de ses parties molles, et articulée avec les membres supérieurs; car, considérée isolément, cette cavité représente un cône aplati d'avant en arrière, dont la base est inférieure, le sommet en haut, et dont la direction est telle que l'axe qui la traverse longitudinalement est oblique de haut en bas et d'arrière en avant. Toutefois, la paroi postérieure ne participe pas à cette obliquité, en sorte qu'une ligne droite qui traverserait perpendiculairement la poitrine en partant du milieu de l'espace compris entre le rachis et l'appendice xyphoïde, passerait derrière l'extrémité supérieure du sternum au lieu de sortir par le centre de la paroi supérieure. Envisagée sous le rapport de la hauteur et de la largeur, la capacité de la cavité thoracique peut aussi donner lieu à quelques remarques particulières; ainsi, la hauteur réelle de cette cavité est bien moins grande qu'elle ne le paraît extérieurement par suite de la convexité très-grande du diaphrame, qui diminue beaucoup son diamètre vertical et surtout bien plus à la partie moyenne que sur les côtés. Quant à la largeur du thorax, elle est aussi moindre supérieurement qu'on ne pourrait le penser au premier abord, parce que la présence des clavicules et la disposition des épaules donnent en apparence à cette portion du tronc une étendue plus considérable que dans les autres points de sa circonférence, tandis que le contraire existe; et lors même que la base du thorax a été rétrécie par des corsets ou des vêtemens habituellement serrés, sa partie supérieure est toujours plus étroite que sa partie moyenne, en sorte que cette cavité est alors assez analogue à un ovoïde renflé à son centre et resserré à ses extrémités.

Le thorax renferme les organes centraux de la circulation, et ceux de la respiration; les poumons remplissent ses parties latérales, et sa partie moyenne est occupée par la trachée-artère et le commencement des bronches, le cœur, l'aorte, le tronc des veines caves supérieure et inférieure, l'azygos, le canal thoracique, les nerfs diaphragmatiques, et une partie des nerfs pneumo-gastriques et sympathiques; dans le jeune âge, il renferme le thymus. *Voyez* MÉDIASTIN, PLÈVRE, POUMON.

Le thorax existe chez tous les animaux vertébrés, mais en offrant des différences plus ou moins grandes dans sa forme. Ainsi, chez les mammifères non claviculés, il est en général comprimé latéralement, et le sternum forme en devant une saillie plus ou moins marquée; dans les carnassiers la poitrine est plus alongée. Le thorax des oiseaux est généralement fort étendu, et cependant il n'est formé chez eux que par les côtes et le sternum, mais ce dernier os a d'autres formes et d'autres dimensions que celui des mammifères. Cette cavité présente beaucoup de variations dans sa composition chez les reptiles: les grenouilles, par exemple, ont un sternum et pas de côtes; les serpens, des côtes et pas de sternum; les tortues, des côtes soudées à la carapace et un sternum confondu dans le plastron; le crocodile et les lezards, ont des côtes parfaites, mais un sternum en grande partie cartilagineux. Enfin, les poissons n'ont pas de thorax proprement dit, toute la cavité du tronc étant occupée chez eux par les viscères de l'abdomen; chez eux, cette cavité varie beaucoup en figure et en étendue: elle est comprimée latéralement, aplatie horizontalement, ou à peu près arrondie, et fait une partie plus ou moins considérable de la longueur du corps, suivant les espèces : elle est constituée latéralement par les côtes quand elles existent, lesquelles varient généralement beaucoup en nombre et en grosseur, et ne s'unissent en avant à un sternum que dans un très-petit nombre de poissons.

Dans l'embryon et le fœtus humains, le thorax forme la plus petite des trois cavités splanchniques du corps, ce qui résulte du peu de développement des poumons, et de l'inaction de ces organes; l'élasticité de ses parois est aussi plus considérable alors parce que les cartilages costaux ont beaucoup plus de longueur en proportion des côtes, que dans les âges suivans; pendant le même temps, cette cavité est plus large d'avant en arrière que transversalement par suite du volume du cœur et du thymus qui occupent la partie moyenne, tandis que les poumons sont à peine développés. Ces rapports changent dans un ordre inverse avec l'âge, c'est-à-dire que le sternum se rapproche du rachis dont les courbures se prononcent en même temps, et contribuent à former les deux excavations postérieures qui logent le bord correspondant de chaque poumon; les côtes concourent aussi à opérer ce changement en se courbant davantage. Ainsi, la capacité générale de la poitrine n'éprouve pas une grande différence proportionnelle puisqu'elle gagne d'un côté ce qu'elle perd de l'autre; c'est surtout à cette différence dans le rapport de ses diamètres que sont dues les différences de cette cavité chez le fœtus et l'enfant. Ajoutons que le développement extrême de l'abdomen pendant les premiers temps de la vie détermine un élargissement considérable de la partie inférieure du thorax, qui se rétrécit ensuite progressivement à mesure que le reste de la cavité acquiert plus d'ampleur par l'expansion des poumons. A l'époque de la puberté, les côtes deviennent plus denses, leurs cartilages moins flexibles, et cette diminution dans l'élasticité des parois thoraciques se trouve compensée par la prédominance d'action du diaphragme, qui coopère dès lors d'une manière bien plus sensible à la dilatation et au resserrement de la poitrine; peu à peu les cartilages costaux s'ossifient, ne font qu'une seule pièce qui unit les côtes avec le sternum, de sorte que la partie supérieure du thorax ne peut plus exécuter que des mouvemens de totalité, et sa partie inférieure conserve seule une mobilité plus ou moins grande. Dans le vieillard, la dilatation transversale du thorax devient presque nulle, et les phénomènes mécaniques de la respiration ne s'opèrent plus pour ainsi dire que par l'intermédiaire du diaphragme.

Les dimensions du thorax présentent aussi des variétés suivant les individus, et suivant les sexes; chez la femme cette cavité a moins de hauteur mais proportionnellement plus de largeur que chez l'homme; toutefois, le thorax de ce dernier est plus ample, et sa capacité plus uniforme, en sorte qu'il est relativement plus large, plus arrondi, etc., le corps des vertèbres dorsales n'y fait pas autant de saillie. Différentes causes font aussi varier les dimensions du thorax; ainsi, la dilatation du ventre qui peut exister dans beaucoup de cas, en élevant fortement le thorax, rapproche les côtes les unes des autres, et diminue l'axe perpendiculaire de cette cavité en augmentant en bas ses diamètres transverses et antéro-postérieurs. A la suite de pleurésies chroniques, on observe quelquefois un rétrécissement remarquable de cette cavité, et d'après le changement qui s'est opéré, les individus semblent penchés sur le côté affecté quand même ils cherchent à se tenir droits. Laennec, qui a décrit avec soin ces rétrécissemens du thorax, a reconnu qu'il existait souvent plus d'un pouce de différence entre la circonférence du côté affecté et celle du côté sain; son étendue en longueur est également diminuée, les côtes de ce côté sont plus rapprochées les unes des autres, l'épaule est plus basse que du côté opposé, et le rachis s'infléchit quelquefois un peu dans le même sens. La poitrine peut offrir encore des déformations dépendantes des déviations du rachis, lesquelles sont parfois portées à un tel point qu'une des cavités latérales du thorax est pour ainsi dire effacée : la saillie ou l'enfoncement extrême du sternum contribue également à produire quelques changemens dans les dimensions du thorax. Enfin, on voit quelquefois, par l'effet d'un vice primitif de conformation, la cavité thoracique incomplètement close dans une étendue plus ou moins considérable de sa circonférence : une partie des organes qu'elle renferme reste à découvert quand cette absence de parois existe antérieurement; elle est suivie de la pénétration d'un ou de plusieurs organes de l'abdomen dans le thorax quand ce vice de conformation occupe la paroi diaphragmatique; une autre disposition congénitale, moins rare et qui prédispose à la phthisie, consiste dans la petitesse anormale de cette cavité avec laquelle coïncide un défaut correspondant dans le développement des poumons.

Cette portion du tronc a deux usages importans : d'un côté, elle garantit par sa solidité les organes respiratoires et circulatoires ; de l'autre, elle concourt par les divers mouvemens dont elle est susceptible, aux fonctions que ces organes sont appelés à remplir, et spécialement les poumons. Son mécanisme, sous ce dernier rapport, ayant été l'objet d'un examen particulier dans un autre article, nous n'y reviendrons pas ici. *Voyez* RESPIRATION. (C. P. OLLIVIER.)

THRIDACE. *Voyez* LAITUE.

THROMBUS ou THRUMBUS, TRUMBUS, s. m., *thrombos, thrombosis* ; de θρόμβος, grumeau. On donne ce nom à une petite tumeur dure, arrondie, violacée, qui se forme au voisinage d'une veine sur laquelle on a pratiqué la saignée, par suite de l'épanchement de sang qui se fait dans le tissu cellulaire environnant. *Voyez* PHLÉBOTOMIE.

THYM, s. m., *Thymus vulgaris*. L. Rich., *Bot. méd.*, t. I. p. 263. Petite plante sousfrutescente, appartenant à la famille des labiées et à la didynamie gymnospermie, croissant dans les provinces méridionales de l'Europe, et cultivée dans nos jardins. Ses tiges, ligneuses à leur base, sont extrêmement rameuses ; les rameaux sont grêles, carrés, pulvérulens et blanchatres, ainsi que presque toutes les autres parties de la plante. Les feuilles sont fort petites, opposées, ovales lancéolées, à bords roulés en dessous, ponctuées supérieurement et blanchâtres à leur face inférieure. Les fleurs sont petites, rosées et formant au sommet des rameaux des espèces de petits épis globuleux.

Toutes les parties de cette plante répandent une odeur aromatique, forte et agréable. Aussi le thym est-il un condiment très-usité dans nos préparations culinaires. Il contient une grande quantité d'huile essentielle et jouit des mêmes propriétés que toutes les autres plantes aromatiques, quoiqu'on n'en fasse pas fréquemment usage. (A. RICHARD.)

THYMÉLÉES, s. f. pl., famille naturelle du règne végétal, appartenant à la classe des plantes dicotylédones apétales et hypogynes et ayant pour type les diverses espèces du genre daphné, que les anciens botanistes désignaient sous le nom de *thymelœa*. Les thymélées sont ou des plantes herbacées vivaces, ou plus souvent des arbustes ou des arbrisseaux, portant des feuilles simples et alternes. Leurs fleurs sont en général réunies en épis terminaux, quelquefois elles sont axillaires. Leur calice coloré et pétaloïde est monosépale, à quatre ou cinq divisions peu profondes; quelquefois le calice est persistant et accompagne le fruit jusqu'à sa maturité. Les étamines au nombre de huit à dix sont insérées à la paroi interne du calice; elles sont très-courtes et incluses. L'ovaire est libre, uniloculaire, renfermant un seul ovule dressé. Le style se termine par un stigmate simple, et le fruit est une petite baie charnue et monosperme ou un petit akène sec et indéhiscent.

Le genre daphné est le seul de cette famille qui offre de l'intérêt pour la matière médicale. Nous avons déjà dit que l'écorce de la plupart des espèces est d'une excessive acreté et qu'appliquée sur la peau, elle en détermine la rubéfaction et l'ulcération. On l'emploie comme épispastique (*voyez* GAROU.) Cette même propriété se retrouve dans plusieurs autres genres de la même famille, dont toutes les espèces doivent en général être considérées comme plus ou moins suspectes. (A. RICHARD.)

THYMIQUE, adj., *thymicus*, qui appartient, ou qui est relatif au THYMUS. *Voyez* ce mot.

THYMUS, s. m., *thymus*. Corps glandiforme, situé en grande partie dans le thorax, derrière le sternum, occupant à la fois la partie supérieure de l'écartement antérieur du médiastin, et la partie inférieure du cou, où il est couvert par les muscles sterno-hyoïdiens et sterno-thyroïdiens. Le thymus est divisé en deux lobes alongées, moins épais supérieurement qu'inférieurement, réunis dans les deux tiers inférieurs de leur longueur par un tissu cellulaire peu résistant, tandis que dans leur partie supérieure ils offrent un écartement qui embrasse la trachée-artère. Cet organe est appliqué sur le péricarde et sur les gros troncs vasculaires qui partent du cœur, et spécialement sur la veine sous-clavière gauche: il se prolonge quelquefois inférieurement jusqu'au diaphragme, tandis que supérieurement il se continue le long du cou jusqu'au corps thyroïde avec lequel il est toujours contigu par ses deux lobes, ou seulement par un seul, et c'est le plus fréquemment celui du côté gauche, dont les dimensions l'emportent alors sur celles du côté droit.

Le thymus est un organe dont les fonctions paraissent avoir spécialement rapport aux premiers temps de la vie; aussi diminue-t-il progressivement de volume un an environ après la naissance, après avoir augmenté successivement jusqu'à cette époque. Dans le commencement, il est d'un blanc rougeâtre, et vers la fin de la vie intra-utérine sa couleur a une teinte foncée analogue à celle que présentent alors les poumons : il est d'un blanc jaunâtre chez l'enfant, et d'une consistance plus ferme que dans le fœtus. Les vaisseaux nombreux qui s'y distribuent pénètrent dans son intérieur de haut en bas, d'arrière en avant et d'avant en arrière, sans que chaque lobe latéral ait de troncs particuliers : ces vaisseaux, désignés sous le nom commun de *thymiques*, viennent des artères thyroïdiennes inférieures, mammaires internes, péricardiennes et médiastines; on y voit aussi quelques vaisseaux lymphatiques, mais on n'y a pas encore observé de nerfs. Le médiastin fournit une enveloppe commune au thymus, sur lequel il en existe une seconde qui lui forme une capsule celluleuse, même peu résistante, au-dessous de laquelle on trouve du tissu adipeux chez les sujets qui ont de l'embonpoint : c'est surtout en enlevant cette membrane propre, que les deux lobes de ce corps glandiforme deviennent distincts. Au-dessous de cette enveloppe extérieure, la surface du thymus paraît inégalement bosselée, ce qui résulte des lobes de grandeurs différentes qui le composent, et qui sont eux-mêmes formés de lobules que divisent des sillons peu profonds, et qui sont réunis par des ramifications vasculaires et un tissu cellulaire lâche. Quand on incise cet organe, il s'en écoule un liquide, plus ou moins abondant, assez épais, blanchâtre, qu'on ne peut mieux comparer, comme le dit M. Meckel, qu'à celui qui se rencontre chez les ruminans, entre la portion du placenta qui appartient à la mère et celle qui appartient au fœtus. Suivant quelques anatomistes, ce liquide est contenu dans l'épaisseur du tissu de l'organe, tandis que suivant le plus grand nombre il est renfermé dans l'intérieur de cavités creusées au centre de chaque lobule; plusieurs anatomistes, et M. Meckel entre autres, admettent en[illegible] outre une grande cavité dans chacun des lobes du thymus, tapisse[illegible] par une membrane mince, et communiquant avec celles qui existen[illegible] dans chaque lobule. Quoi qu'il en soit, cette structure est loin d[illegible] s'observer constamment, et dans certains cas, on ne remarque pa[illegible] d'autres cavités que celles des lobules.

Le thymus commenc[illegible] à paraître au troisième mois de la vie intra-utérine, et il est à cett[illegible] époque proportionnellement plus petit que du cinquième au sixi[illegible]me mois : j'ai déjà dit que son volume augmentait ensuite progressivement jusqu'à la naissance. Au neuvième mois, son poids est d'une demi-once, terme moyen, et quelquefois plus lorsque l'enfant est fortement constitué. Suivant Meckel, cet organe se développe de haut en bas, et s'accroît de bas en haut; il continue d'augmenter dans la même proportion que chez le fœtus à terme jusqu'à la fin de la première et même quelquefois de la seconde année. A dater de cette époque, son accroissement cesse, il s'atrophie, le calibre de ses vaisseaux se rétrécit, le liquide qu'il contient diminue de quantité, l'organe tout entier s'efface insensiblement de bas en haut, c'est-à-dire dans le sens opposé à celui dans lequel il s'est formé, et vers la douzième année, on ne trouve plus à la place qu'il occupait qu'un tissu adipeux plus ou moins abondant.

Ainsi, le thymus n'existe que pendant un cinquième de la vie, et ses fonctions, quelles qu'elles soient, diminuent dès l'époque où cet organe commence à s'atrophier : tout porte donc à penser que ses usages sont relatifs à la vie fœtale et aux premières époques de la vie extra-utérine. L'opinion la plus probable, parmi celles qu'on a émises au sujet de ces fonctions, c'est que cet organe temporaire joue dans le système sanguin un rôle analogue à celui des ganglions lymphatiques dans le leur, c'est-à-dire qu'il contribue au perfectionnement de l'hématose : et, en effet, le sang qui a traversé son tissu, et le liquide qu'il renferme, sont presque immédiatement versés dans le torrent du sang veineux, et à très-peu de distance de l'arrivée de ce dernier dans le poumon. Quelques auteurs pensent que cet organe a des connexions très-intimes avec la respiration, qu'il la supplée en partie; Meckel cherche à concilier cette conjecture avec la précédente, en disant que le thymus peut avoir pour usage de préparer le sang à subir l'élaboration parfaite qui doit lui être imprimée par la respiration. M. Broussais considère cet organe comme un des déviateurs du sang qui doit dans la suite donner plus d'activité au larynx, à la trachée-artère, aux bronches, au diaphragme et aux muscles intercostaux. Enfin, on lui attribue aussi une fonction toute mécanique, celle de remplir dans le thorax le vide qu'y laisseraient les poumons, peu développés chez le fœtus; mais cette opinion est d'autant moins probable, que cet organe continue de croître après que la respiration est bien établie, et que les poumons ont acquis leur entier développement par rapport à la cavité qui les renferme. . . . .

Le thymus n'existe pas ordinairement dans l'acéphalie complète; il est quelquefois très-petit, quand la nutrition générale du fœtus paraît avoir été languissante. Dans quelques cas, il est partagé en plusieurs lobes distincts, qu'on a vus au nombre de cinq (Meckel).

Le même anatomiste dit qu'on a trouvé cet organe dans un degré de développement aussi considérable que dans les premiers temps de la vie, chez des individus dont le cœur et les poumons présentaient une disposition qui s'opposait à ce que l'hématose s'effectuât parfaitement; ce fait vient à l'appui de l'opinion qui vient d'être émise sur les fonctions de cet organe. Quant à ses altérations de texture, elles sont très-rares, ce qui est la conséquence de la rapidité de sa disparition : rien ne prouve que les tumeurs diverses qu'on a observées dans la région occupée primitivement par le thymus se soient réellement développées dans son épaisseur. (C. P. OLLIVIER.)

THYRO-ARYTENOIDIEN, adj. et s. m., *thyro-arytenoideus* ou *thyro-arytenoides*, qui est relatif à la fois au cartilage thyroïde et au cartilage aryténoïde.

THYRO-ARYTÉNOÏDIENS (les ligamens) forment ce qu'on nomme les *cordes vocales*. *Voyez* LARYNX.

THYRO-ARYTÉNOÏDIENS (les muscles) sont situés sur les côtés de la glotte qu'ils rétrécissent d'avant en arrière (*voyez* LARYNX). Santorini a donné le nom de muscle *thyro-arytenoïdien oblique* à une portion du muscle aryténoïdien.

THYROCÈLE, s. f., *thyrocele;* tumeur de la thyroïde. Nom donné au GOÎTRE par quelques auteurs. *Voyez* ce mot.

THYRO-ÉPIGLOTTIQUE, adj. et s. m., *thyro-epiglottideus*, qui a rapport au cartilage thyroïde et à l'épiglotte. On a désigné sous ce nom un faisceau musculaire dépendant du thyro-aryténoïdien, parce qu'il s'étend du cartilage thyroïde à la partie inférieure de l'épiglotte. *Voyez* LARYNX.

THYRO-HYOIDIEN, adj. et s. m., *thyro-hyoïdeus* ou *thyro-hyoïdes*, qui appartient au cartilage thyroïde et à l'os hyoïde.

THYRO-HYOÏDIENNE (la membrane), qui est fibro-celluleuse, plus épaisse à sa partie moyenne que sur ses parties latérales, adhère supérieurement à la face postérieure du corps et des grandes cornes de l'os hyoïde, et inférieurement au bord supérieur du cartilage thyroïde.

THYRO-HYOÏDIEN (le muscle) est court, mince, quadrilatère,

situé à la partie antérieure du larynx. De courtes aponévroses fixent ses fibres charnues à la ligne oblique externe du cartilage thyroïde au-dessous du sterno-thyroïdien avec lequel il se confond en partie; de cette insertion, ses fibres se portent directement de bas en haut, et viennent s'attacher au-dessous du corps et d'une grande partie de la grande corne de l'os hyoïde. Ce muscle est recouvert par l'omoplato-hyoïdien, le sterno-hyoïdien et le peaucier : il est appliqué sur la membrane thyro-hyoïdienne et le cartilage thyroïde. Il peut élever ce cartilage, abaisser l'os hyoïde, ou rapprocher ces deux parties l'une de l'autre.

THYROIDE, adj. de θυρεος, bouclier, et ειδος, semblable, qui ressemble à un bouclier.

THYROÏDE (le cartilage) ou *scutiforme* est le plus grand des cartilages du larynx dont il occupe la partie antérieure. *Voyez* LARYNX.

THYROÏDE (le corps) est un organe glandiforme ou adénoïde situé à la partie antérieure et moyenne du col, et à la partie antérieure et inférieure du larynx. Son volume est habituellement assez considérable, quoiqu'il varie beaucoup suivant les individus. Il est formé de deux lobes latéraux et distincts, à peu près pyramidaux, placés sur les côtés du larynx et de l'extrémité supérieure de la trachée-artère, en sorte que leur base est en bas et en avant, et leur sommet en arrière et en haut. Ces deux lobes, dont la longueur et la direction varient, sont réunis en avant par un prolongement de leur tissu, dirigé transversalement, plus ou moins long et épais, quelquefois très-étroit, d'autres fois lobulé, et qui dans certains cas n'existe pas, en sorte que les deux lobes sont totalement séparés. De la partie moyenne du corps thyroïde se détache ordinairement un prolongement médian qui remonte au devant du cartilage thyroïde en s'amincissant graduellement, et se termine au niveau de l'os hyoïde : il appartient plus fréquemment au lobe droit qu'au lobe gauche. Le corps thyroïde correspond antérieurement aux muscles peauciers, sterno-hyoïdiens, sterno-thyroïdiens, et scapulo-hyoïdiens. En arrière et en dehors, il est contigu de chaque côté au rachis, recouvrant plus ou moins, suivant son volume, les vaisseaux et les nerfs de cette région; plus en dedans il appuie sur les côtés des cartilages thyroïde, cricoïde et des premiers cerceaux de la trachée-artère, et sur les muscles crico-thyroïdiens, thyro-hyoïdiens et constricteur inférieur; au milieu il couvre seulement les deux premiers anneaux trachéens. M. Meckel décrit un muscle particulier et impair qu'il nomme *élévateur de la glande thyroïde*, qui s'attache en haut au corps de l'os hyoïde, et seulement au bord inférieur du cartilage thyroïde quand le prolongement médian du corps thyroïde est peu développé. Ce muscle adhère en bas à l'organe qu'il enveloppe, et il semble participer à la disposition non symétrique du prolongement médian, en sorte qu'il correspond aussi plus souvent au lobe gauche du corps thyroïde qu'à son lobe droit, mais il passe quelquefois obliquement devant la trachée-artère pour gagner le côté opposé.

Le corps thyroïde n'a pas de membrane propre; sa surface, qui est lisse, est simplement recouverte par un tissu cellulaire serré. Son tissu est rougeâtre, assez dense, résistant, composé de lobules irrégulièrement arrondis, de grosseur variable, enveloppés chacun par une gaîne celluleuse au milieu de laquelle se distribuent des ramifications vasculaires nombreuses. On n'y observe pas de cavité dans l'état normal, et quand on incise ces lobules, ils laissent écouler un liquide analogue à la sérosité du sang. Les vaisseaux très-nombreux qui pénètrent dans le corps thyroïde sont fournis par les artères thyroïdiennes inférieures et supérieures. Quelquefois une cinquième artère thyroïdienne naît immédiatement de la crosse de l'aorte ou de la sous-clavière d'un côté, et se rend dans la partie inférieure de cet organe. La quantité de sang apportée par ces vaisseaux est toujours très-considérable en proportion du volume du corps thyroïde; cependant Bichat fait observer que le système capillaire de cet organe contient habituellement moins de sang que le foie, le rein, etc., ce qui résulte de ce que les ramifications capillaires y sont moins nombreuses. Quelques recherches qu'on ait faites jusqu'à présent, on n'a pu y découvrir encore de conduits excréteurs.

Le corps thyroïde n'a été observé que chez les mammifères, et les ophidiens sont les seuls animaux des autres classes qui offrent un organe analogue, consistant en une glande orbiculaire, placée en avant du cœur, qui reçoit des artères considérables, pour son volume, de l'aorte droite près de sa naissance. Dans l'homme, le corps thyroïde est beaucoup plus volumineux proportionnellement au corps que dans aucun animal; sa grosseur est plus considérable chez la femme que chez l'homme. Cet organe est d'abord formé de deux lobes distincts et isolés, offrant dans leur ensemble, aux premières époques de la vie, des dimensions relativement plus grandes qu'après l'entier développement du corps : son tissu est aussi plus mou, plus abreuvé de sang, et conséquemment plus rouge. Le prolongement médian est surtout bien plus prononcé qu'aux autres époques de la vie. Cette dernière circonstance fait supposer à M. Meckel que peut-être le canal excréteur de cet organe glandiforme existe dans les premiers temps, et s'oblitère à mesure que ce corps se trouve restreint dans son développement, de même qu'on observe souvent le développement incomplet des glandes par vice de conformation, résulter de l'absence ou de l'oblitération de leurs conduits excréteurs.

Parmi les vices de conformation du corps thyroïde, on doit citer celui dans lequel il est partagé en deux moitiés tout-à-fait isolées l'une de l'autre; cette disposition, qui résulte probablement de la persistance de son état embryonaire, représente en même temps celle qu'on observe à l'état normal dans le plus grand nombre des mammifères : cette anomalie congénitale est rare. Quelquefois le prolongement transversal qui unit ordinairement les deux lobes est excessivement mince. Haller a vu dans certains cas seulement une portion d'un lobe isolée du reste de l'organe. Il est bien plus commun de rencontrer un accroissement énorme du volume de ce corps, mais il est rare que cette hypertrophie soit congénitale; ce phénomène existe plus souvent chez la femme que chez l'homme, et se développe particulièrement à l'époque de la puberté pendant la gestation, et lors de l'accouchement. Enfin, on y rencontre les différentes productions accidentelles qui s'observent dans les autres organes, mais plus fréquemment les formations dont les élémens anatomiques ont leurs analogues dans l'économie, comme des kystes fibro-celluleux remplis de liquides divers, des productions cartilagineuses, fibro-cartilagineuses, osseuses. *Voyez* GOITRE.

Le corps thyroïde, dont la structure offre beaucoup d'analogie avec celle du thymus, paraît avoir aussi des usages analogues à ceux qu'on attribue à ce dernier organe relativement à l'hématose : aussi ce que j'ai dit à ce sujet dans l'article précédent (*voyez* THYMUS) est entièrement applicable au corps thyroïde. Dans un mémoire sur les fonctions de cet organe, le docteur

Hofrichter le considère sous un autre rapport, quoique les usages qu'il lui suppose soient également relatifs à la sanguification, et son opinion n'est pas sans quelque apparence de fondement. Après avoir établi que, s'il n'existait pas toujours une quantité suffisante de carbone dans la masse du sang, l'absorption de l'oxygène serait trop considérable et qu'il en résulterait inévitablement une suroxigénation du sang avec toutes ses suites fâcheuses, ce médecin se trouve conduit à admettre la nécessité de la carbonisation de la masse de ce liquide, et suivant lui le corps thyroïde est l'organe chargé de fournir au sang la quantité de carbone qu'il doit contenir. Les principales raisons sur lesquelles il se fonde, sont les suivantes : 1° Le sang subit dans cet organe un changement correspondant au but indiqué; il perd son oxygène et devient riche en carbone; 2° de là, l'importance de son appareil vasculaire qui correspond d'ailleurs à celle d'une semblable fonction : ce corps est en effet placé de la manière la plus favorable pour remplir cet office, à cause de sa proximité du cœur; 3° on ne trouve cet organe que chez les animaux à sang chaud qui doivent la chaleur nécessaire pour l'entretien de leur vie, à la respiration et à la décomposition de l'air; chez ceux qui en sont privés, il est remplacé par certains organes ou appareils particuliers situés constamment dans le voisinage des poumons, et qui aident à carboniser le sang : tels sont les sacs aëriens des oiseaux et les conduits qui introduisent l'air dans les cavités de leurs os et jusque dans celles de leurs plumes; 4° enfin, le corps thyroïde manque chez les animaux à sang froid. (C. P. OLLIVIER.)

THYROIDIEN, NNE, adj. et s. m., *thyroideus*, qui a rapport au cartilage thyroïde ou au corps thyroïde.

THYROÏDIENNES (les artères) sont au nombre de quatre, deux supérieures et deux inférieures : les premières appartiennent à la CAROTIDE externe (*voyez* ce mot), les secondes aux SOUS-CLAVIÈRES. *Voyez* ce mot.

THYROÏDIENNES (les veines), qui accompagnent les artères de ce nom, sont assez nombreuses : les unes qu'on peut distinguer en moyennes et supérieures s'ouvrent dans la veine jugulaire interne; les autres qui sont inférieures, au nombre de deux, et plus volumineuses que les précédentes, résultent de la réunion de rameaux multipliés, dont les anastomoses forment au devant de la trachée-artère un plexus veineux très-remarquable; ces dernières s'ouvrent, celle du côté droit dans la veine sous-clavière correspondante, celle du côté gauche dans la veine cave supérieure.

THYRO-PHARYNGIEN, adj. et s. m., *thyro-pharyngeus*; nom donné par divers anatomistes à une portion du muscle constricteur inférieur du pharynx.

THYRO-STAPHYLIN, adj. et s. m., *thyro-staphylinus*; nom donné par quelques anatomistes au muscle palato-staphylin tout entier, et par plusieurs autres à sa partie moyenne seulement.

TIBIA, s. m.; mot latin employé pour désigner celui des deux os de la jambe qui est le plus volumineux. Il est long, prismatique, légèrement convexe en avant, et concave en arrière; sa partie moyenne ou corps présente trois faces, dont l'une est externe, donne attache en haut au muscle jambier antérieur, devient un peu antérieure et convexe en bas où glissent les tendons de ce muscle, et ceux de l'extenseur commun des orteils, de l'extenseur propre du gros orteil, et du péronier antérieur; la seconde face est interne, recouverte dans sa partie supérieure par l'entrecroisement tendineux des muscles couturier, droit interne et demi-tendineux, et dans le reste de son étendue par la peau; la troisième face est postérieure, divisée par une ligne rugueuse et oblique en deux portions dont la supérieure correspond au muscle poplité, et l'inférieure au jambier postérieur et au fléchisseur commun. A ces trois faces correspondent trois bords : le bord antérieur, ou la crête du tibia, est sous-cutané, donne insertion à l'aponévrose jambière et aux tendons réunis des muscles couturier, droit interne et demi-tendineux; le bord interne donne attache supérieurement au ligament latéral interne de l'articulation du genou, et au-dessous, aux muscles poplité, soléaire et long fléchisseur des orteils; enfin, le bord externe auquel s'insère le ligament inter-osseux.

L'extrémité supérieure du tibia est la partie la plus épaisse et la plus large de cet os : elle s'articule avec les condyles du fémur par deux dépressions concaves, ordinairement peu profondes, séparées par une éminence qu'on nomme *épine du tibia*, et par deux enfoncemens irréguliers qui donnent attache aux ligamens croisés et aux ligamens sémi-lunaires. Cette extrémité offre antérieurement une surface triangulaire terminée inférieurement par un tubercule auquel se fixe le ligament rotulien, en arrière une échancrure plus ou moins profonde, latéralement deux éminences qu'on nomme *tubérosités du tibia*, dont l'une est interne, donne attache au ligament latéral correspondant de l'articulation du genou et au muscle demi-membraneux, tandis que l'autre est externe, et offre en dehors une facette articulée avec le péroné. L'extrémité inférieure du tibia est quadrilatère, présente en arrière une coulisse superficielle qui correspond au long fléchisseur du gros orteil; en dehors une surface articulaire qui reçoit l'extrémité inférieure du péroné et une surface rugueuse où s'insèrent des ligamens; en dedans une éminence triangulaire sous-cutanée, qu'on nomme *malléole interne*, qui donne attache en avant et en bas à des ligamens, creusée en arrière par une coulisse dans laquelle glissent les tendons des muscles jambier postérieur et long fléchisseur commun, en dehors articulée avec l'astragale, et au sommet de laquelle s'attachent les ligamens latéraux internes de l'articulation du pied. La face inférieure de cette extrémité du tibia est concave d'avant en arrière, recouverte de cartilage, et s'articule avec l'astragale.

Les deux os de la jambe ne s'ossifient pas en même temps; l'ossification paraît dans le tibia en même temps que dans le fémur, tandis que le péroné ne commence à s'ossifier qu'après les os de l'avant-bras, vers quarante jours (Béclard). A quarante-cinq jours, les os de la jambe sont égaux en longueur et ont deux lignes; à deux mois, ils en ont six, et à trois mois, onze lignes et demie. Ils continuent d'être égaux jusqu'à la naissance, époque où leur portion ossifiée a vingt-neuf lignes de longueur, et où leurs extrémités sont cartilagineuses. Vers un an, le tibia présente un noyau osseux dans son cartilage supérieur; à deux ans, il en existe un au milieu du cartilage de l'extrémité inférieure; quelquefois il se forme plus tard un point osseux particulier dans la malléole interne, qui s'unit ensuite avec l'autre pour former une épiphyse : Béclard n'a observé cette disposition qu'une fois. L'épiphyse inférieure se réunit à l'os vers dix-huit ans, et la supérieure vers vingt ans.

TIBIAL, ALE, adj. et s., *tibiæus* ou *tibialis*, qui a rapport au tibia ou à la jambe.

TIBIALE (aponévrose). *Voyez* JAMBE.

TIBIALES (les artères), distinguées en antérieure et postérieure, sont les deux branches qui terminent l'artère poplitée.

La première, ou la *tibiale antérieure*, après avoir fourni

quelques ramifications aux muscles jambier postérieur et long fléchisseur commun des orteils, se porte en avant, traverse l'extrémité supérieure du muscle jambier postérieur et du ligament interosseux, et se trouve placée dès lors à la partie antérieure de la jambe, où elle correspond en arrière dans ses deux tiers supérieurs au ligament interosseux, et avec le tibia dans son tiers inférieur; en avant elle est en rapport avec les muscles jambier antérieur, extenseur commun des orteils et extenseur propre du gros orteil, et seulement avec ces deux derniers muscles en bas; en dedans, avec le jambier antérieur et le tibia; en dehors, cette artère correspond successivement de haut en bas au long péronier, au long extenseur des orteils, à l'extenseur du gros orteil, et avec le nerf tibial antérieur, qui croise sa direction de telle sorte, qu'inférieurement il est à son côté interne. De la partie supérieure de l'artère tibiale antérieure se détache une branche ascendante nommée *récurrente du genou*, qui se porte de bas en haut sur la face externe de l'extrémité supérieure du tibia, donne des ramifications au jambier antérieur, devient sous-cutanée, s'anastomose avec les artères articulaires, et répand dans son trajet des ramuscules plus ou moins nombreux aux muscles antérieurs, postérieurs et profonds de la jambe, ainsi qu'à la peau. La branche descendante de l'artère tibiale, qui est véritablement la continuation du tronc de ce vaisseau, et dont nous venons d'indiquer les différens rapports, fournit vers l'extrémité supérieure de la jambe deux rameaux, qu'on nomme *malléolaires*; l'un, externe, qui se porte sur la malléole externe, passe sur l'articulation du pied, et s'anastomose avec les artères pédieuse, plantaire externe et péronière; l'autre, interne, se dirige derrière le tendon du jambier antérieur, gagne la malléole interne, se distribue à la partie voisine de l'articulation du pied et du tarse, et s'anastomose avec les branches de l'artère tarsienne et de la tibiale postérieure.

Au niveau de l'articulation tibio-tarsienne, la tibiale antérieure prend le nom de *pédieuse*, se porte en avant sur la partie supérieure et interne du tarse, couverte d'abord par l'extenseur du gros orteil, placée ensuite en dehors du tendon de ce muscle, en dedans du muscle pédieux, et parvenue à l'extrémité postérieure du premier os métatarsien, elle gagne la plante du pied en traversant le muscle adducteur du gros orteil. Dans ce trajet, l'artère pédieuse donne d'abord l'artère du tarse qui se dirige transversalement en dehors sur l'astragale et le calcanéum, sous le muscle pédieux, gagne le bord externe du pied, passe sous le tendon du grand péronier et s'anastomose avec l'artère plantaire externe : les rameaux s'étendent à l'astragale, au calcanéum, à l'articulation tibio-tarsienne et au tarse. Une seconde branche de l'artère pédieuse, qui a reçu le nom d'artère du métatarse, se porte de dedans en dehors sous le premier tendon du muscle en formant une arcade dont la concavité fournit plusieurs ramaux qui se distribuent au tarse, tandis que de sa convexité sortent trois rameaux qu'on appelle *artères interosseuses dorsales du pied*, qui correspondent aux second, troisième et quatrième espaces interosseux, s'anastomosent en arrière avec les artères perforantes postérieures et en avant avec les artères perforantes antérieures entre les bases des premières phalanges des orteils, donnent des ramifications aux muscles interosseux externes, aux os métatarsiens, à l'abducteur du gros orteil et aux tégumens de la face dorsale du pied : les artères interosseuses dorsales se terminent par deux petits rameaux qui se distribuent à la peau en se continuant le long des bords corespondans des orteils depuis le bord externe du second jusqu'au bord interne du dernier.

Après avoir fourni ces deux rameaux, le tronc de l'artère pédieuse se divise en deux branches entre les extrémités postérieures du premier et du second os métatarsiens; de ces branches l'une est nommée *artère dorsale du gros orteil*, et se prolonge le long de cet orteil sur les côtés duquel elle fournit deux ramifications terminales; l'autre branche s'enfonce immédiatement entre les deux os, et forme en s'anastomosant avec l'artère plantaire externe, l'arcade plantaire profonde qui donne naissance à la plupart des artères plantaires des orteils.

La seconde artère tibiale ou la *tibiale postérieure*, la plus grosse et la moins profonde des branches de division de l'artère poplitée, se dirige un peu en dedans, se place au côté interne du nerf tibial postérieur, et descend le long de la partie postérieure de la jambe en correspondant antérieurement et supérieurement à l'intervalle des deux os de la jambe et au muscle jambier postérieur, et plus bas au long fléchisseur des orteils et au tibia; couverte postérieurement dans ses deux tiers supérieurs par les muscles jumeaux et soléaire, et dans son tiers inférieur avoisinant le bord interne du tendon d'Achille : tout-à-fait en bas l'aponévrose tibiale et la peau seule la recouvrent. Dans ce trajet, la tibiale postérieure fournit quelques rameaux aux muscles soléaire et jumeaux, mais surtout au jambier postérieur, aux fléchisseurs, au périoste du tibia et à la peau; l'un d'eux pénètre dans le canal nourricier du tibia. Parvenue à la partie inférieure de la jambe, l'artère tibiale s'enfonce sous la voûte du calcaneum, donne plusieurs ramifications aux muscles adducteur du gros orteil, court fléchisseur des orteils et à la peau, et se divise en deux branches volumineuses distinguées en externe et en interne, qu'on nomme PLANTAIRES. *Voyez* ce mot.

TIBIALE (épine). *Voyez* TIBIA.

TIBIAUX (les nerfs) sont au nombre de deux, l'un antérieur et l'autre postérieur.

Le *nerf tibial antérieur*, qui est une des branches de terminaison du nerf sciatique POPLITÉ externe, traverse l'extrémité supérieure du muscle long péronier et de l'extenseur commun des orteils, descend entre ce muscle, l'extenseur propre du gros orteil et le jambier antérieur, devant le ligament inter-osseux, le long de l'artère tibiale antérieure qui est placée à son côté interne supérieurement et à son côté externe inférieurement. Dans ce trajet, le nerf tibial antérieur donne des filets aux différens muscles qu'on vient de nommer, passe sous le ligament du tarse, et parvenu sur sa face dorsale, il se divise en deux rameaux : l'un qui est interne et profond se porte le long du bord interne du muscle pédieux, situé entre les deux premiers os métatarsiens, donne quelques filets aux parties voisines, et se subdivise en deux rameaux dont l'un se porte à la partie externe du premier orteil, et le second à la partie interne du second; l'autre rameau est externe et profond, il se porte en dehors sous l'extrémité postérieure du muscle pédieux, et se partage en un grand nombre de filets qui se répandent dans ce muscle et dans les inter-osseux.

Le *nerf tibial postérieur* n'est autre que le nerf sciatique poplité interne. *Voyez* POPLITÉ.

TIBIALES (les veines) suivent un trajet analogue aux artères de ce nom.

TIBIO-TARSIEN, NNE, adj., pris quelquefois subst. *tibio-tarseus;* qui a rapport au tibia et au tarse.

TIBIO-TARSIENNE (l'articulation) est un ginglyme angulaire,

susceptible d'exécuter des mouvemens de flexion et d'extension, résultant de la réunion de l'astragale avec l'extrémité inférieure du tibia, dont la cavité articulaire est complétée en dehors par le péroné. Cette articulation est maintenue sur les côtés par deux ligamens latéraux, l'un interne et l'autre externe : le premier s'attache d'une part au sommet de la malléole interne, et de l'autre à la partie interne de l'astragale et du calcanéum; le second s'insère au sommet et à la partie antérieure de la malléole formée par le péroné, et s'étend de là à la partie supérieure et moyenne de la face externe du calcanéum. Quatre autres ligamens entourent en avant et en arrière l'articulation tibio-tarsienne : deux sont antérieurs, et s'attachent l'un à la partie antérieure de la malléole externe et au côté externe de l'astragale, l'autre à la partie inférieure du tibia et au devant de la poulie articulaire de l'astragale; les deux autres sont postérieurs, l'un est étendu transversalement entre les deux malléoles, tandis que le second se dirige en dedans et en arrière de la cavité d'insertion que présente la partie postérieure interne de la malléole externe, vers le bord externe de la gouttière dans laquelle passe le tendon du muscle long fléchisseur propre du gros orteil. Les cartilages articulaires sont revêtus d'une membrane synoviale dont la disposition est analogue à celle des autres articulations. (MARJOLIN.)

TIC, s. m. Nom donné vulgairement à la contraction comme convulsive et habituelle de certains muscles, et spécialement de ceux de la face. — La névralgie faciale a été long-temps décrite sous la dénomination de *tic douloureux*, parce que la douleur nerveuse est souvent accompagnée de la contraction spasmodique des muscles. *Voyez* NÉVRALGIE.

TIERCE, adj., *tertianus*. On désigne ainsi l'une des formes du type intermittent et la fièvre qui présente ce type, dans lequel les symptômes qui constituent les accès reviennent d'une manière semblable de deux en deux jours (*voyez* INTERMITTENT). — Ce type présente des variétés; ainsi la fièvre est *double tierce*, quand les accès, qui ont lieu tous les jours, se correspondent de deux en deux jours. — *Tierce doublée*, lorsqu'il y a de deux en deux jours deux accès le même jour, séparés par un jour d'intermission. — *Triple tierce*, quand il y a deux accès de deux en deux jours, et un seul dans le jour intercalaire.

TIGE PITUITAIRE. *Voyez* ENCÉPHALE.

TIGLIUM, s. m., *croton tiglium*, L. Nom d'un petit arbuste originaire de l'Inde, appartenant à la famille des Euphorbiacées. Il croît à Ceylan, à la Chine et aux Moluques. M. Caventou s'appuyant sur l'identité chimique de l'huile de Tiglium et de celle que l'on extrait des pignons d'Inde (*jatropha curcas*, L.) a émis l'opinion que les deux plantes désignées sous ces deux noms appartenaient à la même espèce végétale. Mais cette assertion est tout-à-fait sans fondement. Le *croton tiglium* dont Rumphius a donné la description et la figure dans son *herbarium amboinense* est un arbrisseau tout-à-fait différent du *jatropha curcas*; et quand on songe à la grande analogie qui existe entre presque toutes les plantes de la famille des Euphorbiacées sous le rapport de leur composition chimique, on cesse de s'étonner que les chimistes qui se sont occupés de l'analyse de l'huile de *croton tiglium*, y aient trouvé les mêmes principes que dans celle de *jatropha curcas*.

Toutes les parties du *croton tiglium* jouissent de propriétés plus ou moins âcres et vénéneuses, et sont employées à Amboine et dans d'autres contrées de l'Inde. Ainsi la racine est un drastique puissant, que l'on administre, dit-on, avec succès contre les hydropisies, à la dose de quelques grains seulement. Il en est de même du bois, qui est d'une couleur pâle, léger, spongieux, d'une odeur désagréable et d'une saveur très-âcre. A une faible dose il agit comme sudorifique; à une dose un peu plus élevée, c'est un purgatif drastique.

Mais ce sont surtout les graines et particulièrement l'huile grasse qu'elles renferment qui jouissent des propriétés les plus actives, et qui dans ces derniers temps ont été l'objet des recherches de plusieurs médecins et chimistes de l'Europe. Ces graines sont connues aussi sous les noms de *tilly* et de *grains des Moluques*. Il y a déjà fort long temps que l'huile grasse extraite de ces graines était connue en Europe; il paraît même que son introduction remonte à l'année 1630, époque où elle fut employée avec succès par quelques médecins. Ainsi Artus Gyselius, en 1632, dit avoir retiré de bons effets de l'emploi de cette huile dans le traitement des hydropisies. Mais c'est dans l'*herbarium amboinense* de Rumphius, que l'on trouve les détails les plus étendus sur le *croton tiglium* et sur l'huile que l'on extrait de ses graines, et qui, selon l'auteur hollandais, agit avec une grande force, à la dose d'une seule goutte. Néanmoins depuis cette époque les médecins européens avaient entièrement perdu de vue ce médicament, qui n'existait plus dans le commerce, lorsqu'en 1824, le docteur Conwel, medecin attaché au service de la compagnie des Indes orientales, vint soutenir à la Faculté de médecine de Paris une thèse sur l'emploi de l'huile de *croton tiglium*. Il paraît, suivant ce médecin, que dans l'Inde on n'a pas cessé d'en faire usage, et depuis le retour de M. Conwel en Angleterre, cette huile y est aussi assez fréquemment usitée.

On ne connaît pas bien le mode de préparation usité dans l'Inde pour extraire l'huile de tiglium, mais néanmoins il paraît probable que c'est par expression et par ébullition qu'on l'obtient, à peu près comme pour l'huile de ricin. M. le docteur Nimmo de Glascow a fait un grand nombre de recherches sur la nature des principes constituans de cette huile. Il a fait digérer dans l'éther sulfurique 100 parties de graines broyées; ayant ensuite filtré la liqueur, il a reconnu que 60 parties avaient été dissoutes, tandis que 40 étaient restées insolubles. Selon le même médecin, l'âcreté de cette huile serait due à un principe résineux soluble dans l'éther, l'alcohol, les huiles fixes et volatiles. Ainsi il a trouvé que 100 parties d'amandes contiennent 27 p. de principe résineux, 33 p. d'huile fixe et 40 p. de matière fibreuse et amilacée. L'huile extraite des graines, soumise également à l'analyse, se compose de principe âcre 45, p. huile grasse 55.

L'huile de croton tiglium a une teinte d'un jaune orangé, une odeur forte et assez désagréable, et une saveur d'une excessive âcreté. Plusieurs médecins à Paris ont tenté diverses expériences avec cette huile; nous citerons entr'autres MM. Magendie, à qui M. Conwel avait remis une certaine quantité d'huile qu'il avait apportée de l'Inde, Récamier, Bally, Kapeler, etc. L'excessive âcreté de cette substance s'oppose à ce qu'on puisse la donner pure; en général on la mêle avec une demi-once de sirop de gomme ou tout autre. Selon Rumphius, dans l'Inde on l'administre dans une certaine quantité de vin de Madère. M. le docteur Conwel faisait préparer une solution alcoholique dont la dose était d'un scrupule.

Les expériences faites par les médecins dont nous avons précédemment cité les noms s'accordent toutes pour la dose à laquelle agit l'huile de croton tiglium. Une seule goutte, et selon M. Magendie, une demi-goutte, suffit pour procurer d'abondantes évacuations. Cependant, quelquefois cette dose a été portée à deux, trois et même quatre gouttes, sans provoquer d'accidens. Néanmoins il faut être extrêmement circonspect sur son emploi, car une dose même assez faible peut souvent déterminer une inflammation violente du canal intestinal avec des vomissemens fréquens et des déjections très-abondantes. Il arrive même quelquefois que la dose la plus petite donne lieu à des vomissemens, qui, selon M. Conwel, ne s'opposent néanmoins pas à l'effet purgatif. Cet effet est très-rapide, car souvent il se montre une demi-heure seulement après l'administration du médicament.

L'huile de croton tiglium peut être prescrite dans les mêmes cas que tous les autres purgatifs drastiques. Une goutte étendue dans une demi-once de sirop de gomme est un purgatif doux, et qui agit avec rapidité, sans provoquer de coliques ni d'autres accidens. C'est contre les hydropisies dites passives qu'on l'a le plus souvent administrée. On la donne également dans l'apoplexie et dans tous les cas où l'on a besoin que l'action purgative soit prompte et intense. Le docteur Kinglake l'a employée à la dose d'une seule goutte dans plusieurs cas de constipation opiniâtre, et en particulier dans la colique des peintres. Un médecin de Madras, le docteur Ainslic, qui a publié un traité de matière médicale, recommande l'usage externe de cette huile dans les affections rhumatismales. On la fait entrer dans des linimens avec lesquels on frotte les parties affectées. (A. RICHARD.)

TILIACÉES, s. f. pl. Famille naturelle de plantes dicotylédones polypétales à étamines hypogynes, qui a reçu son nom du tilleul (*tilia*), qui en est le genre le plus connu. Les plantes qui la composent sont ou de grands arbres, ou des arbustes, où de simples plantes herbacées; leurs feuilles sont alternes, accompagnées de deux stipules caduques. Les fleurs sont axillaires ou terminales. Le calice est quelquefois coloré, à quatre ou cinq divisions profondes; la corolle se compose de quatre à cinq pétales; les étamines sont fort nombreuses, ayant leurs filets libres et distincts. L'ovaire est libre, sessile ou porté sur un prolongement plus ou moins allongé; il offre de deux à cinq loges contenant chacune un, deux, ou un nombre plus considérable d'ovules attachés à leur angle interne. Le style est grêle, simple, portant un stigmate à deux, trois ou cinq lobes. Le fruit est sec ou charnu, à plusieurs loges.

La famille des tiliacées est très-rapprochée des malvacées par son port et plusieurs de ses caractères; mais elle en diffère par ses étamines entièrement libres et non monadelphes et par son style toujours simple. L'analogie d'organisation qui existe entre les deux familles se retrouve en grande partie dans leurs propriétés médicales. Ainsi, un très-grand nombre de tiliacées se font remarquer par une saveur fade et mucilagineuse; on peut faire avec les feuilles du tilleul bouillies dans l'eau des cataplasmes émolliens analogues à ceux que l'on prépare avec les feuilles des diverses espèces de mauve. Quant aux fleurs du tilleul, elles ont une odeur suave et agréable, et le principe odorant qu'elles contiennent paraît exercer quelque action sur le système nerveux (*voyez* TILLEUL). Cette famille ne renferme aucune plante vénéneuse. (A. RICHARD.)

TILLEUL, s. m., *tilia Europœa*, L. Rich., *Bot. méd.*, t. II, p. 739. C'est un grand arbre qui croît communément dans nos forêts, et que nous avons transporté dans nos jardins. Il offre deux variétés principales, qui ont été considérées par quelques auteurs comme deux espèces distinctes. Dans l'une, qui porte les noms de *tillaux*, *tilleul sauvage*, les feuilles sont fort petites, velues à leur face inférieure. Les jeunes rameaux sont verts. C'est le *tilia microphylla* de Ventenat. Dans l'autre, que l'on connaît sous le nom de *tilleul de Hollande*, les feuilles sont beaucoup plus larges, légèrement pubescentes inférieurement, et les jeunes rameaux ont une teinte rougeâtre plus ou moins intense. Ventenat en a fait une espèce sous le nom de *tilia platyphyllos*. Cependant il nous paraît que ces deux arbres ne sont que deux variétés d'une seule et même espèce. Les feuilles du tilleul sont alternes, pétiolées, cordiformes, aiguës, dentées en scie, accompagnées à leur base de deux stipules membraneuses et caduques. Les fleurs sont jaunâtres, axillaires, pédonculées, ayant leur pédoncule en partie soudé avec une large bractée qui les accompagne. Le fruit est une petite capsule indéhiscente, globuleuse, acuminée à son sommet, pubescente à cinq loges, contenant chacune une ou deux graines.

Le tilleul nous offre assez peu d'intérêt sous le point de vue de ses propriétés médicales. Ses feuilles et ses jeunes écorces contiennent une très-grande quantité de mucilage, et peuvent être employées comme émollientes. Mais ce sont ses fleurs dont on prescrit fréquemment l'usage. Elles répandent une odeur très douce; et leur infusion ou l'eau distillée qu'on prépare avec elles sont souvent administrées comme calmantes et antispasmodiques. Nous ne répéterons pas ici que ces fleurs, qui sont un médicament fort peu énergique, ont été vantées par quelques auteurs comme une sorte de spécifique contre l'épilepsie. (A. RICHARD.)

TINKAL. *Voyez* SOUDE (borate de).

TINTEMENT, s. m.; dépravation de l'ouïe, dans laquelle on entend des bruits qui tantôt n'ont aucune existence réelle, (tintement faux) et qui tantôt ont lieu véritablement dans l'intérieur de la tête ou de l'oreille, sans avoir été primitivement déterminés par les corps sonores extérieurs (tintement vrai). Le tintement, appelé aussi bourdonnement, est presque toujours accompagné de divers degrés de surdité; dans certains cas il la cause, dans d'autres cas il coïncide simplement avec elle. Pour parvenir à distinguer ces deux cas, M. Itard conseille de comprimer, pendant quelques minutes, les artères carotides; le tintement cesse autant de temps que dure la compression, et si c'est lui qui produit la surdité, cette dernière disparaît aussi.

Le tintement vrai peut être dû, d'après M. Itard, 1° à un état pléthorique; 2° à la dilatation de quelques vaisseaux, dilatation dont aucun fait anatomique n'a d'ailleurs jusqu'à présent prouvé la réalité; 3° à l'existence d'un obstacle mécanique qui s'oppose à la libre circulation de l'air dans les diverses parties de l'oreille, mais qui n'en empêche pas complètement l'entrée, car alors le tintement est remplacé par une simple surdité.

Le tintement faux a été divisé en idiopathique et en symptomatique; le premier survient surtout dans les cas où un bruit très-fort a violemment ébranlé le nerf acoustique. Le second est lié à une affection nerveuse qui elle-même ne reconnaît tantôt aucune cause appréciable, et tantôt est sympathique de l'affection de quelques organes. C'est ainsi que le tintement faux est souvent un des accidens de l'hypocondrie ou de l'hystérie; qu'on l'observe chez les individus qui se sont livrés à des travaux intellectuels longs ou pénibles; c'est ainsi qu'on le voit quelquefois survenir comme un phénomène sympathique dans diverses maladies du tube digestif, et en particulier, au rapport de M. Itard, dans les affections vermineuses.

Les bruits les plus bizarres peuvent être entendus par les

personnes qui sont affectées de tintement faux, et alors il se rapproche des hallucinations; ce tintement est continu, ou il présente des rémissions plus ou moins fréquentes.

Le traitement doit varier suivant les cas; dans le tintement vrai dû à un état pléthorique, les moyens que l'on dirige ordinairement contre celui-ci doivent être employés. M. Itard a vu des tintemens de ce genre céder à l'ouverture de la veine jugulaire. Le tintement faux symptomatique ne peut être guéri qu'en enlevant l'affection qui le produit. Quant au tintement nerveux proprement dit, il doit être combattu par les mêmes remèdes que ceux qui sont habituellement dirigés contre toute névrose (*voyez* ce mot). M. Itard a vu réussir en pareil cas les fumigations d'éther, dirigées dans le conduit auditif. Il dit aussi avoir plus d'une fois employé avec avantage les frictions sur la tête, les applications chaudes sur le cuir chevelu, faites de manière à provoquer vers ces parties une abondante transpiration. (ANDRAL fils.)

TINTEMENT MÉTALLIQUE. Nom sous lequel M. Laennec a désigné un bruit particulier découvert par l'auscultation de la poitrine, et qu'il a comparé à celui que rend une coupe de métal, de verre ou de porcelaine que l'on frappe légèrement avec une épingle ou dans laquelle on laisse tomber un grain de sable. *Voyez* AUSCULTATION, RESPIRATION (séméiotique.)

TIRE-BALLE, s. m., *strombulcus*. On donne ce nom à un instrument dont les chirurgiens se servent pour extraire les balles qui ont pénétré plus ou moins profondément dans l'épaisseur de nos tissus. Il y en a de plusieurs espèces. Jean Degersdorf, Alphonse Ferri, Maggius, Cananus, Rota, Ambroise Paré, André de la Croix, Fabrice de Hilden, Scultet, Douglass, Ledran, Ravaton, Perret, etc., en ont imaginé ou proposé un très-grand nombre. On trouve dans l'*instrumentarium* de Brambilla la figure de la plupart de ces instrumens que nous connaissons sous les noms de tire-fond, de bec de grue, de bec de canne, de bec de corbin, de bec de perroquet, de lézard, de curette droite et recourbée, de dilatatoires doubles et à bascules, d'alphonsins, de crochets, de pincettes droites et à branches coudées, etc. etc. La plupart de ces instrumens, très-lourds, très-embarrassans, et dont on ne se sert plus depuis long-temps, avaient été imaginés par la timidité des chirurgiens : n'osant pas agrandir les plaies d'armes à feu par des incisions et des contre-ouvertures convenables, ils allaient le plus souvent chercher une balle à travers le chemin étroit qu'elle s'était frayé elle-même ; de là ces dilatatoires faits pour l'élargir; de là ces longues pincettes que l'on y faisait pénétrer de force; de là ces machines cylindriques qui ne s'ouvraient que lorsqu'elles étaient parvenues au fond de la plaie, etc. etc.

On ne peut pas se dissimuler cependant que, malgré les incisions les plus étendues, les doigts du chirurgien ne peuvent pas suffire dans tous les cas : il en est de même des pinces à pansement, qui sont la plupart du temps trop courtes pour atteindre la balle; trop étroites pour la bien saisir, et trop faibles pour la serrer assez. Il est donc quelquefois nécessaire d'employer des instrumens spéciaux pour l'extraction de ces corps étrangers.

La curette, les pincettes et le tire-fond sont, au rapport de M. Percy, les seuls instrumens dont on ait véritablement besoin.

Lorsque la balle se trouve à une trop grande profondeur pour que les doigts puissent la saisir et l'amener au-dehors, et qu'elle est libre au milieu des tissus qui l'entourent, on doit se servir de la curette : la meilleure que l'on puisse employer est celle dont on se sert dans la lithotomie, pour retirer les fragmens d'une pierre écrasée, et qui termine la grosse sonde à crête, qu'on nomme *bouton*. Pour ne pas faire un instrument à part de la curette, M. Percy a eu l'heureuse idée de l'adapter aux pincettes en en faisant pratiquer une à la place de l'anneau de la branche femelle. On se sert de cet instrument de la manière suivante : tenu comme une plume à écrire, on l'enfonce doucement dans la plaie dont il suit la direction; après lui avoir fait frapper la balle pour la reconnaître, on le penche plus ou moins, et on ramasse en quelque sorte le corps étranger : on le retire ensuite dans la même inclinaison. M. Thomassin a fait à la curette ordinaire une addition qui en rend l'usage plus facile et plus sûr. Cet instrument, désigné par son auteur sous le nom de *curette-tire-balle*, se compose de deux branches qui glissent l'une sur l'autre au moyen d'une coulisse. La branche la plus considérable, qui a sept pouces et demi de long, présente à l'une de ses extrémités une espèce de cuiller ovale assez profonde et assez recourbée pour embrasser une grande partie de la balle et la retenir; l'autre extrémité est garnie de deux anneaux propres à recevoir les doigts du chirurgien. Une large cannelure se fait remarquer sur toute la partie antérieure de cette branche. La seconde branche, de la même longueur que la première, est taillée de façon à entrer et à couler juste dans sa cannelure; sa pointe est coupée en biseau, de manière à s'adapter avec le bord correspondant de la curette qui est reçu dans une rainure pratiquée sur le côté évidé tout près du tranchant. Cette rainure empêche que la branche dépasse le bord de la curette; la partie coupée en biseau est destinée à entrer dans la balle pour la fixer dans la cuiller; une vis ailée, qui traverse cette branche un peu au-dessous des anneaux, et dont le bout porte contre la branche du biseau, sert à la fixer au point où le chirurgien a besoin de l'arrêter. Pour se servir de ce tire-balle, les deux branches étant réunies, celle du biseau poussée jusques sur la curette, tenu comme une plume à écrire, on l'introduit dans la plaie: lorsque le bout de la curette touche la balle, on desserre la vis et on remonte le biseau d'environ un pouce; on le fixe à cette hauteur par un demi-tour de vis : la curette se trouvant alors découverte pour recevoir la balle, on cherche à l'y engager en inclinant un peu l'instrument du côté opposé à celui par lequel on veut la prendre. Lorsqu'on sent le corps étranger dans la curette, on lui imprime de petits mouvemens pour le déloger et éloigner les parties qui pourraient le recouvrir encore : un demi-tour de vis, remettant le biseau en liberté, on le pousse sur la balle, et on presse un peu fortement pour engager son tranchant dans le plomb, où on le fixe par un tour de vis; on procède ensuite à son extraction avec une sage lenteur.

Ces différentes curettes, qui répondent en général très-bien aux vues qu'on se propose, ne conviennent pas lorsque la balle est trop aplatie, d'un calibre trop gros, ou voisine d'une cavité quelconque, dans laquelle le moindre mouvement pourrait la faire tomber. On doit avoir recours alors aux pincettes : on en a proposé un très-grand nombre et de formes différentes. Les praticiens modernes adoptent celles qui ont été corrigées par M. Percy. Pour pouvoir servir dans tous les cas, elles doivent avoir d'assez grandes dimensions : leur longueur totale est de douze pouces, et celle de leurs branches de cinq. Il est essentiel que ces branches soient déliées, polies, et plutôt plates que rondes : chacune d'elles doit se terminer par une espèce d'onglet dont les bords soient minces, le dedans uni et la fossette médiocrement creusée : réunies au moyen de deux surfaces planes, elles sont retenues ensemble par un cliquet tournant qui permet de les séparer pour faire de chacune d'elles un usage particulier, et de les introduire l'une après l'autre. On se sert des pincettes de la manière suivante : le doigt étant introduit dans la plaie, si cela est possible, on glisse les pincettes fermées le long de ce doigt jusques sur le corps qu'on veut extraire; on l'ouvre alors proportionnellement au volume de ce corps; on le charge en prenant garde de pincer en même temps quelque membrane ou vaisseau; enfin on retire l'instrument en lui faisant exécuter de légers mouvemens latéraux pour favoriser sa sortie. *Voy.* PLAIE.

On faisait autrefois un très-grand usage du tire-fond pour l'extraction des balles : on ne l'emploie aujourd'hui que lorsque cette sorte de projectile est profondément enclavée dans un os. M. Percy a fait des corrections à cet instrument qui en rendent l'usage plus commode et plus sûr : il en a réduit la longueur à cinq ou six pouces, parce que cette dimension répond à la plus grande profondeur à laquelle on doive le porter. Il a diminué aussi la grosseur de la mèche dont les pas doivent être nombreux, bien évidés, renversés les uns sur les autres, et terminés par de petits crochets très-pointus. Enfin, il a supprimé comme inutile la canule dans laquelle il était renfermé, et dont on ne le faisait sortir que lorsqu'il était parvenu jusqu'à la balle. Le chirurgien célèbre que je viens de citer a eu l'idée de réunir le tire-fond aux pincettes afin qu'il ne composât avec elles et la curette qu'un seul instrument. Un canal pratiqué dans l'épaisseur de la branche mâle de la pincette leur sert de fourreau; il se monte sur cette branche par quelques tours de vis, et porte un anneau qui lui sert de manche lorsqu'il est démembré, et devient celui des pincettes lorsqu'il est assemblé avec elles.

L'usage du tire-fond doit être préparé par des incisions suffisamment étendues pour qu'on puisse découvrir l'os et couper le périoste. Voici la manière de s'en servir : on porte cet instrument le long du doigt indicateur que l'on a d'avance placé dans la plaie : ce doigt, après l'avoir dirigé sur la balle, sert à le soutenir pendant qu'on perfore le corps étranger. Lorsqu'on a fait faire cinq ou six tours au tire-fond, on peut le retirer; la balle suivra si elle n'est pas retenue par des obstacles trop puissans. Plusieurs praticiens ont pensé que cet instrument est peu sûr, qu'il augmente le volume de la balle et qu'il s'oppose à son déclavement. Ces objections ne sont pas exactes : en effet, à mesure que le tire-fond pénètre dans la balle, on voit le plomb s'échapper par les rainures latérales de la mêche, comme à travers une filière, et la somme de ces fils de métal est égale au volume de la portion de la mêche implantée dans le projectile. Le tire-fond ne peut rien sur les balles de fer, de cuivre, de verre, de pierre, non plus que sur les balles de plomb lorsqu'elles ont beaucoup changé de forme; dans ces cas il faut avoir recours au trépan. (MURAT.)

TIRE-FOND, s. m. Ce nom s'applique à un instrument de chirurgie de forme et de dimensions variables, qu'on emploie tantôt pour enlever la pièce d'os sciée par le trépan, lorsqu'elle ne tient plus guère, tantôt pour extraire les racines des dents qui ne donnent point de prise à d'autres instrumens; enfin, on donne le même nom à un instrument, au moyen duquel on retire les corps étrangers qui ont pénétré dans la profondeur des parties, spécialement les balles.

Le tire-fond que l'on a conseillé dans l'opération du trépan a environ trois pouces de longueur; il peut être divisé en trois parties. Le milieu est une tige d'acier qui a quatorze lignes d'étendue; la partie supérieure se termine par un anneau, qui sert de manche à l'instrument; la partie inférieure est fermée par une double vis, de figure pyramidale, appelée communément *mêche;* elle a neuf lignes de longueur, et sa base quatre lignes de diamètre. Cet instrument est inutile; il peut être remplacé par l'extrémité d'une spatule, le manche d'un scalpel. *Voyez* TRÉPAN.

Le tire-fond des dentistes est formé d'une tige d'acier droite et arrondie qui a deux pouces de long et deux ou trois lignes de diamètre. Son extrémité est légèrement renflée et se termine en pointe contournée par deux pas de vis. L'emploi de cet instrument exige une main très-exercée.

Le tire-fond est un des instrumens dont l'usage a été le plus généralement recommandé pour l'extraction des balles. Il était autrefois renfermé dans une canule ou gaine, de laquelle on ne le faisait sortir que lorsqu'il était parvenu jusqu'à ces corps étrangers. Sa longueur était de dix à douze pouces; sa canule avait quatre lignes de diamètre, et sa tige de deux à trois lignes. C'est à Jean de Gersdorf que l'on doit les premiers tire-fonds bien faits. M. Percy veut que l'on réduise la longueur de cet instrument à cinq ou six pouces. Ce célèbre chirurgien pense que la canule dans laquelle on l'enferme est lourde, embarrassante, inutile, et qu'on peut, sans crainte de se blesser ni de nuire aux parties environnantes, insinuer le tire-fond le long du doigt qui le conduit vers le point le plus à découvert de la balle. *Voyez* TIRE-BALLE.

Fabrice de Hilden a imaginé d'appliquer le tire-fond à l'extraction des corps étrangers contenus dans les oreilles; il le conduisait le long d'une canule droite dentelée à son extrémité, afin qu'elle eût prise sur eux, et pour donner au tire-fond la facilité d'y pénétrer à une profondeur assez grande. Fabrice a fait usage de cet instrument pour tirer de l'oreille un gros pois qui s'y était gonflé, et dont la présence causait beaucoup de douleur.

(MURAT.)

TIRE-TÊTE, s. m., *capititraha*. Ce mot exprime assez clairement la destination de l'instrument qu'il désigne, pour qu'il soit superflu d'en expliquer la signification. On a inventé un assez grand nombre de tire-têtes de formes et de matières très-différentes. Leur histoire serait fort peu utile, et d'ailleurs elle n'entre pas dans le plan de cet ouvrage. Je me bornerai donc à présenter quelques considérations générales sur ces instrumens.

De ces tire-têtes, les uns étaient destinés à agir sur la tête du fœtus sans intéresser sa texture, et devaient servir à l'extraire, soit qu'il fût vivant, soit qu'il fût mort : telles sont les frondes, gaines de toile et bandelettes proposées par Pugh, Smellie, Burton, Plévier et Péan, et qui devaient être introduites, soit avec la main seule, soit au moyen de tiges droites ou d'anses flexibles de baleine. D'autres, pénétrant dans l'intérieur du crâne, ne pouvaient être appliqués qu'après la mort du fœtus, comme le tire-tête de Mauriceau, l'extracteur de Burton, le tire-tête à double croix de Baquié, le tire-tête à bascule de Levret, et un instrument en forme de hallebarde, figuré dans *Albucasis*, que M. Melzer, de Laybach, a renouvelé en 1821 sous le nom de *basiocœstrum*, en y faisant des changemens et additions qui ne l'ont pas rendu meilleur. D'autres enfin devaient servir à l'extraction de la tête restée seule dans l'utérus après la sortie et l'arrachement du tronc. Outre les tire-têtes dont je viens de faire mention, et qui s'appliquaient aussi à ce dernier cas, on trouve la bande de linge proposée par Mauriceau, à laquelle Van-Roonhuys adapta un porte-lacq en baleine, les coëffes en filet de soie d'Amand et de Grégoire, les bandelettes, présentant dans leur milieu un certain nombre d'incisures, inventées par Vander-Sterre et Walgrave, les trois bandelettes, assemblées en forme de T, proposées par Th. Bell, les tire-têtes de Grauen et de Stein, dont les deux branches réunies représentent à peu près un Γ, et qui, en se mouvant l'une sur l'autre au moyen d'une charnière, offrent une sorte de T, dont les deux branches devraient trouver un point d'appui à l'intérieur dû crâne. Pour terminer cette rapide énumération, je dois encore citer le tire-tête à trois branches de Levret, dont l'usage devait être également avantageux dans tous les cas, que cependant son auteur lui-même â abandonné avec raison pour perfectionner le forceps, et ce tire-tête si simple, inventé par Danavia, et reproduit par M. Assalini, qui consiste dans un petit bâtonnet, au milieu duquel est fixée une cordelette d'une certaine longueur, bâtonnet que l'on doit introduire dans le trou occipital, et qui, se plaçant en travers quand on tire la corde, doit servir à fixer la tête et même à l'entraîner. Parlerai-je enfin de cette coëffe en filet de soie, imaginée et quelquefois mise en usage par mon père, qui l'emporte sur tous les autres tire-têtes par la facilité de son application et la sûreté de son action, et qui me semblerait seule devoir être conservée, s'il était reconnu qu'il fût nécessaire d'avoir un instrument particulier pour le cas où la tête est restée isolée dans l'utérus, cas qui deviennent de plus en plus rares, à mesure que les saines connaissances dans l'art des accouchemens sont plus répandues.

Les tire-têtes, faits avec des tissus de fil ou de soie, ou avec de la peau, et destinés à extraire la tête quand le fœtus est encore entier, sont d'une difficile application, glissent et s'échappent facilement, et ne peuvent servir à diriger la tête à travers le canal courbe qu'elle doit parcourir. Les tire-têtes à tige inflexible sont en même temps droits; ils ne peuvent donc être portés convenablement sur la tête à travers le canal courbe formé par le bassin et les organes génitaux. Ils ont d'ailleurs tous les défauts reprochés aux précédens, et en outre quelques-uns d'entre eux pourraient blesser et dilacérer l'utérus. On les a tous abandonnés, et l'on a reconnu que le meilleur tire-tête, dans ces cas, est le forceps, qui remplit toutes les conditions que l'on peut désirer.

Les instrumens proposés pour extraire la tête restée seule dans l'utérus méritent les mêmes reproches. Quelques-uns, tels que les bandelettes de Th. Bell, le bâtonnet de Danavia et de M. Assalini, le filet de mon père, étaient destinés moins à extraire la tête qu'à la fixer au-dessus du détroit supérieur pour permettre de la saisir avec le forceps. Sous ce point de vue ils pourraient peut-être paraître devoir rendre quelques services; mais il s'en faut de beaucoup que même avec ce secours l'application du forceps soit facile dans ce cas, et présente quelque utilité. Aussi a-t-on généralement abandonné l'usage des diverses espèces de tire-têtes.

Ce cas de la tête restée seule dans l'utérus se présente dans diverses circonstances qui doivent influer sur la conduite que l'accoucheur doit tenir. Quelquefois, le seul obstacle qui retenait la tête était sa mauvaise position par rapport au détroit supérieur, qu'avec un peu d'attention et d'adresse on aurait facilement corrigée, soit avec les doigts, soit avec le levier. La cessation des tractions exercées sur le cou en rendant à la tête sa mobilité, et l'action de la matrice suffisent souvent pour faire changer cette mauvaise position et produire l'expulsion de la tête. D'autres fois c'est le volume de la tête qui s'est opposé à sa sortie; mais le fœtus était déjà dans un état de décomposition assez avancée, et c'est cette décomposition qui a facilité la déchirure et la séparation du cou. La putréfaction, qui s'empare bientôt de cette tête, détermine l'affaissement du cerveau, la mobilité des os et la diminution de volume de cette partie qui peut enfin obéir aux contractions utérines et franchir le canal des organes génitaux. Ces cas d'expulsion spontanée de la tête, dont quelques-uns ont eu un résultat heureux pour la mère, ont déterminé quelques accoucheurs à conseiller de confier toujours à la nature le soin de se débarrasser; mais il faut remarquer que c'est toujours ou presque toujours après un travail long et très-pénible, après des manœuvres d'autant plus violentes qu'elles ont été mises en usage par des personnes ignorantes, que la séparation de la tête a lieu, que les forces de la femme sont épuisées, que l'utérus est dans un état d'inflammation ou voisin de l'inflammation, et que l'on est exposé à voir la femme succomber à la suite des nouveaux efforts auxquels elle doit se livrer, comme cela est souvent arrivé. Il est donc préférable de ne pas s'en rapporter aux seuls efforts de la nature, et de procéder le plus promptement possible à l'extraction de la tête. Cette conduite est surtout nécessaire, quand le fœtus est mort seulement pendant le travail, et que par conséquent l'époque où la putréfaction amènera l'affaissement de la tête est encore éloignée. La célérité avec laquelle il faut agir ne doit cependant pas être irréfléchie. Il est des cas où il faut temporiser : ainsi, parfois avant d'agir, il convient de relever les forces de la femme par l'usage de quelque nourriture et de quelques fortifians; d'autres fois il faut combattre l'état inflammatoire qui s'est déjà emparé de l'utérus.

Il suffit souvent de porter la main dans l'utérus, de donner à la tête une disposition telle que, le menton étant ramené à l'orifice utérin, le diamètre occipito-mentonnier réponde à l'axe du bassin, et d'exercer ensuite avec les doigts quelques tractions sur la mâchoire inférieure. Ce procédé simple réussit très-bien quand le volume de la tête est peu considérable; mais, dans le cas contraire, il faut pouvoir faire des tractions plus fortes. Alors, après avoir donné à la tête une direction convenable, et pendant qu'on la tient fixée avec la main, on glisse avec précaution le long de cette main un crochet aigu, que l'on implante sur la tête, et on agit sur cet instrument, pendant que l'on maintient la tête dans sa position avec les doigts de la main qui est dans l'intérieur des parties. Ce serait encore ainsi qu'il faudrait agir, si la mâchoire avait été arrachée. Dans le cas où la tête serait trop volumineuse pour être extraite de cette manière, il faudrait, pendant qu'on tient la tête fixée avec la main introduite dans l'utérus, porter sur le crâne un instrument propre à y faire une large ouverture, et évacuer le cerveau par cette ouverture. L'extraction de la tête se ferait alors facilement, soit avec les doigts, soit au moyen du crochet. Il est superflu de parler du procédé de Celse, qui veut que l'on fasse appuyer les mains d'un homme vigoureux sur l'hypogastre pour fixer la tête au-dessus du détroit supérieur et permettre de la saisir avec les crochets; on en voit au premier coup-d'œil les inconvéniens et l'insuffisance. (DESORMEAUX.)

TISANE, s. f., on écrivait jadis PTISANE, *ptisanna* ou *ptissanna*, de πτισσανη orge; les anciens donnaient ce nom à la décoction aqueuse d'orge plus ou moins réduite par l'évaporation, et qui servait de boisson ou de nourriture habituelle au malade. Par une extension de la signification de ce mot, on l'a appliqué depuis à tout liquide médicamenteux ordinairement peu chargé de parties actives, et destiné à former la boisson ordinaire d'un malade. Cette condition de ne tenir en solution qu'une petite quantité de substances, distingue les tisanes des apozèmes. Cependant on n'a pas toujours eu égard à cette distinction, et l'on a donné le nom de *tisane* à des préparations qui, contenant beaucoup de parties actives, auraient dû recevoir celui d'*apozème*.

Les tisanes sont préparées par infusion ou décoction, rarement par macération, et quelquefois, dans le cas de tisane composée, par plusieurs de ces opérations à la fois, suivant la nature du corps qu'on emploie. On doit faire bouillir légèrement les substances vertes et inodores, telles que la racine de bardane, les feuilles de chicorée, la laitue, etc. Il en est de même pour les substances très-dures, telles que l'orge, le riz, etc. L'infusion suffira pour les fleurs sèches et pour toutes les substances aromatiques. Lorsque les substances sont de nature à céder leurs principes solubles à l'eau froide, comme la rhubarbe, la guimauve, la gomme arabique, on doit employer la macération. Si l'on veut que la tisane renferme les principes extractifs et odorans des substances qui la composent, il faut avoir recours à la décoction et à l'infusion réunies. Pour rendre le moins désagréable possible l'administration des tisanes, il faut les obtenir claires, en les passant à travers une étamine ou un linge serré, et par la décantation; on corrige leur insipidité ou leur amertume par le sucre, la réglisse ou le miel. Deux gros de réglisse ratissée, et deux onces de sucre, de miel ou d'un sirop, suffisent ordinairement pour ce but. Nous n'entrerons pas davantage dans les détails relatifs à la préparation des tisanes, parce qu'elle se base sur les règles générales suivies dans toute *infusion* ou *décoction* (*voyez* ces mots), et que leur préparation particulière et leurs propriétés sont indiquées aux articles consacrés à chacune des substances avec lesquelles elles sont formées. Quant aux tisanes composées, si l'on excepte celles qui se préparent avec des substances analogues, avec des espèces, elles constituent presque toutes des apozèmes; il en a été déjà question. *Voyez* APOZÈME.

TISSU, s. m., *textus;* expression qu'on emploie comme celle de fibre, d'organe, pour désigner d'une manière générale les solides organiques; cependant elle est plus spécialement applicable à toute partie distincte par sa texture. D'ailleurs, le tissu diffère de la fibre en ce que cette dernière est plus fine et concourt à former le premier : on sait qu'un tissu peut être formé par des fibres semblables ou différentes, tandis qu'un organe résulte ordinairement de la réunion de plusieurs tissus. En général, la fibre est l'élément, le tissu indique l'arrangement des parties, et l'organe, une partie composée qui exerce une action propre. Les tissus organiques que Bichat nommait aussi systèmes, ont été divisés en plusieurs classes d'après les caractères qui sont particuliers à chacun d'eux; nous ne rappellerons pas ici ce qu'on a déjà dit ailleurs de ces différentes classifications. *Voyez* ORGANE. (MARJOLIN.)

TITANE, s. m. Métal de la quatrième classe (*voyez* MÉTAL) que l'on trouve dans la nature combiné avec l'oxygène, et uni à la chaux, à la silice, à l'oxyde de fer. Suivant M. Laugier, le titane cristallise en cubes ou parties de cubes; il offre la couleur et l'éclat du cuivre bruni très-dur; il est extrêmement difficile à fondre. Chauffé avec le contact de l'air ou du gaz oxygène, il s'oxyde. Les acides sulfurique, nitrique et hydrochlorique, oxydent le titane à chaud, et se combinent avec l'oxyde pour former des sels. Il n'a point d'usages. (ORFILA.)

TITHYMALE, s. m. Nom vulgaire sous lequel on désigne communément les diverses espèces du genre euphorbe. *Voyez* EUPHORBE. (A. R.)

TITILLATION, s. f. *Voyez* CHATOUILLEMENT.

TOILE DE MAI. *Voyez* SPARADRAP.

TOMOTOCIE, s. f., de τέμνω, couper, et τίκτω, enfanter. Mot employé par quelques auteurs pour remplacer la locution *opération césarienne.* (D.)

TON, s. m., τόνος, tension. Mot d'une signification peu précise et variée parmi les anciens, et par lequel les physiologistes désignent le plus communément de nos jours l'état actif de rénitence et d'élasticité que présentent pendant la vie et la santé les parties molles de l'organisation animale. La plupart des tissus et des organes sont, en effet, alors fermes, consistans, et élastiques, c'est-à-dire plus ou moins remarquables par la résistance qu'ils offrent à la pression, ou le *ton* qu'ils ont en partage.

Le ton tient essentiellement dans les organes à la vie qu'ils ont en partage, aux forces toniques qui les pénètrent : il est opposé à l'état d'affaissement, de mollesse et de *flaccidité* des parties privées de la vie. L'expérience si connue de Le Gallois sur la respiration artificielle met pour la peau, en particulier, cette vérité dans tout son jour. Si, en effet, l'on *énerve* un animal par la section de la moelle épinière au niveau du trou occipital, on est immédiatement frappé de la mollesse et de l'affaissement subits qu'éprouve toute son habitude extérieure; mais, si peu après, l'on recourt à la respiration artificielle, et que l'on rappelle ainsi l'animal à la vie, l'on voit aussitôt le retour de celle-ci caractérisé, dans les parties résolues et affaissées, par l'expansion et le ressort qu'elles récupèrent. En suspendant et en reprenant la respiration, l'on produit à volonté l'un et l'autre de ces deux états très-différens, et qui mettent dans une frappante opposition la flaccidité du cadavre avec le ressort ou le ton des parties vivantes.

Le ton est, du reste, un phénomène complexe ou un résultat composé qu'il faut rapporter dans les tissus et les organes, soit aux conditions physiques qui dérivent de leur contexture, de leur cohésion, de leur élasticité, des rapports qui existent entre leurs élémens fluides et solides, soit aux forces organiques ou vitales et aux fonctions qui s'y rattachent immédiatement, comme le sont la circulation capillaire, les sécrétions, la nutrition et la chaleur vitale.

Le ton des organes offre beaucoup de variétés suivant les âges, les sexes et les tempéramens, l'état de santé et de maladie : il est susceptible d'augmentation et de diminution. Le premier état constitue l'*orgasme*, l'*éréthisme*, le second, le *relâchement* et l'*atonie*. (RULLIER.)

TONICITÉ, s. f., *tonicitas*, faculté ou force tonique. L'on entend, par ce mot, en physiologie, la force universelle de l'organisme vivant qui préside au mouvement insensible (*motus tacitus*) que supposent le plus grand nombre des fonctions nutritives, notamment celles qui se passent dans le tissu intime des parties. C'est en effet à la tonicité que l'école de Stahl et la plupart des modernes rapportent la circulation capillaire, les sécrétions, les exhalations, la nutrition et la chaleur vitale : mais nous avons déjà remarqué aux articles CONTRACTILITÉ, IMPRESSIONNABILITÉ, FORCE et SENSIBILITÉ, auxquels nous renvoyons, que si la tonicité rend compte des mouvemens insensibles et des phénomènes d'impression que comporte l'accomplissement de ces fonctions, cette force ne saurait donner aucune raison satisfaisante des phénomènes d'*altération* ou de changement d'état et de nature qu'elles produisent dans les fluides et les solides. C'est de la force de combinaison vitale, en effet, que dérivent essentiellement les changemens de cet ordre. *Voyez* AFFINITÉ VITALE.

La tonicité ou force tonique décomposée d'ailleurs, dans ses élémens, présente, ainsi que l'*irritabilité*, l'idée d'une puissance double expliquant, d'une part, l'aptitude des solides à recevoir tacitement l'impression des stimulans qui leur sont appliqués, et de l'autre, la réaction locomotile insensible qui suit cette impression et qui détermine la progression des fluides stimulans. Mais ce que nous avons dit de la *contractilité insensible* (*voyez* CONTRACTILITÉ) et les détails exposés aux mots *impressionnabilité* nous dispensent de revenir sur la tonicité, qui n'est, comme nous venons de le dire, que la réunion de ces deux sources d'actions organiques. (RULLIER.)

TONIQUE (thérap.), *tonicus*, de τονος, ton; adjectif pris quelquefois substantivement. On donne ce nom à une classe de moyens thérapeutiques qui ont la propriété d'augmenter graduellement l'action vitale de nos tissus, sans déterminer une astriction fibrillaire manifeste comme les astringens, ou une excitation vive et prompte comme les stimulans.

Des agens toniques. — Parmi les substances minérales qui jouissent de la propriété tonique, doivent être rangés l'eau froide pure ou saline, les eaux ferrugineuses naturelles et factices, la limaille de fer porphyrisée, l'eau férée, l'eau rouillée, le deutoxyde de fer ou æthiops martial, le tritoxyde ou péroxyde de fer, safran de mars astringent, le sous-carbonnate de tritoxide de fer ou safran de mars apéritif. Un assez grand nombre de produits végétaux appartient à la même classe, tels que les racines et les tiges de gentiane, les racines d'aunée, celles de bardane, de patience, de colombo, de pareira brava, de benoîte, les tiges et les feuilles de petite centaurée, de chamædrys et chamæpytis, de menyanthe, de chicorée sauvage, de pissenlit, de chardon bénit, de chausse-trape, de fumeterre, de saponaire, de lichen d'Islande, les écorces de quassia amara, de simarouba, de quinquina, les cônes de houblon. Une seule substance animale, la bile, peut être rangée parmi les toniques.

Les végétaux toniques doivent en général leur propriété à un principe amer de nature souvent très-différente, tantôt extractif, résineux, alcalin; le plus souvent associé avec des fécules, du mucus, de la gélatine, de l'amidon, du ligneux, des matières colorantes, de la chlorophyle, et quelquefois aussi avec du tannin et de l'acide gallique; mais ces deux principes ne s'y rencontrent que très-rarement et n'y sont point à nu, comme on l'observe dans la classe des astringens; ils y sont au contraire très-mitigés et masqués, pour ainsi-dire, par les autres principes immédiats avec lesquels ils sont combinés.

Les substances toniques végétales peuvent être administrées sous forme pulvérulente ou à l'état d'opiat, en pilule, en électuaire. On les donne souvent en décoction dans l'eau bouillante parce que leurs principes fixes ne peuvent être ni évaporés, ni décomposés par l'action du calorique. On ajoute quelquefois des propriétés excitantes et diffusibles aux principes amers des toniques, en les faisant dissoudre dans le vin, l'alcool, ou l'éther; il en résulte alors des composés qui participent des propriétés différentes de leurs élémens.

De la manière d'agir des toniques. — Ils agissent d'abord localement sur les organes sur lesquels on les applique, non pas à la manière des astringens en resserrant fortement les tissus et en refoulant les liquides qui y affluent, mais seulement en augmentant graduellement leur énergie vitale. Néanmoins les fortes décoctions de quinquina, qui contiennent une assez grande quantité de tannin, se rapprochent, par la présence de ce principe, de la manière d'agir des astringens, tandis que par leurs principes alcalins amers ils appartiennent essentiellement aux toniques; aussi à l'exception des principes astringens de quinquina, tous les autres amers qui sont rangés dans les toniques ne produisent aucune astriction brusque, et déterminent à peine, soit à l'intérieur soit à l'extérieur, un resserrement appréciable de tissu; les propriétés vitales seules en reçoivent les atteintes d'une manière évidente. Ce premier effet local des toniques est bientôt suivi d'un effet plus étendu et plus général qui caractérise spécialement la médication tonique. Cette première impression locale n'est pas même toujours nécessaire et constante; l'effet tonique peut avoir lieu sans elle, on peut agir sur toute l'économie à l'aide de frictions avec le sulfate acide de quinine, sans que la peau qui en reçoit la première l'action soit sensiblement impressionnée, et cependant si la quantité de sulfate de quinine a été suffisante et employée assez long-temps pour que l'absorption ait eu lieu, la médication tonique n'en sera pas moins évidente. Cependant les effets consécutifs immédiats qui caractérisent surtout la médication tonique et la distinguent principalement de l'astringente, s'observent d'une manière plus manifeste lorsqu'on administre les toniques à l'intérieur. Qu'on introduise dans l'estomac d'un homme faible, mais sain, la plupart des substances ferrugineuses non astringentes, ou des décoctions ou des extraits de plantes ameres ou les alcalis mêmes du quinquina, vous n'obtiendrez aucun des effets sensibles que produisent d'abord les astringens (*voyez* ce mot). Les effets immédiats seront d'abord presque inappréciables, mais peu-à-peu l'énergie de l'estomac s'accroîtra, l'appétit deviendra plus prononcé, les digestions seront plus faciles, plus promptes, la constipation surviendra si elle n'avait pas lieu, ou s'augmentera si elle existait déjà. Dans quelques cas cependant où la constipation naturelle est le résultat même de l'atonie du canal intestinal, les effets ordinaires des toniques seront de solliciter l'action péristaltique des intestins; c'est ainsi que chez les sujets débiles et très-constipés, les pilules de quinquina ou les décoctions amères provoquent quelquefois plusieurs évacuations alvines un ou deux jours de suite; mais cet effet, ordinairement passager, cesse bientôt pour faire place de nouveau à la constipation. Cette première impression sur les organes de la digestion est bientôt suivie d'une réaction sur l'appareil circulatoire; les battemens du cœur et des artères deviennent notablement plus forts et plus résistans sans être cependant plus fréquens comme dans l'action des stimulans. Les mouvemens d'inspiration et d'expiration sont plus développés et plus profonds à cause de l'énergie qu'imprime l'action des toniques à tout le système musculaire. Ces effets sont au reste d'autant plus prononcés, que l'individu qui est soumis à l'emploi des agens toniques est plus débile et que ses fonctions digestives sont plus faibles. C'est à cette action corroborante, communiquée d'abord aux organes de la digestion et transmise ensuite à ceux de la circulation et de la respiration, qu'il faut attribuer l'assimilation plus parfaite des liquides et la nutrition plus abondante qui en est une conséquence naturelle. L'absorption s'exécute avec plus d'énergie sous l'influence des toniques, d'abord à l'intérieur du canal intestinal, comme le prouve la constipation presque constante qui les accompagne, et ensuite dans toutes les cavités et dans le tissu cellulaire sous-cutané. Les infiltrations œdémateuses des convalescens cèdent ordinairement à l'influence des toniques administrés soit à l'intérieur soit à l'extérieur; les sécrétions s'opèrent d'une manière plus uniforme, plus régulière, et dans des conditions plus favorables à la santé; les urines trop abondantes et aqueuses diminuent de quantité, se colorent davantage et contiennent plus d'acide urique; les sueurs partielles trop abondantes ou nulles sont remplacées par une douce moiteur de la peau et une perspiration insensible presque constante; la peau elle-même prend une teinte de vie qu'elle n'avait pas; c'est ainsi que les convalescens et les chlorotiques retrouvent peu-a-peu un teint coloré et même animé par l'usage des amers et des ferrugineux. Les organes de relation participent d'une manière plus ou moins prononcée à l'impulsion donnée par la médication tonique, les organes des sens exécutent leurs fonctions avec plus de facilité, les forces musculaires se développent graduellement, et tous les appareils reçoivent un accroissement d'énergie.

Si les toniques, au lieu d'être administrés à des individus dans un état de débilité, sont ingérés dans un canal intestinal affecté de phlegmasies aiguës ou chroniques, les résultats seront entièrement différens de ceux que nous venons d'exposer. La langue deviendra sèche, rouge ou brune; une soif plus ou moins vive se manifestera; une chaleur intérieure se développera dans l'estomac ou dans le trajet du canal intestinal; la fièvre surviendra ou augmentera d'intensité si elle existe déjà, et les accidens forceront d'interrompre l'usage des toniques.

De l'emploi de la médication tonique.—Les toniques sont employés ou pour des affections locales, ou pour des maladies générales; plusieurs affections locales telles que les prolapsus du rectum ou du vagin et le relachement de la luette avec ou sans phlegmasies atoniques, réclament souvent les gargarismes toniques. Ces moyens, en augmentant l'énergie vitale des parties, les ramènent au type naturel lorsqu'elles s'en sont écartées et ont perdu de leur ressort; les toniques sont alors quelquefois même préférables aux astringens parce que la vive astriction que produisent ceux-ci émousse la sensibilité des parties, inconvénient qui n'est pas à craindre avec les toniques qui développent la sensibilité et la contractilité organique loin de les affaiblir. Les fomentations toniques seules ou animées de quelques stimulans, comme l'alcohol camphré, ne sont pas moins recommandables dans quelques ulcères atoniques et dans les gangrènes surtout où il est nécessaire de rappeler d'une part la vitalité, pour favoriser le travail inflammatoire qui doit servir à éliminer les escarres, et de l'autre pour neutraliser les mauvais effets de l'absorption du pus et des miasmes putrides qui s'échappent des parties gangrénées. Les toniques peuvent être employés à l'intérieur ou comme simple corroborant, ou comme antipériodiques. Lorsque le médecin ne cherche à mettre en jeu que la propriété corroborante des toniques, il les administre ordinairement d'une manière soutenue, mais à des doses réfractées, soit par la bouche, sous forme de potions, de décoctions ou de pilules, soit en lavement. C'est ainsi que dans toutes les affections adynamiques franches sans inflammation vive ou dans la dernière période de quelques affections catarrhales avec ou sans symptômes adynamiques ou ataxiques ou même dans certains catarrhes chroniques simples, on obtient souvent de très-bons effets de la médication tonique administrée avec certains ménagemens; mais il est souvent convenable dans ces différens cas, de porter les médicamens sur des surfaces plus ou moins éloignées du siége du mal afin d'éviter de blesser directement les parties enflammées et de n'obtenir qu'un effet secondaire général sans tonicité locale, de sorte que, lorsque l'affection catarrhale occupe principalement les bronches, on doit de préférence administrer les toniques en lavement : ils doivent être administrés au contraire par la bouche si le gros intestin est plus particulièrement le siége de l'affection catarrhale. Il est souvent utile aussi d'associer les amers aux mucilagineux et aux adoucissans; c'est par cette raison qu'on emploie dans beaucoup de cas des décoctions de lichen, de quinquina ou d'autres plantes amères mitigées avec le lait; mais dans les leucorrhées chroniques avec débilité générale, il n'est pas nécessaire d'user de ces ménagemens; on peut administrer les toniques non mitigés et même associés aux excitans et sous forme solide. On peut rarement employer avec quelques avantages les toniques dans les inflammations de l'intestin grêle; cependant dans la dernière période de l'inflammation pustuleuse des plaques de Peyer, lorsque les pustules sont en pleine suppuration, que les évacuations sont abondantes et fétides mais sans coliques, et que le malade est dans un état de prostration considérable, on obtient quelquefois des succès de l'usage des amers et en particulier du quinquina uni aux mucilagineux. Mais les toniques même mitigés sont nuisibles dans toutes les périodes des inflammations intestinales qui s'accompagnent de réaction et d'un certain degré d'irritation; ils deviennent encore plus nuisibles dans ce cas que dans toutes les inflammations viscérales.

Les toniques sont au contraire particulièrement recommandables dans les affections chroniques sans phlegmasie et sans dégénérescence de tissu; c'est surtout dans les débilités musculaires, les adynamies, suite d'épuisement et d'excès, les convalescences lentes, la chlorose, l'aménorrhée par débilitation, la leucorrhée sans phlegmasie locale, qu'on obtient les plus grands avantages de l'usage des toniques. Dans tous ces cas, les effets corroborans des amers, des ferrugineux, des bains froids, des bains d'immersion ou des bains chauds préparés avec une forte décoction de plantes amères, ne peuvent être révoqués en doute, et l'empire de la médication tonique est évident.

C'est principalement dans les affections intermittentes et rémittentes pures et sans phlegmasies locales qu'on reconnaît les avantages des toniques comme anti-périodiques; les fièvres d'accès, les névroses intermittentes cèdent presque constamment, tantôt à l'action des amers et du quinquina en particulier, tantôt à celle des ferrugineux; les fièvres rémittentes et celles même qui s'accompagnent de phlegmasies évidentes sont souvent combattues avec succès par les mêmes moyens, surtout chez les enfans et les vieillards affaiblis. On triomphe souvent à l'aide des ferrugineux de plusieurs névroses qui reviennent d'une manière irrégulière à des époques souvent éloignées; certains tics douloureux, plusieurs convulsions hystériques, l'asthme essentiel lui-même, ont été fréquemment guéris par l'usage du sous-carbonate de fer. Enfin, l'avantage des amers dans quelques gouttes régulières paraît dépendre aussi de leur propriété tonique. Dans tous ces cas, où le médecin emploie les toniques comme anti-périodiques, ils doivent être administrés à forte dose et, de préférence, sous forme solide, afin que l'impression corroborante soit plus profonde et plus durable; et si le cas exige qu'on insiste long-temps sur leur usage, il faut augmenter graduellement la dose, et ne la diminuer ensuite que par degrés, avant d'en cesser complétement l'usage, afin de rompre l'empire de l'habitude et d'éloigner plus sûrement les accès. *Voyez*, pour les détails, les mots QUINQUINA, FER, et les articles qui concernent les autres toniques énumérés.

(GUERSENT.)

TONSILLAIRE, adj., *tonsillaris*, qui a rapport aux tonsilles ou AMYGDALES. *Voyez* ce mot.

TONSILLAIRE (l'artère) naît de l'artère labiale, monte le long de l'insertion du stylo-glosse, et va se distribuer à la langue et surtout à l'amygdale. *Voyez* CAROTIDE.

TONSILLE, s. f., *tonsilla*. Voyez AMYGDALE. (MARJOLIN.)

TOPHUS, TOPHACÉES (concrétions); de *tophus*, tuf pierreux. Ces dénominations servent à désigner des dépôts de matières dures, crayeuses ou pierreuses qui se forment spécialement à la surface des articulations affectées de goutte, et quelquefois dans l'intérieur de nos organes ou dans quelques kystes. *Voyez* CONCRÉTIONS, GOUTTE.

TOPIQUE, s. m. et adj., *topicus*, de τοπος, lieu. Les auteurs ne sont pas d'accord sur la véritable signification du mot topique. On l'applique quelquefois indistinctement à tous les moyens thérapeutiques qu'on peut localiser. Dans cette acception, on distingue seulement les topiques, par rapport au lieu même sur lequel on a intention d'agir, en remèdes céphaliques, ophthalmiques, odontalgiques, stomachiques, spléniques, hépatiques, etc. Et sous quelque forme qu'on emploie les agens thérapeutiques, ce sont toujours des topiques. Ainsi, dans ce sens, les bains, les douches, les pédiluves, les collyres, les injections, les lavemens, l'urtication, l'électricité, etc., sont considérés comme autant d'espèces de topiques. Cette acception, beaucoup trop générale est maintenant restreinte par beaucoup d'auteurs. On donne seulement le nom générique de *topique* à toutes les applications médicamenteuses extérieures, sous quelque forme qu'on les emploie. Cette expression ainsi circonscrite s'applique cependant encore à un assez grand nombre de moyens différens.

On distingue les topiques en liquides, mous ou solides. Les liquides comprennent les lotions, les fomentations, les embrocations, les linimens. Parmi les topiques mous se rangent les cataplasmes, les sinapismes, les onguens, les emplâtres. Enfin, au nombre des topiques solides sont placés les sachets, les colliers, les amulettes, les aimans, les vésicatoires, les cautères, les moxa.

Considérés sous le rapport de leurs propriétés immédiates; les topiques peuvent être divisés en autant de classes qu'on admet de médications différentes, relâchantes, astringentes, toniques, excitantes, narcotiques, etc., etc. Suivant les différentes propriétés immédiates des substances qui entrent dans leur composition, cette action immédiate est ou simplement locale sur le siége même de l'application, ou générale en raison de l'absorption plus ou moins abondante des substances solubles qui sont susceptibles d'être prises par la peau. Quant à la manière d'agir des topiques par rapport à l'état morbide, on peut ensuite les considérer comme des répercussifs, des révulsifs, des anthelmintiques, des antisyphilitiques, etc., suivant leurs différens effets thérapeutiques. *Voyez*, pour éviter des répétitions inutiles, les différens mots qui sont classés sous l'expression générale de topique. (GUERSENT.)

TORMENTILLE, s. f., *tormentilla erecta*, L., Rich., *Bot. méd.*, t. II, p. 509. Petite plante vivace, fort commune dans les bois, et appartenant à la famille des rosacées et à l'icosandrie polygynie. Sa racine est alongée, rameuse, de la grosseur du doigt, d'un brun noirâtre extérieurement, rougeâtre intérieurement. Les tiges sont faibles, rameuses, cylindriques; les feuilles pétiolées se composent de cinq à sept folioles, digitées, ovales, oblongues, velues et dentées. Les fleurs sont petites, jaunes, composées seulement de quatre pétales, caractère qui distingue le genre tormentille des potentilles auxquelles il a été justement réuni par les botanistes modernes. Toutes les parties de cette plante ont une saveur astringente, mais c'est particulièrement la racine dont on fait usage : elle possède à peu près les mêmes propriétés que la bistorte avec laquelle on la mélange assez souvent, mais dont on la distingue facilement par la forme de cette dernière. C'est en décoction qu'on l'administre en général, soit pour l'usage interne, soit, et plus souvent à l'extérieur, en lotions, lavemens ou injections. *Voyez* BISTORTE.

(A. RICHARD.)

TORPEUR, s. f., *torpor*. *Voyez* ENGOURDISSEMENT.

TORTICOLIS, s. m., *obstipitas;* variété du rhumatisme qui a son siége dans les muscles du cou, et met obstacle aux mouvemens de la tête que le malade est souvent obligé de tenir inclinée du côté affecté. *Voyez* RHUMATISME.

TORTUE, s. f., *testudo*. Les médecins confondent sous ce nom plusieurs animaux de la classe des reptiles, que les naturalistes placent aujourd'hui dans plusieurs genres différens, et qui vivent sur terre ou animent les eaux de la mer ou des rivières dans les deux continens.

La plus commune et, sans contredit, la plus utile des tortues aux yeux du médecin, est la tortue franche (*chelonia mydas*), que l'on reconnaît à ses pattes disposées en nageoires écailleuses, à sa tête presque globuleuse, quoique quadrangulaire, à ses mâchoires cornées et nues, à sa carapace convexe, ovale, cordiforme, couverte de plaques d'écaille d'un vert noirâtre, relevée en dos d'âne dans son milieu, et découpée dans sa circonférence par vingt-cinq festons.

Par la grandeur de sa taille et par son poids, la tortue franche surpasse tous les autres reptiles de l'ordre des chéloniens, auquel il faut la rapporter. On a vu des individus de cette espèce atteindre six à sept pieds de longueur, et peser jusqu'à sept cents ou huit cents livres. Aussi, peut-on ajouter foi au voyageur Le Maire, quand il assure qu'auprès du Cap-Blanc, les tortues sont d'une telle grosseur, que leur carapace n'a pas moins de quinze pieds de circonférence, et que la chair d'une seule suffit pour rassasier une trentaine d'hommes.

Tant dans le nouveau que dans l'ancien monde, les tortues franches sont très-communes sur les rivages bas et sablonneux de la Zone Torride. On n'en prend vers le nord ou au-delà du cinquantième degré de latitude, que lorsque des tempêtes les y ont poussées, et ce n'est que rarement, par exemple, qu'elles se montrent à l'embouchure de la Loire ou à Dieppe.

Elles pondent, au nombre de deux cent-cinquante et même plus, des œufs ronds, de deux à trois pouces de diamètre, enveloppés d'une membrane molle assez semblable à du parchemin mouillé, et dont la partie albumineuse ne se coagule point au feu, tandis que leur jaune s'y durcit fort bien. Ces œufs sont un aliment très-sain, très-agréable et si recherché, que dans certains cantons de l'Amérique Méridionale, on dresse des chiens à les trouver.

Il en est de même de leur chair, qui est un des produits les plus utiles des contrées équatoriales. Vers les rives éloignées, elle fournit aux navigateurs une nourriture aussi sapide qu'abondante, et un remède assuré contre les ravages du scorbut, suite presque nécessaire d'un long séjour à la mer.

On recommande, avec plus ou moins de raison, des bouillons faits avec cette chair, dans une foule d'affections morbides, comme la phthisie pulmonaire, la syphilis invétérée, les dartres, la lèpre, le pian, etc. A la Jamaïque, elle est mise en vente dans les boutiques, à un moindre prix que celle du bœuf et du mouton; aussi est-ce dans cette île que les marchands vont s'approvisionner pour Londres, où la soupe de tortue est un mets délicat recherché des amateurs de la bonne chère et des malades.

La graisse des tortues franches, d'un vert foncé, a la saveur du meilleur beurre. Selon Leguat, elle donne par fois lieu à un phénomène physiologique remarquable; ce voyageur assure que dans l'île Rodrigue, son usage communique à l'urine la teinte de l'émeraude.

Assez souvent, dans des parages et dans des saisons déterminées, la chair de la tortue franche a une odeur musquée désagréable; elle peut même par fois contracter des qualités malfaisantes, et, en 1740, lors du voyage du commodore Anson, les Espagnols et les Américains des côtes occidentales du Mexique la regardaient comme vénéneuse.

Une autre tortue marine, nommée Caret, *chelonia imbricata*, a une chair d'une saveur désagréable, malsaine, et capable de purger violemment ceux qui en mangent. Labat dit même, qu'à la Martinique, elle donne la fièvre et fait naître des clous partout le corps; mais si le caret ne nous offre aucune ressource hygiénique dans sa chair, il mérite l'attention du chirurgien sous le rapport de cette écaille qui, dès les siècles les plus reculés, a servi à décorer les meubles et les palais des grands; seul, il la fournit à nos fabricans d'instrumens de chirurgie, pour en faire des boîtes, des étuis, des manches d'instrumens tranchans, etc.

Parmi les tortues d'eau douce, celle dont nous devons surtout nous occuper ici, est l'émyde bourbeuse, *emys lutaria.* D'une assez petite taille, puisque sa longueur, depuis le bout du museau jusqu'à l'extrémité de la queue, n'excède pas ordinairement sept ou huit pouces, et que sa largeur n'est que de trois ou quatre pouces, ce reptile offre des doigts distincts aux pattes de devant; une peau noirâtre et ridée; une queue longue comme la moitié de la carapace. Il est assez commun dans plusieurs parties de l'Europe méridionale, en Sardaigne, dans le Languedoc et la Provence, sur les bords du Rhône, dans les marais d'Arles, etc. On le rencontre d'ailleurs aussi dans des contrées assez avancées vers le Nord, autour de Châteauroux, par exemple, et même, suivant Gmelin, dans les fleuves Tanaïs et Volga. Il recherche particulièrement les eaux marécageuses et dormantes, et dans beaucoup de pays, les pharmaciens l'élèvent en domesticité.

La chair des émydes bourbeuses, quoiqu'inférieure à celle de la tortue franche, est assez estimée dans diverses contrées, et surtout en Provence. On en prépare des bouillons, que beaucoup de médecins ont préconisés contre la phthysie pulmonaire, contre les diverses sortes de fièvres hectiques, et pour réparer les forces des individus épuisés par les plaisirs. C'est là uniquement ce qui fait que les pharmaciens de Paris et de la plupart des autres grandes villes conservent habituellement de ces tortues vivantes dans leurs officines; car on ne pense plus, comme on le croyait du temps de Pline, guérir avec elles la paralysie ou la goutte; et quelques vieux partisans de la routine se souviennent seulement encore du *sirop balsamique, huileux et incrassant,* que l'on préparait avec elles.

L'émyde d'Europe, *emys europæa,* doit être confondue avec l'émyde bourbeuse sous le rapport thérapeutique et hygiénique. Il en est de même de l'émyde peinte de la Pensylvanie, et de l'émyde à lignes concentriques des Antilles. (H. CLOQUET.)

TOUCHER, s. m., *tactus,* mot dérivé de *tangere,* et qui désigne l'action de toucher, *le sens du toucher.* C'est l'un des cinq sens externes communément admis; variété assez importante du tact pour mériter qu'on l'en distingue, le *toucher* diffère, d'ailleurs, des sensations particulières, parce qu'il n'admet pas comme elles d'excitant exclusif ou spécial, et que son exercice ne suppose dans la main, son organe essentiel, que la sensibilité générale, qui lui est commune avec toutes les autres parties de l'enveloppe tégumentaire.

L'organe du toucher, les qualités des corps sur lesquelles il s'exerce; le mode de cette action; ses variétés et ses usages vont successivement nous occuper.

1° Ce qui a été exposé à l'article MAIN auquel nous ne pouvons mieux faire que de renvoyer, nous dispense de reproduire ici, avec détail, tout ce qui compose cette partie qui, indépendamment de la *préhension* qui lui est confiée, se montre encore le principal organe du toucher. Nous remarquerons seulement que la main par laquelle quelques philosophes n'ont pas craint de vouloir expliquer l'homme tout entier, est admirablement bien conformée dans cet être pour l'exercice du toucher. Cet *instrument* des *instrumens*, comme Galien l'appelle dans son enthousiasme, se rend en effet remarquable par la délicatesse et la fermeté de son tégument, la vive sensibilité dont il est doué, et qu'il doit au grand nombre de nerfs qui s'y distribuent et qui y forment cette multitude de papilles que l'on observe principalement dans toute l'étendue de sa face palmaire. Les doigts alongés, grêles et mobiles, qui terminent la main, soutenus et protégés par des ongles plats situés seulement à la face dorsale de leur extrémité, présentent à l'autre une pulpe celluloso-vasculaire, comme érectile, éminemment nerveuse, et dans laquelle la sensibilité se montre dans toute son énergie. La main joint à sa mobilité propre que favorise le grand nombre d'articulations qui unissent les différens os qui composent ses diverses régions (carpe, métacarpe et phalanges), la mobilité de l'avant-bras et celle du bras entier à l'extrémité duquel elle est placée, et qui lui permet ainsi d'atteindre à distance tous les objets situés dans une sphère de plusieurs pieds de rayon. La solidité de la main que cette partie emprunte de son organisation osseuse et de ses nombreux liens articulaires, favorable sans doute au fréquent exercice du toucher, se rapporte principalement d'ailleurs à l'action *préhensile* dont jouit cet organe, et que favorisent le nombre et la disposition de ses muscles fléchisseurs, et de ceux qui rapprochent les doigts entre eux, ou qui opposent spécialement le pouce libre et détaché à chacun des autres doigts avec lesquels il forme la pince : mais c'est particulièrement à l'histoire de la locomotion que se rapporte la *préhension*, qui appartient d'ailleurs encore aux phénomènes préparatoires de la digestion, parmi lesquels nous l'avons déjà placée. *Voyez* DIGESTION.

Indépendamment de la main qui exerce essentiellement le toucher, quelques parties y servent encore accessoirement ou comme auxiliaires. Telles sont les régions du corps auxquelles leur configuration particulière permet d'embrasser les objets; comme le cou, par ses mouvemens de flexion antérieurs et latéraux; les aisselles, les aînes, le creux du jarret, les deux pieds et les genoux, par leur rapprochement mutuel. On voit encore, chez les personnes privées de mains, l'exercice et la nécessité donner aux pieds la plupart des avantages de l'organe qui leur manque. On expose en tous lieux, à la curiosité publique, des manchots de naissance qui exécutent, à l'aide des pieds, les actions les plus délicates de la main. M. Chaussier en citait un, en particulier, auquel le toucher de cette partie révélait jusqu'aux couleurs artificielles. Le pied contribue d'ailleurs naturellement par lui-même au toucher, en assurant les rapports du corps avec le sol qu'il explore et qu'il sert à mesurer.

La plupart des *animaux* manquent d'organes du toucher, ou n'en ont que de très-grossiers. La *quadruple main* des singes, à laquelle cet animal doit l'adresse que nous admirons en lui, n'offre en sa faveur qu'un avantage plus apparent que réel. D'abord cette partie devient calleuse et perd de sa sensibilité en servant à la prog ression ; ensuite la brièveté de son pouce, d'ailleurs adhérent, ne permet pas de l'opposer aux autres doigts, et ceux-ci, enfin, qui manquent de muscles propres, ne peuvent comme ceux de l'homme, se mouvoir isolément. Ils s'étendent ou se fléchissent en commun, ce qui enlève au toucher une partie de ses avantages. Quelques animaux, comme ceux à sabot, (solipèdes et ruminans) ne touchent qu'avec leurs lèvres, d'autres se servent de leur corps entier, comme les serpens; quelques-uns de leur queue, que ses mouvemens étendus et sa force rendent *préhensile*. Le *groin*, dans le cochon, la *trompe* chez l'éléphant, les *palpes*, les *tentacules*, dans quelques animaux inférieurs, se montrent encore des agens particuliers du sens que nous examinons.

2° Le toucher n'étant, au fond, qu'une modification du tact, nous ne répéterons ici aucune des considérations sur l'*état* et les *qualités* des corps qui sont leurs communs agens, et que nous avons précédemment examinés. *Voyez* TACT.

3° Le *mode* ou le *mécanisme* du toucher, quoique rapproché de celui des simples sensations externes générales, offre néanmoins d'importantes particularités qui en motivent l'examen spécial. Le toucher se montre en effet, pour la main qui l'exerce, un tact toujours actif, volontaire, et par là même plus exact et plus précis que celui de toute autre partie. S'agit-il d'acquérir d'une manière positive et formelle les diverses notions de mesure, d'étendue, de forme des corps, celles même de leur simple présence, de leur température, de leur consistance, de l'élasticité, de la sécheresse, de l'humidité, etc. etc., qui leur sont propres, c'est immédiatement à la main que la volonté confie cet usage. Cet organe mis en mouvement par cette faculté, comme exalté dans sa sensibilité par l'attention qui se concentre sur lui, s'applique avec plus ou moins d'exactitude à l'objet de son exploration. Tantôt il l'embrasse par sa concavité, appuie sur lui, le presse, s'en imprègne en quelque sorte; tantôt il va et vient, glisse avec légèreté, l'effleure à peine et semble se jouer à sa surface, et cela suivant l'espèce de corps et le genre de qualité qui entre dans la vue de l'esprit. C'est ainsi, par exemple, que, par autant de modifications diverses apportées dans la pratique du *toucher*, l'accoucheur s'instruit successivement de la température du col de l'utérus, de son volume, de sa consistance, de l'égalité de sa surface, de la grandeur de son ouverture, etc.; que le chirurgien, *palpant* une tumeur, apprécie, avec plus ou moins de justesse et par les diverses modifications imprimées au sens explorateur, ses mouvemens de pulsation, de frémissement, de crépitation, d'ondulation ou de fluctuation, en même temps qu'il perçoit ses autres qualités tangibles plus communes.

4° Rien de particulier ne distinguant le toucher dans tout ce qui peut tenir à l'essence de l'*impression*, à la *transmission* nerveuse qui en est un des élémens, et à la *perception* qui en offre le complément nécessaire, nous renverrons pour ces différens objets à ce que nous en avons déjà dit en traitant soit des autres sens, soit des sensations en général.

5° Le toucher *varie* suivant diverses circonstances. Il est très-remarquable dans la première enfance : les enfans touchent, en effet, généralement à tout ce qu'ils peuvent atteindre, et ils acquièrent matériellement ainsi un grand nombre de connaissances sur une foule d'objets. Le besoin de toucher perd, avec l'âge, de son activité; il diminue successivement; et, chez le vieillard, dont les mouvemens sont mal assurés, la main plus ou moins raide détériorée dans son organisation, ses mouvemens et sa sensibilité, cet organe ne sert presque plus au toucher, qui participe ainsi de l'anéantissement observé dans la plupart des sens avant la mort universelle. L'habitude perfectionne singulièrement le toucher, comme le confirme l'habileté de ceux qui s'exercent dans les arts mécaniques. Ce sens devient, au contraire, imparfait et grossier chez les hommes du peuple livrés aux travaux rudes et qui racornissent, en quelque sorte, les tégumens de la main. On connaît toute la finesse du toucher qu'acquièrent les aveugles; ils semblent voir avec leurs doigts, et l'on sait qu'un grand nombre distinguent très-bien les cartes ordinaires par le relief des couleurs (Boyle, *Tract. de color.*, p. 18). On rapporte que l'antiquaire Saunderson, privé de la vue, distinguait encore une médaille vraie d'avec une fausse. Le sculpteur Ganivasius, quoique dans le même état, jugeait également des beautés de son art. Le toucher supplée encore, en partie, chez quelques-uns à l'ouïe, et l'on assure à ce sujet que le célèbre Kaaw-Boerhaave, qui aimait beaucoup la musique, jouissait encore, quoiqu'il fût sourd, du plaisir qu'elle procure en touchant de la main la table d'un instrument que faisait résonner un joueur habile.

6° Le toucher, qui nous donne toutes les impressions du *tact* le plus délicat, joint à cet *usage* commun et sur lequel nous ne reviendrons pas, de nous faire spécialement juger de l'*étendue* ou des *dimensions* des corps que peuvent embrasser ses organes. C'est de lui que nous en déduisons naturellement la *mesure*, par la comparaison que nous établissons entre leur grandeur et celle des instrumens que nous appliquons à leur surface : on estime en effet vulgairement les dimensions des corps par travers de doigts, travers ou grandeur de main, par coudées et par brassées, ainsi que l'étendue du sol par pieds, par pas, et par enjambées. C'est particulièrement sous ce point de vue qu'il serait permis de nommer le toucher le sens *géométrique*, comme les psycologistes l'ont généralement désigné, à la vérité, d'après quelques autres considérations sur lesquelles nous reviendrons bientôt.

Les *rapports* du *toucher* avec les autres sensations et notamment avec la *vue* révèlent encore plusieurs de ses usages secondaires. C'est ainsi que l'on remarque, avec raison, que l'exercice de ce sens, le plus souvent consécutif à celui de la vue, en devient fréquemment à son tour le régulateur et l'auxiliaire. C'est principalement lui qui, dans l'obscurité, supplée à la vue et sert à nous diriger. Les notions qui s'y rattachent peuvent nous éclairer encore sur les distinctions qui existent entre les idées de grandeur et de distance dont l'œil ne juge pas toujours sûrement par lui-même, attendu qu'il n'a, pour les apprécier, qu'une commune mesure, qui est le degré d'ouverture de l'angle formé par les rayons visuels. Mais c'est à cela que se bornent les secours que le toucher prête à la vue, et l'on a d'ailleurs singulièrement exagéré la puissance de ce sens, en lui attribuant, comme l'ont avancé Molineux, Barckley et Condillac, le pouvoir de donner à la vision les diverses notions de forme, de distance, d'étendue, etc., qui ne seraient pas dans les fonctions primitives ou dans l'essence de l'œil : mais il est d'une part irrécusable que la vue, aidée de la réflexion, acquiert par elle-même de semblables notions, et de l'autre, que ce sens, disposé comme tous les autres pour des usages fixes et déterminés, ne saurait manquer de les accomplir sans un vice d'édification de tout point incompatible avec la sagesse qui éclate dans l'œuvre du créateur.

C'est encore d'après la pensée que le toucher rectifie les notions de la vue, que Buffon voulait que ce sens nous servît à juger, comme étant *simples* et *droits*, les objets qui se peignent, ainsi qu'on le sait, *doubles* et *renversés* dans chacun de nos yeux. Mais c'est au mot vision, auquel nous renvoyons, qu'il convient d'exposer la théorie de ce fait, auquel le toucher demeure étranger. La prérogative attribuée par Condillac au toucher, d'être le seul sens auquel nous devions la connaissance positive de l'existence des corps placés hors de nous, a d'ailleurs encore été victorieusement combattue par M. Destutt-Tracy, qui nous semble avoir prouvé que le toucher n'est, comme les autres sensations, qu'une simple affection modificative du moi, et que rien de particulier dans son action ne lui peut assurer l'avantage que lui avait attribué Condillac, et qui n'est qu'une opération de l'esprit.

Les différens sens s'éclairent et se rectifient mutuellement dans tout ce qui est de leurs fonctions médiates; et si les notions déduites du toucher rehaussent la *rectitude* et la *sûreté* de ce sens, ces qualités tant vantées se trouvent néanmoins parfois en défaut. Ce que nous avons dit à l'occasion du tact comme juge infidèle de la température s'applique également au toucher : d'autres faits prouvent encore contre son infaillibilité. Qui ne connaît la sensation erronée que produit la boule unique que nous jugeons double lorsque nous la touchons les doigts croisés d'une certaine manière : qui ne sait encore qu'une feuille de rose, par exemple, placée entre les doigts, demeurerait inaperçue, si la vue ou l'odorat n'en accusait la présence? Ce serait encore en vain que la main tout entière, plongée dans des liquides très-différens, mais de température et de cohésion égales, chercherait à les distinguer entre eux, si la vue, le goût, ou même l'odorat ne venaient à son secours, pour nous éclairer. Ces remarques confirment encore combien la puissance et la rectitude du prétendu sens *géométrique* ont été généralement exagérées.

Les notions abstraites et multipliées que le toucher fournit à l'esprit, placent avec raison ce sens au nombre de ceux qu'on a nommés intellectuels, par opposition aux sens nutritifs ou bornés à la réparation organique. Mais il y a loin de cette vérité de fait à l'influence immédiate que Galien et Helvétius ont accordée aux organes de ce sens, et notamment à la main, sur tout le système de la pensée. Dans leur enthousiasme pour ce bel instrument, ils le regardent dans l'homme et les animaux comme le double principe des arts mécaniques et des aptitudes industrielles : mais on devra penser que c'est confondre ici l'effet avec la cause, et que la perfection du toucher est moins dans l'homme et les animaux la cause de leur supériorité, qu'un moyen secondaire mis en jeu par l'intelligence qui s'en montre le premier mobile. Remarquons, pour confirmer cette idée, que l'état du toucher n'est ni dans l'homme ni dans les animaux en rapport avec celui des arts et de leur industrie. L'on voit, en effet, chaque jour les meilleurs mécaniciens ne présenter aucune finesse dans le tact, et ce sens exceller chez l'idiot, ou tel homme assez borné pour se montrer incapable de tout travail mécanique. L'on observe également, suivant M. Gall, dans la série animale, que beaucoup d'animaux doués d'organes de toucher ne sont capables d'aucun travail mécanique, qu'un grand nombre accomplissent un même travail avec des organes différens, et que, réciproquement, d'autres avec un sens en tout semblable suivent cependant des instincts mécaniques très-variés.

(RULLIER.)

TOUCHER (séméiotique), *exploratio obstetricia, exploratio per tactum*. Les accoucheurs ont emprunté ce mot au langage de la physiologie pour désigner l'application qu'ils font du sens du toucher à l'acquisition des signes relatifs soit à l'art des accouchemens, soit aux maladies des organes contenus dans le bassin. De la Motte a le premier fait sentir l'utilité de ce mode d'exploration; mais c'est surtout Deventer qui a insisté sur la nécessité de le mettre en usage, et qui a développé tous les avantages qu'on peut en tirer pour le diagnostic de la grossesse et de l'accouchement. Tous les accoucheurs sont d'accord avec lui sur les avantages du toucher, et Malacarne les a très-bien exposés dans une dissertation qui a pour titre : *La esplorazione proposta come fondamento dell' arte ostetricia.*

Voigtel, dans son excellente dissertation intitulée : *Fragmenta semeiologiæ obstetriciæ*, distingue le toucher en externe ou abdominal, et interne ou utérin. Il admet aussi un toucher par l'anus. Ces trois modes d'exploration sont en effet utiles dans un grand nombre de cas; et dans quelques uns on doit les employer successivement. Le toucher externe ou abdominal n'est autre chose que l'application de la main sur l'abdomen pour palper cette partie. On doit souvent le combiner avec le toucher interne et avec celui par l'anus. Le toucher interne ou utérin s'exerce au moyen de l'introduction d'un ou de deux doigts, et quelquefois de la main entière dans le vagin et même dans l'utérus. On ne porte dans ces parties la main entière que rarement et principalement dans quelques circonstances particulières de l'accouchement, de la délivrance ou de la présence d'un polype très-volumineux. Le plus souvent on se sert d'un seul doigt, et c'est le doigt indicateur que l'on emploie pour cette petite opération. Quelques personnes ont conseillé de se servir du doigt du milieu, parce qu'il est le plus long; d'autres veulent qu'on introduise le doigt indicateur et celui du milieu unis ensemble. Smellie remarque avec raison que le doigt du milieu se trouve trop embarrassé des deux côtés pour bien remplir cet office, et que, si on les emploie tous les deux, la malade ne le souffrira qu'avec beaucoup de peine, ce qui est vrai pour un grand nombre de cas. On peut même dire que les doigts gênés par la pression qu'ils éprouveraient ne pourraient exécuter les mouvemens nécessaires à l'exploration des parties, et d'ailleurs l'expérience montre qu'avec deux doigts on n'atteint pas plus haut qu'avec un seul. A ces raisons contre l'usage de deux doigts dans le toucher, on a encore ajouté que les perceptions reçues par deux doigts en même temps sont moins distinctes et moins nettes que celles qui sont reçues par l'extrémité d'un seul doigt.

L'introduction du doigt exige quelques précautions. Il faut que l'ongle de ce doigt soit rogné avec soin pour qu'il ne blesse pas la surface des parties que l'on touche et qu'il ne gêne pas l'application exacte de la pulpe du doigt sur ces parties. On recommande aussi qu'il ne soit pas trop nouvellement coupé pour que la surface de la section ait eu le temps de perdre ses aspérités, de se polir par le frottement, et aussi pour que la surface nouvellement dénudée de la peau ne soit pas exposée au contact d'une matière âcre qui pourrait l'irriter ou d'un virus qu'elle pourrait absorber. Je trouve cette dernière crainte trop minutieuse et exagérée; quant au poli de la section de l'ongle, on peut facilement l'obtenir au moyen d'une lime douce ou d'un morceau de pierre ponce. Le doigt sera enduit d'un corps gras, onctueux ou mucilagineux. Le beurre frais et non salé, le saindoux, le cérat, les pommades qui ne sont ni rances ni rendues âcres par le mélange d'aromates, les huiles douces, le mucilage de guimauve ou de graine de lin, le blanc d'œuf, sont les corps que l'on emploie le plus communément; ces substances non-seulement facilitent l'introduction du doigt à travers l'orifice du vagin qui est quelquefois très-resserré, mais encore elles facilitent ses mouvemens dans les cas où les parois du vagin sont sèches et arides. Souvent en effet alors elles se collent sur la surface du doigt et rendent ses mouvemens impossibles. Les corps gras ont en outre l'avantage d'empêcher le contact de substances âcres qui pourraient irriter quelque gerçure ou écorchure à laquelle on n'aurait pas fait attention, ou d'un virus qui serait absorbé, comme on en a souvent observé de fâcheux exemples. Après ces petits préparatifs, on porte le doigt vers le périnée, et le ramenant d'arrière en avant on trouve facilement l'entrée du vagin dans lequel on l'introduit en suivant l'axe de ce conduit, c'est-à-dire, en le dirigeant d'avant en arrière et de bas en haut. La main doit être dans une situation moyenne entre la pronation et la supination ; le pouce étendu vient se placer au devant de la symphyse des pubis, les trois derniers doigts, fléchis dans la paume de la main, appuient par leur face dorsale contre le périnée que l'on peut déprimer jusqu'à un certain point pour porter le doigt plus haut. Quelques accoucheurs préfèrent tenir les trois derniers doigts étendus, de sorte que le bord radial du doigt indicateur appuie contre le périnée. J'ai long-temps pratiqué cette manière d'agir, mais je l'ai ensuite abandonnée, parce que j'ai trouvé l'autre préférable. Dans quelques cas on trouve plus d'avantages à tenir le pouce fléchi et appuyé contre les trois derniers doigts qu'à le tenir étendu. Il est presque superflu de dire qu'on ne doit pas avoir de bagues aux doigts de la main qui pratique le toucher; l'inconvénient de la présence de ces futiles ornemens est trop évident.

La femme sur qui on pratique le toucher doit être dans une situation verticale ou horizontale. Dans la première situation le poids de l'utérus l'entraîne vers la partie inférieure, et on peut plus facilement atteindre et explorer la partie inférieure de cet organe; elle est nécessaire pour que l'on puisse juger de sa bonne situation ou de ses déplacemens, établir et reconnaître le ballottement du fœtus. La femme peut être debout, ayant les lombes appuyés contre un corps solide et les épaules légèrement portées en arrière, ou bien fléchissant le corps en avant et appuyant ses mains sur les épaules du médecin qui la touche. Celui-ci sera assis au devant de la femme sur un siége d'une hauteur convenable, ou, ce qui vaut mieux, il aura un genou appuyé sur le sol, et l'autre, qui correspond à la main dont il pratique le toucher, relevé et porté entre les jambes de la femme, de manière qu'il puisse au besoin soutenir le coude. La femme peut aussi être à genoux sur son lit. La situation horizontale permet de mettre les parois abdominales dans le relâchement, de palper l'abdomen et d'explorer avec une main par la partie supérieure et antérieure les parties que le doigt indicateur de l'autre main, introduit dans le vagin ou le rectum, explore par leur partie inférieure et postérieure. Cette main, portée sur l'hypogastre, sert aussi à pousser dans le bassin, et pour ainsi dire au devant du doigt, l'utérus ou une tumeur que l'on veut explorer. La femme sera couchée sur un lit, la tête et les épaules convenablement soutenues par des oreillers, les cuisses et les jambes fléchies, ou assise sur le bord d'un fauteuil, la partie supérieure du tronc étant rejetée en arrière et appuyée sur le dossier du siége. Dans le premier cas, le médecin s'assied à côté du lit, à droite, s'il se sert de la main droite; à gauche, s'il se sert de la main gauche, et il passe la main par dessous la cuisse pour arriver à l'entrée du vagin, ou bien, ce qui est préférable, il reste debout et porte la main entre les cuisses. Dans le second cas, il se place vis-à-vis de la femme. Dans certaines circonstances on a recommandé de faire placer la femme à genoux, le corps porté en avant et appuyé sur les coudes. Je n'ai jamais trouvé d'occasions où il pût être utile de faire prendre à la femme une situation aussi incommode. Enfin on est quelquefois obligé de toucher la femme lorsqu'elle est couchée sur le côté; dans ce cas, je crois qu'il est préférable de se placer vers la partie antérieure, lorsque cela est possible. Pour que l'on puisse retirer du toucher tous les avantages possibles, il est nécessaire que la vessie et l'intestin rectum soient vides.

Il serait superflu de tracer des règles pour le toucher par le rectum. Ce genre de toucher permet de pénétrer plus haut dans le bassin, et d'explorer la surface postérieure de parties dont la surface inférieure est seule accessible au doigt. Sous ces deux rapports il est d'une grande utilité.

L'opération du toucher est fort simple en elle-même, mais par rapport à ses résultats elle offre de grandes difficultés et exige une grande habitude. On le concevra facilement quand on réfléchira qu'il faut acquérir des signes nombreux et très-variés par le seul palper exercé avec le bout d'un doigt, distinguer la forme des parties, leur volume, leur mobilité, leur pesanteur, leur densité, la disposition de leurs surfaces, leur température et d'autres modifications encore. L'emploi du spéculum rend certainement de grands services, mais il ne peut remplacer le toucher, et je n'ai pas rencontré de cas où le spéculum m'ait fait reconnaître d'autres modifications que celles que le toucher m'avait indiquées, si ce n'est celle de la couleur. C'est pour diminuer autant qu'il est possible les difficultés dont je viens de parler, que je suis entré dans des détails très-minutieux sans doute, mais dont aucun ne me paraît à négliger. L'habitude nécessaire pour obtenir du toucher toutes les indications qu'il doit fournir, s'acquerra en saisissant toutes les occasions de le pratiquer sur des cadavres d'abord, et ensuite sur des femmes de tout âge, et dans lès conditions différentes de vacuité ou de gestation, de santé ou de maladie. Il est bon de le pratiquer aussi avant, pendant et après la menstruation. En s'exerçant sur des cadavres, on aura l'avantage de pouvoir vérifier l'exactitude des indications qu'on aura acquises. La longueur du doigt, la finesse du tact sont des qualités naturelles bien précieuses ; mais je crois, et l'expérience me l'a démontré, qu'à force d'habitude et de réflexion on peut suppléer au moins à la longueur du doigt, à moins que le défaut opposé ne soit porté à l'extrême. Il ne suffit pas que le médecin ait toute l'habileté nécessaire, il faut encore qu'il mette dans la pratique du toucher toute la décence possible, qu'il y procède avec tous les ménagemens, toute la douceur, qui peuvent éviter à la femme les douleurs que cette opération cause quelquefois ; mais aussi il faut que de leur côté les femmes, qui en général ne consentent à permettre le toucher qu'avec répugnance et contrariété, s'y soumettent enfin avec un entier abandon, car si par des mouvemens ou des contractions elles gênent l'exploration, celle-ci deviendra nulle pour le diagnostic. Il vaudrait mieux ne pas la faire que de la faire incomplétement, si la femme ne peut pas se maîtriser assez pour laisser au médecin une entière liberté.

Je n'entrerai pas ici dans les détails des cas dans lesquels il convient de pratiquer le toucher et des signes qu'il peut fournir à l'accoucheur, au chirurgien et au médecin. Ce serait répéter ce qui a été dit dans les articles qui sont relatifs aux différens points de l'art des accouchemens, et aux maladies des organes contenus dans le bassin ; tels sont les articles BASSIN, PELVIMÉTRIE, GROSSESSE, AVORTEMENT, ACCOUCHEMENT, DISTOCIE, UTÉRUS (maladies), etc. Je ne parlerai pas ici du toucher proposé comme moyen d'exciter les contractions utérines, et de les rendre plus actives ; ce que j'en ai dit en traitant de l'*accouchement* me semble suffisant. (DESORMEAUX.)

TOURNIOLE, s. f. On appelle vulgairement ainsi une des variétés du panaris, qui consiste dans l'inflammation du derme placé à la circonférence des ongles. *Voyez* PANARIS.

TOURNIQUET, s. m., *torcular*, instrument de chirurgie

qui sert à arrêter le cours du sang dans un membre. On l'emploie le plus souvent pendant qu'on pratique une amputation ou quelque autre opération grave, et quelquefois comme un moyen permanent de s'opposer à l'hémorrhagie ou de guérir certaines maladies. *Voyez* AMPUTATION, ANÉVRISMES DES EXTRÉMITÉS, PLAIES DES ARTÈRES, etc.

Les anciens, qui avaient bien senti la nécessité de suspendre le cours du sang dans le membre que l'on va couper, se servaient d'une bande circulaire; ils l'appliquaient au-dessus de l'endroit où l'opération devait être pratiquée, et la serraient ensuite fortement. La pression s'exerçant à peu près uniformément sur toute la circonférence du membre, on sent qu'il fallait serrer beaucoup pour aplatir le vaisseau principal. En employant cette ligature, ils ne se proposaient pas seulement de suspendre la circulation sanguine, mais aussi d'engourdir le membre et de modérer par là les douleurs de l'opération. Ce moyen défectueux produisait fréquemment la gangrène des parties situées au dessous de l'endroit où il était appliqué.

Long-temps après, Morel, chirurgien français, imagina, pendant le siége de Besançon, un nouvel appareil propre à se rendre maître du sang; il entourait le membre avec une compresse épaisse, sur laquelle il plaçait un lacs; après avoir posé deux petits bâtons sous ce lacs, l'un en dedans et l'autre en dehors du membre, il les tournait jusqu'à ce que la ligature fût suffisamment serrée. On ne tarda pas à s'apercevoir que cette espèce de tourniquet, connu sous le nom de *garrot*, et qui n'est qu'une modification de celui dont je viens de parler, avait comme lui l'inconvénient de comprimer toute la circonférence du membre. Plusieurs praticiens, à la tête desquels doit figurer le nom de Ledran, firent des corrections importantes au garrot de Morel. Bien convaincus qu'il fallait agir sur les gros vaisseaux, et ménager autant que possible les parties voisines, ils ont proposé de placer sur le trajet de l'artère principale du membre, dans l'endroit où elle est le moins couverte de parties molles et où les os lui fournissent un point d'appui, une pelotte cylindrique cousue à une compresse étroite, mais assez longue pour faire deux tours circulaires sur le membre; de mettre ensuite sur la région diamétralement opposée à la pelotte une petite lame d'écaille, de corne ou de carton un peu concave, ainsi qu'un bâtonnet; après avoir fait sur toutes ces pièces deux tours avec un lacs de fil ou de soie, on noue les deux extrémités du lien sur le petit bâton, d'abord par un nœud simple, et ensuite par un nœud à double rosette. L'appareil étant appliqué, le chirurgien tourne plusieurs fois le bâtonnet, et le confie à un aide, lorsqu'il juge que la compression est assez forte pour intercepter le cours du sang. Le garrot ainsi modifié devient meilleur; la pelotte rapproche les parois du vaisseau sur le trajet duquel elle est appliquée; la plaque mise à l'endroit sur lequel tourne le bâtonnet empêche que la peau ne soit pincée. Son usage n'est cependant pas sans inconvéniens. La compression qu'il exerce ne porte pas seulement sur les gros vaisseaux, elle agit quelquefois aussi sur toute l'épaisseur du membre ; il excite un sentiment si douloureux, que les malades ont peine à l'endurer ; quelques précautions que l'on prenne, les chairs sont souvent pincées; enfin, il a besoin d'être contenu par un aide, et ne peut pas être laissé en place après l'opération dans le cas où cela serait jugé nécessaire.

En 1718, J.-L. Petit présenta à l'Académie des sciences un tourniquet de son invention, beaucoup plus parfait que ceux dont j'ai déjà parlé. Cet instrument ingénieux est composé de deux plaques de bois, une supérieure et une inférieure : ces deux plaques, de forme alongée, amincies, sont légèrement courbées sur leur longueur. Sous la plaque inférieure est attaché un petit coussin recouvert de chamois. La plaque supérieure est percée d'un trou qui laisse passer une vis en bois; cette vis va se fixer sur la plaque inférieure de manière qu'en la tournant les deux plaques s'éloignent l'une de l'autre. Une courroie ou bande de chamois large de deux travers de doigts et suffisamment longue pour faire le tour du membre est fixée par une de ses extrémités à l'un des bouts de cette plaque; l'autre extrémité, divisée en deux languettes percées de plusieurs trous, vient se fixer à deux crochets qui entourent le collet de l'écrou de cette même plaque. Une pelotte oblongue, construite de la même manière que le coussin, mais de consistance plus ferme, glisse le long de la courroie pour être conduite au lien sur lequel elle doit porter. On a renoncé depuis long-temps au tourniquet en bois, et on l'a fait construire en cuivre jaune; on l'a rendu plus maniable et moins volumineux, sans être plus pesant. Il est composé de trois plaques de cuivre, d'une vis, de deux coussins, d'un lien et d'une boucle. La plaque supérieure est traversée par une ou deux tiges d'acier qui, s'élevant de l'inférieure, empêchent ces plaques de vaciller l'une sur l'autre. La vis est faite quelquefois à pas double ; on doit préférer celle à pas simple. On a substitué à la courroie un lien de soie ou de filoselle qui a trois pieds de long sur huit lignes de large ; on le fixe au moyen d'une boucle.

Je vais indiquer maintenant la manière d'employer cet instrument. Avant de procéder à son application, il est très-important de déterminer par le toucher la situation, la direction et la profondeur de l'artère qu'il doit comprimer. Après s'être livré à ce genre de recherche, on doit rapprocher les deux plaques du tourniquet qui répondent à la vis, et entourer le membre avec le lacs. Une main place ensuite sur le trajet du vaisseau la pelotte la plus large et l'y tient immobile, tandis que l'autre fixe sur la partie diamétralement opposée la pelotte qui est surmontée par la tige; un aide engage l'extrémité libre du lacs dans la boucle, et serre médiocrement; mais bientôt, en faisant tourner la vis, on exerce une compression suffisante pour suspendre entièrement le cours du sang dans l'artère, ce dont on s'assure en touchant à plusieurs reprises le tronc du vaisseau ou quelqu'une de ses divisions au-dessous de l'endroit comprimé. Lorsque cet instrument est appliqué, on doit en confier la surveillance à un aide intelligent. La prudence veut que cet aide l'embrasse avec une main pour empêcher qu'il se dérange.

Le tourniquet de Petit offre sur tous les autres l'avantage inappréciable de ne comprimer que les deux points sur lesquels portent les pelottes. A la rigueur, on n'a pas besoin d'aide pour le tenir, le serrer ou le relacher. Le chirurgien peut lui-même, au moyen de la vis, arrêter plus ou moins le cours du sang dans l'artère. Lorsqu'on craint l'hémorrhagie après l'opération, on le laisse sur la partie; et si elle survient, on le serre autant que cela est nécessaire. On peut dire aussi que cet instrument occupe peu d'espace, et qu'il peut être placé et enlevé avec facilité. Toutefois, il n'est pas exempt d'inconvéniens; on peut lui reprocher comme au garrot de s'opposer à la rétraction primitive des muscles coupés. Il n'est guère possible de l'employer quand on ampute la cuisse ou le bras à une certaine hauteur. La longueur de la vis de pression le rend sujet à des mouvemens de bascule; la pelotte se renverse sur le côté et cesse tout à coup de comprimer l'artère.

Heister, Platner et autres ont décrit des tourniquets, qui, quoique construits sur les mêmes principes que celui de Petit, en diffèrent cependant beaucoup par l'exécution.

Lorsqu'on est obligé de pratiquer l'amputation de la cuisse près de son extrémité supérieure, on a proposé de se servir d'un tourniquet qu'on appelle *inguinal.* Cet instrument consiste en une ceinture semblable à celle des brayers ordinaires, dont la plaque est garnie d'un écrou; cet écrou traverse une vis, au moyen de laquelle une pelotte mobile peut être écartée et s'enfoncer sur l'artère avec une force suffisante.

Dahl a pensé qu'on pourrait se rendre maître du sang dans l'amputation du bras, dans son articulation avec l'omoplate, au moyen d'un tourniquet dont la pelotte appuie sur l'artère sous-clavière, au-dessous de la clavicule. Cet instrument est composé d'une lame d'acier courbe et élastique, dont la longueur peut être facilement estimée. A l'extrémité la plus courte de cette lame est ajustée une pelotte qui peut s'éloigner au moyen d'une vis qui traverse un écrou dont elle est percée. Cet instrument doit être appliqué de manière à embrasser l'épaule de derrière en devant. Il faut que la pelotte porte sur le creux qui se trouve au-dessous de la clavicule, à l'endroit où le deltoïde et le grand pectoral se touchent par leurs bords; que sa longue extrémité descende derrière l'épaule et soit fixée au corps par une espèce de ceinture. On abaisse alors la pelotte, jusqu'à ce qu'on ne sente plus les battemens de l'artère axillaire. On ne se sert plus de cet instrument.

La description du compresseur de M. Dupuytren se lie trop essentiellement à l'histoire des tourniquets pour ne pas devoir trouver ici sa place. Cet instrument représente à peu près les deux tiers d'un cercle; il est formé d'une lame d'acier large de deux doigts, épaisse de trois à quatre millimètres et courbée sur son plat. A l'une de ses extrémités et du côté de la face concave est fixée la pelotte qui doit prendre le point d'appui; elle est large d'environ trois doigts, longue de quatre, et concave pour pouvoir s'adapter à la convexité des membres; l'autre extrémité est traversée par la vis, et donne naissance aux deux tiges de fer qui supportent et dirigent la pelotte mobile destinée à comprimer le vaisseau. Cette pelotte est alongée et presque cylindrique; ainsi que la première elle est montée sur une lame de cuivre. On peut, à l'aide d'un mécanisme très-simple, augmenter ou diminuer la longueur et la courbure de l'instrument. Au lieu d'être formée d'une seule pièce, la lame se sépare vers son milieu en deux moitiés, dont les extrémités s'engagent en sens inverse dans un coulant d'acier, où on les fait chevaucher plus ou moins l'une sur l'autre, selon que l'on veut obtenir une longueur plus ou moins considérable; une vis de pression qui surmonte le coulant a pour usage de fixer ces deux pièces dans la position où on les a placées; enfin, tout près de chacune de ses extrémités, la lame est encore brisée par une charnière, au moyen de laquelle chaque pelotte peut prendre et garder tous les degrés d'inclinaison nécessaires. Un ressort placé sur la convexité derrière la charnière est disposé de telle sorte que, permettant les mouvemens de flexion par lesquels les pelottes tendent à se rapprocher du centre, il s'oppose, en arc-boutant une de ses extrémités dans des engrenures placées du même côté, à tous ceux par lesquels la courbure tend à se redresser.

Imaginé dans le même but que le tourniquet de Petit, il remplit très-bien l'indication de ne comprimer le membre que sur deux points opposés. Les pelottes sont seules en contact avec les parties. Les dimensions plus grandes de ces pelottes, et surtout le peu de flexibilité de la lame, donnent à cet instrument une solidité qui ne l'expose jamais à se déplacer. Ne comprimant que sur deux points, il convient spécialement dans les cas où l'on ne veut modérer ou suspendre tout-à fait le cours du sang que dans un tronc principal, en laissant libre la circulation des vaisseaux collatéraux, lorsqu'on veut, par exemple, traiter un anévrisme par la méthode de la compression. Il est moins sûr lorsqu'on veut arrêter le cours du sang dans toutes les artères d'un membre, comme cela est indiqué dans quelques cas d'amputation.

De nos jours, les chirurgiens se servent peu du tourniquet pour suspendre la circulation du sang dans un membre pendant son amputation. Un aide intelligent comprime, à l'aide des doigts ou d'une pelotte ferme et convexe, l'artère fémorale dans le pli de l'aine ou l'artère axillaire sous la cavicule; mais comme on n'est pas toujours sûr de l'aide chargé de la compression, la prudence commande d'avoir constamment un ou plusieurs tourniquets à sa disposition. (MURAT.)

TOUX, s. f., *tussis;* expiration forte, rapide et sonore, déterminée par l'irritation de la membrane qui tapisse les voies aériennes, et ayant pour but d'expulser les corps étrangers qui produisent cette irritation ou auxquels on rapporte instinctivement la sensation qu'on éprouve. Le mécanisme de la toux est très-simple : il se fait une occlusion momentanée ou un rétrécissement considérable de la glotte. L'air que tend à chasser le mouvement expirateur est momentanément arrêté; et lors de la dilatation de la glotte, il s'échappe avec force, détermine le bruit qui accompagne la toux, et entraîne les mucosités qui se sont amassées dans les diverses parties des voies qu'il parcourt. Les conditions pathologiques dans lesquelles s'observe la toux, les signes diagnostiques et pronostiques que ce phénomène fournit, ont été exposés ailleurs. *Voyez* RESPIRATION (séméiotique). (R. D.)

TOXICOLOGIE, s. f., *toxicologia*, de τοξικὸν, poison, et de λόγος, discours, traité. Traité des poisons; partie de la science qui s'occupe de la nature, des effets des poisons, des moyens propres à combattre ces effets. *Voyez* EMPOISONNEMENT et POISON.

TOXIQUE, adj. et s. m., *toxicum*; de τοξικὸν, venin, dérivé de τόξον, arc, carquois. On désigne ainsi les substances vénéneuses, les poisons.

TRACHÉAL, ALE, adj., *trachealis*, qui appartient ou qui est relatif à la trachée-artère.

TRACHÉE-ARTÈRE, s. f., *trachea-arteria*; tronc commun des BRONCHES. *Voyez* ce mot.

TRACHÉITE, s. f., *tracheïtis*; inflammation de la trachée-artère. *Voyez* ANGINE, CROUP.

TRACHELIEN, NNE, adj., de τράχηλος, cou; expression employée comme synonyme de CERVICAL. *Voyez* ce mot.

TRACHÉOCÈLE, s. f., *tracheocele*; tumeur de la trachée. Nom impropre par lequel Heister a désigné le *goître*. *Voyez* ce mot.

TRACHÉOTOMIE, s. f., *tracheotomia*, de τραχεῖα ἀρτηρία, la trachée-artère, et de τέμνω, couper. Opération qui consiste à ouvrir la trachée-artère. *Voyez* BRONCHOTOMIE, mot auquel il a été traité des opérations par lesquelles on pratique une ouverture à un point quelconque du conduit aérien.

TRACTUS; mot latin conservé dans le langage anatomique pour désigner quelques filets médullaires; ainsi, Vicq-d'Azyr nomme *tractus médullaires longitudinaux* les deux filets qui règnent d'arrière en avant à la face supérieure du corps calleux. On appelle aussi *tractus médullaires transversaux* les lignes qui coupent à angles droits les filets précédens.

TRAGUS, s. m., de τραγος, bouc; éminence aplatie et triangulaire, placée au devant de l'orifice du conduit auditif externe : cette éminence se couvre de poils chez les vieillards, et c'est de là que lui vient le nom de *tragus*. *Voyez* OREILLE. (MARJOLIN.)

TRANCHÉES, s. f. plur., *tormina;* on nomme ainsi quelquefois des coliques ou douleurs abdominales très-violentes.— On se sert plus communément, dans l'art des accouchemens, de l'expression *tranchées utérines*, pour désigner les douleurs qui surviennent après la parturition, et qui sont produites par les contractions de l'utérus tendant à expulser l'arrière-faix ou des caillots qui sont dans sa cavité. *Voyez* DÉLIVRANCE, COUCHES.

TRANSFORMATION, s. f. Les modifications que les tissus éprouvent dans leur nutrition, donnent lieu à des changemens qui portent, soit sur l'arrangement, soit sur le nombre, soit sur la consistance, soit enfin sur la nature de leurs molécules constituantes. Du changement de nature de ces molécules résultent les transformations des tissus en d'autres tissus plus ou moins exactement semblables à ceux de l'état normal. J'ai essayé de démontrer dans d'autres articles de ce dictionnaire que l'on ne doit pas comprendre au nombre des transformations de tissus certaines productions, telles que le tubercule, le squirrhe, la mélanose : au contraire, à ces transformations il faut rapporter le développement des divers tissus accidentels avec analogue dans l'état sain. Dans chacun des articles destinés à décrire les divers tissus normaux, on a indiqué les cas où ils se produisent accidentellement; j'en ai aussi présenté le tableau général à l'article PRODUCTION MORBIDE. Ici donc, je ne vais m'occuper que d'offrir quelques considérations générales sur les transformations organiques, sur les circonstances de leur apparition, et sur leurs causes.

La transformation des tissus les uns dans les autres est un des faits les plus généraux que présente à étudier l'histoire des êtres organisés. Cette transformation est un des grands phénomènes que nous offre le développement de l'embryon, et plusieurs de ses tissus n'acquièrent leur état parfait qu'après avoir été successivement un ou deux autres tissus. On voit également s'accomplir cette loi de transformation dans la série des animaux, où, suivant les besoins de chaque espèce, tel tissu disparaît, pour être remplacé par tel autre : ainsi, par exemple, se remplacent continuellement chez les différens animaux les tissus fibreux blanc, fibreux jaune, et musculaire. On la retrouve enfin chez un même animal, chez l'homme en particulier, soit comme simple fait physiologique à diverses époques de son existence *intra-utérine*, soit comme fait pathologique dans plusieurs des maladies dont il peut être atteint.

Les tissus ne se transforment pas tous les uns dans les autres avec une égale fréquence et de la même manière : ils sont assujétis, dans leurs transformations morbides, à un certain nombre de lois qui peuvent se résumer dans les suivantes.

Tous les tissus de l'état normal peuvent morbidement se produire aux dépens du tissu cellulaire, qui, pour les constituer, se transforme en chacun d'eux : du moins existent-ils à la place qu'il occupait. Ainsi, c'est dans ce même élément cellulaire, canevas commun de tous les autres tissus chez l'embryon, que chez l'adulte tous ces tissus peuvent encore se développer accidentellement.

Le tissu nerveux ne peut se former ainsi aux dépens du tissu cellulaire que dans les points mêmes où il existe normalement, lorsque, dans un de ces points, il a éprouvé une perte de substance; Béclard a vu de la sorte les nerfs divisés se reproduire. Les autres tissus peuvent se former indifféremment en tout lieu où il y a du tissu cellulaire.

En même temps que se métamorphose ainsi en un autre tissu le tissu cellulaire qui entoure les organes ou qui en occupe l'intérieur, ces organes eux-mêmes ne subissent dans leur tissu propre aucune transformation : tantôt ce tissu reste intact, tantôt on ne le trouve plus qu'en débris, parce qu'il s'est atrophié, en même temps que s'est développé le tissu accidentel.

La nature des transformations du tissu cellulaire est déterminée, dans certains cas, par la nature même des fonctions qu'il peut être accidentellement appelé à remplir : ainsi, là où vient à s'exercer un frottement insolite, il devient tissu séreux; là où il y a nécessité accidentelle d'une action d'élasticité, il devient tissu cartilagineux; là où il y a nécessité de protection des parties vivantes contre un corps étranger, il devient un tissu tégumentaire plus ou moins parfait; là où une tête d'os se trouve fortuitement portée, il se transforme à la fois en plusieurs tissus qui s'arrangent de manière à constituer une cavité articulaire plus ou moins analogue par sa forme et par sa texture à la cavité articulaire normale, etc.

Lorsqu'un tissu a subi une solution de continuité, le tissu cellulaire, par lequel elle se répare, est assujéti à éprouver dans sa nutrition une modification telle, qu'il se transforme en un tissu tantôt exactement analogue au tissu divisé, et tantôt semblable seulement à un autre tissu par lequel ce dernier se trouve normalement remplacé chez plusieurs animaux. Ainsi, les muscles coupés se réunissent souvent par un tissu fibreux, et ce dernier est précisément celui que l'on voit souvent aussi dans les animaux remplacer le tissu musculaire; de même encore, une substance cartilagineuse s'interpose parfois entre les fragmens d'un os fracturé, ou bien une virole osseuse maintient en contact les deux pièces d'un cartilage rompu, et dans la série animale nous voyons, suivant les espèces, les tissus osseux et cartilagineux être aussi remplacés l'un par l'autre.

Les tissus, autres que le tissu cellulaire, susceptibles de se transformer, sont seulement ceux qui, dans le cours de la vie embryonnaire ou dans la série animale, présentent également des transformations constantes.

Les transformations accidentelles que ces tissus peuvent subir sont de la même nature que les transformations normales qu'ils éprouvent, soit chez l'embryon humain, soit chez d'autres animaux adultes. Ainsi, le cartilage peut se transformer en os: il ne devient jamais du tissu muqueux; celui-ci peut devenir du tissu cutané, et *vice versâ*. Le tissu musculaire peut se métamorphoser en tissu fibreux; mais là se bornent ces transformations, beaucoup moins étendues que celles dont est susceptible le tissu cellulaire.

Les tissus qui, chez l'embryon, ou dans la série animale, ne subissent pas de transformation connue, n'en présentent pas non plus dans les cas morbides. Dans quelques cas où l'on pourrait croire que cette transformation a eu lieu, ou bien elle s'est effectuée dans le tissu cellulaire voisin, ou bien il y a eu simple développement de parties rudimentaires, comme dans le cas, par exemple, où la peau de l'homme se recouvre de productions cornées.

Tout tissu qui s'atrophie tend à subir une transformation

commune : il revient à l'état de tissu cellulaire. Ainsi ce dernier tissu, après avoir préexisté au développement de tous les autres élémens organiques, se retrouve de nouveau seul, tel qu'il était au principe de la formation de l'être, lorsque ces autres élémens viennent à disparaître. Il est curieux de voir chez les animaux certains tissus se résoudre aussi en tissu cellulaire, à mesure qu'ils cessent d'être utiles : tel est le cas du ligament cervical postérieur dont les fibres, très-prononcées chez le cheval, et surtout chez le bœuf, deviennent moins élastiques chez le mouton, le chien, le porc, n'existent plus qu'en rudimens chez le chat, et chez l'homme enfin ne sont plus que du tissu cellulaire. Chez l'homme même, il reparaît parmi ceux qui ont exercé fortement, pendant leur vie, les muscles de la partie postérieure du cou, ou dont la tête, poussée habituellement en avant et en bas par de lourds fardeaux, avait besoin d'être retenue par un ligament semblable à celui qui, chez les animaux, remplit le même office.

Quelle est la cause prochaine du grand phénomène de la transformation? peut-on, dans tous les cas, le regarder comme la suite d'un travail d'irritation, manifeste ou latent? Dans un grand nombre de cas nous pouvons à la vérité saisir comme premier phénomène une stimulation de la partie où s'opérera la transformation, avec afflux sanguin plus ou moins abondant; mais d'autres fois nous n'observons plus rien de semblable : par induction même ou par analogie nous ne pouvons pas toujours rigoureusement l'admettre; et en tout cas d'ailleurs, ici encore plus que pour toute autre modification de nutrition, la stimulation, l'irritation, la congestion sanguine, ne peuvent être considérées que comme donnant lieu à un trouble quelconque de la nutrition, mais par elle ne peut être expliquée la spécialité de la modification. Plus on médite sur les causes des transformations de tissus, plus on reste convaincu qu'on ne doit voir en elles que des résultats d'une aberration de la nutrition normale, précédée souvent, mais non constamment ni nécessairement, par un travail d'irritation. On a droit de dire que celui-ci n'est ni constant ni nécessaire, si, dans un grand nombre de cas, ni l'observation des symptômes, ni l'étude des causes, ni l'ouverture des cadavres, n'en démontrent l'existence; si, de plus, la connaissance des lois de l'embryogénie, et de celles qui président à la nutrition des différens êtres organisés, nous porte à concevoir la possibilité de toute transformation de tissu, sans nécessité d'une stimulation antécédente. Est-ce parce qu'il y a eu stimulation, que chez le fœtus se produit une variété dans l'origine d'une artère? Si, chez l'être qui se forme, on ne conçoit pas une stimulation antécédente comme indispensable à ce changement de lieu dans le dépôt des matériaux nutritifs, pourquoi dans l'être formé voudrait-on qu'elle fût nécessaire à tout changement, non plus dans le lieu, mais dans le choix de ces matériaux nutritifs? Est-ce parce qu'il y a un degré de plus dans leur action nutritive que les cartilages costaux s'ossifient chez le vieillard, que la sclérotique des oiseaux est osseuse dans sa partie antérieure, que chez tel animal le tissu fibreux devient muscle, et *vice versâ*, *etc.*? Les poissons osseux ont-ils une plus grande activité de nutrition que les chondroptérygiens? Dans tout cela, que voyons-nous? telle série de molécules nutritives déposée à la place de telle autre série; nous n'en savons pas davantage : nous voyons une différence dans le mode de nutrition, mais la différence de mode n'implique en aucune façon nécessité de la différence de degré. Créez une irritation, faites affluer artificiellement du sang vers un tissu; tourmentez-le par toutes les variétés possibles de stimulation, soit en intensité, soit en durée; excepté dans les circonstances où peuvent s'accomplir les lois précédemment posées, vous ne produirez que par hasard des transformations de tissus; ce hasard coïnciderait-il avec telle variété d'intensité ou de durée du travail d'irritation? en aucune façon. Ce *hasard* annoncera l'existence de nouvelles conditions de nutrition que vous n'êtes pas maître de produire comme vous avez produit l'irritation, mais qui ont pu se développer à propos de celle-ci. (ANDRAL fils.)

TRANSFUSION, s. f., *transfusio*, de *transfundere*, transvaser, verser d'un vase dans un autre : opération au moyen de laquelle on introduit du sang étranger dans les veines d'un animal vivant. Autrefois, pour pratiquer la transfusion, on plaçait dans l'artère d'un animal vivant le bout d'un tube, que l'on faisait entrer ensuite par son autre extrémité dans une des veines du sujet auquel on voulait transfuser du sang. Le tube placé, l'opération se faisait d'elle-même. Aujourd'hui on prend le sang avec une seringue, et on l'injecte dans la veine comme tout autre liquide.

S'il faut en croire Lamartinière, la transfusion aurait été

connue et pratiquée par les anciens. Il n'en est pas moins vrai que pour les modernes elle date seulement du milieu du XVIIe siècle. Essayée d'abord en Angleterre par Wren, en 1664, sur des animaux, préconisée en Allemagne par Major, elle fut pratiquée pour la première fois sur l'homme, en France, par Denis et Emmerets, en 1666. L'année d'après, leur exemple fut suivi par Lower et King; et en 1668, deux médecins italiens, Riva et Manfredi, firent aussi des expériences de transfusion sur l'homme. Mais l'attention du public fut surtout attirée par les opérations de Denis et d'Emmerets, par les attaques dont elles furent l'objet de la part de Lamartinière et de Pérault, et surtout par la sentence du Châtelet, en date du 17 avril 1668, qui défendit la transfusion, tant qu'elle n'aurait pas eu l'approbation de la faculté de médecine de Paris, qui, comme on le sait, ne la lui a jamais donnée. Depuis lors jusqu'à notre époque, où l'on vient de l'essayer de nouveau, cette opération avait été unanimement regardée comme dangereuse et complétement abandonnée.

La réprobation dont elle a été frappée pendant si long-temps paraîtra sans doute raisonnablement motivée, si l'on veut se rappeler que parmi les nombreux accidens qu'on accuse la transfusion d'avoir produits, en opposition avec quelques succès douteux, il faut compter la mort d'un fou sur lequel Denis et Emmerets l'avaient déjà pratiquée deux fois, comptant par là le guérir de sa folie. A la troisième opération, le malheureux patient s'écria, au moment où elle commençait : *Arrêtez, je me meurs! je suffoque!* Et en effet il expira peu de temps après, sans doute par l'effet de l'air qu'un procédé opératoire vicieux aura fait entrer dans ses veines.

Cet accident, au reste, n'est pas le seul qu'on ait à craindre de la transfusion. Elle peut en amener plusieurs qui avaient déjà été prévus, et dont MM. Prevost et Dumas ont montré toute la réalité, en en faisant connaître les principales causes (*Bibliot. univ.*, t. XVII). Il résulte de leurs expériences que l'introduction d'un sang à globules sphériques (*voyez* SANG) dans les veines des oiseaux produit très-promptement la mort par un véritable empoisonnement. Mais aussi ces ingénieux expérimentateurs sont parvenus à rétablir d'une façon vraiment surprenante des animaux près d'expirer par suite d'hémorrhagies excessives, en leur injectant dans les veines du sang pris sur un animal de la même espèce. Quand, au lieu de cela, ils ont eu recours au sang d'un animal d'espèce différente, quoique ayant des globules semblables, l'injection produisait bien un soulagement prompt, mais elle n'empêchait pas l'animal soumis à l'expérience de mourir au bout de six ou huit jours.

De son côté, M. Blundell est parvenu à faire vivre assez longtemps, sans leur donner de nourriture, plusieurs animaux dans les veines desquels il injectait du sang (*Arch. gén. de méd.*, décembre 1825). Il n'a pas, il est vrai, été aussi heureux en appliquant la transfusion à un malade atteint d'un squirrhe très-avancé au pilore; car le soulagement produit par cette opération a été fort peu appréciable, et le mal n'en est pas moins devenu promptement mortel. Elle n'a pas eu plus de succès entre les mains du même médecin, sur un sujet exténué par une prompte et considérable hémorrhagie.

Quoi qu'il en soit, c'est en tenant compte de ces divers résultats que Waller et Doubleday ont été conduits l'un et l'autre à essayer la transfusion (*Arch. de la méd.*, décembre 1825 et octobre 1826). Leurs expériences ont été faites successivement sur trois femmes qui étaient tombées dans un état de faiblesse des plus alarmans, par suite d'hémorrhagies utérines excessives. Le sang injecté a été tiré de la veine d'un homme, et le rétablissement des malades a été assez prompt pour qu'on puisse raisonnablement l'attribuer en partie aux bons effets de la transfusion. Ne pourrait-on pas dès-lors admettre qu'en cas pareils cette opération peut être de quelque utilité?

Quant à la possibilité d'arriver par son moyen à guérir toutes les maladies, et même à prolonger indéfiniment la vie, comme l'ont espéré quelques médecins, on ne s'attend sans doute pas à me voir combattre sérieusement de telles chimères. Cette tâche a d'ailleurs été parfaitement remplie dans l'*Encyclopédie*, article *transfusion*, et dans le dictionnaire de Planque, t. x. Je me borne donc à en indiquer la lecture aux personnes qui désireraient de plus longs détails historiques que ceux dans lesquels j'ai dû me renfermer. (ROCHOUX.)

TRANSPIRATION, s. f., de *trans* et *spirare*, suinter à travers. Ce mot, pris dans son acception générale, est synonyme des mots *perspiration*, *exhalation*, et exprime un des trois genres de secrétion, celui qui est accompli par les organes sécréteurs les plus simples, les organes exhalans. Il fut créé à l'époque où régnaient les théories mécaniques en physiologie, et où l'on croyait que les exhalations n'étaient que de simples transsudations de la partie séreuse du sang à travers les pores et les dernières ramifications des artères. Aujourd'hui on a substitué à ce mot celui d'*exhalation* (*voyez* les mots EXHALANS, EXHALATION, SÉCRÉTEURS, SÉCRÉTION). Mais, comme il y a dans le corps humain plusieurs surfaces exhalantes, on avait distingué aussi plusieurs sortes de transpirations, et on en reconnaissait surtout deux principales : la *transpiration* dite *pulmonaire*, qui se fait à la surface de la membrane qui tapisse l'intérieur des voies pulmonaires; et la *transpiration cutanée* ou *insensible*, qu'accomplit la surface externe de la peau. C'est à l'histoire de l'une et de l'autre que va être consacré cet article.

1° *Transpiration pulmonaire.* — On appelle ainsi la vapeur albumineuse qu'exhale la membrane muqueuse des voies respiratoires, et qui à chaque expiration est rejetée de l'intérieur du poumon avec la portion d'air qui reste de la respiration. Longtemps on pensa que cette matière était formée de toutes pièces dans l'acte de la respiration, et résultait de la combinaison de l'oxygène de l'air inspiré avec l'hydrogène et le carbone du sang veineux. A l'article RESPIRATION, cette erreur a été refutée : on a surtout objecté à cette opinion que la combustion de l'hydrogène ne se fait jamais sans déflagration; que la matière de la transpiration pulmonaire est également obtenue quand on respire des gaz qui ne contiennent pas de l'oxygène, par exemple, de l'azote ou de l'hydrogène; que cette matière n'est pas une vapeur aqueuse pure, mais une vapeur chargée d'une matière animale. Aujourd'hui elle est attribuée universellement à une sécrétion vitale.

Dès-lors, nous ne décrirons pas le mécanisme de sa formation, puisque ce mécanisme est le même que celui de toute sécrétion quelconque, et particulièrement de toute exhalation. Le sang, une fois parvenu dans l'intimité de la membrane exhalante, est, par une action élaboratrice de cette membrane, changé en cette vapeur halitueuse qui la constitue. Seulement une question s'élève, celle de savoir de quel sang elle provient : les uns disent que c'est du sang veineux de l'artère pulmonaire; les autres que c'est du sang artériel des artères bronchiques. La première opinion a régné presque exclusivement jusqu'en ces derniers temps; et cela, parce qu'on croyait que le changement du sang veineux en sang artériel dans la respiration tenait autant à ce que le premier de ces fluides se dépurait dans cette fonction de quelques principes hétérogènes, qu'à ce qu'il s'appropriait un principe nouveau, l'oxygène. On se fondait encore sur ce qu'une injection poussée dans l'artère pulmonaire va sourdre aussitôt à la surface des bronches, et sur ce que les matières étrangères accidentellement portées dans le sang sont éliminées par la transpiration pulmonaire plus promptement que par aucune autre voie d'excrétion. Mais, d'une part, il n'est pas démontré que ce soit par une action de dépuration que la respiration change le sang veineux en sang artériel; et tandis qu'on est certain que cette conversion tient à l'absorption de l'oxygène, on ne peut pas assurer que l'excrétion de l'acide carbonique de la transpiration pulmonaire a la même part à cette conversion. En second lieu, une injection poussée dans les artères bronchiques va de même sourdre à la surface des bronches. Enfin, la particularité qu'a la transpiration pulmonaire d'éliminer promptement les substances étrangères mêlées au sang, s'explique aussi bien dans l'idée que cette exhalation provient du sang des artères bronchiques, car les autres voies excrémentitielles, les reins, la peau, qui évidemment sont alimentées par du sang artériel, éliminent de même ces substances. Aujourd'hui donc on professe généralement l'opinion contraire, d'autant plus que la matière de la transpiration pulmonaire a absolument la même nature et la même composition que la matière de la transpiration cutanée, et que celle-ci à coup sûr émane d'un sang artériel.

Cette matière, en effet, est un mélange de gaz acide carbonique, et d'une sérosité albumineuse à l'état de vapeur déposée à la surface de la membrane qui l'exhale; par le fait même de sa production, elle est excrétée aussitôt avec l'air de l'expiration, qui la dissout en partie, et qui d'ailleurs l'entraîne avec lui. Elle se voit en hiver, ou quand on expire sur un corps poli ou dans un vase entouré de glace et qui la condense.

Ses usages sont jugés plus ou moins importans, selon l'espèce de sang de laquelle on la dérive. Si on la fait parvenir du sang de l'artère pulmonaire, elle fait partie intégrante de la fonction de respiration, et sert à l'hématose: si elle ne vient que du sang des artères bronchiques, ce qui est plus probable, elle servira seulement à maintenir humide la membrane muqueuse du poumon, et peut-être à conserver à un degré fixe sa température.

Sa quantité fut d'abord confondue par Sanctorius avec celle de la transpiration cutanée, comme nous le dirons ci-après; mais depuis on a cherché à évaluer chacune d'elles en particulier. Lavoisier et Seguin s'enveloppèrent d'un grand étui de taffetas gommé, qui s'étendait au-dessus de leur tête, mais qui était garni d'un tube qui communiquait au dehors et par lequel il leur était permis de respirer. Connaissant le poids de leur corps avant de commencer l'expérience, ils se pesèrent, 1° une première fois, ayant l'étui, afin de voir de combien les matières des transpirations pulmonaire et cutanée augmentaient leur poids ; 2° une seconde fois, ayant la tête dégagée de leur étui de manière à ne recueillir que la matière de la transpiration cutanée ; dès lors, ce qui manquait à ce poids pour égaler le précédent leur parut être la quantité de la transpiration pulmonaire en un temps donné. Ils reconnurent ainsi, que ces deux excrétions occasionaient, terme moyen, une perte de 2 livres 15 onces en un jour, dont 1 livre 14 onces pour la transpiration cutanée, et 17 onces pour la transpiration pulmonaire; la quantité de celle-ci était de 7 grains par minute, 5 gros 60 grains par heure. A l'occasion de la transpiration cutanée, nous allons montrer, que ces évaluations ne peuvent être qu'approximatives, et que ces transpirations varient sans cesse selon l'âge, le sexe, le tempérament, la constitution individuelle, le climat, la saison, l'excitation directe ou sympathique des membranes qui en sont les organes, l'état de santé ou de maladie, le besoin de la dépuration du sang, et l'état des autres excrétions avec lesquelles elles entrent en solidarité.

2° *Transpiration cutanée ou insensible.*—Par toute la surface externe de la peau, se fait d'une manière continue l'écoulement d'un fluide vaporeux, d'un halitus albumineux, qui, perdu aussitôt dans l'air, paraît d'abord ne pouvoir être apprécié. C'est là ce qu'on appelle la *transpiration insensible*, expression qui est impropre, car la matière qui la constitue tombe sous les sens de plusieurs manières. Elle est en effet manifestée par son odeur; dans certains cas, on peut la voir, comme lorsqu'on se place devant une glace ou devant un mur récemment blanchi; quelquefois on la voit se dégager en fumée; Tachenius, en s'enveloppant d'un linge trempé d'huile, en a recueilli assez promptement jusqu'à 4 onces; enfin nous dirons tout-à-l'heure qu'on l'a pesée.

Plusieurs savans, et entre autres M. Edwards a récemment émis cette idée, croient que dans la transpiration il y a deux actions : une physique, consistant dans l'évaporation par l'air des parties liquides du corps humain, en vertu de la loi générale qui amène une semblable évaporation dans tous les corps qui sont mouillés et en contact avec l'air; et une vitale, consistant dans une véritable exhalation excrémentitielle effectuée par la peau. Ils arguent surtout du dessèchement qu'éprouvent les batraciens et les poissons, par suite de leur séjour prolongé dans l'air; dessèchement qui chez les derniers amène promptement la mort, et qui à de certaines limites de température est toujours en raison du degré de sécheresse de l'air. Ils ont cherché enfin à séparer ce qui dans la transpiration est de l'action physique de l'évaporation, et ce qui est de l'action organique de l'exhalation : plaçant un animal à sang froid dans un air humide, et tel que l'action physique de l'évaporation ne pouvait plus se faire, dans un air d'une température égale à celle de l'animal, ils ont reconnu que l'animal avait perdu 6 fois moins de son poids que dans l'air ordinaire; d'où ils ont conclu que c'était l'action physique de l'évaporation qui avait la plus grande part dans les pertes que fait faire la transpiration. Nous sommes loin sans doute de nier que les lois générales ne conservent encore un peu de leur empire sur les corps vivans; nous croyons que beaucoup de phénomènes physiques tendent à se produire encore en ces êtres vivans; qu'il en est ainsi, par exemple, des phénomènes d'imbibition en certaines circonstances, et peut-être de ceux d'évaporation dont il est question ici. Mais je pense qu'on a fait ici à l'homme une fausse application de ce qui a lieu dans les animaux aquatiques; et que si une action physique d'évaporation a quelque part à la transpiration, c'est la plus petite, et que l'action organique de l'exhalation est celle qui y concourt le plus.

Celle-ci a le même mécanisme que toutes les autres exhalations. Ayant pour agens les nombreux vaisseaux exhalans qui entrent dans la texture de la peau, et dont les orifices sont ouverts à la surface de cette membrane, elle produit d'une manière continue une matière, sous forme de vapeur, qu'aussitôt l'air dissout, ou que les vêtemens absorbent, qui fait comme une atmosphère autour du corps, et qui en même temps qu'elle fonde une perte pour l'économie, et fait de sa sécrétion un émonctoire de la nutrition, paraît être un des moyens par lesquels se maintient notre température à un degré fixe.

La matière de cette transpiration cutanée est incolore, plus pesante que l'eau, et composée de beaucoup d'eau, d'un peu d'acide acétique libre, de muriates de soude et de potasse, de très-peu de phosphate de chaux et d'oxyde de fer, d'une quantité plus petite encore d'une matière animale particulière approchant de la gélatine, et d'acide carbonique. M. Berzelius dit que l'acide de la transpiration n'est pas l'acide acétique, mais de l'acide lactique.

Son excrétion est la conséquence irrésistible de sa production, puisque les exhalans de la peau aboutissent à la surface externe de cette membrane.

Sa quantité ne peut être appréciée directement, puisqu'on ne peut la recueillir en entier et la peser; mais on a cherché à la connaître par des moyens indirects. Il est de fait que si on se porte bien, et qu'en même temps on n'engraisse ni ne croisse, le corps revient à un même poids après un certain intervalle de temps. C'est une preuve que dans cet intervalle les excrétions ont égalé en quantité les ingestions, c'est-à-dire que le corps a rejeté autant de matière qu'il en avait pris au dehors. Or, on peut connaître la quantité des ingestions, en pesant tous les alimens et toutes les boissons qu'on prend dans un temps donné. On pouvait connaître de la même manière celle de toutes les excrétions dites *sensibles*, les fèces, l'urine, etc. On crut conséquemment que ce qui manquait aux excrétions sensibles pour égaler les ingestions, pouvait être considéré comme constituant la masse de la transpiration insensible. C'est sur ce fait que furent faites les expériences de Sanctorius. Ce médecin s'établit trente ans de suite dans une balance, et notant à une époque déterminée le poids de son corps, il pesa scrupuleusement, d'un côté, tout ce qu'il prenait de nourriture; de l'autre, toutes ses excrétions sensibles, et opposant la quantité de l'une à celle des autres, quand son corps était revenu à son poids primitif, il considéra ce qui manquait aux excrétions pour égaler les ingestions, comme étant le poids de la transpiration insensible. Par ce procédé, il crut voir que la transpiration était la plus abondante de nos excrétions, constituait à elle seule cinq huitièmes de nos pertes : pour 8 livres de matières ingérées, il n'y avait que 44 onces d'urine, et 4 de fèces, c'est-à-dire 3 livres d'excrétions sensibles; il restait conséquemment 5 livres de perspiration cutanée.

Ces expériences furent répétées partout et employées à connaître, non seulement le rapport de la transpiration cutanée aux autres excrétions, mais encore les variations de cette excrétion, selon les âges, les climats, les circonstances diverses de la vie. Dodart dit qu'en France son terme moyen est de 1 once par heure; qu'elle est aux excrémens solides comme 7 à 1, et à toutes les excrétions en général dans le rapport de 12 à 15. Robinson, expérimentant en Écosse, établit que, dans la jeunesse, elle est à l'urine comme 1,340 à 1,000, et dans la vieillesse, comme 967 à 1,000. Sauvages, qui habitait le midi de la France, trouva qu'à 60 onces de matières ingérées correspondaient 5 onces de fèces, 22 d'urine et 33 de perspiration cutanée. Gorter, en Hollande, établit à peu près les mêmes proportions; à 90 onces d'alimens correspondent 6 de fèces, 30 d'urine, et 49 de perspiration. Keill, au contraire, dit la quantité de la transpiration moindre que celle de l'urine; il n'y avait que 31 onces de la première sur 38 de la seconde. Rye dit que la perspiration est à l'urine comme 14 à 10, et annonça entre ces excrétions les proportions suivantes dans chaque saison : printemps, urine 40 onces, et transpiration 60; été, urine 37, et transpiration 63; automne, l'urine est en même quantité, et la transpiration a diminué, elle n'est plus que de 50 onces; enfin dans l'hiver, l'urine a augmenté de 3 onces. Selon Linning, qui observait dans la Caroline méridionale, la transpiration l'emporte en quantité sur l'urine pendant cinq mois, et l'urine au contraire est plus abondante pendant 7; c'est en septembre que la première est la plus abondante, et en décembre que la sécrétion urinaire est la plus active. Dans un climat septentrional, sur 3 livres d'alimens pris, il y eut : 5 onces de transpiration et 2 livres 10 onces d'urine, dans un jour d'hiver; 12 onces de transpiration et 2 livres 8 onces d'urine, dans un jour de printemps; 15 onces de transpiration et 2 livres 3 onces d'urine, dans un jour d'été; et 3 onces de transpiration et 2 livres 5 onces d'urine, dans un jour d'automne. On remarqua que l'urine prédomine dans la vieillesse, et la transpiration dans l'enfance; que dans les mois chauds de l'année, la transpiration est à l'urine comme 5 à 3; que dans les mois froids elle ne lui est plus que comme 2 à 3; et qu'en avril, mai, octobre, novembre et décembre, il y a égalité entre les deux excrétions. Enfin, de semblables travaux ont été faits de nos jours encore. D'après Lavoisier et Seguin, la plus forte quantité de transpiration est de 32 grains par minute; 3 onces 2 gros 48 grains par heure; 5 livres par jour : sa moindre quantité est de 11 grains par minute; 1 livre 11 onces 4 gros par jour. Elle est à son minimum pendant la digestion, et à son maximum après l'accomplissement de cette fonction; les mauvaises digestions la diminuent, on a plus de poids pendant quelques jours; mais à mesure que l'équilibre de santé se rétablit, on revient à son état primitif. Selon M. Edwards, la transpiration, examinée de six en six heures, entraîne des pertes successivement moindres; elle augmente après le repas, pendant le sommeil, par l'état de sécheresse de l'air, son agitation, sa chaleur surtout; admettant en elle l'action physique de l'évaporation, il croit même que le degré de pression atmosphérique n'est pas sans influence sur elle, l'ayant expérimenté sur des animaux à sang froid qu'il plaçait sous le récipient de la machine pneumatique, et qu'il soumettait au vide.

Tous les résultats obtenus dans ces expériences sont divers, et il ne pouvait en être autrement. D'abord, le procédé employé donne lieu à des erreurs inévitables. D'un côté, l'air que l'on respire, ainsi que les divers gaz que l'absorption cutanée peut introduire dans l'économie, ne sont pas compris dans la somme des matières ingérées. D'autre part, les expérimentateurs ne comptèrent pas avec un égal soin toutes les excrétions sensibles; et plusieurs se bornant aux fèces, à l'urine, négligèrent de tenir compte de la matière du moucher, des crachats, etc. On rapportait au contraire à la transpiration cutanée la matière de la transpiration pulmonaire. Enfin, il pouvait arriver que le corps fût revenu à son point primitif avant que toutes les substances ingérées fussent assimilées à sa substance. En second lieu, et ceci est surtout la raison principale, la transpiration cutanée varie à l'infini selon diverses conditions de l'univers extérieur et de l'organisme, et participe de la mobilité qui est propre à la plupart des phénomènes vitaux. Par exemple, abondante chez l'enfant, où elle est acidule, et à la puberté, qui lui donne une odeur de musc, elle est rare chez les vieillards. Elle est généralement plus abondante chez l'homme que chez la femme, chez laquelle elle devient acidule à l'époque des règles. Chaque individu offre à son égard sa constitution propre, étant abondante chez l'un, moindre chez l'autre. Elle augmente dans l'été, diminue dans l'hiver, prédomine dans les pays chauds, est plus faible dans les pays froids. Elle est surtout en rapport avec le degré d'excitation de la peau, et le besoin de la dépuration du sang et de la décomposition du corps, dont elle est un agent. Que la peau soit excitée, ou directement par des frictions, ou sympathiquement par suite de ses connexions avec les autres organes du corps, la transpiration redouble. Que le sang soit surchargé de parties aqueuses, que l'on soit à l'époque de la vie où la décomposition du corps est active, la transpiration, qui est une des voies par lesquelles ces besoins s'accomplissent, augmente. Entrant enfin en solidarité avec les autres excrétions, les suppléant si elles sont inactives, diminuant au contraire si elles sont plus abondantes, les équilibrant, sa quantité doit être un peu en raison de ce qu'est la leur. Il n'y a donc rien de plus mobile que la transpiration cutanée; et chercher à la déterminer, c'est, dit Bichat, chose aussi vaine que de spécifier les quantités d'eau qu'évaporise à chaque heure un foyer dont on fait à chaque instant varier l'énergie. En admettant que la transpiration est un phénomène mixte, moitié physique, moitié organique, l'évaluation est encore plus impossible, car il faudra faire la part des deux actions, et apprécier l'influence que chacune reçoit des circonstances extérieures et organiques.

Ce qu'il y a de sûr, c'est que dans l'état de santé, cette excrétion est fort abondante, qu'elle est la plus ordinaire aux gens forts, celle qui soulage le plus. Les variations dont elle est susceptible ne portent pas seulement sur sa quantité, mais probablement s'étendent aussi à sa nature; probablement que la matière de la transpiration est quelquefois différente d'elle-même; c'est à la chimie qu'il appartient de le prouver. On sait que dans les animaux les sels de la transpiration sont d'autant plus abondans que l'urine est moins chargée de radical acide phosphorique. Ces sels s'attachent à la peau en telle quantité, que des soins particuliers, l'étrille, par exemple, deviennent nécessaires pour les en détacher. Chez l'homme, où ils sont moins abondans, il suffit pour les enlever de changer de temps en temps de linge et d'user des bains.

Quant aux usages de la transpiration cutanée, d'abord évidemment cette excrétion sert à la décomposition du corps; certainement elle est une des sécrétions les plus prochainement dépuratrices et décomposantes, et sous ce rapport une de celles qui ont les rapports les plus intimes avec la sécrétion urinaire. En beaucoup d'animaux même, elle accomplit à elle seule la décomposition du corps, la sécrétion urinaire n'existant pas. A ce titre, on conçoit ses liens avec toutes les autres sécrétions, et combien il importe qu'elle ne soit ni supprimée, ni contrariée. Le même désordre que produirait la suppression de la sécrétion urinaire, résulterait de celle de la transpiration cutanée. Or, si l'on réfléchit combien la peau est exposée à être contrariée dans l'exercice de cette sécrétion, soit par l'influence des corps extérieurs, soit par celle des autres organes du corps, à cause des nombreuses et délicates sympathies qui l'unissent à eux, surtout par les rapports qui existent entre la température extérieure et la transpiration, on concevra combien de maladies doivent reconnaître pour cause des modifications dans l'accomplissement de cette excrétion. Que la perspiration cutanée soit contrariée, souvent alors la nature transporte sur d'autres systèmes la matière dont cette excrétion devait débarrasser le corps, et diverses maladies éclatent, ou des rhumatismes, ou des hydropisies, ou des dyssenteries, ou des catharres, selon que ce sont les systèmes musculaire, séreux, le canal intestinal, les membranes muqueuses, qui deviennent le point de la fluxion. De là le précepte d'exciter dans ces affections la transpiration.

Peut-être en outre la transpiration a-t-elle encore quelque utilité locale; on a dit, par exemple, qu'elle servait à entretenir la souplesse de la peau, et que son produit, en se vaporisant, enlevait au corps de son calorique, et en maintenait la température à un degré fixe. C'est à Franklin que l'on doit cette dernière idée, qui est presque universellement admise aujourd'hui en physiologie, et dont les détails ont été exposés au mot CHALEUR ANIMALE. (ADELON.)

TRANSVERSAIRE, adj., *transversarius*, qui présente une direction transversale. On donne ce nom à plusieurs muscles.

TRANSVERSAIRE (le muscle) DU COL, situé à la partie supérieure du dos et postérieure du cou, est alongé, aplati, plus mince à ses extrémités qu'à sa partie moyenne, inséré en arrière aux troisième, quatrième, cinquième, sixième, septième, et quelquefois huitième apophyses transverses dorsales par des tendons d'autant plus longs qu'ils sont plus inférieurs, qui croisent à angle aigu ceux du long dorsal, se portent verticalement en haut en se continuant avec les fibres charnues. Ces dernières se réunissent ensuite à un faisceau aplati d'abord, dont l'épaisseur augmente insensiblement, qui passe sur les deux premières apophyses transverses dorsales sans s'y attacher, et va s'insérer en diminuant de volume aux cinq ou six dernières apophyses transverses cervicales par des tendons analogues aux inférieurs, et d'autant plus longs qu'ils sont plus supérieurs.

Le muscle transversaire du col est couvert en haut par le splénius et l'angulaire, en bas par le long dorsal avec lequel il se confond; il est appliqué sur les muscles transversaire épineux, grand complexus, et petit complexus avec lequel il se réunit assez fréquemment plus ou moins intimement. Ce muscle étend les vertèbres cervicales, et les incline de son côté.

TRANSVERSAIRE (le muscle) ÉPINEUX, situé derrière les lames vertébrales, est épais, alongé, triangulaire, formé de faisceaux de longueur différente, placés les uns au-dessus des autres, et s'étendant des apophyses transverses aux apophyses épineuses des vertèbres depuis le sacrum jusqu'à la seconde vertèbre cervicale. Ces faisceaux charnus sont superficiels, moyens et profonds : les faisceaux superficiels sont les plus longs, et sont étendus d'une apophyse transverse au sommet de l'apophyse épineuse de la cinquième ou de la sixième vertèbre qui est plus haut; les faisceaux moyens se rendent d'une apophyse transverse à l'apophyse épineuse de la quatrième vertèbre au-dessus, tandis que les faisceaux profonds s'étendent simplement de l'apophyse transverse à l'apophyse épineuse placée immédiatement au-dessus.

Ce muscle correspond en dedans aux apophyses épineuses, aux muscles inter-épineux dans la région cervicale, et aux ligamens inter-épineux dans les régions dorsale et lombaire; en avant, aux lames vertébrales, aux ligamens jaunes, et aux apophyses articulaires et transverses auxquelles il s'attache; en arrière, au grand complexus dans la région cervicale, et au long dorsal dans les régions dorsale et lombaire. Le muscle transversaire épineux étend le rachis sur le bassin, et quand celui d'un côté seulement se contracte, il imprime un léger mouvement de rotation au tronc; si les différens faisceaux qui le composent agissent isolément, ils font exécuter une rotation plus ou moins marquée à la partie du tronc qu'ils occupent.

Winslow a nommé *premier transversaire antérieur du cou*, le DROIT latéral de la tête, et *petits transversaires antérieurs et postérieurs* les muscles INTER-TRANSVERSAIRES du cou : il appelle aussi *grand transversaire du cou* le muscle transversaire.

TRANSVERSE ou TRANSVERSAL, ALE, adj., *transversus, transversalis*, étendu en travers.

TRANSVERSES (les apophyses) des vertèbres sont des éminences plus ou moins saillantes situées sur les parties latérales des os. *Voyez* VERTÈBRE.

TRANSVERSE (l'artère) DU PÉRINÉE est un rameau qui se sépare de la branche supérieure de l'artère honteuse interne, se dirige en dedans et en avant au-dessus du muscle transverse du périnée jusqu'au bulbe de l'urètre dans lequel il pénètre en se divisant en plusieurs ramifications.

TRANSVERSALE (l'artère) de l'épaule; nom donné par Sabatier à l'artère scapulaire commune, branche de l'AXILLAIRE. *Voyez* ce mot.

TRANSVERSALE (l'artère) de la face est un rameau de l'artère temporale qui se distribue aux différens muscles de la joue en se portant transversalement sur la face. *Voyez* TEMPORAL.

TRANSVERSAL (le muscle) DU NEZ, qu'on nomme aussi *triangulaire du nez*, est mince, aplati, triangulaire, comme l'indique cette dernière dénomination, et placé transversalement sur les côtés du nez. Ses fibres s'implantent en dedans de la fosse canine par l'intermédiaire d'un petit faisceau aponévrotique, et se prolongent en divergeant jusque sur la face dorsale du nez, où elles se terminent dans un tissu dense, sous-cutané, qui recouvre le nez, et qui se continue avec le muscle transversal du côté opposé. Ce muscle, entièrement sous-cutané antérieurement, est recouvert en arrière par l'élévateur commun de l'aile du nez et de la lèvre supérieure : il est appliqué sur le cartilage latéral, et se continue en bas avec l'abaisseur de l'aile du nez ou myrtiforme. Ce muscle tire l'aile du nez en dehors, et concourt ainsi à la dilatation des narines.

TRANSVERSE (le muscle) de l'abdomen, situé sur les parties latérales et antérieures de l'abdomen, est limité en avant par la ligne blanche; en arrière par les apophyses épineuses et transverses des quatre dernières vertèbres lombaires; en haut par le bord inférieur de la dernière côte et la partie interne et inférieure des cartilages des six côtes suivantes; en bas par la crête de l'os iliaque et le pli de l'aine. Le muscle transverse abdominal est fixé en arrière au rachis par une aponévrose qui se divise en trois feuillets au niveau du muscle carré des lombes; l'un de ces feuillets est antérieur, passe au devant de ce muscle et s'attache à la base des apophyses transverses des vertèbres lombaires; le second passe entre ce même muscle et la masse commune au sacro-lombaire et au long dorsal, et vient s'insérer au sommet des mêmes apophyses, tandis que le troisième feuillet, qui est postérieur, confondu avec l'aponévrose du petit OBLIQUE, s'implante au sommet des apophyses épineuses des mêmes vertèbres. Ces trois lames aponévrotiques, réunies ensuite en dehors du bord externe du muscle carré des lombes, constituent une seule lame qui donne insertion à un certain nombre de fibres charnues : les autres s'insèrent en arrière et en bas de la lèvre interne de la crête iliaque et des deux tiers externes de l'arcade crurale, et quelques-unes enfin s'attachent en haut, aux cartilages des deux dernières côtes sternales et des trois suivantes, formant des digitations qui s'entrecroisent avec celles du diaphragme. Les fibres charnues partant de ces différentes insertions se dirigent toutes transversalement en avant, et se rendent à une aponévrose plus large à sa partie moyenne que supérieurement et inférieurement, en sorte que l'implantation des fibres charnues, sur son bord externe, décrit une courbe à concavité antérieure. Cette aponévrose se divise en deux portions, dont la plus considérable se prolonge derrière les trois quarts supérieurs du muscle droit, en étant séparée de ce muscle par le feuillet postérieur de l'aponévrose du petit oblique; son autre portion passe devant le quart inférieur du muscle droit entre lui et le feuillet postérieur de l'aponévrose du même muscle petit oblique, en s'unissant intimement à ce feuillet, en sorte que le quart inférieur du muscle droit est postérieurement contigu au péritoine.

Le muscle transverse de l'addomen correspond en dehors au petit oblique, et en dedans au péritoine; quand il se contracte, il rapproche les parois abdominales du rachis et diminue ainsi la capacité du ventre : il peut aussi porter en dedans les côtes auxquelles il s'attache.

TRANSVERSE (le muscle) du périnée consiste en un faisceau charnu, de forme variable, le plus ordinairement triangulaire, fixé en dehors à l'ischion et à la branche du pubis au-dessus de l'ischio-caverneux; en dedans il se confond avec le muscle transverse du côté opposé avec le bulbo caverneux et même avec le sphincter de l'anus. Ce muscle est incliné en avant, et composé de fibres parallèles, plus longues en arrière et en bas qu'en avant et en haut : il correspond en devant à l'espace triangulaire compris entre lui, l'ischio-caverneux et le bulbo-caverneux, en arrière au releveur de l'anus, dont il est séparé par un tissu cellulaire assez abondant, et en dehors à une branche de l'artère honteuse interne.

Les muscles transverses du périnée fournissent un point d'appui au sphincter cutané, et rendent ainsi sa contraction plus efficace; ils concourent avec le releveur de l'anus à soutenir le rectum et la vessie, et avec le bulbo-caverneux à resserrer le canal de l'urètre.

TRANSVERSAL (muscle) des orteils. *Voyez* ABDUCTEUR TRANSVERSAL DU GROS ORTEIL.

TRANSVERSAL (muscle) de la conque. *Voyez* OREILLE.

TRANSVERSAL (sillon) du FOIE. *Voyez* ce mot.

TRANSVERSE (sinus). *Voyez* MÉNINGE.

TRAPÊZE, s. m., *trapezius;* figure rectiligne à quatre côtés inégaux dont deux sont parallèles. On a donné ce nom à un muscle et à un os.

TRAPÈZE (le muscle) plutôt triangulaire que trapézoïde, très-large, mince, aplati, occupant la partie postérieure du cou, le dos et l'épaule, s'attache au sommet de toutes les apophyses épineuses des vertèbres dorsales et de la septième cervicale, aux ligamens interépineux qui les unissent au ligament cervical et au tiers interne de la ligne courbe supérieure de l'occipital. Les fibres aponévrotiques qui s'insèrent à ces différens points sont généralement assez courtes excepté celles qui se fixent à l'occipital, au niveau des premières vertèbres dorsales et de la dernière cervicale, et aux deux ou trois dernières vertèbres dorsales; les fibres charnues qui leur succèdent se réunissent toutes vers le moignon de l'épaule en convergeant les unes vers les autres, les supérieures se portant de haut en bas, les moyennes transversalement, les inférieures de bas en haut. Les premières s'attachent au tiers externe du bord externe de la clavicule, les secondes au bord supérieur de l'acromion ainsi qu'au ligament acromio-claviculaire et à l'épine de l'omoplate; les dernières se portent vers l'extrémité interne de cette même épine où elles s'insèrent par l'intermédiaire d'une aponévrose triangulaire.

Le trapèze est sous-cutané dans toute son étendue, et très-adhérent à la peau dans la région du cou, où il recouvre le grand complexus, le splenius et l'angulaire; au dos il est appliqué sur le petit dentelé postérieur et supérieur, le rhomboïde, le surépineux, le grand dorsal et une partie des muscles vertébraux.

Ce muscle élève l'épaule en imprimant à l'omoplate un mouvement de bascule dans lequel son angle antérieur est porté en haut, son angle supérieur en arrière et l'inférieur en avant; lorsque le trapèze agit avec le rhomboïde, l'omoplate est portée directement en haut, et quand il agit avec l'angulaire, cet os est porté directement en haut. Enfin, lorsque les deux épaules sont fixées, si l'un des trapèzes se contracte, il produit sur la tête un triple mouvement d'extension, d'inclinaison latérale et de rotation, de telle sorte que le menton est porté du côté opposé; si les deux muscles agissent de concert, ils déterminent l'extension de la tête.

TRAPÈZE (l'os) est au nombre des quatre qui composent la rangée métacarpienne du CARPE; il est situé obliquement et dépasse un peu en avant le niveau des autres os; il présente en haut une facette concave articulée avec le scaphoïde; en bas une facette plus étendue, convexe et concave en sens opposé, qui s'articule avec le premier os métacarpien; en avant une petite gouttière traversée par le tendon du radial antérieur et bornée par une éminence pyramidale où s'attache le ligament annulaire; en arrière et en dehors des inégalités où s'insèrent des ligamens; en dedans une facette articulaire large et concave correspondant au trapézoïde, et une autre plus étroite et plane qui est contiguë au second os métacarpien. Cet os se développe par un point d'ossification qui commence à paraître dans la cinquième année après la naissance.

TRAPÉZOIDE, adj., *trapezoïdes;* qui ressemble à un trapèze.

TRAPEZOÏDE (le ligament) est un faisceau ligamenteux placé obliquement entre l'apophyse acromion et la clavicule. *Voyez* ÉPAULE.

TRAPÉZOÏDE (l'os) est le second de la rangée métacarpienne du CARPE : il est plus petit que le trapèze et alongé d'arrière en avant. Il offre en haut une facette articulaire très-étroite unie au scaphoïde, en bas une autre facette traversée par une ligne saillante et articulée avec le second os métacarpien; en avant et en arrière il est inégal et donne attache à des fibres ligamenteuses; en dehors il présente une surface articulaire légèrement convexe, correspondant au trapèze, et en dedans une facette plane contiguë au grand os, et bornée postérieurement par des insertions ligamenteuses. Cet os, qui se développe par un seul point d'ossification, est en partie ossifié à huit ans.

(MARJOLIN.)

TRAUMATIQUE, adj., *traumaticus*, de τραῦμα, plaie ou blessure; qui a rapport aux plaies, qui est déterminé par une plaie. C'est dans ce sens qu'on dit : *fièvre*, *hémorrhagie*, *tétanos traumatique*. — On a appelé *maladies traumatiques* toutes les affections qui consistent en des lésions physiques, et l'on a rangé sous ce nom les fractures, les luxations, les contusions, les plaies, etc.

TRAVAIL D'ENFANTEMENT. Série des efforts qui produisent l'expulsion du fœtus. J'ai proposé de remplacer cette locution par le mot PARTURITION déjà employé par Plenck dans ce sens. *Voyez* ACCOUCHEMENT, PARTURITION. (DESORMEAUX.)

TRÈFLE D'EAU, s. m., *menyanthes trifoliata*, L. Rich. *Bot. méd.*, t. 1, p. 314. Cette plante que l'on appelle aussi *ménianthe*, et que l'on désigne dans les pharmacies sous le nom de *trifolium fibrinum*, appartient à la famille des gentianées et à la pentandrie monogynie. Elle est vivace et croît assez communément dans les marécages et sur le bord des étangs, aux environs de Paris. Sa tige est une souche cylindrique rameuse, étalée, donnant attache à de grandes feuilles alternes, amplexicaules pétiolées, composées de trois folioles ovales arrondies très-glabres, obtuses, à peine dentées sur leurs bords, d'une couleur verte très-pâle. Les fleurs sont blanches, légèrement lavées de rose, portées sur des pétioles très-courts et formant un épi court et presque globuleux. Leur corolle est monopétale campanulée, à cinq divisions lancéolées, aiguës, couvertes à leur face supérieure de longs poils blancs et glanduleux. Le fruit est une capsule ovoïde, à une seule loge, contenant un grand nombre de graines, attachées sur plusieurs rangs à deux trophospermes placés sur le milieu de la face interne des valves.

Toutes les parties du trèfle d'eau, mais surtout ses tiges et ses feuilles, dont on fait usage en médecine, ont une saveur très-amère, comme au reste cela s'observe dans toutes les autres plantes de la famille des gentianées, dans laquelle le genre *ménianthe* a été rangé. C'est donc un médicament essentiellement tonique. On se sert, soit du suc exprimé de la plante encore fraîche, que l'on administre à la dose de 1 à 3 onces, soit de la décoction préparée avec la plante fraîche ou sèche, soit de l'extrait dont la dose varie de 1 scrupule à 1 gros et même au delà, selon les différens effets qu'on veut produire. En général on fait usage du trèfle d'eau dans les maladies scrofuleuses, le rachitis, les éruptions cutanées chroniques, etc. (A. RICHARD.)

TREMBLEMENT, s. m. On désigne sous ce nom cette agitation faible et involontaire de tout le corps ou de quelque partie, qui dérange plus ou moins les mouvemens volontaires, sans jamais les empêcher complétement.

Ce phénomène se montre sous des formes diverses relativement à son siége, à son intensité, à son type, à sa durée. Il est partiel ou général, et dans ce dernier cas il peut exister à un degré différent dans les diverses parties; il est communément plus marqué dans les parties supérieures que dans les inférieures. Tantôt il est à peine sensible et n'apporte qu'une gêne obscure dans les mouvemens; tantôt il est porté au point de rendre la marche incertaine, la préhension difficile et la parole confuse. Il peut être permanent ou passager, se reproduire périodiquement à des intervalles déterminés, s'accroître ou diminuer avec rapidité ou lenteur, ne durer que quelques heures, quelques minutes même ou se prolonger indéfiniment. Mais c'est particulièrement des causes qui le produisent que ressortent les principales variétés du tremblement, et c'est surtout sous ce point de vue qu'il convient de l'envisager.

Le tremblement, tantôt est l'effet direct, soit de certaines conditions physiologiques, soit de quelques agens morbifiques, et tantôt est lié à certaines maladies dont il est un des symptômes. Des diverses conditions physiologiques qui peuvent produire le tremblement, les plus communes sont les affections morales vives, comme la frayeur, la colère, la joie, qui donnent lieu à un tremblement passager, et l'affaiblissement lié aux progrès de l'âge qui persiste jusqu'à la fin de la vie en faisant de continuels progrès. Cette dernière variété, à laquelle on a donné le nom de *sénile*, commence souvent vers la soixantième année; mais, comme la vieillesse à laquelle elle se lie, elle peut se montrer prématurément; c'est ce qu'on observe en particulier chez les sujets épuisés par les excès, dans les veilles, ou dans le coït ou par la masturbation.

Parmi les agens morbifiques dont le tremblement peut être

l'effet immédiat, les narcotiques tiennent la première place. L'usage passager de l'opium à haute dose produit un tremblement qui cesse avec le narcotisme; l'usage prolongé de cette substance produit un tremblement permanent qu'on sait être fréquent parmi les mahométans. L'abus du café, et plus encore celui des liqueurs alcooliques, produisent de même un tremblement passager ou permanent, selon que la cause a agi pendant peu ou beaucoup de temps. Enfin, les individus qui manient habituellement le mercure, et ceux qui ont abusé ou même simplement usé des préparations de mercure, ceux qui sont exposés journellement à ses émanations, sont souvent atteints d'un tremblement qu'on désigne par l'épithète de *mercuriel*, et qui peut être porté au point de les rendre incapables de continuer leur profession.

Le tremblement peut se montrer au début de la plupart des maladies aiguës, se reproduire dans le premier stade de chacun des accès d'une fièvre intermittente. Dans ces deux cas il se lie à la sensation de froid qu'éprouve le malade; son intensité est ordinairement proportionnée à celle du froid; il a quelque chose de convulsif, comme le prouve le choc violent des dents les unes contre les autres; il ne cesse pas comme les autres variétés du tremblement lorsque les parties qui en sont le siége sont soutenues et appuyées : il disparaît peu à peu lorsque la chaleur s'établit. Dans d'autres affections, dans celles en particulier où le cerveau est le siége d'une lésion organique, on observe un tremblement qui ne cesse qu'avec l'affection à laquelle il est lié. Le tremblement est encore un des phénomènes les plus constans et les plus remarquables dans les fièvres typhoïdes, dans lesquelles les fonctions cérébrales offrent une altération analogue à celle que produisent les substances narcotiques et un état qui se rapproche de l'ivresse.

Il serait satisfaisant de pouvoir rattacher le tremblement à l'affection d'un même organe. Dans le grand nombre des cas le tremblement est évidemment produit, soit par des causes qui portent leur action sur l'encéphale, soit par des lésions manifestes de ce viscère; mais il n'est pas démontré que le tremblement sénile, le tremblement mercuriel et celui qui accompagne le frisson, reconnaissent le même point de départ.

Le tremblement symptomatique qui a lieu dans le début des maladies aiguës, dans le frisson des fièvres intermittentes, dans les fièvres typhoïdes, dans les maladies organiques de l'encéphale, appartient, sous le rapport du pronostic et du traitement, à chacune de ces affections. Celui qui est le résultat d'une violente secousse morale cesse ordinairement avec promptitude, et ne réclame aucun traitement. Les ressources de l'art sont aussi impuissantes contre le tremblement sénile que contre la vieillesse elle-même. Le tremblement produit par l'abus des narcotiques, de l'alcool, du café, diminue ordinairement, et peut même, quand il n'est ni très-ancien, ni très-intense, disparaître complétement, par l'éloignement des causes qui y ont donné lieu. Le tremblement mercuriel, qu'on observe spécialement chez les doreurs sur métaux, exige également comme première condition l'interruption d'un travail dangereux, et comme moyens auxiliaires l'usage des bains simples, des bains de vapeur, et la diète lactée. L'appareil ingénieux, inventé par M. Darcet pour entraîner et recueillir les vapeurs mercurielles et soustraire les ouvriers à leur fâcheuse influence, a rendu cette affection beaucoup moins commune qu'elle ne l'a été; mais en admettant même que cet appareil remplisse complétement le but pour lequel il a été imaginé, l'indifférence des chefs d'ateliers, l'incurie des ouvriers, rendront long-temps encore fréquent le tremblement mercuriel parmi eux. (CHOMEL.)

TRÉPAN, s. m., *trepanum*, *terebellum*, de τρηταω, je perce. Ce mot a une double acception : en effet, tantôt on l'applique à une opération qui consiste à perforer avec un instrument aigu et tranchant quelques os longs et plats, ou à faire une ouverture au crâne au moyen d'une scie circulaire, dans l'intention de donner issue à des liquides épanchés, d'extraire des corps étrangers, de relever des pièces d'os enfoncées; tantôt on l'emploie pour désigner l'ensemble des instrumens qui servent à la trépanation, ou pour indiquer celui qui est spécialement consacré à cette opération. Devant considérer le mot trépan sous ces deux rapports, je vais jeter d'abord un coup d'œil sur la partie instrumentale, je m'occuperai ensuite de l'opération.

Instrumens. — Les instrumens que l'on emploie ou que l'on a conseillé d'employer dans l'opération du trépan, sont assez nombreux et renfermés ordinairement dans une boîte spéciale. Cette boîte contient des rugines, un trépan perforatif, un trépan exfoliatif, plusieurs couronnes ou scies circulaires avec leur pyramide, et une clef pour les visser et les dévisser, un manche appelé arbre sur lequel les instrumens se montent, un tire-fond, plusieurs élévatoires, un couteau lenticulaire, un méningophylax, une tenaille incisive, une brosse pour nettoyer la couronne. Quelques chirurgiens modernes proposent de joindre à ces instrumens un ou plusieurs ciseaux, une gouge, un maillet de plomb et une ou deux petites scies demi-circulaires. Le méningophylax, le tire-fond et le trépan exfoliatif ne sont plus employés.

La plupart des instrumens dont je viens de faire l'énumération ayant été décrits ailleurs, je ne m'occuperai ici que du trépan couronné et du manche sur lequel on adapte cette espèce de scie circulaire. Cet instrument fort ancien, puisque Celse a donné la description de deux trépans employés par Hippocrate, a été perfectionné ou modifié par plusieurs chirurgiens. Je me bornerai à citer les noms de Guy de Chauliac, d'Ambroise Paré, de Guillemeau, de Fabrice d'Aquapendente, de Scultet, de Bichat, etc.

Le trépan couronné ou la couronne à trépan est confectionné en acier; cet instrument est fait en forme de boisseau; il a ordinairement un pouce de hauteur; sa grandeur varie, son diamètre s'étend depuis six lignes jusqu'à dix. En général les plus grandes couronnes conviennent le mieux : elles sont le plus souvent un peu coniques, d'autres fois cylindriques. L'intérieur de cet instrument est lisse et exactement poli; l'extérieur au contraire est garni de petits tranchans formés par des entailles et des biseaux. Ces tranchans un peu obliques de haut en bas et de droite à gauche, par rapport à l'axe de la couronne, se terminent chacun par une petite dent bien affilée; leur suite forme une scie circulaire. La partie supérieure de la couronne appelée culasse est percée d'un trou qui pénètre dans sa cavité, et qui permet d'y introduire un stylet pour repousser la pièce d'os qui pourrait rester engagée dans son diamètre inférieur; chaque couronne est garnie de sa pyramide; le sommet de cette pyramide, qui est très-aigu, excède d'une demi-ligne le niveau de la scie. Sa base se visse de gauche à droite dans le milieu de la partie supérieure de la couronne par le moyen d'une clef. Cette tige pyramidale sert à fixer la couronne sur le lieu qu'on se propose de perforer et l'empêche de vaciller. Berenger de Carpi, Sharp, Desault et quelques praticiens modernes préfèrent à la couronne conique celle qui a une forme cylindrique. Cependant avec la première qui agit à la vérité avec moins de promptitude et de facilité, la dure-mère est à l'abri du déchirement, lésion qu'on n'est pas toujours sûr d'éviter avec la seconde. Il est d'usage d'assortir trois couronnes de différentes dimensions pour les boîtes à trépan.

Bichat a proposé de modifier de la manière suivante l'instrument que je viens de décrire. Son trépan diffère de celui qui est généralement employé par une tige d'acier soudé avec le manche et dégénérant insensiblement en une pointe analogue à celle du perforatif. Sur cette tige immobile se monte la couronne; celle-ci, cylindrique, dentelée en dehors diffère des couronnes anciennes, 1° par le défaut de pyramide; 2° par un prolongement qui s'élève de sa base, et qui est percé d'une ouverture quadrilatère proportionnée à la grosseur de sa tige qu'elle est destinée à recouvrir, et sur laquelle elle se meut de haut en bas; une vis sert à la maintenir à la hauteur que l'on désire. Pour se servir de cet instrument, il faut d'abord fixer la couronne de manière que la tige dépasse de beaucoup le niveau de ses dents, afin de faire au centre de la pièce d'os qu'on veut emporter une petite ouverture propre à fixer l'instrument pendant l'opération; on abaisse ensuite la couronne jusqu'à ce que la tige ne soit pas plus saillante que les pyramides ordinaires qu'elle remplace. Lorsque la section de l'os est faite à moitié, la couronne est encore abaissée, afin que la pointe de la tige placée au-dessus de son bord dentelé ne puisse pas déchirer la dure-mère. Cet instrument est beaucoup plus simple et plus facile à diriger que le trépan ordinaire. M. Sir Henry, habile coutelier de Paris, a apporté de nouvelles modifications au trépan : la couronne est cylindrique comme celle de Bichat, la tige pyramidale se hausse et se baisse à volonté, et s'arrête au moyen d'une vis de pression placée sur la tige qui supporte la couronne; elle rentre même et se cache dans son intérieur, ce qui abrége l'opération puisqu'on n'est pas obligé de s'arrêter pour l'enlever avec la clef.

M. Hey a fait construire des couronnes à trépan dont le bord dentelé représente un *c* au lieu d'un *o*. Ce trépan, qui a été introduit en France par M. Maunoir de Genève, peut être extrêmement utile dans quelques cas; en effet, on n'a pas toujours besoin d'enlever une portion du crâne complétement circulaire; il est même souvent beaucoup plus avantageux de se borner à couper une partie d'une moindre grandeur et d'une forme différente.

Le trépan perforatif, les scies circulaires ou demi-circulaires que je viens de décrire, se montent au moyen d'une tige, et sont retenues par une bascule sur un manche nommé arbre du trépan. Ce manche qui ressemble à un vilebrequin, espèce d'outil employé très-fréquemment en menuiserie, est confectionné en acier, et plus ou moins artistement travaillé. La palette qui le termine en haut et l'espèce de boule qui est au milieu roulent sur leur axe, afin d'éviter aux mains du chirurgien un frottement très-incommode. La palette peut être en ébène, en ivoire ou en acier. M. Sir Henry, pour rendre cet instrument plus portatif, a imaginé de mettre des charnières dans les deux endroits où il est coudé; de cette manière, l'arbre peut se développer en ligne droite, et occuper moins de place dans une boîte à trépan. Ce coutelier a réuni, dans une boîte douze fois moins volumineuse que les anciennes caisses à trépan, toutes les pièces nécessaires pour pratiquer cette opération, sans que l'instrument perde de sa forme et de ses dimensions. Le trépan brisé de M. Sir Henry est très-remarquable.

Opération du trépan. — Quoique ce soit dans les ouvrages d'Hippocrate que l'on trouve la première description de l'opération du trépan, on peut présumer cependant, d'après le degré de perfection où elle était déjà portée à l'époque où vivait le père de la médecine, que cette opération avait dû être pratiquée longtemps auparavant. Son utilité a sans doute été exagérée par les anciens, spécialement par l'ancienne académie de chirurgie, et par Quesnay son historien. Quelques chirurgiens l'ont employée, non-seulement dans des cas où elle ne semblait pas nécessaire, mais ils ont osé la réitérer plusieurs fois sur le même sujet. Stalpart-Vanderwiel n'a pas craint d'y revenir jusqu'à vingt-sept fois. Cependant on pourrait dire que, si cette opération fut prodiguée autrefois, son usage est peut-être trop restreint aujourd'hui. On sait quelle défaveur l'école de Desault a jetée sur la trépanation. Ce grand chirurgien y avait renoncé entièrement dans les dernières années de sa pratique; tous les chirurgiens judicieux penseront que la proscription de cette opération est aussi injuste, que l'abus qu'on en a fait à diverses époques était condamnable; car la pratique de la chirurgie offre des cas peu nombreux, il est vrai, dans lesquels rien ne saurait suppléer à l'opération du trépan, et où ce moyen, employé en temps opportun, arrache le malade à une mort certaine. Toutefois, on ne peut pas se dissimuler que cette opération est grave et dangereuse : aussi on ne doit pas la pratiquer sans circonspection. Le contact de l'air peut, au rapport de Bell, irriter la dure-mère dans le moment surtout où l'ébranlement et l'inflammation qu'amène la lésion des parois osseuses du crâne ont augmenté la sensibilité ; l'air peut aussi altérer les liquides épanchés, spécialement le pus qui se forme dans certains cas d'inflammation.

Pour mettre de l'ordre dans ce que j'ai à dire sur l'opération du trépan, je vais exposer d'abord le but qu'on se propose en la pratiquant, et indiquer les cas qui la nécessitent; je déterminerai ensuite les régions de la tête sur lesquelles on peut trépaner; je ferai connaître les pièces d'appareil dont on a besoin, la manière de procéder à l'opération, le mode de pansement et finalement les soins que réclame l'opéré.

But qu'on se propose, cas qui nécessitent la trépanation. — J'ai déjà eu occasion de dire qu'on a recours à l'opération du trépan pour donner issue à un liquide épanché, relever une pièce d'os enfoncée, extraire un corps étranger. Aux articles *commotion*, *épanchement*, *fracture* et *plaies de tête*, on a déterminé les signes des fractures des os du crâne et des autres lésions des enveloppes osseuses du cerveau; on a parlé des épanchemens sanguins, purulens et de leurs effets; ma tâche doit donc se borner ici à indiquer les cas qui nécessitent la trépanation.

La compression cérébrale peut seule engager le chirurgien à pratiquer cette opération; la compression peut dépendre de la fracture des os du crâne, de l'enfoncement de quelques fragmens ou de la présence de quelque corps étranger ; d'autres fois, il faut en chercher les causes dans les effets de la commotion, de la contusion ou de l'inflammation du cerveau. Lorsque dans le premier cas un liquide pèse sur une partie de cet organe, c'est du sang qui s'est échappé des vaisseaux rompus; dans le troisième, au contraire, c'est du pus épanché à la surface du cerveau ou contenu dans sa substance. Dans tous les cas, la compression cérébrale est caractérisée par les phénomènes suivans : assoupissement continuel et profond, respiration lente, profonde, suspirieuse, dilatation des pupilles, paralysie plus ou moins complète de la moitié du corps opposé à l'épanchement; quelquefois des mouvemens convulsifs se manifestent dans l'autre côté.

Lorsqu'à la suite d'un coup sur la tête on reconnaît qu'il y a fracture dans l'endroit frappé, si cette lésion consiste dans une simple fêlure et que les accidens indiquent la compression du cerveau, il faut trépaner sur la solution de continuité de l'os dont les bords ne sont pas assez écartés pour donner issue au liquide épanché. Ne peut-on pas trépaner dans quelques cas de plaie de tête sans fracture apparente, qui s'accompagnent de compression cérébrale? Le fait que je vais citer, précieux par sa rareté et par le plein succès qu'on a obtenu, prouve qu'on n'a pas toujours besoin de constater l'existence de la fracture pour se décider à pratiquer l'opération. Béclard et M. Paul Dubois ont communiqué à l'Académie royale de médecine, section de chirurgie, l'observation suivante : un malade reçu à la maison de santé avait une plaie sans fracture apparente dans la région temporale droite; la moitié gauche du corps était frappée de paralysie, tous les symptômes de l'épanchement existaient : trois couronnes de trépan furent appliquées à la partie supérieure de la fosse temporale formée par le pariétal; par leur moyen on reconnut à la fois la fracture et un épanchement considérable, résultant de la lésion de l'artère sphéno-épineuse; un filet de sang vermeil s'échappait du vaisseau et coulait sur un caillot volumineux et noirâtre; on retira par les ouvertures huit onces environ de sang coagulé.

Lorsque des esquilles détachées de l'os sont enfoncées, piquent les membranes ou compriment la masse cérébrale, si l'on ne peut pas les relever ou les extraire sans appliquer le trépan, l'opération est indiquée. On doit avoir recours au même moyen pour extraire une balle lorsqu'elle a pénétré dans le crâne au-delà de son grand diamètre, qu'on ne peut lui imprimer aucun mouvement, et lorsque d'ailleurs sa présence donne lieu à des accidens de compression.

Des épanchemens purulens se forment quelquefois à la suite de l'inflammation traumatique des méninges, du cerveau, et compriment cet organe. On a proposé de donner issue à la matière épanchée au moyen du trépan. Pott est partisan de cette pratique; Desault s'est prononcé pour la négative. Cette dernière opinion est assez généralement adoptée de nos jours. N'étant guidé, en effet, par aucun signe extérieur, on peut, après avoir appliqué plusieurs couronnes, ne pas rencontrer l'épanchement qui est situé quelquefois profondément dans la substance du cerveau. En supposant même qu'on tombe sur un des points occupés par le liquide, il n'en résulte pas ordinairement un grand avantage, puisque le pus est disséminé presque toujours sur une large surface.

Lorsqu'un os du crâne dénudé est privé de son périoste, il arrive souvent, spécialement chez les vieillards, qu'il se nécrose dans toute son épaisseur : un petit dépôt se forme alors entre l'os et la dure-mère; on reconnaît sa présence lorsqu'au bout de trois semaines ou un mois il survient quelques frissons, des malaises, des nausées, des vomissemens, de l'assoupissement, etc. L'os dénudé présente à l'extérieur une couleur terne un peu grisâtre; il résonne quand on le percute avec un stylet. Si l'on applique le trépan perforatif, on s'assure que la sciure est blanche et sèche, ce qui annonce la mort de l'os. Lorsqu'on est parvenu à la dure-mère, on trouve presque toujours du pus qui sort par jets isochrones aux mouvemens du cœur et de la respiration; on agrandit alors l'ouverture du crâne au moyen d'une couronne de trépan; après cette opération, le pus coule facilement au dehors, et les malades ne tardent pas à guérir.

Régions de la tête sur lesquelles on peut trépaner. — Le trépan peut être appliqué sur tous les points de la surface du crâne situés au dessus d'une ligne circulaire qui passe sur la bosse nasale et sur la protubérance occipitale. Toutefois on recommande de respecter la partie moyenne et inférieure de la région frontale, les angles antérieurs et inférieurs des pariétaux, le trajet des sutures. Cependant il n'est aucun de ces points où l'on ne puisse opérer dans les cas de nécessité urgente.

On donne le conseil de ne pas appliquer le trépan sur la partie moyenne inférieure du coronal à cause de la disposition de sa crête et de celle des sinus frontaux; la crête coronale est tellement saillante chez quelques sujets, que si l'on trépane sur cette partie, l'os se trouvant scié dans toute son épaisseur avant d'avoir coupé la saillié osseuse, on s'expose à blesser la dure-mère et même le cerveau. Les sinus formés par les deux tables du coronal présentent beaucoup plus de largeur inférieurement que supérieurement. Cette inégalité de distance d'une table à l'autre fait que la scie du trépan a détruit toute l'épaisseur de la lame interne et a déchiré les méninges et même le cerveau dans la partie moyenne avant d'avoir entamé cette lame inférieurement. On peut éviter cet inconvénient. Ainsi, s'il se forme un épanchement derrière les sinus frontaux, il faut trépaner successivement les deux tables du coronal en ayant le soin d'employer pour la table interne une couronne moins large que celle dont on s'est servi pour la table externe; on enlève ensuite la crête coronale avec le ciseau. Un autre motif a fait défendre l'application du trépan sur les sinus frontaux. On a craint une fistule entretenue par le passage de l'air. On sait qu'il existe très-peu de cas où l'on soit obligé de trépaner sur cette région de la tête; mais si des circonstances graves rendaient l'opération nécessaire, on ne devrait pas être arrêté par une semblable crainte.

On a défendu de trépaner sur l'angle antérieur et inférieur du pariétal à cause de l'artère sphéno-épineuse dont la branche antérieure renfermée quelquefois dans un canal osseux serait déchirée avant d'avoir fini de scier le crâne. Si des raisons particulières obligent de trépaner sur cette partie, et que l'artère soit lésée, on peut arrêter l'hémorrhagie, soit en introduisant un petit bouchon de cire molle dans le canal osseux qui enveloppe le vaisseau, soit en remplissant l'ouverture du trépan avec un bouchon de liége percé à sa partie moyenne d'un trou assez grand pour donner issue au sang épanché sur la dure-mère. Les accidens qu'occasione la section du muscle crotaphyte ne doivent pas empêcher de trépaner sur la région temporale que les anciens trop timides prescrivaient de respecter.

Le précepte qui défend de trépaner sur le trajet des sutures est basé sur la connaissance de l'union de la dure-mère avec les os du crâne, union tellement intime sur ces points qu'elle est rarement détruite par la force de la percussion ou par un épanchement; en sorte qu'on s'expose à léser cette membrane et à y déterminer de l'inflammation, de la suppuration. Aussi, lorsqu'une suture est traversée par une fracture, la dure-mère restant adhérente le long de cette espèce d'articulation, et l'épanchement se faisant des deux côtés, on recommande d'appliquer une couronne sur les deux parties latérales de la suture. On prescrit de ne pas trépaner sur le trajet des sinus veineux à cause de l'hémorrhagie qui peut être le résultat de leur ouverture. Cette lésion n'est pas aussi dangereuse qu'on l'a cru; on sait que le sang, au lieu de sortir de ces sinus avec force, ne s'écoule que lentement, et que la plus légère compression suffit pour l'arrêter : ainsi on peut trépaner sur leur trajet lorsqu'une fracture avec enfoncement les traverse, ou lorsque des esquilles qu'on ne peut relever ni extraire par les ouvertures faites aux environs, sont enfoncées dans l'un de ces conduits veineux.

Préparation de l'appareil. — On dispose sur un grand plat tous les instrumens nécessaires à cette opération ; je n'en reproduirai pas ici l'énumération puisque je l'ai déjà faite (*voyez instrumens*). Il faut avoir le soin d'ajouter un scalpel ou un bistouri droit ou convexe pour inciser le cuir chevelu, et une feuille de myrte ou un cure-dent pour enlever la sciure qui reste dans la voie de la couronne. Les instrumens doivent être rangés dans l'ordre suivant lequel ils doivent être employés. Un second plat contient différentes pièces dont les unes sont nécessaires pendant l'opération, tandis que les autres doivent servir au premier pansement. Cet appareil se compose de petites bandelettes de linge destinées à recouvrir les bords de la plaie et à soutenir les lambeaux du cuir chevelu, pendant qu'on perce l'os; d'un morceau de toile fine, nommé *sindon*, taillé en rond, un peu plus grand que l'ouverture qu'on se propose de faire au crâne, et traversé d'un fil dans son milieu; de charpie, de compresses de grandeur et de forme différentes; d'un bandage tel que le mouchoir en triangle, le bandage de Galien ou le grand couvre-chef; une éponge, des vases contenant de l'eau chaude, de l'eau froide, sont également nécessaires, ainsi que quelques bougies, si la chambre où l'on opère n'est pas suffisamment éclairée.

Procédé opératoire. — L'appareil étant disposé et la tête du malade rasée, on le fait coucher sur le côté droit si on a l'intention de trépaner à gauche; sur le côté gauche si on opère à droite, et sur l'occiput si on veut appliquer le trépan sur le front ou sur le sommet de la tête. Dans tous les cas on place la tête sur un oreiller qui est soutenu par une planche ou par tout autre corps solide ; des aides sont chargés de la maintenir; d'autres de présenter les instrumens et de les nettoyer à mesure que cela devient nécessaire. Ces premières dispositions prises, on met à découvert la portion du crâne sur laquelle on se propose de trépaner, soit en agrandissant la plaie s'il en existe une par l'effet de la maladie, soit en divisant les tégumens s'ils sont encore entiers. On donne à cette incision, qui doit comprendre le cuir chevelu et le pericrâne, tantôt la forme d'un *T*. quelquefois celle d'un *V*.; les praticiens adoptent assez généralement l'incision cruciale : la seconde, composée de deux traits qui se réunissent à angle aigu, a été proposée pour la région temporale dans l'intention de ménager les fibres du muscle crotaphyte. En divisant les parties molles, il faut avoir le soin de modérer la pression lorsqu'il y a fracture avec enfoncement ou lorsqu'on trépane pour une carie. Il faut aussi avoir l'attention de couper le pericrâne dans la même étendue que la peau. Lorsque l'incision est faite, on dissèque les lambeaux en enlevant, s'il est possible, le pericrâne en même temps que les autres parties; si une portion de cette membrane adhère encore à l'os, on la détache avec une rugine; on couvre ensuite les lambeaux relevés avec des compresses fines afin de les garantir de l'action de la couronne. Lorsqu'une félure rend l'opération nécessaire, on doit trépaner dans l'endroit le plus déclive, et placer la couronne de manière qu'un point de sa circonférence passe dans la félure même. S'il y a fracture avec enfoncement, on applique le trépan sur une portion solide qui puisse après l'opération fournir un point d'appui pour relever et extraire les pièces d'os enfoncées; enfin lorsqu'on a recours à ce moyen pour un épanchement sans fracture, on place la couronne au centre de la portion du crâne dénudée.

Le lieu sur lequel on doit opérer étant déterminé, on pose sur ce point la couronne qu'on a choisie, et on l'appuie en tournant un peu de manière que la pyramide dont elle est garnie fasse un petit trou. Cela fait, on monte le trépan perforatif sur son manche; prenant cet instrument comme une plume à écrire, on en place la pointe dans le trou qui a été ébauché par la pyramide, et on lui donne une direction perpendiculaire à la surface de l'os. Le pouce et l'indicateur de la main gauche appliqués sur la palette du manche forment une espèce de cerceau sur lequel on appuie le front ou le menton; les trois premiers doigts de la main droite saisissent le milieu de la portion coudée de l'arbre qu'ils font tourner de droite à gauche. Lorsque le perforatif a fait un trou assez grand pour recevoir la pyramide, on le remplace par celle-ci; la couronne étant montée sur l'arbre et placée perpendiculairement à la surface du crâne, c'est-à-dire de manière que la pyramide corresponde bien exactement avec le trou fait par le perforatif, on tourne l'instrument doucement; on va un peu plus vite à mesure que la trace circulaire de la couronne devient plus grande. Lorsqu'elle a creusé une rainure assez profonde pour pouvoir s'y maintenir sans le secours de la pyramide, on dévisse celle-ci avec une clef; la pyramide ôtée, on replace la couronne et on tourne de nouveau sans trop appuyer. On interrompt de temps en temps l'opération pour nettoyer la rainure avec un cure-dent, tandis qu'un aide, muni d'une brosse, enlève les sciures qui sont engagées entre les dents de la couronne; on profite de ces interruptions pour examiner à quel point on est parvenu, si la section est partout également profonde, et si déjà la pièce qu'on se propose d'enlever est mobile, ce dont on s'assure avec une spatule. Lorsque la section est plus avancée d'un côté, on incline la couronne du côté opposé de manière qu'elle s'achève en même-temps sur toute la circonférence; en général on doit tourner avec d'autant plus de lenteur et de légèreté qu'on est plus près de terminer. Lorsque la pièce d'os cernée par la couronne est très mobile, on achève de l'ébranler avec une spatule; si elle est entièrement détachée, on l'enlève avec cet instrument ou avec un élévatoire simple dont on se sert comme d'un levier du premier genre. Si un seul levier ne suffit pas, on en emploie deux. La portion d'os enlevée, on doit porter le doigt dans l'ouverture pour s'assurer s'il y a des aspérités à sa circonférence. Lorsqu'on en trouve, on les détruit avec le couteau lenticulaire; on a soin, en se servant de cet instrument, d'appliquer le bouton applati qui en termine la lame contre la face interne du crâne afin de mettre la dure-mère à l'abri de toute espèce de compression.

La conduite qu'on doit tenir après l'opération est subordonnée aux circonstances qui l'ont rendue nécessaire : si le trépan a été appliqué pour remédier à un épanchement produit par une fracture, et que le sang épanché soit situé entre les os du crâne et la dure-mère, ce liquide s'écoule avec facilité; le mouvement d'élévation du cerveau suffit pour en procurer l'évacuation; on observe ordinairement que sa sortie fait cesser assez promptement les accidens de la compression (*Abernethy*). Quelquefois la fracture s'étend au loin, et tout le sang répandu sur la dure-mère ne peut pas être évacué par l'ouverture faite au crâne; il faut alors en pratiquer une autre dans l'endroit où la solution de continuité de l'os se termine. Lorsqu'on a trépané pour un épanchement sans fracture, le sang se trouve ordinairement au-dessous de la dure-mère; on est alors obligé d'inciser cette membrane; toutefois on ne doit s'y déterminer que lorsque son élévation, sa couleur noirâtre, sa mollesse et une sorte de fluctuation annoncent qu'il y a véritablement du sang épanché au dessous d'elle; on doit se conduire de la même manière si l'inflammation, la mollesse, une altération plus ou moins prononcée dans la couleur et la consistance de la dure-mère annoncent qu'elle recouvre un foyer purulent. Dans ces différens cas on enfonce prudemment la pointe d'un bistouri dans la tumeur que forme cette membrane soulevée par les liquides; on l'incise crucialement; si après cette incision la surface du cerveau paraît lisse, mollasse, fluctuante, il y a abcès dans la substance de cet organe; on peut y enfoncer la pointe du bistouri à un pouce de profondeur; la prudence ne permet pas d'aller plus loin; lorsqu'après l'application du trépan on ne trouve rien entre le crâne et la dure-mère ou au dessous de cette membrane dans l'endroit où l'on soupçonnait l'existence de l'épanchement, il faut, si toutefois de nouveaux signes l'indiquent ailleurs, multiplier les ouvertures. La multiplicité des trépans est surtout nécessaire dans les cas où la fracture traverse une suture : j'ai déjà dit que l'adhérence plus intime de la dure-mère sur ce point fait qu'elle se détache seulement sur les deux côtés de cette articulation, mais reste unie sur son trajet : deux épanchemens se forment alors, un de chaque côté. Lorsqu'une ouverture pratiquée sur un des côtés de la suture, ne donne pas issue à tout le sang épanché, ce qu'on reconnaît à la persévérance des symptômes de la compression, il faut appliquer une seconde couronne sur l'autre côté; lorsqu'on a trépané pour une fracture avec enfoncement, aussitôt que la pièce d'os circonscrite par la couronne est extraite, on doit s'occuper de relever les esquilles et les fragmens enfoncés; on se sert pour cela de l'élévatoire simple; si après avoir porté le levier par l'ouverture déjà pratiquée, on éprouve de la difficulté, ou pour mieux dire si on ne peut pas relever le fragment, on doit poser une seconde couronne dans un endroit plus convenable : lorsque quelques esquilles engagées dans l'épaisseur de la dure-mère, dans un sinus veineux ou même dans la substance du cerveau, ne peuvent pas être retirées sans l'agrandissement de l'ouverture faite déjà à ces parties par le corps étranger, il faut les inciser et donner à cette incision toute l'étendue nécessaire; dans les grandes lésions du crâne, lorsqu'on a retiré les esquilles détachées et enfoncées à une certaine profondeur dans le cerveau, on doit rechercher avec soin s'il n'y en a pas d'autres situées plus profondément encore.

Pansement, soins consécutifs. — Lorsque l'opération du trépan est achevée, on doit panser la plaie. Tous les auteurs donnent le précepte de placer avec un stylet entre le crâne et la dure mère, le morceau de toile fine taillé en rond nommé *Sindon*. Quelques modernes voyant, dans l'introduction de cette sorte de corps étranger une cause d'irritation, proposent de l'appliquer seulement sur l'ouverture faite par le trépan; ils l'emploient afin que la charpie dont on couvre cette ouverture n'engage pas ses brins dans la substance du cerveau ou dans l'intervalle de ses membranes. Dans le premier mode de pansement, le sindon placé, on remplit de charpie fine l'ouverture faite à l'os; on recouvre ensuite cette ouverture ainsi que les autres parties dénudées avec des plumasseaux secs ou chargés d'un digestif simple; des compresses, le bandage de Galien ou un mouchoir en triangle soutiennent la charpie et complètent le pansement. J'ai déjà dit qu'on est quelquefois obligé de faire plusieurs ouvertures au crâne; lorsqu'elles communiquent ensemble et qu'il y a une grande perte de substance, on doit se borner à couvrir la dure-mère avec un linge très fin: on applique ensuite les autres pièces d'appareil.

Lorsque le pansement est fait, on replace le malade commodément dans son lit, et on lui donne une position qui puisse favoriser l'écoulement des liquides par l'ouverture du crâne. On prescrit des boissons tempérantes, des lavemens et une diète sévère; on a recours aux émissions sanguines si on les croit nécessaires. La température de la chambre qu'occupe l'opéré doit être modérée; on doit éviter avec soin toute espèce de bruit. Au bout de douze heures on réitère le pansement qui est renouvelé ensuite tous les jours; on le modifie lorsqu'on le juge nécessaire. Si la dure-mère est mise à découvert dans une grande étendue, elle est poussée ordinairement par le cerveau dans l'ouverture du crâne, et fait quelquefois saillie au-dehors. On peut prévenir ce déplacement en soutenant cette membrane, après les premiers pansemens, avec un tampon de charpie et une plaque de plomb qu'on place entre les compresses. On doit éviter de se servir de liqueurs spiritueuses, lorsque le cerveau a été mis à nu pas l'incision de la dure-mère, qu'il y a plaie à cet organe, ou lorsqu'on a ouvert un abcès formé dans la substance. L'abondance de la suppuration ou la trop grande consistance du pus dans les grandes et profondes ulcérations du cerveau nécessitent quelquefois l'usage des injections; elles sont faites doucement et avec précaution; on se sert d'une seringue dont la canule est terminée par une olive percée en arrosoir. Si les injections n'entraînent pas les matières purulentes retenues sous le crâne, et si le foyer du pus est plus bas que l'endroit où l'os a été percé, il faut pratiquer une contre-ouverture, pourvu toutefois que la nature des parties le permette.

Si le sujet survit à la maladie grave qui a nécessité l'opération, on remarque qu'au bout d'un temps plus ou moins long, la surface de l'os mis à nu se couvre de bourgeons grenus, rouges et vasculeux. Ces bourgeons se joignent à ceux de la dure-mère et des parties molles. La plaie présente une surface uniforme dont le milieu plus ou moins enfoncé offre des mouvemens de pulsation. Ces mouvemens diminuent peu à peu et cessent au bout d'un certain temps; à mesure que la plaie se dégorge, on observe que le bord de l'ouverture du crâne s'amincit, et que le diamètre de cette ouverture diminue. Les bourgeons charnus qui la remplissent se dessèchent, prennent la consistance ligamenteuse, cartilagineuse, rarement osseuse; une pellicule mince bouche cette ouverture. Lorsque le malade est bien constitué, qu'il n'a éprouvé aucun accident depuis l'opération et qu'on n'a fait qu'une seule ouverture au crâne, la cicatrisation de la plaie est complète ordinairement au bout de six semaines ou de deux mois. La guérison se fait attendre plus long-temps dans les circonstances opposées. Cette cicatrice a toujours bien moins de solidité que les autres parties du crâne : aussi on ne doit jamais négliger de la recouvrir d'un corps solide propre à maintenir le cerveau et à la protéger contre les agens extérieurs. On se sert, pour obtenir ce double résultat, d'une calotte de cuir bouilli ou de carton. Si on n'avait pas recours à ce moyen prophylactique, il pourrait en résulter des accidens fâcheux occasionnés par la hernie des méninges; lorsqu'ils ont lieu, on peut les faire cesser, au rapport de Mareschal, en plaçant et en laissant à demeure sur la cicatrice une petite pelotte qui est adaptée à une espèce de brayer.

Ce que j'ai dit au commencement de cet article, doit faire penser qu'on peut appliquer le trépan sur d'autres endroits que le crâne ; ainsi, on trépane les os longs dans les cas de séquestre. (*voyez* NÉCROSE). Celse trépanait les côtes dans l'hydrothorax. On a quelquefois recours au même moyen pour certains os plats. Galien a trépané le sternum dans un cas d'empyème. On trouve dans les Mémoires de l'Académie de chirurgie une très-bonne dissertation de Lamartinière sur la trépanation du sternum dans le cas de fracture et de carie de cet os, dans les cas d'abcès formés ou contenus dans le médiastin antérieur. Mareschal a trépané l'omoplate avec succès pour donner issue à du sang qui s'était épanché sous cet os traversé par un coup d'épée. Percy dit avoir appliqué plusieurs fois le trépan sur l'os des îles, pour vider une collection purulente et extraire des corps étrangers établis probablement dans la fosse iliaque interne ou dans les régions qui l'avoisinent. (MURAT.)

TRÉPANATION, s. f., application, opération du *trépan*. *Voyez* ce mot.

TRÉPHINE, s. f. Instrument dont les chirurgiens anglais se servent pour perforer le crâne. Cet instrument se compose d'une couronne de trépan, de forme cylindrique, montée sur une tige droite en acier, qui a trois pouces de longueur. Sur cette tige est placé transversalement un manche, disposé comme celui d'un foret. Ce manche, qui peut être en ébène, en ivoire, et quelquefois en acier comme le reste de l'instrument, a six pouces de longueur ; chacune de ses extrémités se termine par un élevatoire. On se sert de la tréphine pour trépaner à la main comme avec une vrille. En Angleterre le trépan est aujourd'hui remplacé par cet instrument, surtout dans l'exercice de la chirurgie nautique. En effet, les chirurgiens de cette nation attachés à la marine ont cru remarquer que sur un vaisseau toujours en état d'oscillation et d'agitation, l'usage de la tréphine est plus sûr et plus facile que celui du grand trépan ; ces praticiens pensent qu'on a plus de facilité à tenir cet instrument et à l'incliner d'un côté ou de l'autre. La tréphine n'a pas été adoptée en France. Nos chirurgiens sont persuadés que cette espèce de trépan rend l'opération plus longue et plus pénible ;

que lorsqu'on commence à l'appliquer sur le crâne, il n'est pas à beaucoup près aussi facile à diriger que le trépan ordinaire; il exige de la force et une pression assez forte, en sorte qu'au moment où l'on achève la section, on court risque d'enfoncer l'instrument dans le crâne, de déchirer la dure-mère et même le cerveau. (MURAT.)

TRIANGULAIRE, adj., *triangularis;* qui a la forme d'un triangle.

TRIANGULAIRES (les ligamens) du FOIE sont formés par deux replis du PÉRITOINE. *Voyez* ces mots.

TRIANGULAIRE (muscle) du nez. *Voyez* TRANSVERSAL.

TRIANGULAIRE (muscle) des lèvres. *Voyez* ABAISSEUR.

TRIANGULAIRE (le muscle) du sternum est très-mince, aplati, situé derrière les cartilages des côtes sternales, attaché à la partie postérieure des bords de l'appendice xyphoïde et de la seconde pièce du sternum jusqu'au cartilage de la quatrième côte par des fibres aponévrotiques assez longues et entremêlées avec les fibres charnues. Ces dernières se portent de dedans en dehors, et d'autant plus obliquement en haut qu'elles sont plus supérieures, en formant des digitations de grandeur différente, qui s'insèrent par l'intermédiaire d'autres fibres aponévrotiques, aux bords et à la face interne des sixième, cinquième, quatrième, troisième côtes et quelquefois de la deuxième.

Ce muscle, continu inférieurement avec le transverse abdominal, correspond antérieurement aux cartilages des quatre dernières côtes sternales; aux muscles intercostaux internes, et aux artères et veines mammaires internes; en arrière, à la plèvre et un peu au diaphragme. Ce muscle abaisse les côtes et contribue à l'expiration.

Santorini a nommé le muscle ischio-coccéygien *muscle triangulaire du coccyx.*

TRIANGULAIRE (sinus) nom donné au sinus longitudinal supérieur. *Voyez* MENINGE. (MARJOLIN.)

TRIBULÇON, s. m. M. Percy a proposé de donner ce nom à trois tire-balles réunis en un seul. Dans cet ingénieux instrument on trouve des pincettes, une curette et un tire-fond, c'est-à-dire tout ce dont on a besoin le plus fréquemment pour faire l'extraction des corps étrangers lancés par les armes à feu. *Voyez* TIRE-BALLE.

L'heureuse méthode des incisions, en préparant la voie aux

instrumens extractifs, a fait réformer tous les tire-balles des anciens, si lourds, si embarrassans. Il en fallait un qui pût remplir une triple indication et qui n'occupât pas une grande place dans la caisse du chirurgien militaire. Vingt cinq ans de guerre ont consacré sous tous les rapports l'excellence du tribulçon de M. Percy, que ce professeur a fait graver dans son *Manuel du chirurgien d'armée*.

Il faut tenir le tribulçon avec la main entière; la première phalange du doigt annulaire entre dans l'anneau, la voûte de la curette porte dans le creux de la main; le bout du petit doigt se place dans la fosse de la curette; le pouce est appuyé sur les deux branches latéralement, et les autres doigts sont recourbés sur celle où se trouve l'anneau. Le jeu simultané de ces doigts écarte et rapproche les branches du tribulçon, de sorte que tenu ainsi, l'instrument n'est point sujet à chanceler et a la plus grande force pour serrer, parce que la puissance agit sur presque tous les points du levier. (MURAT.)

TRICEPS, adj. et s. m., nom donné à deux muscles qui se composent de trois faisceaux charnus distincts.

TRICEPS (le muscle) *brachial* est épais, volumineux, divisé supérieurement en trois portions dont la première est insérée au bord axillaire de l'omoplate et sous la cavité glénoïde par un tendon court qui passe entre les deux muscles ronds, tandis que les fibres charnues qui y correspondent descendent presque perpendiculairement le long de la partie postérieure du bras; la seconde portion s'attache en haut et en dehors au-dessous du tendon du petit rond, à la partie supérieure de la face postérieure de l'humérus et à tout le bord externe de cet os; la troisième portion se fixe en haut et en dedans immédiatement au dessous de l'extrémité supérieure de la portion précédente à la plus grande partie de la face postérieure de l'humérus et au bord interne de cet os jusqu'auprès du condyle correspondant. Les fibres charnues de ces trois portions, qui s'insèrent en outre à des aponévroses intermusculaires externes et internes, se portent de haut en bas en se rapprochant les unes des autres, et se réunissent vers le milieu de la longueur du bras en un faisceau unique qui s'attache au sommet et sur les côtés de l'olécrâne par l'intermédiaire d'un tendon très-fort.

Le muscle triceps brachial correspond en arrière à l'aponévrose brachiale, à la peau, aux muscles petit rond et deltoïde;

en avant à l'articulation scapulo-humérale, au col de l'humérus et aux vaisseaux circonflexes postérieurs, à la face postérieure de l'humérus jusqu'à trois travers de doigt de la cavité olécrânienne, et à l'exception de l'endroit où passent les vaisseaux collatéraux musculaires et le nerf radial; enfin, elle répond tout-à-fait en bas à une portion de l'articulation huméro-cubitale.

Ce muscle étend l'avant-bras sur le bras, et quand le cubitus est fixé il étend le bras sur l'avant-bras.

TRICEPS (le muscle) *fémoral*, qui occupe les parties antérieure, interne et externe de la cuisse, est formé de trois portions ou muscles secondaires qu'on désigne sous les noms de *vaste externe, vaste interne et crural.* Le vaste externe qui est le plus volumineux des trois, s'attache à la partie inférieure des faces antérieure et externe du grand trochanter, à la lèvre externe de la ligne âpre et de la crête qui l'unit au grand trochanter, par des fibres aponévrotiques et une large aponévrose qui se prolonge sur sa face externe jusqu'au milieu de la cuisse; les fibres charnues provenant de ces diverses insertions forment un faiceau très-gros, séparé d'abord du faisceau moyen par du tissu cellulaire, et qui ne tarde pas à se confondre avec lui. Le vaste interne est plus court et moins volumineux que le précédent, et s'attache à la partie antérieure et inférieure de la base du petit trochanter et à la lèvre interne de la ligne âpre du fémur par une aponévrose moins épaisse que celle de la portion externe; les fibres charnues se portent ensuite obliquement en bas, en avant et en dehors, et les plus inférieures s'unissent le long de la ligne âpre avec les muscles adducteurs par une aponévrose que traversent les vaisseaux cruraux. La portion moyenne du triceps, ou le crural, est moins longue que les deux autres portions : fixée à la partie antérieure de la base du col du fémur, le long de la crête oblique qui se porte du grand au petit trochanter et aux trois quarts supérieurs de la face antérieure du corps du fémur, ses fibres charnues se réunissent inférieurement en un faisceau isolé d'abord, mais qui ne tarde pas à se confondre avec celles du vaste externe et du vaste interne. Les fibres charnues des trois portions du muscle triceps fémoral ainsi réunies se rendent à un tendon qui se joint à celui du droit antérieur, et vient s'insérer à la partie supérieure de la rotule en envoyant sur les côtés deux prolongemens fibreux qui se fixent aux tubérosités du tibia avec des portions de l'aponévrose fascia lata.

Le muscle triceps fémoral est recouvert antérieurement par le psoas, l'iliaque, et surtout par le droit antérieur; en dehors par les petit et grand fessiers, par l'aponévrose fémorale et son muscle tenseur; en dedans par cette même aponévrose, par le muscle couturier et l'artère crurale. D'un autre côté, ce muscle recouvre tout le corps du fémur à l'exception de la ligne âpre et l'intervalle de ses deux bifurcations; il s'attache à cet os depuis la base du trochanter jusqu'à deux pouces au-dessus du genou, où il est séparé du fémur par du tissu cellulaire et du tissu adipeux plus ou moins abondant.

Ce muscle attire la rotule en haut, et étend fortement la jambe sur la cuisse; quand il prend son point fixe sur le tibia, il tire le fémur en avant et l'étend sur la jambe.

Winslow a nommé *triceps de la cuisse*, les trois adducteurs réunis.

(MARJOLIN.)

TRICHIASIS, s. m, *trichiasis*; τριχιασις, de τριξ, τριχος, cheveu, poil. *Morbus pilaris.* — On a donné ce nom à plusieurs affections : 1° à une maladie des reins dans laquelle les urines contiennent des filamens ténus qui ressemblent à des poils, ou même de véritables poils ; 2° à un gonflement douloureux des mamelles, qui survient chez les femmes nouvellement accouchées, lorsque l'excrétion du lait se fait difficilement ; maladie qu'Aristote attribuait à un poil avalé par hasard en buvant, et porté aux mamelles par la circulation. Cette maladie nommée par les Français *le poil*, forme *la mastodynia pilaris* de Sauvages; 3° à une maladie qui consiste dans le renversement des cils vers le globe de l'œil.

Cette dernière affection dépend tantôt du renversement en dedans du cartilage tarse, et tantôt d'une direction vicieuse des cils. Les anciens reconnaissaient une troisième espèce de *trichiasis*, qu'ils nommaient *districhiasis*, parce qu'ils supposaient que dans ce cas il n'y a qu'une rangée de cils dirigée en dedans. On n'admet plus aujourd'hui cette troisième espèce.

C'est à tort qu'on a indiqué comme fort rare la direction vicieuse des cils : on observe très-fréquemment à l'hôpital Saint-Louis, à la suite d'ophthalmies dartreuses, une maladie particulière des bulbes des cils, dans laquelle ces organes deviennent lanugineux, à peu près comme les cheveux dans la teigne, et se dévient dans tous les sens; on y voit au contraire assez rarement le renversement du cartilage tarse. La première espèce, outre la cause que nous venons de lui assigner, dépend dans quelques cas de cicatrices ou d'ulcères sur le bord libre des paupières. La seconde espèce, le renversement en dedans du cartilage tarse, est ordinairement déterminée par des pertes de substance de la conjonctive à la suite d'ulcérations, ou bien par une ophthalmie chronique. La première cause agit en raccourcissant la membrane interne de la paupière; la seconde, en alongeant ses tégumens. Il paraît qu'une maladie particulière du cartilage tarse, qui produit son ramollissement, amène quelquefois à sa suite son renversement en dedans. Enfin Saunders a vu le trichiasis produit dans un cas par une tumeur cystique développée entre la conjonctive et le cartilage tarse, qui pressant d'arrière en avant le bord orbitaire de celui-ci, forçait son bord libre de se renverser contre le globe de l'œil; et dans un autre cas, par l'engorgement et l'induration de la conjonctive, à l'endroit où cette membrane se réfléchit de la paupière sur le globe oculaire.

Les cils, par leur contact perpétuel et leur frottement sur l'œil, produisent l'inflammation de la conjonctive, l'obscurcissement et quelquefois même l'ulcération de la cornée. Les malades tiennent les paupières entr'ouvertes et redoutent jusqu'aux moindres mouvemens de ces organes, même du côté sain. Chez les enfans l'inflammation et les douleurs qui en résultent sont d'autant plus grandes qu'elles provoquent très fréquemment le frottement de la partie malade.

Pour ramener en dehors un cartilage tarse, il faut faire l'opération opposée à celle que nous avons indiquée contre *l'ectropion*, c'est-à dire exciser une portion de la peau de la paupière et rapprocher exactement les lèvres de la plaie : pour cela, le malade étant assis, si c'est un adulte, et couché, si c'est un enfant qu'on opère, un aide placé derrière lui tient la tête relevée et bien fixée. Le chirurgien fait alors avec le pouce et l'indicateur, un pli à la peau de la paupière, vis-à-vis le renversement du cartilage, et il donne à ce pli une grandeur proportionnée à l'étendue de ce renversement. Il saisit ce pli avec des pinces à disséquer, si mieux il n'aime continuer à se servir de ses doigts, et le soulevant jusqu'à ce que le tarse et par conséquent les cils aient repris leur situation naturelle, il excise d'un trait la portion du tégument soulevée, avec des ciseaux droits bien affilés. On rapproche les lèvres de la plaie, soit en abaissant le sourcil, soit en élevant la peau de la joue, on les maintient en contact au moyen d'emplâtres agglutinatifs, et l'on couvre l'œil de quelques plumasseaux de charpie mollette, de compresses et du bandage connu sous le nom de *monoculus*. Il n'est pas rare de trouver la plaie cicatrisée trois ou quatre jours après l'opération, à la levée du premier appareil. Cependant on a quelquefois besoin de la toucher à plusieurs reprises avec le *nitrate d'argent*, pour la conduire à la guérison. La cicatrice se cache dans les plis des paupières.

Si l'opération que nous venons de décrire n'avait pas réussi, ou que l'altération des parties fût telle qu'elle donnât peu d'espoir de succès, il faudrait avoir recours à l'une des méthodes opératoires proposées dans ces derniers temps en Angleterre par Crampton et Saunders.

Crampton fend verticalement le bord libre du cartilage tarse, de chaque côté de son renversement, et réunit ces deux sections par une troisième transversale, qui n'intéresse que la conjonctive. La portion renversée de la paupière devenue mobile est alors ramenée en dehors et maintenue au moyen d'emplâtres agglutinatifs.

Saunders, pensant qu'il est impossible de rendre au cartilage tarse sa direction normale, lorsque la conjonctive palpébrale s'est ulcérée à la suite d'inflammations répétées, propose d'extirper ce cartilage. Il étend la paupière sur une plaque d'argent figurée de telle sorte qu'elle puisse être introduite entre elle et le globe de l'œil; il met à découvert toute la face antérieure du cartilage, au moyen d'une incision transversale pratiquée immédiatement derrière la racine des cils, et divisant la conjonctive qui retenait celui-ci, il l'enlève entièrement. Saunders assure que cette opération, qui paraîtrait devoir être assez laborieuse, ne lui a jamais présenté de difficultés que celle qui résulte d'un écoulement de sang abondant des artères palpébrales. Du reste il rapporte des succès de cette méthode opératoire, comme Crampton en cite de la sienne.

La direction vicieuse des cils sans renversement de la paupière en dedans est presque toujours fort difficile à guérir. On a conseillé dans ce cas d'arracher les cils et d'en cautériser les bulbes avec un stylet rougi à blanc, et l'on a fortifié ce précepte de l'histoire de quelques succès; mais les insuccès sont beaucoup plus nombreux encore. A défaut de tout autre, il faudrait cependant bien recourir à ce moyen, qui serait également le seul applicable, dans le cas où un des petits poils implantés sur la caroncule lacrymale aurait pris un développement considérable. Albinus, M. le professeur Duméril et moi-même, nous avons observé des cas semblables qui peuvent faire admettre un *trichiasis* de la caroncule lacrymale.

(JULE CLOQUET.)

TRICHOCÉPHALE, s. f., *trichocephalus*. On a donné ce nom à un entozoaire cylindrique, à corps claviforme, de la grosseur d'une épingle, à tête implantée au bout d'un long appendice filiforme; à sexes distincts, le corps du mâle étant toujours roulé en volute, celui de la femelle ne paraissant que légèrement courbé.

Ce ver fut découvert en 1760 par Rœderer, médecin de Goëttingue, et décrit avec beaucoup de soin par Wrisberg, dans la préface qui précède le traité *de Morbo mucoso*. Ces observateurs le désignèrent alors sous le nom de *trichuride*, que Linnæus, Leske et Werner ont changé en celui d'*ascaris tricharis*, et que Bloch, Pallas et Goëze ont remplacé par celui de *tænia spiralis*, auquel, à son tour, le professeur Bréra a substitué, avec raison, celui de *trichocéphale*, qui signifie *tête capillaire*.

La seule espèce connue dans le genre trichocéphale est le *tricocephalus dispar* de Rudolphi, ou *trichocephalus hominis* de Lamarck. Long de douze à dix-huit lignes, rarement de deux pouces, cet entozoaire offre une tête arrondie, obtuse, à peine visible, supportée par un cou filiforme, pris pour la queue par Rœderer, Wagler et Wrisberg, mais reconnu pour appartenir à l'extrémité céphalique de l'animal par Bréra, Goëze, Haller, Muller, Cuvier, Lamarck, etc. Sa bouche est ronde; son corps offre au microscope une multitude de petites lignes transversales qui forment autant de cerceaux complets : il renferme un canal digestif, des ovaires et un appareil spermatopoiétique, assez comparable au corps pampiniforme de l'homme pour la figure.

Le trichocéphale est un des vers les plus communs dans les intestins de l'homme, où il se multiplie d'une manière effrayante à la suite de certaines fièvres muqueuses prolongées; et ce n'est qu'alors qu'il signale sa présence par des phénomènes morbides, tels que ceux qui ont accompagné la célèbre épidémie de

Goëttingue, si bien décrite par Rœderer et Wagler, tels que ceux qu'a été à même d'observer le docteur Félix Pascal, de Brie-comte-Robert, c'est-à-dire la petitesse, l'irrégularité, l'intermittence du pouls; la rougeur et la vergeture de la face; la céphalalgie, des douleurs sous-ombilicales et tous les symptômes les plus habituels de l'helminthiasie lombricoïde.

Généralement ce ver vit dans le gros intestin, et plus particulièrement dans le cœcum, où il forme parfois des pelotes plus ou moins volumineuses par suite de l'agglomération, de l'entrelacement d'un grand nombre d'individus les uns avec les autres. Rarement il remonte dans la région supérieure de l'intestin grêle et dans l'estomac.

Aucun traitement spécial n'a encore été dirigé contre cet habitant de nos voies digestives. Les anthelminthiques ordinaires, les amers, l'ail, la tanaisie, l'absinthe, la valériane, suffiraient probablement pour dissiper les accidens que leur présence développerait, si l'on parvenait à constater celle-ci. Peut-être aussi les purgatifs auraient-ils dans ce cas quelque efficacité.

(H. CLOQUET.)

TRICHOMA, s. m., de τρίχωμα, chevelure; nom donné par plusieurs auteurs à la *plique*. *Voyez* ce mot.

TRICHURIDE, s. m., *trichuris*, de θρὶξ, cheveu, et de οὐρὰ, queue. Nom donné au trichocéphale par Rœderer, Wagler et Wrisberg, qui ont décrit les premiers ce vers, parce qu'ils avaient pris pour une queue l'appendice filiforme qui surmonte la tête. *Voyez* TRICHOCÉPHALE.

TRICUSPIDE, adj., *tricuspis*, qui a trois pointes; nom donné à trois replis valvulaires, qu'on appelle aussi *triglochines*, qui entourent l'orifice auriculo-ventriculaire droit. *Voyez* COEUR.

TRIGLOCHINE, adj. s. f. pl.; synonyme de TRICUSPIDE.

TRIGONE, s. m., *trigonus*, qui a trois angles. Lieutaud a le premier donné le nom de *trigone vésical* à la surface triangulaire qu'on remarque à la face inférieure de la VESSIE (*voyez* ce mot). M. Chaussier a nommé *trigone cérébral*, la voûte à trois piliers. *Voyez* ENCÉPHALE.

TRIGONELLE, s. f.; l'un des noms du fénu grec. *Voyez* FÉNU GREC.

(A. R.)

TRIJUMEAUX, s. m. pl., *trigemini*; nom donné à deux nerfs remarquables par leur volume, et qui constituent le tronc commun des nerfs OPHTHALMIQUE, MAXILLAIRE supérieur et MAXILLAIRE inférieur : on appelle aussi chacun d'eux *trifacial*, ou nerf de la cinquième paire.

Les nerfs trijumeaux, qui sont situés à la partie externe et inférieure des prolongemens postérieurs de la protubérance annulaire ou cérébrale (*voyez* ENCÉPHALE), près de l'endroit où ces prolongemens se réunissent à la protubérance, se continuent avec la moelle alongée par trois cordons ou racines dont l'un fait suite à un faisceau qui remonte directement de la partie externe des pyramides antérieures à la base du bulbe rachidien ; le second pénètre profondément dans l'épaisseur de la protubérance annulaire, paraît se continuer avec les fibres du faisceau olivaire de la moelle alongée, et forme avec le précédent un renflement ou mamelon d'où les filets semblent sortir. Ce cordon moyen est le plus gros, tandis que le troisième est latéral et se perd dans l'épaisseur du pédoncule du cervelet en se portant vers le corps rhomboïdal ou ciliaire. En outre, cinq ou six filets plus mous et plus gros s'élèvent de la superficie de la protubérance et se joignent au tronc du nerf trijumeau; chacun de ces cordons ou racines est formé de filets nerveux assez nombreux pour qu'on puisse en compter soixante-dix, quatre-vingts et cent dans le tronc qui résulte de leur réunion. Le nerf trijumeau ainsi composé se porte aussitôt un peu obliquement en avant et en dehors jusqu'à l'extrémité du bord supérieur du rocher, où il s'engage dans un canal aplati formé par la dure-mère, le plus souvent isolé du sinus caverneux, et dont les parois lui adhèrent intimement dans la partie inférieure. Les filets qui constituent le tronc nerveux sont simplement accolés ou juxta-posés, sans s'entrelacer d'abord ensemble d'une manière sensible; mais parvenus dans la fosse temporale interne, ils s'écartent les uns des autres en divergeant, forment un ruban aplati, et chacun d'eux reste en quelque sorte isolé jusqu'à l'endroit où ils se rendent à un renflement grisâtre d'une nature toute différente de ces filets, de forme demi-circulaire, dont le bord concave est en haut et en arrière, et le bord convexe en bas et en avant. Ce renflement, qui dépasse le tronc nerveux dans tous les sens, est nommé *plexus gangliforme*, *ganglion semi-lunaire*, etc. Sa texture n'offre rien de bien déterminé : à l'extérieur il paraît composé de filamens distincts, mais à l'intérieur sa substance est homogène et entièrement semblable à celle des ganglions nerveux proprement dits; dans quelques cas où il conserve l'aspect d'un simple plexus, on peut suivre la continuité de quelques-uns des filets d'origine dans les trois branches nerveuses qui lui font suite. M. Meckel décrit sous le nom de *petites racines* du nerf trijumeau les faisceaux correspondans au premier cordon et au troisième cordon indiqués plus haut; ils ne prennent aucune part, suivant cet anatomiste, à la formation du renflement gangliforme, et occupent seulement un sillon creusé sur sa face inférieure. Ainsi isolés du ganglion qui correspond au cordon moyen, ils offrent la répétition de la conformation propre aux nerfs de la moelle épinière. Quelles que soient la forme et la composition du plexus dont nous venons de présenter la description, les trois nerfs qui lui sont continus s'en séparent de la manière suivante : Le plus antérieur et le moins gros est l'ophthalmique qui se trouve écarté des deux autres dès son origine; le maxillaire supérieur plus volumineux, se détache au-dessous en suivant une direction horizontale en avant; enfin, le maxillaire inférieur, qui est tout-à-fait postérieur, et beaucoup plus gros que le précédent, se porte directement en bas. Le trajet et la distribution de ces trois nerfs ont été décrits ailleurs. *Voyez* MAXILLAIRE, OPHTHALMIQUE.

(C. P. OLLIVIER.)

TRISMUS, s. m., *trismus*, τρισμὸς, de τρίζω, grincer des dents. On donne ce nom à une sorte de tétanos ou contraction spasmodique qui affecte les muscles élévateurs de la mâchoire et les diducteurs des lèvres. *Voyez* TÉTANOS.

TRISPLANCHNIQUE, adj., *trisplanchnicus*, qui a rapport à trois ordres de viscères : ce mot est employé comme synonyme de *sympathique* pour désigner le nerf de ce nom. *Voyez* SYMPATHIQUE.

TRITEOPHYE, s. f., *tritœophyes*, *tritœophya*, τριταιοφυὴς, de τριταῖος, troisième, et de φύω, naître. Suivant Hippocrate et Galien, la tritéophye serait une fièvre qui se rapprocherait de la nature des tierces, sans en observer exactement le type. Les différens auteurs qui se sont servis depuis de cette expression, Hoffmann, Sauvages, etc., paraissent l'avoir appliquée aux fièvres rémittentes tierces. *Voyez* RÉMITTENTES (fièvres).

TROCHANTER, s. m. Nom donné à deux éminences situées à la partie supérieure du FÉMUR. *Voyez* ce mot.

TROCHISQUES, s. m. pl., *trochisci*, τροχίσκοι, petites roues, de τροχὸς, roue. On donne ce nom à des médicamens solides, composés d'une ou de plusieurs poudres sèches réunies au moyen d'un mucilage, de mie de pain, d'un suc végétal ou d'un intermède quelconque autre qu'un sirop, le miel ou un corps gras, et ayant une forme arrondie, pyramidale, conique ou cubique. L'absence de sucre dans les trochisques fait différer ces médicamens des pastilles ou tablettes. On ne se sert plus guère aujourd'hui des trochisques que pour l'usage externe, et ils sont formés de substances escarrotiques. Nous ne ferons mention du *trochisque alhandal* que parce qu'il a été long-temps renommé; il était formé de poudre de coloquinte unie par du mucilage de gomme adragant, et était employé comme drastique.—Le Codex français n'a conservé sous le nom de *trochisques* que les préparations suivantes : 1° *trochiques escarrotiques;* ils sont formés de sublimé corrosif, 8 parties; d'amidon en poudre, 16 parties; de mucilage de gomme adragant, quantité suffisante : 2° *trochisques escarrotiques de minium;* ils sont composés d'oxyde de plomb rouge, 16 parties; de sublimé corrosif, 32 parties; de mie de pain sèche et réduite en poudre, 128 parties. On unit ces substances à l'aide de quantité suffisante d'eau de roses, et on divise la pâte en petites masses du volume et de la forme d'un grain d'avoine. —Ces trochisques, après avoir été humectés, s'appliquent dans les cas convenables sur les ulcères, les chancres, les excroissances.

TROIS-QUARTS ou TROCART, s. m., *terebellum, triquetrum.* On désigne sous ce nom un instrument de chirurgie destiné à faire des ponctions dans certaines cavités naturelles ou accidentellement développées, pour en extraire les liquides qui y sont contenus, et principalement employé dans le cas d'ascite et d'hydrocèle. Il consiste en un perforateur ou sorte de poinçon dont l'extrémité pointue a la forme d'une pyramide triangulaire à angles tranchans, ce qui lui a fait donner le nom qu'il porte, et en une canule qui s'adapte de telle manière au perforateur, que la pointe seule de celui-ci dépasse l'une de ses extrémités, et qu'elle s'introduit en même temps dans les tissus. Cette canule est terminée à l'extrémité opposée par un bec de cuiller, et lorsque le perforateur en a été retiré, elle reste en place et fournit un libre écoulement au fluide de la cavité dans laquelle elle pénètre. Cet instrument paraît avoir été inventé par Sanctorius pour la ponction de l'abdomen dans les cas d'hydropisie ascite; depuis on l'a appliqué à plusieurs autres cas, tels que ceux où il convient de pratiquer la ponction de la tunique vaginale, celle de la vessie, celle de l'œil, etc. La dimension et même la forme des trois-quarts varient suivant les différens cas où l'on doit se servir de ce genre d'instrument. Outre les différences de longueur et de grosseur qui sont nécessaires dans les trois-quarts destinés à une même opération, il y en a d'autres qui portent sur la direction de la tige. Ainsi, pour la ponction de la vessie au-dessus du pubis, on en a fait construire dont la tige est courbe. Une modification plus importante à signaler est celle qui consiste à rendre la tige plate, et la pointe de celle-ci disposée comme celle d'une lancette. La canule par conséquent est également aplatie; par cette disposition, le trois-quarts, si on lui conserve ce nom, pénètre, il est vrai, plus facilement dans les tissus; mais les liquides ne s'écoulent pas librement par la canule. Cet inconvénient fait qu'on ne se sert guère des trois-quarts de cette forme. Dans ces derniers temps, M. Récamier a fait construire des trois-quarts extrêmement fins, qu'il emploie, comme explorateurs, dans le cas où il veut s'assurer de la présence d'un liquide dans quelque partie. Ces trois-quarts ne font pas une ouverture beaucoup plus grande que celle d'une aiguille d'acupuncture, et n'ont pas plus d'inconvéniens. On en fait, d'ailleurs, de différentes longueurs et grosseurs; et pour faciliter la sortie du liquide par un conduit aussi exigu que celui de la canule, on peut employer une ventouse.

TROMPE, s. f., *tuba;* nom donné à quelques parties creuses, dont la forme est analogue à celle d'une trompe. C'est ainsi qu'on appelle *trompe d'Eustachi* un conduit osseux et cartilagineux qui s'étend de la caisse du tympan à la partie supérieure du pharynx (*voyez* OREILLE); on nomme aussi *trompes utérines* ou de *Fallope*, deux conduits flottans dans l'abdomen, et correspondant aux deux angles de l'UTÉRUS. *Voyez* ce mot.

TRONC, s. m, *truncus;* portion principale du corps avec laquelle les membres sont articulés, et que les anatomistes divisent en TÊTE ou partie supérieure, THORAX ou partie moyenne, et ABDOMEN et BASSIN qui constituent la partie inférieure; la description de ces différentes portions est exposée dans autant d'articles séparés. On donne encore en anatomie le nom de *tronc* à la partie la plus considérable d'un vaisseau et d'un nerf : ainsi, on dit un *tronc nerveux*, un *tronc vasculaire*. (MARJOLIN.)

TROUSSEAU, s. m., *fasciculus;* expression impropre employée pour désigner un faisceau de fibres ligamenteuses, ou charnues, ou aponévrotiques.

TROUSSE-GALANT. Nom vulgaire du CHOLERA-MORBUS.

TRUFFE, s. f., *tuber cibarium. Bull.*, t. DLVI. Rich., *Bot. méd.*, t. I, p. 31; espèce de champignon croissant sous la terre, et se présentant sous l'aspect d'une masse charnue irrégulière, dont la grosseur varie depuis celle d'une noisette jusqu'à celle du poing. Sa couleur extérieure est noire, sa surface mamelonnée et profondément sillonnée; en dedans, sa teinte est brunâtre, violacée, marquée de veines blanches et irrégulières. Il faut environ une année pour que la truffe acquière tout son développement. Au printemps, c'est un petit tubercule pisiforme rougeâtre, qui s'accroît pendant l'été où elle devient blanche et charnue; on l'appelle alors *truffe blanche*. Ce n'est qu'à la fin de l'automne qu'elle se colore et acquiert l'odeur forte qui lui est particulière. Nous ne mentionnons ici ce végétal que parce qu'il est employé comme aliment; c'est, comme on sait, un mets fort recherché, mais très-échauffant. La truffe croît particulièrement dans les régions méridionales de la France. (A. RICHARD.)

TUBAIRE, adj., qui a rapport aux trompes utérines; c'est ainsi qu'on dit : *grossesse tubaire*, lorsque le développement de l'embryon se fait dans l'une des trompes. *Voyez* GROSSESSE.

TUBE DIGESTIF. *Voyez* INTESTIN.

TUBER CINEREUM. Mots latins conservés dans notre langue pour désigner, d'après Sœmmering, un petit amas de substance grise, situé à la base du cerveau, derrière la commissure des nerfs optiques, et qui est continu avec la tige pituitaire. *Voyez* ENCÉPHALE.

TUBERCULES MAMILLAIRES. *Voyez* ENCÉPHALE.

TUBERCULE, s. m., *tuberculum*; petite bosse; diminutif de *tuber*; très-anciennement employé dans le langage médical, puisqu'on le trouve dans les ouvrages d'Hippocrate et de Galien, ce mot n'a servi long-temps qu'à représenter une simple forme. N'indiquant aucun genre précis d'altération, il était consacré à exprimer toute tumeur arrondie, quelle qu'en fût d'ailleurs la composition et la nature. Plus tard ce nom fut réservé à une production morbide d'un blanc jaunâtre, de forme le plus ordinairement ronde, dure à son origine, se ramollissant ensuite, et laissant à sa place une cavité ulcéreuse plus ou moins étendue. C'est dans ce sens que l'on trouve le mot de tubercule employé dans le traité de Morton sur la phthisie pulmonaire; dans les ouvrages de Théophile Bonnet, de Morgagni, de Van Swieten, de M. Portal, etc. Les travaux plus récens de MM. Bayle, Laennec, ont singulièrement avancé l'histoire des tubercules; cependant ils ne l'ont pas achevée. Au milieu des grandes vérités qu'ils ont fait connaître, ils ont, à mon avis, promulgué plus d'une erreur que j'essayerai, dans cet article, de signaler et de combattre.

Le tubercule ne se présente pas le même suivant l'époque de son existence à laquelle on l'examine; il offre successivement deux états : 1° un état où il est dur, et qu'on désigne sous le nom d'état de crudité; 2° un autre état où il perd sa consistance première, et qu'on appelle état de ramollissement.

A son origine, le tubercule se présente d'abord sous forme d'un petit corps d'un blanc jaunâtre, opaque, arrondi, dans lequel on n'observe aucune trace d'organisation ou de texture. Il offre alors quelques variétés sous le rapport de sa consistance; tantôt il résiste fortement au doigt qui le comprime, il se déchire difficilement, il est doué d'un faible degré d'élasticité; tantôt il s'écrase plus aisément; il se laisse réduire en pulpe comme du caséum qui a déjà commencé à durcir; tantôt enfin, on trouve mêlé à sa substance un certain nombre de grains de substance calcaire. Ce tubercule n'est pas moins variable sous le rapport de sa grandeur; il en est qui n'égalent pas la grosseur d'une petite tête d'épingle : la loupe peut être nécessaire pour les apercevoir; pour peu qu'ils soient d'un volume considérable, il faut regarder la masse qu'ils constituent comme formée par l'agglomération de plusieurs petits tubercules primitivement isolés. Ce n'est point ainsi qu'a été décrite par beaucoup d'auteurs l'origine première des tubercules. Suivant M. Laennec, dont l'opinion à cet égard est partagée par M. Louis, le corpuscule opaque, que j'ai dit constituer le tubercule à son origine, n'est pas ce qu'on observe d'abord. Ce corpuscule est précédé par une granulation grisâtre, demi-transparente, au centre de laquelle se développe plus tard un point blanc, qui peu à peu s'étend à la périphérie de la granulation, et l'envahit tout entière. Le tubercule consisterait donc d'abord en cette granulation; une telle opinion ne me paraît point fondée, parce que, 1° il n'est qu'un seul organe, le poumon, où l'on observe ces granulations, et qu'il y a des tubercules partout; 2° dans le poumon lui-même il n'est nullement prouvé que tout tubercule commence par être une granulation; 3° il est inexact de dire que le point blanc commence toujours par le centre de celle-ci; 4° je crois avoir démontré ailleurs (*Clinique médicale*, t. III.), que les granulations ne sont point une production nouvelle; qu'elles ne sont autre chose qu'une forme de pneumonie aiguë ou chronique, au milieu de laquelle se développent souvent, mais non nécessairement, des tubercules.

D'autres auteurs ont avancé qu'à sa naissance le tubercule consistait en une vésicule transparente, que quelques-uns ont même regardée comme une hydatide (Dupuy, Baron). Il est possible que, dans quelques cas, une hydatide, un kyste quelconque, produisent de la matière tuberculeuse; mais ce n'est là qu'un accident, et l'observation ne permet pas d'admettre que telle soit le plus ordinairement l'origine première des tubercules.

Après avoir persisté pendant un temps plus ou moins long à l'état de dureté, le tubercule perd sa consistance première; on le voit se diviser en fragmens, en grumeaux que sépare un liquide séreux ou purulent; les parties vivantes qui l'entourent sont, à cette époque de ramollissement, frappées d'un travail d'inflammation, dont le résultat est une solution de continuité à travers laquelle la masse tuberculeuse, soit en une seule fois, soit peu à peu, est éliminée, pour sortir définitivement de l'économie. Ce travail d'élimination a lieu jusque dans le parenchyme des os, lorsque des tubercules s'y sont développés. A la place de la matière évacuée, il reste une cavité qui tantôt, procédant comme les ulcères, tend de plus en plus à s'étendre, tantôt reste indéfiniment stationnaire, et tantôt se cicatrise.

Le tubercule consiste-t-il en une simple transformation de tissu? Est-il un *tissu* accidentel, sans analogue dans l'état sain, développé de toutes pièces et par *épigénèse*, au milieu des tissus nerveux qu'il a refoulés, mais non détruits? Est-il plutôt un produit de sécrétion morbide? La première de ces trois hypothèses ne compte plus aujourd'hui de défenseurs : un examen superficiel suffit pour faire reconnaître que le tubercule n'est point un tissu dégénéré. Ce n'est pas non plus un tissu nouveau, comme le professait Laennec, et comme l'ont admis tous ceux qui ont écrit sous l'influence de ses idées; on ne trouve en effet dans le tubercule aucune des conditions auxquelles nous rattachons l'idée de tissu. Jamais on n'y a vu ni vaisseau, ni aréoles, ni lames, ni fibres. C'est un tout homogène, où rien ne révèle l'organisation. Si quelquefois on a dit y avoir rencontré des vaisseaux, ils ne lui appartenaient pas, comme j'essayerai de le démontrer plus bas. Le tubercule n'est donc point un tissu; il me paraît devoir être considéré comme une matière sécrétée au sein des parties vivantes. Il n'est peut-être autre chose qu'un mode spécial d'altération du liquide perspirable qui, dans l'état normal, est séparé du sang à la surface de toute membrane comme dans l'intérieur de tout parenchyme. Un des plus remarquables caractères de cette sécrétion morbide, c'est que par cela seul qu'elle s'est formée en un point de l'économie, elle tend à se produire en beaucoup d'autres. S'il est d'ailleurs indubitable que les sécrétions normales ne soient liées à l'état du sang, on peut penser que l'état de ce liquide n'est pas non plus indifférent à l'accomplissement de la sécrétion morbide qui constitue le tubercule. Si, formée dans le sang, l'urée n'est qu'éliminée par les reins, pourquoi dans le sang ne se formerait pas également la matière tuberculeuse?

S'il est vrai que le tubercule ne soit autre chose qu'une altération de la sécrétion perspiratoire, il s'ensuit que comme cette dernière il peut se former partout; c'est effectivement ce que démontre l'observation; d'abord elle apprend que c'est principalement et le plus fréquemment dans les diverses portions du tissu cellulaire que se sécrète la matière tuberculeuse, soit dans le tissu cellulaire libre, soit dans celui qui est combiné dans les divers organes avec les élémens anatomiques variés qui les constituent; mais on voit aussi des tubercules se former à la surface libre des membranes muqueuses, ou à l'intérieur des follicules qui les parsèment. J'ai trouvé aussi de la matière tuberculeuse dans la cavité d'un certain nombre de vaisseaux lymphatiques qui partaient d'organes enflammés, mais non tuberculeux. Plus d'une fois, par exemple, j'en ai rencontré aux environs d'ulcérations intestinales. C'est donc à tort que quelques auteurs ont voulu attribuer un siége exclusif au tubercule; qu'ils l'ont placé, par exemple, dans les seuls ganglions lymphatiques, dans les faisceaux capillaires blancs, ou dans certaines cavités muqueuses. Partout où dans l'état sain il y a exhalation, partout, dans l'état morbide, peut se former le tubercule.

Une fois produit, on voit le tubercule augmenter de volume. Comment s'opère cet accroissement? Ceux qui ont regardé le tubercule comme un tissu accidentel *sui generis* lui ont aussi accordé la vie; ils ont admis en lui la faculté de s'accroître par intussusception, à la manière des êtres organisés et vivans. Bien que simple produit de sécrétion, le tubercule pourrait une fois séparé du sang, jouir d'une vie indépendante, aussi bien que le morceau de fibrine dans lequel la vie ne peut pas être révoquée en doute, mais il faudrait démontrer dans le tubercule quelque acte vital, et c'est ce qui n'a pas encore été fait. Si donc le tubercule est une simple substance sécrétée, si dans cette substance la vie n'est révélée par aucun phénomène, le tubercule ne peut se développer par intussusception, il ne peut croître qu'à la manière des corps inorganiques, c'est-à-dire par juxta-position. Chaque molécule de matière tuberculeuse est déposée à côté d'une molécule organisée; il en résulte une masse au milieu de laquelle se trouvent comme emprisonnées des portions de tissus; à ceux-ci appartiennent les vaisseaux que l'on dit avoir trouvés quelquefois au sein de masses tuberculeuses. Le ramollissement du tubercule ne me paraît être autre chose qu'un résultat de l'inflammation suppurative qui, au bout d'un temps plus ou moins long, vient à frapper les parties vivantes qui sont en contact avec chaque molécule tuberculeuse. Cette idée a été parfaitement bien développée par un jeune médecin plein de mérite, M. Lombard de Genève, dans sa thèse sur les tubercules. Le ramollissement du tubercule n'est donc pas, comme le pensait Laennec, l'indice de la mort de ce produit; il ne peut pas mourir, puisqu'il n'a pas vécu. Ce ramollissement n'est autre chose que le résultat de l'accomplissement d'une loi de l'état morbide, en vertu de laquelle tout corps étranger, introduit ou formé dans l'économie, tend à en être expulsé à l'aide d'un travail de suppuration qui s'établit autour de lui. Ce travail éliminatoire peut continuer après l'expulsion du tubercule; la même cause qui a produit celui-ci peut, en continuant à agir, reproduire encore du tubercule; le même travail qui l'élimine peut contribuer à sa formation nouvelle. D'autres fois ce travail se borne, et une prompte cicatrice suit l'expulsion de la masse tuberculeuse. C'est encore une question de savoir si un tubercule peut guérir autrement que par la voie d'élimination que je viens d'indiquer. Peut-il être résorbé lorsqu'il est encore dur? C'est une question que des recherches ultérieures peuvent seules éclairer.

Les causes des tubercules sont prédisposantes ou occasionelles. Au nombre de celles ci il faut particulièrement placer les divers degrés de congestion sanguine active, cause insuffisante, et qui seule ne peut pas plus rendre raison de la formation des tubercules, qu'elle n'explique la spécialité des innombrables altérations de nutrition et de sécrétion, que seulement elle précède, et qui se développent, non par elle, mais à son occasion. Ce n'est d'ailleurs qu'en raisonnant d'après le plus grand nombre des cas, que nous admettons ici un travail de congestion active, comme une condition de la manifestation des tubercules. Dans d'autres cas, ce n'est plus que par analogie que nous pouvons reconnaître l'existence de cette condition. Ni les symptômes, ni les causes, ni l'anatomie pathologique, ne prouvent qu'elle ait jamais existé.

Quant aux causes prédisposantes, elles sont loin d'être toujours appréciables. Le tubercule se développe chez les individus de tout tempérament, de toute constitution; cependant il est vrai de dire que c'est principalement chez les personnes douées d'une constitution scrofuleuse, soit innée, soit acquise, qu'apparaissent surtout les tubercules; chez ces personnes ils ont une tendance remarquable à se développer simultanément dans un grand nombre d'organes; il en est plus rarement ainsi chez les individus doués d'une autre constitution.

L'habitation des lieux propres à favoriser le développement de la constitution scrofuleuse favorisera donc aussi l'apparition des tubercules. Il en sera de même de la nourriture (*voyez* le mot SCROFULES). Quelques auteurs, ayant remarqué que, parmi les animaux, ce sont surtout les herbivores qui sont atteints de tubercules, en ont tiré la conséquence que le régime animal s'oppose à la sécrétion tuberculeuse. Mais on aurait dû réfléchir que les animaux herbivores chez lesquels on observe des tubercules, sont précisément ceux qui, sous le rapport des diverses conditions hygiéniques, tendent à acquérir la constitution dite scrofuleuse, dont le tubercule est, non pas toujours, mais souvent une dépendance. Placés dans les mêmes conditions, les animaux carnivores sont également atteints d'affections tuberculeuses : on peut en voir un exemple frappant chez les animaux carnassiers des pays chauds enfermés dans nos ménageries.

Tous les âges sont en proie aux tubercules. Ils sont très-fréquens dans l'enfance ; à cet âge surtout on les voit affecter simultanément un grand nombre d'organes, et, parmi ceux-ci, il en est qui ne deviennent guère tuberculeux que dans l'enfance. Tel est le cerveau. Dans l'enfance aussi, des tubercules se développent plus fréquemment qu'aux autres âges dans les ganglions lymphatiques, dans le foie, dans la rate. Déjà sujet à devenir très-fréquemment tuberculeux dans l'enfance, le poumon conserve cette malheureuse faculté dans la jeunesse ; et elle persiste, mais de moins en moins active, jusque dans l'âge le plus avancé. Il est inexact de dire que des tubercules ne peuvent se développer dans les différens organes que lorsqu'il y en a dans le poumon. Le contraire m'a été démontré par plus d'une observation recueillie soit chez l'enfant, soit chez l'adulte.

Dans plusieurs articles de ce dictionnaire, on a déjà tracé l'histoire des accidens auxquels donnent lieu les tubercules, lorsqu'ils se développent dans les ganglions lymphatiques, le poumon, la moelle épinière (*voyez* les mots CERVEAU, MOELLE, PHTHISIE). Je vais indiquer ici les divers points de l'économie où ont été rencontrés des tubercules.

Le tissu cellulaire, dans quelques-unes de ses portions, est fréquemment atteint de tubercules. Souvent, par exemple, on les rencontre dans le tissu cellulaire sous-muqueux, et particulièrement dans celui du tube digestif. Rares dans l'estomac et dans le duodénum, un peu plus fréquens vers le commencement du jéjunum, beaucoup plus communs dans la fin de l'intestin grêle, et devenant de nouveau plus rares dans le gros intestin, ces tubercules apparaissent à la surface interne du tube alimentaire sous forme de corpuscules arrondis d'un blanc mat ou légèrement jaunâtre, souvent ayant un volume qui varie depuis celui d'une petite tête d'épingle jusqu'à celui d'un pois. Ils soulèvent la membrane muqueuse au-dessous de laquelle ils sont développés. D'abord intacte, cette membrane se perfore ensuite, et livre passage à la matière tuberculeuse; et, à la place occupée par celle-ci, on trouve un ulcère de forme et de grandeur variables. Assez souvent aussi, chez les individus atteints d'entérite chronique, on trouve, au pourtour et au fond des ulcérations intestinales, de nombreux tubercules. Aucun signe caractéristique ne révèle l'existence des tubercules intestinaux. J'en ai trouvé chez des individus qui, pendant tout le temps qu'ils avaient été soumis à mon observation, ne m'avaient présenté ni douleur abdominale, ni diarrhée. Toutes les fois que ces symptômes avaient existé, je trouvais en même temps que les tubercules diverses traces de phlegmasie de la membrane muqueuse, de telle sorte qu'il était impossible d'assigner la part qu'avaient eue les tubercules dans la production des phénomènes morbides. Je crois d'ailleurs que, dans la très-grande majorité des cas, les tubercules intestinaux ne sont qu'une affection fort secondaire, et que la maladie, désignée sous le nom de *phthisie intestinale*, est bien moins causée par eux que par les autres lésions inflammatoires qui existent avec eux dans l'intestin, et à l'occasion desquelles ils semblent le plus souvent s'être développés. Les tubercules intestinaux se montrent surtout chez les individus dont le poumon contient aussi des tubercules. Cependant il m'est plus d'une fois arrivé d'en rencontrer dans le tube digestif de malades dont l'appareil respiratoire n'en contenait aucun. — Le tissu cellulaire qui double la membrane muqueuse du larynx et de la trachée-artère sécrète aussi de la matière tuberculeuse, et celle-ci y apparaît avec les mêmes dispositions que dans le tissu cellulaire sous-muqueux du tube digestif. Ici d'ailleurs, comme pour l'intestin, le rôle joué par ces tubercules me paraît avoir été de beaucoup exagéré. Chez les individus qui succombent avec les signes de la phthisie laryngée, il n'est jamais arrivé qu'on ait trouvé dans le larynx seulement des tubercules; mais, avec ou sans ceux-ci qui paraissaient ne constituer qu'une lésion secondaire, on trouvait la membrane muqueuse du larynx enflammée, ulcérée, désorganisée, les tissus subjacens plus ou moins ulcérés, les cartilages cariés, etc. Le tubercule n'est pas plus le point de départ de ces diverses lésions, qu'il n'est la cause principale des symptômes observés pendant la vie.

Les petits corps blancs, appelés tubercules, de production nouvelle, dont nous venons de constater l'existence assez fréquente au-dessous de quelques membranes muqueuses, ne sont pas toujours faciles à distinguer d'une altération des follicules muqueux, dans laquelle ces organes viennent à sécréter une humeur morbide, qui offre la plus grande analogie avec la matière dite tuberculeuse. En même temps que ces cryptes se remplissent de cette humeur, leur orifice tantôt s'oblitère, tantôt se dilate, et simule une ulcération commençante. Maintefois j'ai pu constater que ce qu'on appelait tubercule, soit dans l'intestin, soit dans le larynx, n'était autre chose qu'un follicule malade; cela m'a paru aussi très-évident dans l'affection des chevaux connue sous le nom de morve. Cependant tout tubercule des muqueuses n'est point nécessairement un follicule, puisqu'on en retrouve au fond de beaucoup d'ulcérations intestinales, où, avec la muqueuse, ont été certainement détruits les follicules qui en sont une dépendance.

Il n'est pas rare de trouver des tubercules dans le tissu cellulaire sous-séreux; ils ont la même forme que ceux du tissu cellulaire sous-muqueux, et là, il est bien évident que ce n'est pas dans des follicules qu'ils ont pris naissance. Il m'est arrivé plus d'une fois de trouver disséminés dans la première un certain nombre de grains tuberculeux, dont plusieurs exerçaient une compression sur la substance cérébrale qui présentait, là où ils existaient, un léger enfoncement. J'ai trouvé aussi des masses tuberculeuses plus ou moins considérables dans l'intérieur des anfractuosités des hémisphères cérébraux, ou dans les sillons du cervelet. Là où elles s'étaient développées, les circonvolutions qu'elles séparaient avaient contracté autour d'elles d'entières adhérences, de telle sorte qu'un examen superficiel aurait pu faire croire à l'existence d'une masse tuberculeuse développée dans le cerveau lui-même. En dehors de la plèvre, du péricarde, du péritoine, naissent fréquemment aussi des tubercules qui ont leur siége dans le tissu cellulaire extérieur à ces membranes. Tantôt d'ailleurs ces dernières sont parfaitement saines, tantôt elles présentent diverses traces de phlegmasie. Les symptômes qui signalent l'existence des tubercules sous-séreux, sont au moins aussi obscurs que ceux des tubercules sous-muqueux. Ils sont quelquefois accompagnés d'un épanchement de sérosité; mais il serait difficile de décider si, en pareil cas, il y a autre chose que simple coïncidence.

Plusieurs ulcérations qui ont leur siége à la surface interne des artères reconnaissent pour cause des tubercules primitivement développés dans le tissu cellulaire interposé entre les tuniques interne et moyenne.

Les tubercules qu'on dit se développer dans les membranes

séreuses n'existent point, à proprement parler, dans le tissu même de ces membranes; ou ils prennent naissance dans le tissu cellulaire sous-séreux, comme nous venons de le voir, ou ils se forment au sein des pseudo-membranes produites à la surface interne de la séreuse. Dans ces pseudo-membranes on trouve quelquefois d'énormes masses tuberculeuses qui sont appréciables par la vue ou par le toucher à travers les parois abdominales. Il n'est pas rare qu'elles se développent entre les feuillets du mésentère. Il ne faudrait pas confondre avec la matière tuberculeuse certaines granulations grisâtres que l'on rencontre assez fréquemment à la surface interne des diverses séreuses, et qui ne sont autre chose que des rudimens de pseudo-membranes (*voyez* ce mot). Les pseudo-membranes des séreuses viennent particulièrement à sécréter du tubercule, chez des individus dont d'autres organes, et surtout le poumon, en contiennent. Quelquefois, cependant, j'ai trouvé de très-nombreux tubercules dans des cas de péritonite chronique, sans que cette sécrétion morbide se retrouvât ailleurs. En pareil cas, l'influence d'un travail antécédent de phlegmasie sur la production des tubercules était manifeste.

Les membranes muqueuses n'offrent pas des tubercules dans leur trame même; ceux qu'elles présentent, ou bien se sont formés dans le tissu cellulaire sous-muqueux, ou bien ont été sécrétés à l'intérieur des follicules dont ils distendent la cavité, ou bien enfin ils sont quelquefois déposés à la surface libre de la membrane. On a vu de la matière tuberculeuse ainsi contenue dans l'intérieur des uretères, des vésicules séminales, des canaux déférens, de l'utérus.

Les tubercules qu'on trouve dans les muscles ne s'y forment pas aux dépens de la fibre charnue; ils sont développés dans le tissu cellulaire interposé entre les différens faisceaux de muscles. On ne trouve guère de tubercules dans les muscles, que lorsqu'il y en a en même temps dans d'autres parties.

Des tubercules ont été trouvés jusque dans le tissu osseux. Les os courts, les extrémités des os longs en sont le siége le plus fréquent. Tantôt la portion d'os au milieu de laquelle s'est sécrété du tubercule ne présente aucune altération appréciable; tantôt elle est gorgée de sang, ramollie, friable, et du point où existe le tubercule, jusqu'aux parties molles, se dessine un trajet fistuleux par lequel la matière tuberculeuse est éliminée;

à la place qu'elle occupait, on trouve une cavité creusée dans la substance osseuse, soit irrégulière et sans limites précises, soit circonscrite par une pseudo-membrane qui sécrète un pus de qualités variables. Plusieurs caries résultent de ce développement des tubercules dans la substance osseuse.

Il n'est aucun parenchyme dans lequel n'ait été rencontrée de la matière tuberculeuse. On en a vu, chez les enfans surtout, dans les diverses parties de l'encéphale et du prolongement rachidien; selon la situation des tubercules, leur volume, leur nombre, l'état de la pulpe nerveuse autour des tubercules, il en résulte des accidens variés. Plusieurs malades n'éprouvent autre chose qu'une céphalalgie continue ou intermittente, souvent remarquable par son intensité. A cette céphalalgie se joignent quelquefois de fréquens vomissemens. D'autres malades ont des convulsions; d'autres des attaques d'épilepsie; d'autres sont atteints de divers degrés de paralysie, ou d'amaurose. On a vu plus d'une fois celle-ci coïncider avec le développement de tubercules dans le cervelet. Quelquefois enfin on trouve dans le cerveau, ou dans le cervelet, des tubercules volumineux, sans que les fonctions de l'encéphale aient été jamais en aucune manière altérées, sans qu'aucun accident ait résulté de leur présence. Il peut arriver aussi qu'après être restés complétement latens pendant un temps plus ou moins long, les tubercules encéphaliques viennent à produire autour d'eux, soit un ramollissement de la pulpe cérébrale, soit une inflammation des des méninges, et alors apparaissent des symptômes qui appartiennent à ces nouvelles lésions. Il a été question, dans un autre article, des tubercules de la moelle épinière (*voyez* MOELLE) (pathologie). Les autres parenchymes où ont été surtout rencontrés des tubercules, sont le poumon, le foie, la rate, les ganglions lymphatiques. Ils ont été décrits aux articles FOIE (pathologie), PHTHISIE, SCROFULES, SPLÉNITE.

(ANDRAL fils.)

TUBERCULEUX, adj., *tuberculosus*; qui a rapport aux tubercules, qui est de la nature des tubercules; *affections tuberculeuses*, *phthisie tuberculeuse*, *matière tuberculeuse*.

TUBÉROSITÉ, s. f., éminence plus ou moins saillante, dont la surface est inégale et rugueuse, et à laquelle s'insèrent des muscles ou des ligamens : telles sont les *tubérosités ischiatiques*, *occipitales*, *etc.*

TULIPIER, s. m., *lyriodendrum tulipifera*, L. Rich., *Bot. méd.*, t. II, p. 636. C'est des forêts de l'Amérique septentrionale que nous avons tiré primitivement le tulipier pour le transporter dans nos jardins, où il s'est parfaitement acclimaté et dont il est devenu un des plus beaux ornemens. Il peut même dans nos climats acquérir une hauteur très-considérable. Ses feuilles sont grandes, alternes pétiolées, irrégulièrement quadrilatères, tronquées au sommet, à quatre lobes aigus, d'un vert très-clair et parfaitement glabres. Les fleurs sont plus remarquables par leur grandeur que par l'éclat des couleurs dont elles sont peintes; elles ressemblent par leur forme générale et leur grandeur à une tulipe, de là le nom de tulipier donné à cet arbre. Elles sont terminales et d'un jaune verdâtre. Leur calice se compose de trois grands sépales étalés et concaves; leur corolle de six pétales dressés et un peu recourbés en dehors par leur partie supérieure. Les étamines au nombre d'environ vingt sont hypogynes et un peu plus courtes que la corolle. Les pistils assez nombreux forment une sorte de cône alongé au centre de la fleur.

L'écorce des jeunes rameaux du tulipier a une saveur extrêmement amère, mais entièrement dépourvue d'astringence. Dans l'Amérique septentrionale, c'est un médicament fort usité comme tonique et fébrifuge. On l'administre à des doses variées, suivant les circonstances dans lesquelles on l'emploie et les effets qu'on veut produire. La dose est d'un à deux gros comme tonique, demi-once à une once comme fébrifuge, soit en poudre, soit mieux encore en décoction. Ce médicament est peu usité en France, mais il mériterait de l'être davantage, parce qu'il ne manque pas d'énergie et que le tulipier est fort commun en France. Cet arbre fait partie de la famille des magnoliacées et de la polyandrie polygynie. (A. RICHARD.)

TUMÉFACTION, s. f., *tumefactio*; augmentation du volume d'une partie. C'est ordinairement l'un des symptômes de l'inflammation. *Voyez* ce mot.

TUMEUR, s. f., *tumor*, de *tumeo*, enfler. Toutes les fois qu'il existe une saillie ou un gonflement contre nature dans une partie quelconque du corps, on peut dire qu'il y a tumeur; mais cette augmentation de volume, qui se montre dans un si grand nombre de maladies, et qu'il est surtout si ordinaire de rencontrer dans les affections dites chirurgicales, ne doit être le plus souvent considérée que comme un symptôme, plus ou moins important à la vérité; ce n'est que dans un petit nombre de cas seulement qu'elle peut être regardée comme un caractère spécial de ces différentes affections. Au lieu de cela, presque tous les auteurs qui se sont occupés plus ou moins spécialement des tumeurs ont donné ce nom à la plupart des affections dans lesquelles le volume naturel de la partie malade présente une augmentation sensible, confondant ainsi sous une même dénomination les choses les plus disparates. Abernethy a cherché à dissiper la confusion qui régnait avant lui sur ce point de la science : il a proposé de restreindre l'acception du mot tumeur, et de ne l'appliquer désormais qu'aux seules augmentations de volume provenant de productions nouvelles qui ne font point partie de la composition primordiale du corps. L'idée d'Abernethy me paraît des plus heureuses, et me semble devoir être généralement adoptée. Je ne crois pouvoir mieux faire que de reproduire ici, comme étant la plus convenable, sa définition, légèrement modifiée. A mon avis, on ne devrait regarder comme tumeurs proprement dites que *les maladies avec tuméfaction formée par le développement de productions accidentelles ayant ou non leurs analogues dans les différens tissus de l'économie, et dans tous les cas étrangères aux organes où elles se développent.*

Si cette définition claire et précise était un jour généralement adoptée, l'on ne regarderait plus comme appartenant aux tumeurs proprement dites certaines affections qu'on y a rapportées jusqu'à présent, et qui doivent en être soigneusement distinguées, telles que la simple dilatation, l'expansion, la tuméfaction, soit inflammatoire, soit de toute autre nature, d'un organe ou d'une partie quelconque du corps; la distension d'un organe par l'accumulation contre nature des matières qui n'y sont renfermées qu'en petite quantité dans l'état ordinaire; la tuméfaction produite par le changement de position de tel ou tel organe qui, abandonnant ses rapports naturels, vient faire une saillie plus ou moins considérable dans la place nouvelle qu'il occupe, etc. etc. Mais cette manière de voir n'a pas encore prévalu, et nous serons même obligés, dans cet article, de nous conformer à l'usage, en rangeant au nombre des tumeurs dont nous devons faire l'histoire ces affections des articulations qui ne sont encore connues dans la science que sous les noms de *tumeurs blanches, tumeurs fongueuses des articulations et les tumeurs sanguines* : c'est même de ces deux affections seulement qu'il s'agira en particulier.

Une bonne classification des tumeurs devrait reposer sur la connaissance exacte de leur nature intime, et c'est effectivement d'après ces principes qu'Abernethy a voulu établir la sienne, du reste incomplète et nullement satisfaisante. Mais, d'une part, les élémens qui entrent dans l'organisation des tumeurs sont si variés et sont susceptibles de former des combinaisons si nombreuses, dont beaucoup sont encore inconnues malgré les progrès récens de l'anatomie pathologique; et, d'un autre côté, il arrive si souvent que cette composition des tumeurs ne peut être connue que par l'examen anatomique, lorsqu'elles ont été séparées des parties au milieu desquelles elles étaient placées, que cette classification me paraît très-difficile à établir dans l'état actuel de la science. Cette difficulté est encore augmentée par les transformations dont sont susceptibles les tissus qui entrent dans la composition de quelques-unes de ces tumeurs: les corps fibreux de l'utérus, les corps étrangers des articulations n'offrent-ils pas aux différentes époques de leur existence les différences les plus tranchées?

Rien n'est plus variable que la configuration des tumeurs : elles peuvent offrir toutes les formes connues, être sphéroïdes, aplaties, fongiformes, conoïdes, etc., pédiculées ou sans pédicule. Celles qui présentent un pédicule plus ou moins considérable, lequel est d'ailleurs formé par les vaisseaux destinés à leur nutrition, à leur accroissement, et qui ne pénètrent alors que par un seul des points de leur circonférence, se trouvent le plus ordinairement placées à la surface des organes, principalement dans l'épaisseur ou au-dessous des organes membraneux, tels que la peau, les membranes muqueuses, séreuses, etc. Les tumeurs qui ne présentent point de pédicule, au contraire, sont plus ou moins profondément cachées dans l'épaisseur de nos organes, et les vaisseaux qui les alimentent pénètrent par tous les points de leur circonférence.

Il est des tumeurs entièrement solides, d'autres qui ne renferment au contraire que des liquides, et quelques autres qui sont à la fois formées par des substances à l'état solide et à l'état liquide, dont la proportion est au reste variable dans les différens cas.

Quelques tumeurs sont renfermées ou contenues dans des

espèces de poches particulières ou kystes, auxquels on n'a voulu reconnaître qu'une origine toute mécanique, dont on a prétendu expliquer la formation par la superposition des lames du tissu cellulaire environnant, mais qui le plus ordinairement préexistent à la tumeur elle-même, dont le développement n'a lieu que par suite de l'exhalation opérée à la surface interne de cette poche accidentelle. Ces kystes ne sont pas d'ailleurs toujours cellulaires; il en est de muqueux, de fibreux, de fibro-cartilagineux, et quelques-uns dans l'épaisseur desquels on rencontre des points d'ossification, etc. Les tumeurs formées par les liquides sont toujours entourées d'une pareille enveloppe formant une seule cavité ou des cavités multiples, communiquant ou non les unes avec les autres. L'absence ou l'existence de ce kyste a servi depuis long-temps et sert encore à distinguer les tumeurs en enkystées et non enkystées. *Voyez* LOUPES.

Il est certaines tumeurs qui, bien qu'elles se manifestent le plus souvent dans tel ou tel organe, peuvent cependant se développer indistinctement dans toutes les parties du corps, et ce sont en général celles qui reconnaissent pour cause le développement d'une production accidentelle sans analogue dans l'économie animale, tels que sont les tissus squirrheux, encéphaloïdes, tuberculeux, etc. : d'autres tumeurs, au contraire, paraissent particulières ou spéciales à tel organe ou à tel système d'organes; telles sont les productions cornées, les verrues, les végétations de la peau, les polypes des membranes muqueuses, les tumeurs séreuses ou synoviales, les corps fibreux de la matrice, les tumeurs fongueuses de la dure-mère, etc. L'organisation de ces dernières a cela de remarquable qu'elle offre souvent beaucoup d'analogie avec celle de l'organe sur lequel ou au milieu duquel elles ont pris naissance.

Ce serait chose plus curieuse qu'utile d'exposer ce qu'on sait, ou plutôt ce qu'on pense sur l'origine des tumeurs, de parler des lois de leur développement, et d'indiquer l'influence que les tumeurs développées au milieu ou dans les interstices de nos parties et ces dernières exercent les unes sur les autres : c'est pour cela que nous croyons devoir nous en abstenir.

Ici devrait se trouver l'histoire particulière des différentes espèces de tumeurs; mais la description de la plupart d'entre elles ayant été faite aux différens mots par lesquels on les désigne le plus ordinairement, il ne nous reste qu'à nous occuper des *tumeurs blanches* des articulations, et des *tumeurs érectiles* ou *fongueuses sanguines*.

TUMEURS BLANCHES. — Ce nom a été donné à certaines affections des articulations accompagnées d'un gonflement plus ou moins considérable, parce qu'elles peuvent exister depuis très-long-temps sans aucune altération dans la couleur naturelle de la peau. Elles ont aussi été nommées *tumeurs lymphatiques*, parce que, suivant quelques auteurs, la lymphe joue un très-grand rôle dans leur production; et *tumeurs fongueuses des articulations* (*fungus articulorum*), à cause des végétations, des fongosités que présente le tissu cellulaire circonvoisin de l'articulation malade.

Il est nécessaire, dans l'état actuel de la science, de réunir sous un même point de vue les tumeurs blanches proprement dites, et ces maladies de quelques articulations connues sous le nom de *luxations spontanées*, qui n'en diffèrent que par la tendance qu'ont à se déplacer les surfaces articulaires malades. Cette dernière forme de la maladie, qui est des plus fréquentes à l'articulation coxo-fémorale, s'observe aussi dans quelques autres articulations, celle des deux premières vertèbres cervicales, l'articulation supérieure des deux os de l'avant-bras, etc.

§ I. *Des tumeurs blanches en général.—Les tumeurs blanches* ont cela qui les distingue du plus grand nombre des maladies, qu'elles n'ont pas de siége déterminé et fixe dans tel ou tel tissu, dans tel ou tel organe : toutes les parties qui concourent à former et qui entourent les articulations mobiles pouvant être en effet, soit primitivement, soit secondairement, le siége de cette affection assez mal caractérisée jusqu'ici, et dont il faut remplacer la définition, qui ne pourrait être qu'incomplète dans l'état actuel de nos connaissances, par l'exposition de ses caractères anatomiques : encore ne saurait-on connaître que ceux des dernières périodes de la maladie, ceux des tumeurs blanches parvenues à un tel degré qu'elles nécessitent l'amputation du membre affecté, ou qu'elles produisent la mort du malade. Il est, en effet, excessivement rare qu'on puisse constater la nature et le siége des altérations dans une tumeur blanche qui vient de commencer. Voici donc ce que fait connaître l'examen anatomique à une époque un peu avancée de la maladie :

Anatomie pathologique, ou caractères anatomiques. — La

peau qui entoure l'articulation malade, souvent dans son état naturel, est quelquefois d'un blanc plus mat, lisse et tendue surtout quand la tuméfaction est très-considérable : sa continuité n'est interrompue que lorsque des collections purulentes, formées plus ou moins profondément, se sont ouvertes à l'extérieur; elle est alors percée d'ouvertures fistuleuses, autour desquelles elle présente une coloration violette ou brunâtre; à moins d'ulcérations auxquelles il participe. Le tissu cellulaire sous-cutané est très-souvent dans un état parfait d'intégrité; seulement il est assez dense, et la graisse qu'il contient est ordinairement d'une couleur jaune plus prononcée que dans l'état naturel. Les muscles sont affaissés, diminués de volume, d'une teinte blafarde, d'une couleur grisâtre, et comme infiltrés de sérosité. Les tendons et les aponévroses conservent à peu près leur aspect ordinaire, et, quoique d'une structure très-analogue aux ligamens, ils ont beaucoup moins changé que ces derniers; quelquefois cependant ils sont un peu gonflés et ramollis. Le tissu cellulaire placé dans leurs interstices ou bien au-dessous des muscles dont nous venons de parler, celui qui, placé autour des ligamens, est plus voisin de la capsule articulaire ou synoviale, présente une altération profonde: il est tuméfié, compacte, d'une densité supérieure à celle qui lui est naturelle, d'une couleur grisâtre, et paraît dégénéré en une substance lardacée. Au milieu de ce tissu cellulaire on rencontre quelquefois épars çà et là, communiquant ou non avec l'intérieur de l'articulation, de petits foyers remplis de pus ou de matière sanieuse, ou d'une substance jaunâtre, homogène, plus ou moins épaisse et ressemblant à la matière tuberculeuse : dans d'autres circonstances, ce sont des végétations, des fongosités, dont la présence a fait donner à la maladie qui nous occupe le nom de *fungus articulorum*. Cet état fongueux du tissu cellulaire m'a paru se rencontrer plus fréquemment dans les tumeurs blanches du pied que dans celles des autres jointures. Pour peu que la maladie ait fait certains progrès, les ligamens, altérés comme le tissu cellulaire qui les entoure, sont épaissis, ramollis, et semblent infiltrés d'un liquide gélatineux : Les gros troncs nerveux voisins sont aussi quelquefois légèrement altérés, ils sont gonflés : est-ce à cette circonstance qu'il faut rattacher les douleurs, souvent si vives, que les malades disent ressentir au-dessous de l'articulation malade? Les veines sont dilatées et comme variqueuses. L'intérieur de l'articulation contient quelquefois une quantité de synovie plus grande qu'à l'ordinaire, et plus souvent un liquide sanieux, purulent, roussâtre, exhalé par la membrane synoviale plus ou moins profondément altérée. Cette membrane, qui paraît saine dans quelques cas, est le plus souvent fort épaissie et rougeâtre; sa surface interne, au lieu d'être lisse et polie, est rugueuse, inégale, et couverte tantôt dans toute son étendue, tantôt seulement dans quelques points d'une substance fongueuse, grenue, rougeâtre, semblable aux bourgeons charnus, et résultat évident d'une inflammation intense et ancienne : quelquefois même la destruction, l'ulcération de cette membrane synoviale, laissent à nu les parties qui en étaient recouvertes. Si l'articulation malade renferme des fibro-cartilages, comme les ligamens semi-lunaires au genou, on n'en trouve ordinairement aucune trace; emportés par une absorption morbide, ils ont le plus souvent disparu. Les cartilages d'encroûtement garnissent encore quelquefois les extrémités articulaires des os, et présentent encore leur aspect ordinaire, une surface lisse et polie; mais, chose remarquable! la maladie a le plus souvent alors détruit leurs moyens d'adhérence aux os qu'ils recouvrent, et dont on les sépare avec la plus grande facilité sous la forme de coques : dans d'autres cas, ces cartilages ont entièrement disparu; quelquefois seulement il en reste de petits fragmens épars çà et là, ossifiés, et comme éburnés. Enfin, à l'exception d'un petit nombre de cas, les os eux-mêmes sont plus ou moins altérés; presque toujours leurs parties articulaires ont augmenté de volume; le tissu spongieux qui les forme est comme épanoui, ses aréoles sont dilatées, agrandies, et contiennent une matière huileuse plus ou moins concrète. Ce tissu est en même temps ramolli, comme carnifié, de telle manière qu'un bistouri y pénètre à une grande profondeur, et qu'on peut le diviser avec beaucoup de facilité. Cette altération des os peut encore être portée plus loin; quelquefois la carie a creusé des cavités, a produit des érosions plus ou moins considérables, ou bien elle détache des esquilles ou parcelles d'os, lesquelles pendant la vie étaient entraînées par la suppuration qui baigne les parties malades et remplit l'articulation.

Causes. — Les tumeurs blanches peuvent se manifester dans toutes les articulations mobiles; mais quelques-unes en sont plus souvent affectées que d'autres; ce sont surtout les articulations ginglymoïdales, et celles qui sont destinées aux mouvemens les plus fréquens et les plus étendus. Les articulations des membres inférieurs supportant le poids du corps, et si exposées aux entorses, aux fâcheux résultats des chutes qui surviennent pendant la progression, sont par cela même plus souvent que toutes les autres atteintes de la maladie qui nous occupe. On la voit se développer à toutes les époques de la vie; cependant elle est beaucoup plus fréquente dans la jeunesse que dans l'âge adulte, et surtout que dans la vieillesse : on l'observe, en effet, fort rarement chez les vieillards.

Parmi les causes des tumeurs blanches, il en est qui paraissent agir à la fois et sur tout le système et sur l'articulation malade; il en est d'autres dont l'action ne s'étend pas au-delà de cette dernière : au nombre des premières, qu'on peut appeler *causes générales*, il faut placer en première ligne les vices scrofuleux et rhumatismal; presque toutes les tumeurs blanches qui se manifestent chez les jeunes sujets reconnaissent pour cause les scrofules, qui souvent déterminent en même temps dans d'autres parties du corps des effets auxquels on ne peut les méconnaître, tandis qu'une affection rhumatismale se fixe ordinairement sur telle ou telle articulation, après en avoir sucessivement attaqué plusieurs autres, mais d'une manière moins grave et moins durable; le vice rhumatismal produit très-souvent les tumeurs blanches qui se développent chez les sujets adultes ou chez les sujets plus avancés en âge. Les mêmes effets sont aussi produits quelquefois par le scorbut et la vérole, quoique ces affections générales, et surtout la dernière, aient beaucoup plus de tendance à porter leur fâcheuse influence sur la partie moyenne que sur les extrémités contiguës des os. Enfin on a encore rangé au nombre des causes générales la répercussion de la variole ou de la rougeole, des dartres, la suppression du flux hémorrhoïdal, menstruel, ou de toute autre hémorrhagie habituelle.

Les causes qui agissent sur l'articulation malade elle-même, et qu'on peut nommer *locales*, sont assez nombreuses : les principales sont les plaies, les contusions, les entorses, les mouvemens poussés jusqu'à la fatigue, comme des marches, des courses forcées, etc.

Symptômes et marche. — La maladie s'annonce ordinairement par une douleur, quelquefois bornée à un point assez circonscrit, occupant dans d'autres cas toute la circonférence de l'articulation, se propageant même le long des tendons et des aponévroses, et plus ou moins vive selon que la maladie a d'abord son siége dans telle ou telle partie, selon aussi qu'elle a une marche plus ou moins aiguë. Quelquefois très-légère, elle est souvent si intense qu'elle empêche toute espèce de mouvement. En même temps, ou peu de temps après qu'elle a commencé, on voit survenir un gonflement plus ou moins considérable, élastique et mou, ou bien avec dureté, selon qu'il appartient aux parties molles ou aux os, ou bien à la fois à toutes les parties articulaires, plus manifeste ordinairement sur un point du pourtour de l'articulation, qui prend une forme arrondie, et sans rougeur aux tégumens : ceux-ci plus ou moins tendus, suivant le volume de la tumeur, sont au contraire d'un blanc mat et comme vernissés. L'articulation malade ne peut ordinairement être ni tout-à-fait fléchie, ni complétement étendue; elle reste dans un état permanent de demi-flexion, par l'effet duquel les ligamens et les muscles sont tous à peu près également relâchés. Ces phénomènes ne tardent point à se prononcer davantage, surtout si la maladie est abandonnée à elle-même, et si l'articulation malade n'est pas condamnée au repos le plus absolu. La douleur, ordinairement continuelle, se suspend quelquefois pour reparaître ensuite avec plus de force : elle n'est pas toujours bornée aux parties qui sont le siége du mal, mais se fait souvent sentir dans la jointure inférieure à celle qui est malade, et quelquefois avec plus d'intensité que dans cette dernière. Ce phénomène singulier, susceptible d'induire en erreur, sur le véritable siége de la maladie, des praticiens peu expérimentés, n'est pas particulier, comme on l'a prétendu, aux luxations spontanées du fémur, où il est des plus prononcés, mais on l'observe aussi le plus ordinairement dans les tumeurs blanches des autres articulations. A mesure que la maladie devient plus ancienne la nutrition s'altère dans le membre auquel appartient l'articulation malade, et qui diminue chaque jour de volume : cet amaigrissement fait paraître le volume de la tumeur plus considérable encore qu'il ne l'est réellement. Les veines superficielles placées au voisinage des parties malades augmentent de volume et deviennent variqueuses. L'on voit aussi s'engorger les glandes lymphatiques que traversent les vaisseaux absorbans qui prennent naissance des parties affectées, et principalement les glandes axillaires et inguinales. Dans un grand nombre de cas les extrémités articulaires, devenues plus volumineuses, en même temps que leurs moyens d'union, les ligamens, sont ramollis ou détruits, tendent à abandonner leurs rapports naturels pour en contracter de nouveaux : à la hanche, la tête du fémur sort de la cavité cotyloïde; au genou, les tubérosités du tibia se portent derrière les condyles du fémur; au poignet, la convexité formée par les os du carpe fait une telle saillie en arrière que la main est fléchie outre mesure sur l'avant bras, et que pour la ramener à la direction naturelle, on est obligé de la soutenir avec une palette, etc.

Si la maladie est toujours abandonnée à elle-même, ou si, un traitement méthodique ayant été mis en usage, les moxas n'ont cependant point été employés, on voit bientôt se former autour de l'articulation tuméfiée un ou plusieurs abcès qui ne tardent point à s'ouvrir à l'extérieur par l'amincissement progressif et l'ulcération de la peau, ou dont on est obligé de faire l'ouverture : il en résulte des fistules intarissables, une suppuration plus ou moins abondante s'établit, et bientôt, ou même avant cela se déclarent des accidens généraux qui dénotent l'influence de la maladie sur tout le système. Les malades tombent dans l'épuisement qu'amènent à la fois l'abondance de la suppuration et la continuité ainsi que l'intensité des douleurs; l'appétit se perd, les digestions se font mal, il survient de la toux, le teint change; l'amaigrissement, le marasme, font chaque jour des progrès; les forces se perdent; des sueurs copieuses, une diarrhée chronique, s'établissent; et la vie, près de s'éteindre, ne peut ordinairement être conservée que par le retranchement de la partie malade.

L'issue de la maladie n'est cependant pas toujours aussi funeste; la nature, aidée ou non des secours de l'art, en triomphe dans quelques cas, malheureusement trop rares. Si l'on parvient à arrêter la maladie dans son principe avant l'érosion, l'exulcération des surfaces articulaires, l'articulation peut revenir à son état naturel et le malade conserver le libre exercice de ses mouvemens; tandis qu'une ankylose par soudure des extrémités osseuses est la seule voie de salut, le seul but qu'on puisse chercher à atteindre, quand la synoviale est altérée, quand il y a du pus dans l'articulation, que les os sont cariés, etc.

Les tumeurs blanches dont nous venons d'examiner en général la marche et les progrès, ne procèdent pas toujours de la même manière, ne commencent pas toujours par les mêmes parties. Il en est qui débutent par l'altération des ligamens et du tissu cellulaire placé dans leurs intervalles, et cela surtout a lieu quand elles succèdent à une entorse violente ou à une entorse dont les suites ont été négligées; d'autres, comme la plupart des tumeurs blanches de cause rhumatismale commencent par les parties molles extérieures; les unes et les autres peuvent arriver à leurs dernières périodes, et conduire à la nécessité de l'amputation sans altérer en aucune manière les surfaces articulaires. Sans aucun doute, la maladie commence souvent, plus souvent même qu'on ne le pense communément, par la membrane synoviale irritée à la suite de mouvemens violens et trop répétés, ou bien par l'effet de chutes dans lesquelles les deux surfaces articulaires ont été violemment pressées l'une contre l'autre : dans ce cas l'articulation est le siége de douleurs souvent très-vives avant qu'il y ait aucune tuméfaction aux parties molles extérieures et aux os, et la capsule articulaire est quelquefois distendue par un épanchement de liquide, produit de l'exhalation augmentée de la membrane synoviale. Enfin certaines tumeurs blanches commencent évidemment par les os dont les extrémités articulaires sont sensiblement tuméfiées avant qu'il y ait aucune affection des parties molles extérieures, et souvent même avant la manifestation des douleurs. Les cartilages peuvent-ils être affectés primitivement? Cette question, à laquelle certains pathologistes répondent affirmativement, me paraît difficile à résoudre dans l'état actuel de nos connaissances.

Diagnostic. — Difficilement pourrait-on comprendre une tumeur blanche avec quelque autre maladie des articulations. L'hydropisie articulaire, qu'on pourrait bien aussi nommer tumeur blanche, puisqu'elle ne produit aucun changement dans la coloration de la peau, s'en distingue aisément par l'intensité moindre de la douleur, par la possibilité des mouvemens, et surtout par la fluctuation toujours très-évidente du liquide amassé en quantité considérable dans la membrane synoviale. Le rhumatisme articulaire aigu, attaquant souvent à la fois plusieurs articulations, ou bien se transportant avec rapidité de l'une à l'autre, presque toujours accompagné de douleurs extrêmement vives avec rougeur à la peau et de symptômes généraux inflammatoires, ne saurait être pris pour une tumeur blanche. La méprise serait plus facile dans le rhumatisme articulaire chronique avec gonflement des parties articulaires, d'autant plus que cet état pourrait n'être que le commencement d'une véritable tumeur blanche; mais cette erreur ne causerait aucun préjudice au malade, puisque les moyens à employer dans les deux cas sont à peu près les mêmes.

On éprouve plus de difficultés pour arriver au diagnostic de la cause qui a produit la maladie, connaissance qu'il importe cependant d'acquérir pour le meilleur traitement à suivre, surtout quand il y a lieu de penser qu'une tumeur blanche est symptomatique d'une affection générale. Mais encore dans ce dernier cas, la considération de l'époque de la vie pendant laquelle s'est développée la maladie, si fréquemment causée dans l'enfance par l'influence du vice scrofuleux, tandis que le rhumatisme, le scorbut, la vérole, etc., la produisent ordinairement à un âge plus avancé, pourra déjà en faire soupçonner le caractère; et l'influence de telle cause plutôt que de telle autre deviendra plus évidente encore si dans l'examen attentif des circonstances qui ont précédé, accompagné ou suivi le développement de la maladie, on découvre un plus ou moins grand nombre de signes propres à une diathèse, ou vénérienne, ou scorbutique, ou rhumatismale, ou scrofuleuse, etc.

Le prognostic est en général fâcheux; mais il l'est plus ou moins suivant l'ancienneté de la maladie et la nature des causes auxquelles elle est due. Moins la maladie est ancienne et plus on peut avoir l'espoir d'une guérison, qui n'est d'ailleurs jamais très-prompte, et qui demande les soins les mieux entendus et les plus prolongés. Les tumeurs blanches scrofuleuses et surtout celles qui commencent par les os sont incontestablement de toutes les plus dangereuses et les plus difficiles à guérir, elles sont le plus souvent réfractaires à toutes les ressources de la thérapeutique; néanmoins on les voit quelquefois guérir à l'époque de la puberté par suite des changemens heureux qui s'opèrent alors dans tout le système. Celles qui se manifestent sur des sujets robustes et dans la fleur de l'âge, et qui reconnaissent pour causes le vice rhumatismal, l'influence d'une cause quelconque extérieure et locale, ou la répercussion d'une maladie éruptive, résistent moins souvent que les premières au traitement qu'on leur oppose. Quant aux tumeurs blanches syphilitiques, peut-être sont-elles de toutes les moins graves et les moins opiniâtres, puisqu'on peut les combattre, comme tous les autres effets de la syphilis, par un spécifique puissant et presque toujours sûr.

Traitement. — D'après tout ce qui précède, on a pu pressentir que le plus ordinairement les tumeurs blanches réclament un traitement interne ou général destiné à modifier l'économie entière, et approprié à la nature de la cause générale dont on soupçonne ou dont on a constaté l'existence. Selon que cette dernière est scrofuleuse, vénérienne, scorbutique, etc., on s'empressera de recourir aux antisiphylitiques, aux antiscorbutiques et antiscrofuleux, médicamens qui s'administrent suivant certaines règles que nous ne devons point exposer ici et que l'on trouvera aux mots SCROFULES, SYPHILIS et SCORBUT, auxquels nous renvoyons.

Que la maladie dépende de telle cause ou de telle autre, le traitement local est toujours à peu près le même; il est presque totalement empirique; et comment n'en serait-il pas ainsi dans une affection dont la nature intime n'est pas parfaitement connue, et qui intéresse à la fois un si grand nombre de parties distinctes? Mais il doit varier selon que la maladie est récente ou ancienne, qu'elle est aiguë ou chronique, et qu'elle est ou non accompagnée de douleurs plus ou moins vives. Tantôt en effet les tumeurs blanches portent en quelque sorte un caractère aigu, leurs progrès sont très-rapides, elles sont accompagnées de douleurs très-vives, d'un gonflement presque inflammatoire; tantôt au contraire leur marche est chronique, le gonflement ne s'accroît qu'avec lenteur, et les douleurs sont très-peu intenses. Les antiphlogistiques, les émolliens, tous les moyens susceptibles de diminuer l'irritation doivent être employés dans le premier cas: dans le second, au contraire, le traitement doit être résolutif et excitant. Mais quel que soit l'état sous lequel la maladie se présente, les malades doivent être assujétis au repos le plus absolu: c'est seulement quand la maladie est en voie de guérison qu'on doit se permettre de faire exécuter à l'articulation quelques légers mouvemens, et seulement dans la vue de prévenir l'ankylose.

Pour combattre les douleurs vives, modérer l'état d'irritation, l'état fluxionnaire, que présentent, ou d'une manière continue ou seulement par intervalle, quelques tumeurs blanches, les malades devront être tenus à une diète sévère: on pourra pratiquer quelques saignées générales, en même temps que l'on aura recours à des saignées locales plus ou moins abondantes et plus ou moins répétées suivant les cas, et aussi suivant l'âge et la force des malades. L'effet de ces premiers moyens devra être ensuite secondé par l'usage des émolliens et narcotiques employés de toutes les manières possibles, sous la forme de bains locaux et généraux, de douches, de linimens, de frictions, d'embrocations, de fomentations, de cataplasmes, etc.

Lorsqu'après ces moyens continués pendant un temps plus ou moins long il ne reste plus ni douleur, ni aucun autre phénomène d'irritation, ou lorsque dès le début la maladie n'en a poiut offert, il convient de mettre en usage les remèdes dits résolutifs ou excitans que nous allons faire connaître. Ils sont en très-grand nombre : les uns sont de simples *applications topiques;* les autres beaucoup plus énergiques sont empruntés aux opérations proprement dites et méritent le nom de *moyens opératoires.* Parmi les premiers, il en est qui ne méritent d'autre nom que celui de *résolutifs* ou d'*absorbans,* et d'autres qui déterminent à l'extérieur de l'articulation, à la surface même de la peau, une excitation plus ou moins forte, à l'aide de laquelle on espère déplacer et transporter au dehors le travail morbide qui a son siége dans les parties plus profondes. Les plus usitées et les plus efficaces de toutes ces applications topiques sont les frictions sèches avec une flanelle imprégnée de vapeurs de benjoin ou de succin, les linimens ammoniacaux ou camphrés, les frictions mercurielles recommandées par Bell, et faites de manière à ne point exciter la salivation, l'onguent styrax saupoudré de soufre, des emplâtres fondans comme ceux de savon, de *diabotanum,* de dyachilon, de *vigo cum mercurio,* des bains et des douches d'eaux alcalines ou sulfureuses, les vésicatoires volans promenés sur toute la surface de l'articulation, l'application de la pommade d'Autenrieth, dont l'action, plus étendue que celle du vésicatoire, est peut-être aussi plus efficace, etc.

Si par tous ces moyens on ne réussit pas à arrêter la marche de la maladie, si le volume de la tumeur ne diminue point, ce dont il est facile de s'assurer en la mesurant de temps en temps, et si au contraire la tumeur devient plus considérable, les moyens que nous avons nommés opératoires, le cautère, le séton, le moxa et la cautérisation avec un fer chaud, offrent encore une dernière et précieuse ressource, qu'il faut bien se garder denégliger. Ces derniers moyens ont entre eux cela de commun qu'ils produisent tous au moment de leur application une douleur plus ou moins vive, et qu'ils provoquent ensuite une suppuration plus ou moins abondante. Par la douleur ils agissent comme excitans; et comme résolutifs, par l'écoulement abondant dont ils sont suivis. Le cautère et le séton, moins efficaces que le moxa et la cautérisation par le fer, sont bien moins souvent employés. Cette dernière était surtout mise en usage par les anciens; comme eux, on se sert ordinairement d'un cautère plat ou olivaire qu'on applique sur différens points de l'articulation, ou d'un couteau chauffé à blanc qu'on promène légèrement sur différens points de la tumeur, de manière à produire des escarres longues et étroites qui ne doivent point se croiser, et qui doivent être assez éloignées les unes des autres pour que l'auréole inflammatoire qui doit se développer autour de chacune d'elles ne se réunisse point à celles qui l'avoisinent. Cette cautérisation, nommée transcurrente, est la seule qu'on emploie encore de nos jours. Le moxa me semble préférable aux moyens dont je viens de parler, et me paraît devoir être plus efficace, à cause de la douleur très-vive que son application détermine, de l'inflammation assez intense qui survient lors de la séparation de l'escarre, et de la suppuration très-abondante qui la suit. On peut d'ailleurs très-facilement transformer en cautère la plaie; mais il vaut mieux, selon moi, en abandonner à la nature la cicatrisation et renouveler ensuite le même moyen. Les malades se trouvent ordinairement soulagés après chaque application du moxa, dont l'usage réitéré un plus ou moins grand nombre de fois peut amener la guérison. Il m'a d'ailleurs semblé qu'alors même que le moxa ne détermine pas des effets aussi heureux, il s'oppose à ce que la tumeur prenne un volume trop considérable; il rend aussi plus rare la formation de collections purulentes, et par conséquent des ulcères fistuleux qui en sont la suite.

Tous ces remèdes ont-ils échoué, et le mal continue-t-il à faire des progrès? On peut encore soustraire les malades à la mort qui les menace par l'amputation du membre malade ou par la résection des extrémités articulaires (*voyez* RÉSECTION). Mais il faut examiner avec le plus grand soin l'état des organes intérieurs avant de pratiquer ces opérations, et n'y recourir que dans le cas où l'on ne découvre aucun symptôme de ces affections graves comme la phthisie pulmonaire, qui accompagnent si souvent les tumeurs blanches, qui paraissent dues à l'influence des mêmes causes, et contribuent tant à hâter la mort des malades, soit qu'on ait usé de l'un des moyens extrêmes dont il s'agit, soit qu'on n'y ait point eu recours.

§ II. *Des tumeurs blanches en particulier.* — Il ne sera pas sans intérêt d'exposer ici les particularités les plus remarquables que présentent les tumeurs blanches dans les différentes articulations où elles se manifestent.

Tumeurs blanches de l'articulation temporo-maxillaire. — Celles-ci sont assez rares heureusement, car elles pourraient mettre obstacle à l'alimentation. Elles se développent surtout dans le jeune âge; les os qui composent l'articulation paraissent plutôt atteints de nécrose que de carie; ou on a quelquefois vu le condyle de la mâchoire se détacher en totalité. La guérison de cette affection est ordinairement suivie d'une ankylose incomplète ou d'une fausse articulation.

Tumeurs blanches du tronc. — Les articulations du tronc offrent trop peu de mobilité pour devenir souvent le siége de la maladie qui nous occupe. On ne l'observe guère que dans l'articulation des deux premières vertèbres cervicales, où elle se montre sous des formes qui la rapprochent beaucoup des luxations spontanées. Les mouvemens de la tête deviennent douloureux et difficiles, il se manifeste de la tuméfaction à la partie supérieure du cou, les ligamens se ramollissent et se détruisent en même temps que les cartilages, et les os se gonflent, se ramollisent et se corrodent; les surfaces articulaires finissent par s'abandonner réciproquement, ce qui ne peut guère avoir lieu sans rétrécissement du canal vertébral et compression de la moelle épinière. Cette affection n'a point encore été assez exactement observée sur l'homme vivant pour qu'on puisse en indiquer les causes et exposer les signes qui pourraient la faire distinguer du mal vertébral de Pott : mais je me rappelle avoir vu, au cabinet anatomique du Jardin du roi, une pièce d'anatomie pathologique constatant l'existence de cette maladie accompagnée de la luxation de la première vertèbre cervicale sur la seconde; et je possède chez moi le dessin d'une pièce pareille.

Tumeurs blanches du membre supérieur. — *a.* Cette maladie se montre quelquefois, chez les enfans scrofuleux surtout, à l'articulation sterno-claviculaire, trop superficiellement placée pour qu'on puisse l'y méconnaître. Le traitement est ici absolument le même que partout ailleurs. Peut-être dans les cas les plus graves pourrait-on pratiquer avec succès la résection des surfaces articulaires, que je ne sache pas avoir jamais été faite.

b. L'articulation scapulo-humérale est assez souvent le siége de tumeurs blanches qui peuvent parvenir à un degré fort avancé sans qu'il existe à l'épaule un gonflement considérable, la tuméfaction des parties articulaires se trouvant masquée par les muscles épais et nombreux qui entoureut l'articulation. Il n'y a ici aucune tendance au déplacement des surfaces. Cette maladie m'a paru plus fréquente chez l'homme que chez la femme, et se développer surtout chez les individus dont la profession exige des mouvemens très-fréquens et très-étendus du bras, comme chez les forgerons. Par la même raison on la voit plus souvent à droite qu'à gauche. Telle est la disposition de l'articulation et des muscles épais qui la recouvrent, que lorsqu'il se forme de la suppuration soit dans l'articulation, soit dans le tissu cellulaire voisin, le pus, au lieu de se faire jour à l'épaule, entraîné par son poids vient former au bras et même jusqu'au coude des collections, qui sont de véritables abcès par congestion. Les chirurgiens sont unis de sentiment sur l'utilité de la résection de la tête de l'humérus quand la maladie n'est pas étendue à la cavité glénoïde de l'omoplate; encore pourrait-on enlever une portion de l'angle de l'omoplate.

c. Les tumeurs blanches du coude sont très-fréquentes et ne présentent rien de particulier : elles donnent lieu constamment à la flexion de l'avant-bras sur le bras. C'est au coude que la résection des extrémités articulaires convient le mieux, et qu'elle a été le plus souvent pratiquée avec succès. Au moment où j'écris cet article, je viens de faire cette opération pour la troisième fois, et tout semble annoncer que les suites en seront aussi heureuses que dans les deux cas précédens.

d. L'articulation supérieure des deux os de l'avant-bras est souvent atteinte de tumeurs blanches auxquelles des pathologistes ont donné le nom de luxations spontanées, à cause de la tendance au déplacement que présente l'extrémité supérieure du radius. Cette affection, presque particulière au jeune âge, est souvent la suite de mouvemens répétés et forcés de pronation de l'avant-bras, et survient surtout chez les enfans qu'on conduit par la main aussitôt qu'ils commencent à marcher. Dans les chutes fréquentes auxquelles ils sont alors exposés et qu'on prévient en retenant l'avant-bras, souvent alors porté dans une pronation forcée, les ligamens articulaires sont tellement tiraillés et distendus qu'on voit quelquefois s'opérer une luxation primitive. Quand celle-ci n'a pas lieu, la distension répétée des ligamens, surtout chez des enfans scrofuleux, peut devenir la cause de la maladie. L'articulation se gonfle, et les enfans y éprouvent de la douleur, qu'augmentent les mouvemens; l'avant-bras est insensiblement amené dans la pronation; la tête du radius, plus ou moins gonflée, fait saillie en arrière et peut finir même par sortir entièrement de la cavité sigmoïde, soit qu'il y ait simple distension du ligament annulaire, ou que ce ligament soit rompu.

L'affection se transmet même quelquefois à l'articulation du coude. Le traitement de cette tumeur blanche ne présente rien de bien particulier : une parfaite immobilité de l'avant-bras est indispensable. Il faut bien se garder d'employer la force pour ramener la main en supination, ni aucune pression sur la tête du radius, dont le déplacement n'est complet que lorsque la maladie date d'une époque très-éloignée, et qui hors ce cas revient peu à peu dans sa cavité naturelle à mesure que la guérison s'opère.

e. Les tumeurs blanches du poignet ne sont remarquables que par une telle tendance de la main à se fléchir sur l'avant-bras, qu'on est obligé de la soutenir avec une palette.

f. Les articulations des phalanges des doigts et de ceux-ci avec les os du métacarpe sont souvent affectées de tumeurs blanches scrofuleuses avec gonflement considérable des os. Elles guérissent assez souvent par ankylose, dans les cas même où la carie semble exister.

Tumeurs blanches du membre inférieur. — *a.* Les diverses articulations des orteils, des os du métatarse et du tarse sont souvent affectées de tumeurs blanches auxquelles peut exactement s'appliquer ce qui vient d'être dit de celles qui se manifestent dans les articulations de la main.

b. Les tumeurs blanches du pied succèdent plus fréquemment que les autres à des entorses, qui n'agissent dans beaucoup de cas que comme causes occasionelles. Elles sont remarquables par une tendance assez manifeste à la luxation du pied, tantôt en dehors, tantôt et plus souvent en dedans. Il m'a semblé encore qu'ici, plus que partout ailleurs, on observe au milieu du tissu cellulaire ces engorgemens fongueux au milieu desquels se forment ensuite des abcès. Ces fongosités soulèvent la peau qu'elles distendent, et contribuent, quand elles sont placées sur les parties latérales, à donner au pied une apparence semblable à celle qui résulte de la tendance à la luxation.

c. Dans les tumeurs blanches du genou l'articulation est maintenue dans une flexion constante et ne peut être étendue. Quand la maladie est très avancée, l'extrémité supérieure du tibia tend à se porter en arrière, et à se placer derrière les condyles du fémur, qui sont portés en avant.

d. Tumeurs blanches de l'articulation coxo-fémorale. — Connue sous les noms de *morbus coxarius*, *morbuscoxarum*, *coxalgie*, *coxitis*, *femoro-coxalgie*, cette maladie est encore appelée plus particulièrement *luxation spontanée* ou *consécutive du fémur*. Son histoire ne doit point être séparée de celles des autres tumeurs blanches, et n'exigera point de notre part une description aussi étendue que celle qu'en ont faite la plupart des pathologistes, qui la considéraient comme une affection d'une nature particulière.

Il paraît qu'elle a été connue dès la plus haute antiquité, puisque Hippocrate en parle : mais pendant une longue suite de siècles, les écrits des différens auteurs n'en font aucune mention. J. L. Petit en a le premier donné une bonne description dans les *Mémoires de l'Académie des sciences* pour l'année 1722. Tout en indiquant avec la plus grande exactitude les causes extérieures, les progrès et la marche de la maladie, ce célèbre chirugien est tombé dans une étrange erreur relativement à sa nature intime. Suivant lui, l'affection n'est autre chose qu'une hydropisie articulaire, et le fémur ne se déplace que parce que la tête de cet os est repoussée avec force par la synovie amassée en quantité considérable dans l'intérieur de l'articulation. Mais, d'une part, l'existence de cet amas de synovie n'a jamais été constatée, d'où l'on peut conclure que cette théorie de J. L. Petit ne repose que sur de simples conjectures : et d'un autre côté, cette circonstance fût-elle réelle, il serait impossible de concevoir que la synovie, au lieu de distendre seulement la capsule articulaire, pût donner lieu à la diduction des deux os, et, par l'effet de son séjour prolongé, à l'altération des surfaces articulaires. Il est d'ailleurs généralement reconnu aujourd'hui que la luxation spontanée du fémur n'est pas due à cette cause, mais qu'elle est produite par une altération au moins très-analogue, si même elle n'est tout-à-fait identique, à celle qui existe dans les tumeurs blanches.

Bien qu'ayant sur sa nature des notions assez précises, la plupart des modernes ont cependant considéré cette maladie comme trop uniforme dans tous les cas : c'est, à mon sens surtout, un très-grand tort de l'appeler *luxation spontanée ;* car cette dénomination tendrait à faire croire qu'elle n'existe jamais sans tendance au déplacement, que celui-ci doit inévitablement survenir par suite des progrès de la maladie, ce qui est fort éloigné de la vérité. Ce déplacement de la tête du fémur survient bien dans beaucoup de cas ; mais, dans un assez grand nombre d'autres, la maladie peut exister depuis un temps plus ou moins long, avoir parcouru toutes ses périodes, et être arrivée à son terme sans que le fémur ait abandonné la cavité cotyloïde, dans laquelle il semble même quelquefois s'enfoncer davantage.

Sous le rapport de la nature et du siége des altérations dont l'articulation coxo-fémorale est le siége, et des phénomènes morbides qui en dépendent, les tumeurs blanches de la hanche sont susceptibles de se présenter sous trois variétés principales. 1° Quelquefois la cavité cotyloïde, au lieu de s'oblitérer peu à peu, devient plus profonde par l'usure et la destruction du cartilage qui la tapisse, et le fond de cette cavité est détruit par la carie à tel point, que la tête du fémur, elle-même plus ou moins altérée, proémine dans l'intérieur du bassin. La diminution de longueur du membre arrive ici peu à peu sans qu'il y ait eu d'alongement préalable, et la tête du fémur n'abandonne point la cavité de l'os innominé dans laquelle au contraire elle s'est enfoncée de plus en plus. 2° Dans d'autres cas, l'altération principale amène la carie, la destruction du rebord de la cavité cotyloïde : devenue moins profonde, cette cavité ne peut plus retenir et laisse échapper la tête du fémur, qui se place alors sur tel ou tel point de l'os coxal, suivant que la carie a détruit particulièrement tel ou tel autre point du rebord de la cavité articulaire, mais le plus ordinairement dans la fosse iliaque ou dans la fosse obturatrice. Ici le déplacement du fémur arrive presque constamment, mais il n'y a point eu alongement préalable du membre, ou si cet alongement a existé, il a été très-peu marqué; 3° enfin, le troisième état, celui sous lequel la maladie se présente le plus souvent, est le suivant. Il y a dès le principe engorgement des surfaces articulaires, des cartilages du fémur et de l'os innominé, de la membrane synoviale, du tissu cellulaire qui remplit le fond de la cavité cotyloïde et du ligament rond : par le boursouflement de toutes ces parties, la tête du fémur peu à peu repoussée en dehors se dégage insensiblement de la cavité cotyloïde, et s'en échappe quand, arrivée sur le bord de la cavité, elle est soumise à l'action des muscles voisins qui l'entraînent sur un des points de la surface externe de l'os des îles, le plus ordinairement en haut et en dehors. Dans cette variété de la maladie, le déplacement de la tête du fémur est toujours précédé d'un alongement plus ou moins marqué du membre; et s'il n'arrive pas constamment, il a du moins lieu dans le plus grand nombre des cas.

Quelle que soit la forme sous laquelle la maladie se présente, les causes qui la déterminent sont exactement les mêmes que celles qui donnent lieu aux tumeurs blanches des autres articulations. Parmi les causes locales, qu'elles agissent comme causes principales ou seulement comme causes occasionnelles, les plus fréquentes sont sans contredit les chutes sur les talons, les genoux, et surtout sur le grand trochanter.

La tumeur blanche dont nous parlons commence toujours par une douleur plus ou moins forte, mais constamment plus vive, dans la dernière des trois variétés que j'ai établies, ce qui résulte probablement de la distension considérable des parties ligamenteuses. Plus constamment ici qu'ailleurs, la douleur retentit dans l'articulation immédiatement placée au-dessous de celle qui est le siége du mal; quelquefois même la douleur du genou est si intense, qu'elle peut induire en erreur des chirurgiens peu attentifs sur le véritable siége de la maladie. Les parties molles qui entourent l'articulation se tuméfient plus ou moins, la peau devient luisante et tendue, et la hanche offre des contours plus arrondis. Dans la variété de la maladie caractérisée par l'oblitération graduelle de la cavité articulaire et l'expulsion successive de la tête de l'os, le membre augmente de longueur à mesure que le mal fait des progrès, ce qui donne lieu, dans le principe, à la claudication, et oblige le malade de marcher en fauchant, c'est-à-dire par un mouvement d'arc de cercle qu'exécute le pied du membre malade, et dont le centre est à l'autre pied : le grand trochanter est en même-temps repoussé en bas, et s'éloigne de la crête de l'os des îles. Lorsqu'enfin la tête du fémur, parvenue sur le bord de la cavité cotyloïde, se déplace, entraînée par les muscles voisins, non-seulement le membre perd tout à coup son excédant de longueur, mais il subit un raccourcissement remarquable, la tête du fémur étant portée ordinairement sur un point de la surface externe de l'os des îles plus élevé que la cavité cotyloïde. Il n'est pas toujours facile de constater l'étendue du raccourcissement, parce qu'à mesure que le mal augmente, les malades prennent une attitude qui s'oppose à ce qu'on puisse comparer entre elles les extrémités inférieures : ils fléchissent le membre affecté, et le tiennent étroitement appliqué contre l'autre; mais, malgré cette difficulté, on peut toujours connaître approximativement l'alongement ou le raccourcissement du membre par l'éloignement ou le rapprochement du grand trochanter et de la crête de l'os des îles. A mesure que la maladie fait des progrès, les douleurs deviennent plus fortes, elles ne sont jamais si intenses que lorsque le déplacement est sur le point de s'opérer. A cette époque aussi, quelquefois plus tôt, quelquefois plus tard, il se forme au pourtour de la hanche, des abcès, souvent considérables, dont les ouvertures dégénèrent en fistules intarissables, communiquant ou non avec l'intérieur de l'articulation.

Quand la maladie dépend de la carie du bord de la cavité cotyloïde, sa marche est à peu près la même; seulement les douleurs sont moins vives, l'alongement du membre moins considérable, et le déplacement a lieu dans tel ou tel sens, suivant que la carie a détruit telle ou telle partie de la circonférence de la cavité articulaire. Assez souvent la tête du fémur se porte dans la fosse obturatrice; le membre est alors alongé au lieu d'être raccourci, et l'on peut constater l'existence de la plupart des autres signes de la luxation en bas et en dedans.

La carie attaque-t-elle le fond de la cavité cotyloïde, le membre se raccourcit peu à peu sans avoir présenté d'alongement; la douleur assez vive augmente surtout quand on veut confier le poids du corps au membre malade, et des collections purulentes ne tardent point à se former autour de l'articulation. Quand la cavité cotyloïde est tout-à-fait percée, et que la tête du fémur est à nu dans l'intérieur du bassin, le raccourcissement est considérable, et des abcès viennent se développer au-dessous de l'arcade crurale, au périnée, etc.

Lorsque dans les tumeurs blanches de l'articulation coxo-fémorale, l'altération des parties malades est portée très-loin, qu'il existe des abcès, des fistules en plus ou moins grand nombre, les malades périssent ordinairement dans le marasme causé à la fois par l'intensité des douleurs et l'abondance de la suppuration. Dans quelques cas cependant on voit encore la guérison s'opérer, mais elle ne peut avoir lieu qu'avec ankylose; c'est seulement lorsque la maladie est encore peu avancée, et l'altération des surfaces articulaires peu profonde, que ces surfaces peuvent revenir à leur état naturel, événement des plus heureux qui n'a guère lieu que lorsqu'on a pu connaître et attaquer la maladie dans son principe. Enfin, après le déplacement de la tête du fémur, on voit quelquefois la douleur se calmer, les accidens généraux cesser, les fistules se tarir, une fausse articulation s'établir là où repose l'os déplacé, et une guérison inattendue s'opérer, mais toujours avec changement dans la direction et la longueur du membre malade.

Les bases du traitement sont absolument les mêmes que celles que nous avons établies pour les tumeurs blanches en général. Seulement, à cause de la profondeur à laquelle est située l'articulation de la hanche, les applications topiques excitantes et résolutives sont ici bien moins efficaces, et doivent être négligées. Les vésicatoires volans même ne conviennent guère que pour les enfans, dont les muscles sont peu épais, ce qui rend l'articulation plus superficielle, et auxquels on pourrait craindre de faire éprouver d'abord les vives douleurs causées par les sétons, la cautérisation, le moxa. Ces derniers moyens sont donc les seuls qui doivent être mis en usage chez les adultes, quand on a combattu d'ailleurs, comme dans les autres tumeurs blanches, par les antiphlogistiques, les émolliens et les narcotiques, les douleurs vives et les autres phénomènes de l'état fluxionnaire.

Ici comme ailleurs, le séjour au lit, la plus parfaite immobilité sont d'une nécessité absolument indispensable. A peine est-il besoin de dire qu'on doit éviter avec le plus grand soin tout effort mécanique pour s'opposer au déplacement ou pour le faire cesser quand une fois il est produit.

TUMEURS FONGUEUSES SANGUINES. On donne ce nom ou bien celui de *tumeurs érectiles*, *tumeurs variqueuses*, d'*anévrysme*, *par érosion*, *par anastomose*, à certaines tumeurs formées par le développement accidentel d'un tissu spongieux aréolaire semblable au tissu caverneux de la verge, comme lui, baigné d'une très grande quantité de sang, et paraissant due à un entrelacement inextricable de vaisseaux capillaires dilatés et altérés. Cette affection a encore reçu des chirurgiens français le nom de *fongus hæmatode*, dénomination que les Anglais, qui l'ont créée, n'appliquent, au contraire, qu'à certaines tumeurs cancéreuses d'un tissu molasse et gorgé d'une grande quantité de sang.

Un siècle s'est à peine écoulé depuis que l'art possède quelques notions un peu précises sur les tumeurs fongueuses sanguines. J. L. Petit, un des premiers, en signala l'existence en même temps qu'il insista sur la nécessité de leur complète éradication. Depuis cet homme célèbre, des observations nombreuses et multipliées ont été recueillies, principalement par les chirurgiens français et anglais, dont les travaux ont surtout fait connaître, pour les tumeurs dont il s'agit, des moyens thérapeutiques autres que ceux qui avaient été indiqués par J. L. Petit.

Toutes ces tumeurs ne sont pas identiques; et si dans presque tous les cas la nature de l'altération organique offre une grande analogie, cependant la nature des parties primitivement affectées, les différences qui en résultent dans les symptômes et la marche de la maladie et jusque dans le choix des moyens thérapeutiques, mettent dans la nécessité d'en établir plusieurs espèces.

1° Il en est qui affectent exclusivement ou presque exclusivement les vaisseaux dans lesquels circule le sang rouge : elles sont pour ainsi dire *artérielles* ou *anévrysmatiques*, et l'on en distingue deux variétés principales. *a.* Dans les unes, l'altération commence par un gros tronc artériel ou par plusieurs artères d'un moyen diamètre; ces vaisseaux se dilatent, se gonflent, en même temps que leurs parois, éprouvant une désorganisation inconnue dans sa nature, s'ulcèrent et se percent d'une infinité de petites ouvertures dont elles sont comme criblées, et qui permettent au sang de s'échapper. Ce liquide, qui ne fait que sourdre lentement, au lieu de se creuser dans les parties voisines une cavité unique, comme dans les cas d'anévrysmes, s'infiltre peu à peu, pénètre dans le tissu cellulaire voisin et dans les parties adjacentes dont l'organisation primitive ne tarde pas à disparaître, et qui bientôt se transforment en un tissu mollasse, spongieux, abreuvé d'un sang qui ne peut en être exprimé que lentement lorsque la peau qui recouvre la tumeur éprouve quelque crevasse ou vient à être divisée. C'est la maladie que Pott a eu deux fois l'occasion d'observer à la partie postérieure de la jambe, sur le trajet de l'artère tibiale postérieure, que l'on a l'habitude de désigner sous le nom d'*anévrysme par érosion*, ou d'*anévrysme de Pott*, et que d'autres chirurgiens, depuis lui, ont observée dans d'autres régions du corps. *b*. D'autres tumeurs fongueuses *anévrysmatiques* ont cela de particulier, qu'elles commencent par la dilatation des vaisseaux capillaires les plus ténus de la peau ou du tissu cellulaire sous-cutané, et qu'étrangères dans le principe aux gros vaisseaux de la partie où elles se développent, ceux-ci ne participent à l'altération et ne se dilatent qu'à une époque assez avancée de la maladie. C'est pour elles peut-être, et pour elles seulement, que conviendrait la dénomination de *tumeurs érectiles*. Parmi ces tumeurs, les unes encore sont précédées par une petite tache cutanée rougeâtre, espèce de *nœvus maternus* ou tache congéniale que quelques enfans apportent en naissant; d'autres se manifestent sans qu'aucun indice en ait pu faire présager le développement : celles-ci commencent par le tissu cellulaire sous-cutané; les premières ont leur siége primitif dans la peau.

2° D'autres tumeurs fongueuses sanguines, moins fréquentes et moins graves que celles dont il vient d'être question, paraissent avoir plus particulièrement leur siége dans le système vasculaire à sang noir : par opposition aux précédentes on peut les appeler *variqueuses;* elles présentent, ainsi que celles-ci, deux variétés bien distinctes. *a*. Les unes, et ce sont les plus communes, commencent par les vénules les plus déliées, qui se dilatent, s'agrandissent, s'agglomèrent et s'entrelacent de manière à former une tumeur qui prend ensuite un volume plus ou moins grand. *b*. Les autres succèdent à une altération des gros troncs veineux, analogue à celle qui se développe aux parois des artères dans l'anévrysme de Pott. Cette variété ne se rencontre que dans un assez petit nombre de cas; j'ai eu néanmoins occasion de l'observer.

3° Enfin il est des tumeurs fongueuses sanguines qui ont un caractère mixte, et qui sont véritablement intermédiaires à celles des deux espèces qui viennent d'être signalées. Elles commencent par le système capillaire, mais il y a dilatation simultanée des artérioles et des petites veines : seulement ces tumeurs mixtes sont tantôt plus *anévrysmatiques* que *variqueuses*, ou plus *artérielles* que *veineuses*, tandis que d'autres fois elles sont plus *veineuses* qu'*artérielles*, ou plus *variqueuses* qu'*anévrysmatiques*.

La marche de la maladie, la rapidité de ses progrès et sa gravité sont loin d'être les mêmes dans ces différentes espèces de tumeurs, qui, sous ces différens rapports, peuvent être comparées aux anévrysmes et aux varices. Les tumeurs variqueuses proprement dites sont très-lentes dans leurs progrès et restent très-souvent stationnaires après avoir pris un accroissement plus ou moins considérable; tandis que les tumeurs fongueuses sanguines détaillées s'étendent pour l'ordinaire avec rapidité, indéfiniment, et finissent même le plus souvent par amener la mort, que précèdent leur ulcération et des hémorrhagies abondantes. Les premières ne sont souvent qu'une incommodité, et les malades ne désireraient en être débarrassés qu'à cause de la difformité qu'elles produisent quand elles sont placées sur des parties habituellement découvertes; les secondes constituent une affection des plus graves, dont il faut à tout prix enrayer la marche, et contre laquelle la chirurgie ne saurait être trop prodigue des moyens les plus actifs et les plus énergiques. Celles-ci fixeront plus spécialement notre attention.

Elles sont, avons-nous dit, ou congéniales ou acquises. Les premières succèdent à certaines taches que quelques enfans apportent en venant au monde, et que certaines personnes regardent comme le résultat de l'influence de l'imagination de la mère sur l'enfant qu'elle porte dans son sein. Ces taches, prélude d'une affection formidable, et si peu dignes en apparence de fixer l'attention, présentent certains caractères à l'aide desquels on ne peut guère les méconnaître. Elles sont ordinairement d'une très-petite dimension, n'excèdent presque jamais la grandeur de l'ongle, qu'elles atteignent rarement; elles existent sans aucune élévation à la peau, ou du moins cette élévation est à peine sensible, et le tissu de cette membrane paraît un peu plus mou que dans les parties voisines; leur couleur est d'un rouge vermeil, d'une teinte ordinairement uniforme dans toute leur étendue, ou seulement un peu plus foncée sur quelques points. Elles sont tout-à-fait circulaires, dans quelques cas; irrégulièrement circonscrites, dans d'autres, mais toujours si bien limitées, qu'il est facile de distinguer le point où s'arrête l'altération, où se termine la dilatation des vaisseaux capillaires. La température de ces taches où circule avec rapidité le sang rouge qui y afflue abondamment est ordinairement de quelques degrés supérieure à celle des parties qui les entourent.

Ces *nœvi materni* sont susceptibles de se montrer sur tous les points de la surface du corps; mais c'est aux parties supérieures qu'on les voit le plus souvent, surtout au crâne, à la face, autour des ouvertures des cavités tapissées par les membranes muqueuses, aux ailes du nez, aux paupières, aux lèvres, au menton, au pavillon auriculaire, parties si abondamment pourvues de vaisseaux capillaires qu'on ne peut s'étonner de la fâcheuse prérogative dont elles jouissent.

Ces taches congéniales restent quelquefois stationnaires pendant un temps fort long, sans éprouver d'autres changemens que ceux que leur impriment momentanément les variations dans la circulation produites par les efforts, les cris, la toux, etc., l'approche et le cours de la période menstruelle chez les femmes, circonstances qui les rendent plus proéminentes et d'un rouge plus vif. Mais, le plus ordinairement, la tumeur érectile commence à se former dans les premières semaines, dans les premiers mois qui suivent la naissance. Quand les premiers temps de la vie se passent sans qu'il y ait apparition d'une telle tumeur, il est ordinaire que son développement soit retardé jusqu'à l'époque de la puberté.

Quand un fongus hématode doit se former, et à quelque époque de la vie que cela ait lieu, c'est au-dessous de la tache congéniale que se préparent les changemens qui vont survenir; la tache elle-même change à peine d'aspect; seulement elle acquiert un peu plus d'étendue. Bientôt, ainsi que les tégumens auxquels elle appartient, elle est soulevée par la tumeur qui, d'abord peu volumineuse et circonscrite, paraît roulante sur les parties plus profondément situées, et semble ensuite contracter des adhérences avec ces parties, en même temps que sa circonférence, hérissée de prolongemens qui souvent s'étendent au loin et dont les progrès ne sont pas toujours sensibles à l'extérieur, devient inégale et irrégulière. La peau, amincie par suite de la distension qu'elle éprouve, prend autour du signe précurseur de la maladie une teinte violacée, brunâtre, mais beaucoup moins prononcée que dans les tumeurs érectiles veineuses. Les parties tuméfiées n'ont aucune consistance; elles sont molles, pâteuses, douces au toucher, et présentent dans quelques cas une fluctuation trompeuse. Quand la maladie est parvenue à un certain degré, la température de la partie malade paraît sensiblement augmentée, et la tumeur présente ordinairement des pulsations isochrones à celles du pouls, un mouvement d'expansion, de soulèvement général. Ces battemens, d'abord obscurs, deviennent surtout très-prononcés quand l'altération s'est propagée à des branches artérielles un peu volumineuses; ils finissent alors par être très-sensibles à la vue. Si, trompé par l'apparence de la fluctuation, on incise la tumeur, ou si les tégumens amincis et distendus viennent à s'ulcérer, des hémorrhagies abondantes se déclarent; le sang coule en nappe de toute la surface ulcérée comme s'il était exprimé d'une éponge: quelques styptiques et surtout une compression méthodiquement exercée peuvent bien en suspendre momentanément l'issue, mais l'écoulement se rétablit bientôt, devient intarissable et finit par amener un affaiblissement excessif, la décoloration générale, une véritable anémie et la mort, si la maladie est abandonnée à elle-même, ou si on ne lui oppose que des moyens palliatifs. Quand ces tumeurs sont ouvertes, on voit quelquefois s'élever de la surface de l'ulcération des végétations fongueuses, des champignons plus ou moins considérables, d'une couleur noirâtre, d'un aspect horrible, et qui, si on les emporte, repullulent avec une promptitude extrême.

La marche de cette singulière affection est tantôt fort rapide et tantôt au contraire fort lente, et l'on ne saurait indiquer les circonstances qui en accélèrent ou bien en retardent les progrès: mais ce qui a lieu de surprendre et ce qu'on ne voit arriver que dans quelques cas malheureusement trop rares, c'est que ces tumeurs érectiles artérielles, après avoir acquis un plus ou moins grand développement, restent stationnaires ou même diminuent progressivement.

Chez les personnes du sexe, chaque période menstruelle est ordinairement marquée par un accroissement momentané et de la tumeur. On a même vu dans quelques cas, et Desault en a consigné un exemple très-remarquable dans son *Journal de chirurgie*, un écoulement sanguin périodique s'opérer par la surface non ulcérée d'une de ces tumeurs, et remplacer pendant de longues années l'exhalation sanguine de la surface interne de l'utérus.

Les tumeurs érectiles qui ne sont point précédées de *nævus maternus* peuvent survenir à une époque quelconque de la vie; mais on les voit le plus souvent pendant la jeunesse et l'âge adulte : elles succèdent quelquefois alors à l'action de causes si légères, et si peu en rapport avec la nature et la gravité de l'altération qui se manifeste, que ces causes ne paraissent être qu'occasionnelles, ou mieux encore qu'on ne peut souvent les considérer que comme des circonstances à la suite desquelles on découvre une affection indolente et jusque-là inaperçue.

Le *diagnostic* de cette maladie, généralement facile, offre cependant quelquefois une certaine obscurité. Une méprise serait impardonnable et paraît impossible à l'égard des tumeurs qui succèdent à une tache congéniale; il n'en est pas tout-à-fait de même pour celles qui se manifestent sans en avoir été précédées, lesquelles sont d'ailleurs placées quelquefois à une profondeur assez considérable. C'est alors qu'il faut apporter la plus grande attention aux mouvemens d'expansion, aux battemens dont elles sont agitées; à la mollesse et à l'élasticité qu'elles présentent dans toute leur étendue, même à leur base, ce qui les distingue des abcès froids, à leurs limites irrégulières et aux prolongemens qui, se détachant de leur circonférence, en rendent la circonscription inégale et diffuse; surtout enfin à la dilatation des gros vaisseaux artériels et veineux du voisinage. Quand la maladie d'ailleurs devient ancienne, la peau qui se distend devient quelquefois, comme dans le premier cas, d'un rouge foncé, ce qui rend la méprise un peu plus difficile.

Ces tumeurs érectiles, qui, abandonnées à elles-mêmes, finissent presque toujours par amener la perte de ceux qui en sont affectés, doivent donc être considérées comme constituant une affection des plus graves : on conçoit toutefois que le pronostic est plus ou moins fâcheux suivant l'extension qu'elles ont prise et le plus ou moins grand développement auquel elles sont parvenues, suivant le siége qu'elles occupent, et même encore suivant l'âge du malade. Quand en effet l'altération n'est pas portée très-loin, quand la tumeur n'occupe que des parties d'une importance secondaire et dont la conservation ou la perte ne sont que de peu d'intérêt pour le malade, et que celui-ci se trouve en âge de pouvoir supporter l'emploi des différens moyens nécessaires à sa guérison, l'on ne doit point désespérer de son salut, si gravement compromis au contraire dans les circonstances opposées.

Parmi les tumeurs fongueuses sanguines, *veineuses* ou *variqueuses*, celles qui dépendent de l'altération d'un gros tronc veineux et que l'on pourrait comparer à l'anévrysme de Pott, sont beaucoup moins fréquentes que celles qui tiennent au développement, à l'agglomération des radicules ou des origines capillaires des veines. La chirurgie en possède à peine quelques exemples : j'ai eu occasion d'en observer un cas dans lequel la tumeur, placée sur la partie latérale du cou et de l'épaule, était traversée par la veine jugulaire externe considérablement dilatée, et dont les parois épaissies étaient criblées d'une infinité d'ouvertures d'où s'écoulait le sang pendant la vie, et par lesquelles jaillissait après la mort la matière d'une injection. Quant à l'autre variété, elle constitue une maladie beaucoup moins fréquente aussi que ne le sont les tumeurs fongueuses artérielles; les tumeurs variqueuses exposent à beaucoup moins de dangers que ces dernières; elles restent ordinairement stationnaires une fois qu'elles sont parvenues à un certain degré, et ne réclament point, à beaucoup près, une thérapeutique aussi énergique.

Quand elles sont superficielles, l'affection commence par une petite tache placée dans l'épaisseur de la peau : cette tache, d'un bleu violet très-foncé, presque noire, augmente peu à peu; il se forme ensuite au-dessous d'elle une petite tumeur noirâtre, d'abord bien limitée, puis irrégulière, qui, à mesure qu'elle se développe, se montre recouverte et entourée de veines plus ou moins volumineuses, dont les saillies et les contours nombreux se dessinent sous la peau, à travers laquelle on aperçoit la couleur du sang qui les remplit. Tout ce qui tend à retarder le cours du sang veineux, à ralentir son passage à travers les cavités du cœur et les poumons, comme une compression, une ligature faite au-dessus de la partie malade, les grands efforts de la respiration, la position déclive, augmentent le volume d'une tumeur variqueuse, et en rendent la couleur noirâtre beaucoup plus foncée. Ces phénomènes et ceux des tumeurs fongueuses artérielles se trouvent réunis dans celles que nous avons appelées mixtes, et qui sont en effet à la fois anévrysmatiques et variqueuses.

Si les tumeurs fongueuses sanguines étaient toutes précédées de taches congéniales à la peau, si ces taches, par leur apparente bénignité, n'inspiraient pas dans le plus grand nombre des cas une fausse et dangereuse sécurité, si le développement de ces tumeurs n'était pas quelquefois très-rapide immédiatement après la naissance, on pourrait presque toujours couper le mal dans sa racine et prévenir une affection des plus formidables en en détruisant le germe par un véritable traitement prophylactique. On pourrait recourir à l'emploi prolongé des astringens et des styptiques, mais sans trop se fier à l'efficacité de ces moyens, si souvent infructueux, à l'extirpation ou à la cautérisation de la portion de peau altérée, ou bien encore à une méthode de traitement presqu'aussi efficace, mais moins effrayante que ces dernières, je veux parler de la compression exercée avec art, et pendant le temps nécessaire pour produire l'oblitération des petits vaisseaux dilatés qui forment le nævus, et pour ramener les parties malades à leur texture naturelle. Le premier peut-être j'ai eu recours à cette compression employée comme moyen prophylactique, et parmi les succès que son usage m'a procurés, aucun certes ne m'a été plus doux que celui dont j'ai déjà rapporté l'histoire ailleurs (*Relation d'un voyage fait à Londres en 1814*) et que je vais rappeler en peu de mots. L'un de mes enfans, jeune fille, âgée maintenant de seize ans, était né avec une tache vermeille sur la région temporale droite, immédiatement en dehors et un peu au-dessus de l'angle externe des paupières : cette tache avait la grandeur de l'ongle du pouce environ. Comme elle occupait une partie sur laquelle on peut aisément fixer et faire agir un appareil compressif, je n'attendis pas qu'une tumeur érectile se fût développée pour employer la compression : l'enfant avait à peine deux mois quand je commençai à lui faire porter un petit bandage mécanique au moyen duquel une pelotte appliquée sur la tache rouge de la peau comprimait mollement cette tache ou la portion des tégumens qui en était le siége. Ce bandage, qu'il a fallu renouveler plusieurs fois à mesure que la tête de l'enfant acquérait plus de volume, était laissé continuellement en place pendant le jour :

on l'ôtait pour la nuit. L'enfant l'a porté ainsi pendant trois ans sans interruption. Après ce temps, la tache avait disparu aussi complétement qu'on pouvait le désirer et de manière à ne laisser aucune crainte pour l'avenir. Pendant long-temps il est resté une zone d'une teinte violacée extrêmement légère, qui a fini par disparaître tout-à-fait. Mais un tel moyen, dont l'emploi doit être subordonné aux règles qu'il convient de suivre quand on l'applique au fongus hématode même, est fort assujétissant, d'un effet toujours fort long, et ne promet pas un succès aussi certain que l'extirpation ou la cautérisation. Ces derniers moyens mériteraient donc, suivant moi, la préférence dans le plus grand nombre des cas.

Qu'un fongus hématode n'ait été annoncé par aucun signe précurseur, ou, ce qui revient au même, qu'on n'ait eu recours à aucun des moyens prophylactiques dont il vient d'être question, lorsque la maladie est bien reconnue, il faut se hâter d'en entreprendre la guérison par l'emploi de l'un ou de l'autre des moyens dont nous allons faire l'histoire.

1° *Astringens et styptiques.* —Si ces moyens ont réussi quelquefois dans le traitement des anévrysmes proprement dits, leur usage a le plus ordinairement été inutile contre les tumeurs fongueuses sanguines. Cependant, comme ils ne peuvent être nuisibles qu'autant que leur emploi ferait perdre un temps précieux, on peut dans quelques cas particuliers, au début de la maladie, ou bien au contraire quand le siége ou les progrès de cette dernière rendent impraticable tout autre moyen plus efficace, on peut, dis-je, recourir à cette faible mais innocente ressource. Abernethy rapporte que dans un cas où l'affection avait son siége à l'orbite, et où l'emploi de la compression dans une certaine étendue était évidemment impraticable, la soustraction de la chaleur par l'usage continuel d'un liquide très-volatil fit diminuer la tumeur par degrés, au point qu'au bout de quelques mois il n'en restait plus aucun vestige. Ces astringens et styptiques peuvent d'ailleurs être associés à la compression dont ils favoriseront les effets.

2° *Compression.* — La compression, en s'opposant à l'afflux du sang, en rapprochant d'une manière continue les parois opposées des vaisseaux de différens calibres dont la dilatation produit la maladie, peut avoir les résultats les plus satisfaisans.

Mais ce moyen ne convient pas dans tous les cas indistinctement; on ne peut espérer quelque succès en l'employant qu'autant, 1° que la tumeur est tout-à-fait superficielle; 2° qu'elle est d'un volume peu considérable ; 3° qu'il existe au-dessous d'elle un plan résistant et solide, capable de servir de point d'appui et de résister à l'effort des moyens compressifs ; 4° que ceux-ci agissent d'une manière bien uniforme sur toute l'étendue de la tumeur, et même sur les vaisseaux dilatés du voisinage; 5° enfin que cette compression est employée pendant un temps fort long avec une attention soutenue, beaucoup de soin et une grande persévérance. En effet, la tumeur est-elle volumineuse, profonde et assise sur des parties molles d'une intégrité douteuse ? La compression pourra bien l'affaisser, en diminuer le volume, ou plutôt la saillie extérieure; mais la maladie s'étendra du côté de la base, d'où partent des prolongemens qui s'étendront dans les interstices cellulaires que laissent entre eux les organes voisins, espèces de racines que plus tard aucun moyen ne pourra détruire. J'ai même vu, dans le cas d'une petite tumeur érectile développée sur la poitrine chez un enfant de quelques mois, la compression accélérer la marche de la maladie, à tel point que je fus obligé d'en discontinuer l'usage, et par un singulier hasard, la maladie abandonnée à elle-même, et quoiqu'elle eût déjà pris un développement assez considérable, a disparu spontanément. Toutefois, employée dans des circonstances favorables, et d'après les règles générales qui viennent d'être indiquées, la compression a réussi entre les mains d'un grand nombre de praticiens, dans quelques cas véritablement désespérés, il y a plus, elle a procuré des résultats auxquels on ne devait point naturellement s'attendre. Qui ne connaît cette observation si remarquable rapportée par M. le professeur Boyer d'une tumeur fongueuse sanguine artérielle que portait une petite fille dans l'épaisseur de la lèvre supérieure, et qui s'était déjà étendue à la sous-cloison du nez, circonstance qui en rendait l'extirpation impraticable ? La guérison fut le résultat de la compression exercée avec une constance inouïe, et que put seule inspirer la tendresse maternelle. La mère de la petite malade, pour se conformer au conseil que lui avait donné M. Boyer de comprimer de temps à autre la tumeur, conseil auquel ce praticien avoue qu'il n'attachait pas une grande importance, passait quelquefois jusqu'à sept heures consécutives à comprimer la tumeur avec le doigt transversalement placé sur la lèvre.

3° *Extirpation.*—Quand un fongus hématode est superficiel, peu volumineux, quand il n'a pas encore jeté de ces racines profondes et plus ou moins éloignées qu'on ne pourrait enlever, quand il repose sur des parties qui permettent l'emploi de l'instrument tranchant, la meilleure méthode de traitement à mettre en usage est son extirpation bien complète, son *éradication.* Il convient presque toujours d'enlever avec la tumeur elle-même la plus grande partie de la peau qui la recouvre, et l'on doit avoir le plus grand soin de porter l'instrument bien au delà des limites de la maladie; car, outre la chance d'une récidive presque infaillible, on s'exposerait encore en faisant agir le bistouri sur la tumeur elle-même aux dangers d'une hémorrhagie plus ou moins considérable, accident que J. L. Petit avait eu l'occasion d'observer dans plusieurs circonstances, et qui l'a fait insister d'une manière toute particulière sur la nécessité d'une extirpation bien parfaite. Les règles de cette opération sont absolument les mêmes que celles qui sont relatives à l'enlèvement de toutes, les tumeurs; seulement, comme autourd es tumeurs érectiles se rencontre une plus ou moins grande quantité de vaisseaux, l'écoulement de sang qui résulte de leur division exige de la part de l'opérateur une grande dextérité et beaucoup de promptitude. En effet, pendant la dissection de ces tumeurs il s'écoule quelquefois en nappe ou par jets une si grande quantité de sang, que cette hémorrhagie peut avoir, surtout chez les enfans, les plus graves conséquences. Une petite fille de Boulogne-sur-Mer, à qui j'enlevais une tumeur érectile qu'elle portait au front, tomba immédiatement après l'opération dans une syncope qui dura près de quatre heures, et qui m'inspira les craintes les plus sérieuses. M. Wardrop a été encore plus malheureux, car il a eu la douleur de voir périr entre ses mains un jeune enfant auquel il enlevait, dix jours après sa naissance, une de ces tumeurs de la grosseur de la moitié d'une orange, située à la partie postérieure du cou.

Quand la maladie a son siége dans une partie du corps peu volumineuse, détachée en quelque sorte des parties voisines, comme les lèvres, le prépuce, les grandes lèvres, les doigts des mains et des pieds, on peut préférer à la simple extirpation de la tumeur l'amputation de la partie où elle s'est développée : c'est ce qu'on a très-souvent occasion de faire aux lèvres, où, comme pour les tumeurs cancéreuses, on circonscrit entre deux incisions qui se réunissent en pointe au delà des limites de la maladie un lambeau triangulaire dans lequel se trouve comprise la tumeur fongueuse sanguine. Cette amputation des parties qui sont le siége de la maladie, qu'on préfère, mais dont on pourrait à la rigueur se dispenser dans quelques-uns des cas que je viens d'indiquer, est la seule ressource à tenter, quand la tumeur très-profonde, très-étendue, occupe une très-grande partie d'un membre; il faut bien faire alors l'amputation de ce membre, opération qui malheureusement encore est quelquefois suivie de la reproduction de la maladie.

4° *Cautérisation.*—L'emploi des caustiques ou du cautère actuel, dans le but de désorganiser complétement les parties malades et de les réduire à l'état d'une simple escarre, pourrait promettre quelques succès dans les cas de tumeurs érectiles tout-à-fait superficielles et assez peu développées pour qu'on puisse les détruire par une seule cautérisation; mais, dans toute autre circonstance, l'infidélité et l'incertitude de ce moyen, auquel d'ailleurs on n'a eu qu'assez rarement recours, doivent le faire proscrire entièrement, d'autant plus que l'instrument tranchant, beaucoup plus sûr, serait applicable à tous les cas où l'on pourrait cautériser.

5° *Ligature de la tumeur.* — On conçoit à peine l'efficacité d'un pareil moyen, qui n'a d'ailleurs été employé que très-rarement. Il ne pourrait être raisonnablement mis en usage que dans le cas fort rare d'une tumeur érectile supportée par un pédicule qu'il serait facile d'embrasser avec un lien; elle me semble contre-indiquée dans toute autre circonstance. Cependant on trouve dans l'appendice à l'ouvrage d'Hogdson, que White ayant passé une aiguille armée d'un fil double au milieu d'un fongus hématode très-volumineux placé sur l'épaule d'un enfant, et ayant renfermé chaque moitié de la tumeur dans une ligature séparée, l'opération eût un plein succès.

6°. *Ligature des artères de la tumeur.* — La ligature des troncs artériels dont les branches vont alimenter et nourrir les tumeurs érectiles, ou de ces branches elles-mêmes, est une extension de la méthode de Hunter pour l'opération de l'anévrysme. On y a été conduit par l'analogie qu'on a cru voir entre ces tumeurs fongueuses sanguines et les anévrysmes proprement dits, et cependant ces deux affections offrent, sous beaucoup de rapports et surtout sous le point de vue thérapeutique, de notables différences. Dans le cas d'anévrysme, lorsqu'on pratique la ligature du vaisseau malade lui-même, à une distance plus ou moins grande de la tumeur, on agit immédiatement sur l'organe affecté; et quand bien même, par le rétablissement très-prompt de la circulation, le sang reviendrait par la partie inférieure de l'artère dans le sac anévrysmal, ce ne pourrait jamais être ni en quantité assez considérable, ni avec assez de force pour entretenir la maladie : les tumeurs érectiles, au contraire, nées pour la plupart au milieu du système capillaire, qui devient le siége comme on sait d'une circulation plus active après la ligature d'un gros tronc, doivent recevoir après cette ligature une quantité de sang, sinon supérieure, au moins égale à celle qui les parcourait auparavant. Malgré cette différence qui n'existe plus pour ce qu'on appelle l'*anévrysme de Pott*, la ligature des artères qui alimentent les tumeurs érectiles, employée un très-grand nombre de fois surtout en Angleterre et en France, compte aujourd'hui beaucoup plus de succès que de revers.

Cette opération est vraiment une ressource précieuse pour quelques cas graves où la maladie, à raison de son siége ou de son étendue trop considérable, serait inattaquable par tout autre moyen. Qu'eussent pu faire sans elle Travers et Dalrymphe dans deux cas de tumeur érectile occupant l'intérieur de l'orbite? Cette affection eût entraîné la perte de ceux qui la portaient, tandis qu'ils ont été sauvés par la ligature de l'artère carotide primitive.

Tantôt on pratique la ligature d'un seul gros tronc, du tronc principal destiné à la nourriture d'un membre en totalité, ou d'une partie considérable du corps dont un des points seulement est le siége d'une tumeur érectile, comme la carotide, la crurale, la brachiale, etc.; et tantôt, au contraire, on suspend la circulation dans un plus ou moins grand nombre des branches artérielles qui environnent immédiatement le fongus hématode et qui l'alimentent : ainsi, dans un cas dont l'histoire est rapportée par M. Pelletan dans sa *Clinique chirurgicale*, les artères occipitale et temporale furent liées pour une tumeur érectile occupant la fosse temporale; et moi-même j'ai fait, il y a deux ou trois ans, la ligature des artères labiale, sous-orbitaire droite et coronaire gauche pour une de ces tumeurs qui occupait à la fois la moitié droite de la lèvre supérieure et une grande partie de la joue. Cette ligature peut amener la disparition totale de la tumeur; mais elle n'a pas toujours un résultat aussi avantageux : dans quelques cas, elle n'a d'autre effet que d'en rendre les progrès moins rapides ou d'en diminuer le volume, de manière à permettre ensuite d'avoir recours à l'un ou à l'autre des moyens dont il a été question précédemment, et qui autrement seraient impraticables.

On peut, en effet, faire concourir à la guérison d'une tumeur érectile plusieurs des moyens que nous avons fait connaître; ainsi, on peut la soumettre d'abord à une compression plus ou moins forte, ou pratiquer la ligature des vaisseaux qui l'alimentent, pour en diminuer le volume, puis en venir à son extirpation, ou bien à sa destruction complète par la cautérisation. Dans le cas dont je parlais tout à l'heure, qui avait paru incurable à quelques chirurgiens, à cause de l'étendue de la maladie, je procédai d'abord à la ligature de plusieurs artères de la face; après ce premier moyen qui diminua de beaucoup l'étendue du mal, la tumeur fut soumise à une compression assez forte, par l'effet de laquelle elle perdit encore une partie de son volume, et devint plus régulièrement circonscrite : ainsi réduite, et en quelque sorte changée de nature, il me fut facile de l'enlever complétement en suivant le procédé généralement suivi pour l'extirpation des tumeurs cancéreuses des lèvres. Le temps a confirmé la guérison.

8° Il ne me reste plus qu'à indiquer un moyen extrêmement ingénieux qui a réussi à M. Lawrence dans une circonstance particulière où la ligature des artères de la tumeur avait été infructueuse. Il s'agissait d'un anévrysme par anastomose situé au doigt indicateur de la main droite chez une jeune femme âgée de vingt ans; le mal était accompagné de douleurs violentes, qui s'étendaient à tout le membre et à la poitrine, et rendaient impossible tout mouvement de l'extrémité supérieure. La ligature des artères radiale et cubitale n'avait fait que diminuer la violence des pulsations, et la compression n'avait pu être continuée. M. Lawrence proposa alors à la malade l'extirpation du doigt, qui fut formellement rejetée; c'est alors qu'il eut l'idée de diviser circulairement et dans toute leur épaisseur les parties molles de la base du doigt, de manière à arrêter le cours du sang qui arrivait à la tumeur. Toutes ces parties molles, à l'exception des tendons fléchisseurs avec leurs gaines et du tendon extenseur, furent donc exactement divisées en travers, et l'on eut à pratiquer la ligature de plusieurs vaisseaux : l'une des artères collatérales égalait en volume l'artère radiale ou cubitale d'un adulte; c'était le vaisseau principal qui alimentait la tumeur. La plaie se cicatrisa lentement; le gonflement du doigt diminua beaucoup, mais sans disparaître entièrement, et les tégumens reprirent à peu près leur couleur naturelle : les pulsations et la douleur se dissipèrent, et la malade recouvra parfaitement l'usage de son membre.

La plupart des moyens dont nous venons de faire l'examen, les styptiques, la compression, la cautérisation, l'extirpation, etc., peuvent être employés également dans le fongus hématode veineux; mais l'expérience n'a pas encore appris si l'on pourrait remédier à cette affection par la ligature ou la section des gros troncs veineux, et si cette opération, qu'on pratique avec succès pour les varices, aurait dans les cas dont il s'agit la même efficacité que la ligature des artères dans les cas de tumeurs fongueuses anévrysmatiques. (ROUX.)

TUNGSTATE, s. m.; sels composés d'une base et d'acide tungstique. Ils sont presque tous insolubles dans l'eau; ceux qui se dissolvent sont précipités à froid par les acides sulfurique, nitrique, hydrochlorique, etc.; le précipité est blanc et composé de beaucoup d'acide tungstique, d'une portion de l'oxyde du tungstate et d'un peu de l'acide précipitant. Si, au lieu d'agir avec ces acides à froid, on fait chauffer le mélange, on n'obtient que de l'acide tungstique jaune. Aucun de ces sels n'est employé en médecine. *Voyez* TUNGSTIQUE.

TUNGSTÈNE, s. m. Métal de la quatrième classe (*voyez* MÉTAL) que l'on trouve dans la nature à l'état de tungstate de chaux, de manganèse et de fer. Il est solide, d'un blanc grisâtre comme le fer, très-brillant, très-dur, inattaquable par la lime, et fragile; sa pesanteur spécifique est de 17,6; il ne peut même pas être fondu à 170,° du pyromètre de Wedgwood. Lorsqu'on le chauffe avec le contact de l'air ou du gaz oxygène, il fournit un oxyde brun puce, que l'on peut faire passer à l'état d'acide tungstique jaune, en continuant à le chauffer. Le *phosphore*, le *soufre* et le *chlore* peuvent se combiner avec le tungstène; on ne sait pas comment il agit sur les acides; l'eau est sans action sur lui. On l'obtient en décomposant l'acide tungstique par le charbon à une température très-élevée. Il est sans usage.

TUNGSTIQUE (acide), s. m. Cet acide désigné par quelques chimistes sous le nom d'*oxyde jaune de tungstène*, existe dans la nature combiné avec la chaux, les oxydes de fer et de manganèse. Il est solide, jaune, inodore, insipide, sans action sur le tournesol à la température ordinaire, et insoluble dans l'eau. Il bleuit lorsqu'on le traite par un mélange d'acide hydrochlorique et de proto-hydrochlorate d'étain; il paraît qu'il perd dans ce cas une portion d'oxygène qui se combine avec le protoxyde d'étain. Il forme avec la potasse, la soude et l'ammoniaque des sels solubles. On l'obtient en décomposant le tungstate de fer naturel par l'acide hydrochlorique qui s'empare de l'oxyde de fer; l'acide tungstique séparé et mêlé d'un peu de gangue est dissous dans l'ammoniaque, et le tungstate qui en résulte est desséché, et décomposé par le feu pour en volatiliser l'ammoniaque. Il est sans usage. (ORFILA.)

TUNIQUE, s. f., *tunica*, enveloppe. Nom donné aux diverses membranes qui entrent dans la composition de certains organes; ainsi on dit indifféremment les membranes ou les tuniques de l'estomac, des intestins, de la vessie, etc., etc.

TURBITH ou TURBITH VÉGÉTAL, s. m.; nom de la racine d'une plante appartenant au genre liseron (*convolvulus turpethum*) qui était employée comme drastique, de même que le jalap, et qui est à peu près inusitée maintenant. *Voyez* LISERON.

TURBITH MINÉRAL (sous-deuto sulfate de mercure jaune). *Voyez* MERCURE.

TURBITH NITREUX (sous-deuto nitrate de mercure jaune). *Voyez* MERCURE.

TURCIQUE (selle). *Voyez* SPHÉNOÏDE.

TURGESCENCE, s. f., *turgescentia*, de *turgescere*, s'enfler. Ce mot, dans le langage métaphorique des anciens humoristes, s'appliquait particulièrement aux liquides qui, par leur agitation, leur soulèvement, cherchaient à s'évacuer. Ainsi l'on disait qu'il y avait *turgescence de la bile* dans les cas que l'on a caractérisés depuis par le nom d'embarras gastrique. *Voyez* ce mot.

TUSSILAGE, s. m., *tussilago farfara*, L. Rich., *Bot, méd.*, t. 1, p. 391, vulgairement *pas-d'âne*. Plante vivace de la famille des corymbifères, qui croît très-communément dans les lieux incultes et en particulier dans les terreins calcaires. Ses tiges forment des souches cylindriques et rampantes d'où naissent de grandes feuilles pétiolées cordiformes anguleuses sur leurs bords, d'un vert clair à leur face inférieure, blanches et cotonneuses inférieurement; ces feuilles ne commencent à se développer qu'après les hampes de fleurs. Ces hampes, hautes de six à huit pouces, couvertes d'écailles lâches et cotonneuses, se terminent à leur sommet par un seul capitule de fleurs jaunes. Leur involucre est cylindrique, composé de folioles lancéolées, étroites; le réceptacle est nud; les fleurons du centre sont réguliers et mâles, les demi-fleurons de la circonférence sont femelles, et les fruits sont couronnés par une aigrette sessile et simple.

Les fleurs de tussilage sont la seule partie de la plante dont on fasse usage. Ainsi que l'annonce leur nom, elles sont particulièrement usitées comme adoucissantes dans les catarrhes légers, les rhumes, etc. On les administre en infusion théiforme; mais une précaution qu'il ne faut pas négliger, c'est de passer à travers un linge fin cette infusion, afin d'en séparer les poils de l'aigrette, qui sans cela irriteraient la gorge et détermineraient la toux. Les fleurs de tussilage font partie des espèces pectorales connues sous le nom vulgaire de quatre fleurs.

Les feuilles de la même plante, dont la saveur est amère et un peu austère, étaient aussi employées autrefois dans les mêmes circonstances, mais aujourd'hui leur usage est à peu près abandonné. (A. RICHARD.)

TUTHIE ou TUTIE, s. f., *tuthia* (cadmie des fourneaux). Nom donné à l'oxyde de zinc qui s'attache aux cheminées des fourneaux sous forme d'incrustations grises, lorsqu'on fait fondre les mines de *zinc*. *Voyez* ce mot.

FIN DU VINGTIÈME VOLUME.

TABLE

DES PRINCIPAUX ARTICLES

CONTENUS DANS LE VINGTIÈME VOLUME.

DISTRIBUTION DES MATIÈRES.

	MM.
Anatomie.	MARJOLIN, professeur de la Faculté de méd., H. CLOQUET, OLLIVIER, doct. en méd.
Physiologie	ADELON, profess. de la Fac. de médec., COUTANCEAU, RULLIER, docteurs en méd.
Anatomie pathologique	BRESCHET, chef des travaux anatomiques de la Fac. de méd., ANDRAL *fils*, doct. en méd.
Pathologies générale et interne.	CHOMEL, COUTANCEAU, LANDRÉ-BEAUVAIS, RAYER, ROCHOUX, ANDRAL *fils*, docteurs en méd.
Pathologie externe et opérations chirurgicales	J. CLOQUET, chir. de l'hôpital Saint-Louis; MARJOLIN, ROUX, prof. de la Fac. de méd., MURAT, chirurgien en chef de la maison royale de Bicêtre, OLLIVIER, doct. en méd.
Accouchemens, Maladies des femmes et des nouveau-nés	DESORMEAUX, professeur de la Fac. de méd.
Maladies des enfans.	GUERSENT, médecin de l'hôpital des Enfans.
Maladies des vieillards	FERRUS et ROSTAN, méd. de l'hospice de la Salpêtrière.
Maladies mentales.	GEORGET, docteur en méd.
Maladies cutanées.	BIETT, méd. de l'hôpital Saint-Louis, et RAYER, doct. en méd.
Maladies syphilitiques.	LAGNEAU, docteur en médecine.
Maladies des pays chauds.	ROCHOUX, doct. en méd.
Thérapeutique générale	GUERSENT, médecin de l'hôpital des Enfans.
Histoire naturelle médicale.	H. CLOQUET, docteur en méd., ORFILA, prof. de la Fac. de méd., et A. RICHARD, démonstrateur de botan. de la Faculté de méd.
Chimie médicale et pharmacie.	ORFILA, et PELLETIER, professeur de l'École de pharmacie.
Physique médicale et hygiène.	ROSTAN.
Médecine légale et police médicale.	MARC, doct. méd., ORFILA, et RAIGE-DELORME, docteur en médecine, qui est aussi chargé des articles de vocabulaire.

www.ingramcontent.com/pod-product-compliance
Ingram Content Group UK Ltd.
Pitfield, Milton Keynes, MK11 3LW, UK
UKHW012001240726
13965UKWH00001B/75